药物化学

（第2版）

主编　尤启冬

编者　（以姓氏笔画为序）

　　　尤启冬　中国药科大学

　　　毕晓玲　中国药科大学

国家开放大学出版社·北京

图书在版编目（CIP）数据

药物化学/尤启冬主编. —2 版. —北京：国家开放大学出版社，2021.1（2023.11 重印）

ISBN 978-7-304-10625-6

Ⅰ.①药… Ⅱ.①尤… Ⅲ.①药物化学—开放教育—教材 Ⅳ.①R914

中国版本图书馆 CIP 数据核字（2020）第 257579 号

药物化学（第 2 版）

YAOWU HUAXUE

主编　尤启冬

出版·发行：国家开放大学出版社

电话：营销中心 010-68180820　　总编室 010-68182524

网址：http://www.crtvup.com.cn

地址：北京市海淀区西四环中路 45 号　　**邮编**：100039

经销：新华书店北京发行所

策划编辑：王　普　　**版式设计**：何智杰

责任编辑：李　欣　　**责任校对**：吕昀谿

责任印制：武　鹏　马　严

印刷：三河市长城印刷有限公司

版本：2021 年 1 月第 2 版　　2023 年 11 月第 6 次印刷

开本：787mm×1092mm　1/16　　**印张**：20　　**字数**：471 千字

书号：ISBN 978-7-304-10625-6

定价：43.00 元

（如有缺页或倒装，本社负责退换）

意见及建议：OUCP_KFJY@ouchn.edu.cn

　　"药物化学"是国家开放大学药学专业的一门重要专业课程。在学习"无机化学""有机化学""生物化学"等课程的基础上，学生主要学习药物结构与药效的关系，药物的理化性质、鉴别方法、合成方法等，为后续课程（如"药剂学""药用分析化学"等）的学习打下基础。"药物化学"是学生全面掌握药学领域各学科知识的重要桥梁。药学专业是教育部批准的"人才培养模式改革和开放教育试点"项目中的专业之一。

　　《药物化学》于 2002 年 5 月首次出版，是按照中央广播电视大学 2001 年 10 月组织专家审定的教学大纲编写的。此次修订后，本书可作为开放大学药学专业的教材，也可作为其他成人高等学校药学专业的教材和个人自学用书。

　　随着人们教育观念的转变，教育的社会化、终身化体系逐步建立。为适应现代远程开放教育自主化和个别化学习的需要，本书每章前面均设置"引言""学习目标"，教学内容中间穿插"思考题"，章后有"本章小结"和"习题"。"引言"用一段简练的语言引出本章教学内容，起到承上启下的作用或为学生下一步学习提出应思考的问题。"学习目标"使学生明确完成本章学习后要实现的目标和达到的要求，分三个层次，即"掌握""理解""了解"。"掌握"是较高层次的要求，其内容是学习的重点，如掌握抗过敏药及抗溃疡药的结构类型。"理解"是一般层次的要求，如理解镇痛药的构效关系。"了解"是较低层次的要求，如了解定量构效关系的发展。"思考题"帮助学生复习、巩固本节所学内容。"本章小结"用简洁的文字对全章的内容进行总结和概括，使学生对本章内容有整体的了解，可作为复习时的参考，同时培养学生总结、归纳的能力。"习题"可作为学生巩固本章及前面所学内容的综合练习，检查学习目标实现的程度。

　　在编写过程中，从培养药学专业高等应用型人才的目标出发，教学内容以"必需、够用"为原则，以基本概念、基本知识、基本理论为主，理论联系实际，尽量与临床应用相结合，力求少而精；文字叙述力求通俗易懂，注重启发性，便于自学。

　　本书仍参考已审定的教学大纲，在结构上基本保持原有的框架不变。尽管有些章节中的分类现在已有新的变化，但考虑到这些新的变化并不影响教学内容，故我们没有修改。在内容上，我们删去了一些已被淘汰的内容和知识，增加了一些新的药物知识，如将实验中的"苯妥英钠的制备"更换成"尼群地平的制备"。

　　本书仍包括 17 章，由 4 部分组成。第 1 部分为第 1 章，主要介绍药物化学的发展、本课程的任务、药品质量标准的概念，作为本课程的介绍；第 2 部分由第 2 章至第 15 章组成，主要介绍各类药物，包括各类药物的发展、结构类型，常用药物的化学结构、化学名、理化性质、鉴别方法，以及典型药物的合成等内容，使学生对临床使用的重点药物的有关化学及其生物活性问题有初步的认识。第 3 部分由第 16 章和第 17 章组成，介绍药物化学研究的基本知识，包括药物的化学结构与药效的关系、药物研究与开发的途径和方法，使学生能够理解药物在体内作用的方式、化学结构修饰引起的药效的改变，　　　　研究与开发的基本途径和方法。第 4 部分是实验。

　　参加本书编写工作的有中国药科大学的尤启冬教授和毕晓玲副教授。具体编写分工如下：尤启冬编写第 1 章、第 11 章至第 17 章和实验，毕晓玲编写第 2 章至第 10 章。全书由尤启冬统稿。

　　由于编者水平所限，成稿时间仓促，不妥之处在所难免，敬请广大读者及同行专家提出宝贵意见。

编　者

2020 年 9 月

"药物化学"是药学专业必修的专业基础课程，在学习"无机化学""有机化学""生物化学"等课程的基础上，主要学习药物结构与药效的关系、药物的理化性质、鉴别方法、合成方法等，为后续课程如药剂学、药用分析化学等的学习打下基础，是全面掌握药学领域各学科知识的重要桥梁。药学专业是教育部批准中央广播电视大学人才培养模式改革和开放教育试点项目之一。本书是按照中央广播电视大学 2001 年 10 月组织专家审定的《药物化学》教学大纲编写的，作为电大药学专业专科学员的教材，也可作为其他成人高等专科药学专业和个人自学用书。

随着教育观念的转变，教育的社会化、终身化体系逐步建立，为适应现代远程开放教育自主化和个别化学习的需要，本书将教学内容和学习指导有机地融为一体，每章前面有"学习目标"，教学内容中间穿插"思考题"，章后有"小结"和"习题"。在编写过程中，从培养药学专业高等专科应用型人才的目标出发，教学内容以"必需""够用"为原则，以基本概念、基本知识、基本理论为主，理论联系实际，尽量与临床应用结合起来，力求少而精；文字叙述力求通俗易懂，注意启发性，便于自学。

本书共有 17 章，由 4 个部分组成。第 1 部分为第 1 章，主要介绍药物化学的发展、本课程的任务、药品质量标准的概念，作为本课程的介绍。第 2 部分由第 2~15 章组成，主要介绍各类药物，包括各类药物的发展、结构类型、常用药物的化学结构、化学名、理化性质、鉴别方法以及典型药物的合成等内容，使学生对临床使用的重点药物的有关化学及其生物活性问题有初步的认识。第 3 部分由第 16 章和第 17 章组成，介绍药物化学研究的基本知识，包括药物的化学结构与药效的关系、药物研究与开发的途径和方法，使学生能够理解药物在体内作用的方式、化学结构修饰引起药效的改变，了解新药研究和开发的基本途径和方法。第 4 部分是药物化学实验。

参加本书编写工作的有中国药科大学教授尤启冬博士（编写第 1、12、16、17 章和实验）、中国药科大学讲师毕晓玲博士（编写第 2~9 章、第 11、13 章）、中国药科大学讲师邵颖博士（编写第 10、14、15 章）。全书由主编尤启冬教授统稿。

本书由北京大学医学部仉文升、赵维璋、李安良教授等审定，仉文升教授为主审。在此，一并表示感谢。

由于编者水平所限，成稿时间仓促，错误和不妥之处在所难免，敬请广大读者及同行专家提出宝贵意见。

编　者
2001 年 12 月

第 9 章　拟胆碱药和抗胆碱药

第 10 章　心血管系统药物

第 11 章　抗菌药和抗病毒药

第 12 章　抗生素

第 16 章　药物的化学结构与药效的关系

第 17 章　药物研究与开发的途径和方法

实　验

参考文献

第1章

绪　论

引言

　　药物化学是关于药物的发现、发展和确证，并在分子水平上研究药物作用方式的一门学科。药物是一种特殊的商品，其质量的优劣直接与人们的身体健康有密切的关系。

学习目标

你学完本章后应达到如下要求：
1. 掌握化学药物质量和杂质控制的标准。
2. 理解药物命名的基本原则。
3. 了解药物化学的发展及本课程的任务。

1.1　药物化学的内容和本课程的教学要求

　　药物通常是指对疾病具有预防、治疗或诊断作用的物质，以及对调节人体功能，提高生活质量，保持身体健康具有功效的物质。根据药物的来源及性质不同，药物可以分为中药或天然药物、化学药物、生物药物。其中化学药物是目前临床应用中使用的主要药物，也是药物化学研究的对象。化学药物可以是无机的矿物质、合成的有机化合物、从天然药物中提出的有效成分或单体，或者通过发酵方法得到的抗生素和半合成抗生素。化学药物是一类既具有药物的功效，又有确切化学结构的物质。因此，我们可以看出，化学药物是以化合物作为其物质基础，以药物发挥的功效（生物效应）作为其应用基础。由此我们也可以认识到，以化学药物作为研究对象的药物化学是多种化学学科和生命科学学科相互渗透的一门综合性学科。

　　药物化学是建立在多种化学学科和生物学科基础上的一门学科，其研究内容涉及药物的发现、发展、鉴定，以及药物在体内的作用、变化等。药物化学的研究任务大致如下：

　　① 为合理利用已知的化学药物提供理论基础。通过研究药物的理化性质，阐明药物的化学稳定性，为药物剂型的设计、选择，药物的分析检验、保管和贮存服务。通过对药物理化性质的研究及代谢产物的分离鉴定，为进一步认识药物在体内的动力学过程，药物的代谢产物及其可能产生的生物效应提供化学基础。

　　② 为生产化学药物提供先进、经济的方法和工艺。

　　③ 寻找和发现新药，不断探索新药研究和开发的途径和方法。综合运用化学、生物学等学科的理论和知识，研究化学结构与生物活性之间的关系（构－效关系），创制疗效好、毒副作用低的新药。药物化学的总目标是创制新药和有效地利用或改进现有药物，不断地提

供新品种，促进医药工业的发展，为保障人民健康服务。

本课程是药学专业的专业课程，以"有机化学""生物化学"作为基础，又为"药物分析""药剂学"课程提供必要的药物化学知识，还与"药理学"课程有密切的联系。在本课程的学习中，我们希望其内容以药物的化学结构为基本信息，以药物产生的生物活性作为评价标准，让学习者理解和认识化学药物在体内和体外产生的一系列化学变化，以及化学药物及其体内、外变化产物与生物体作用的本质及结果，为临床合理用药提供必要的药物化学知识。

思考题1.1 什么是化学药物？根据临床用药的情况对化学药物的不同来源各举一例。

思考题1.2 药物化学和哪些学科密切相关？

1.2 药物化学发展的简介

药物是在人类为了繁衍生息而对自然界的改造过程中被发现和发展起来的，而对药物的化学研究则与化学、生物学、医学的研究和发展密切相关。

有史记载以来，人们对药物的应用源于天然物，特别是植物，我国就有几千年的应用中医药的历史。一方面，到19世纪中期，由于化学学科的发展，人们已不满足于应用天然植物治疗疾病，而是希望从中发现有效的化学成分。其中最有影响的工作是从阿片中分离出吗啡，从金鸡纳树皮中提取得到奎宁，从莨菪中提取出阿托品，以及从古柯树叶中得到可卡因等。这些最早的研究结果说明，天然药物中所含的化学物质是天然药物产生治疗作用的物质基础。另一方面，在这个时期，由于化学学科的发展，尤其是有机化学合成技术的发展，临床医学家开始从有机化合物中寻找对疾病有治疗作用的化合物，如用氯仿和乙醚作为全身麻醉药，用水合氯醛作为镇静催眠药等都是典型的事例。由于有机合成化学为生物学实验提供了化合物的来源，人们在总结化合物生物活性的基础上提出了药效团的概念，它指导人们开始进行有目的的药物合成研究。19世纪末期，人们发现了苯佐卡因、阿司匹林、氨替比林等化学合成药物。药物化学才真正地逐渐形成一门重要的独立学科。

随着化学工业的兴起，特别是煤化学工业、染料化学工业等的发展，促进了制药工业的发展。有机化学已由合成简单化合物向合成复杂化合物发展，由杂环化合物的合成到形成杂环化学，扩大了药物的化学结构多样性，加上这一时期药物活性评价已由动物代替人体进行研究，形成了实验药理学，减少了冒险性，扩大了药物筛选的范围，加快了新药研究的速度和成功的机会，推动了药物化学的发展。

20世纪20年代，解热镇痛药物和局部麻醉药在临床上已有较好的应用；20世纪30年代，磺胺药物的发现使细菌感染性疾病的治疗有了有效的药物，发展了利用体内代谢产物进行新药的设计和研究，创立了药物的抗代谢作用机理；20世纪40年代，青霉素用于临床，开创了从微生物代谢产物中寻找抗生素的思路，使药物化学的理论和实践都有了飞速的发展。

20世纪50年代以后，随着生物学科的发展，人们对体内的代谢过程，身体的调节系统，疾病的病理过程有了更多的了解，对蛋白质、酶、受体、离子通道等有了更深入的研究，在心脑血管疾病治疗方面发现了β-受体拮抗剂、钙通道阻滞剂、血管紧张素转化酶抑制剂等药物；在肿瘤的化学治疗上，由最初的氮芥、烷化剂，发展到有目的地进行细胞生长周期的调控，使大部分肿瘤治疗效果有较大的提高。20 世纪 60 年代开始，由于定量构效关系的研究，药物化学的发展由盲目的设计到有目的的合理设计，极大地丰富了药物化学的理论。20 世纪 70 年代后期的喹诺酮类合成抗菌药物的研究中，结合 2D – QSAR 的方法，人们发现了诺氟沙星（氟哌酸），从而研究和开发出一大批含氟的喹诺酮类抗菌药物。计算机学科的图像学技术的应用，使药物设计更加合理、可行。

20 世纪 80 年代以后，有机合成技术的发展促进了新化合物分子合成速度的加快，组合化学方法的发展使快速大量合成化合物成为可能；高通量和自动化筛选技术的应用缩短了药物发现的时间，大大加快了新药物的寻找过程。随着人类基因组、蛋白质组和生物芯片等的深入研究，大量与疾病相关的基因被发现，这给新药的设计提供了更多的靶点分子。新药物作用的靶标一旦被发现，往往会成为一系列新药物发现的突破口。20 世纪 90 年代，随着化学生物学的发展，人们发现蛋白质酪氨酸激酶选择性抑制剂伊马替尼可干扰肿瘤细胞信号传导通路，选择性地抑制肿瘤细胞的生长，达到抗肿瘤的效果，临床上用于治疗慢性粒细胞白血病（Chronic Myelogenous Leukemia，CML）。伊马替尼的成功上市，使人们认识到阻断肿瘤的特定信号传导通路，可达到靶向治疗肿瘤效果，带动了一批激酶抑制剂替尼类靶向抗肿瘤药物的研发，有 30 多种药物已上市，为肿瘤的治疗提供了选择性的药物，在药物开发历史上具有重要的意义。进入 21 世纪以来，生物技术特别是分子克隆技术，人类基因组学、蛋白组学的形成和发展，为新药物研究提供了更多的靶点。随着化学生物学的快速发展，人们可使用小分子作为工具（或探针）研究和解决生物学的问题或通过干扰/调节正常过程了解蛋白质的功能，从而可更好地开展新药研究。

1.3　化学药物的质量与杂质的控制

化学药物是对疾病有预防、治疗等用途的化学物质，其质量的优劣直接与人们的身体健康有密切的关系。

药品的质量首先取决于药物自身的疗效和毒副作用，即有效性和安全性。药物在发挥有效性的同时，应不产生或较少产生副作用。药物副作用的产生，一方面来自药物对体内其他受体、酶、器官等的作用；另一方面可能来自药物中存在的杂质或药物的代谢产物。

药物的杂质是指在生产、贮存过程中引进或产生的药物以外的其他化学物质，包括由于分子不对称性的存在而产生的非治疗活性的各种异构体。杂质的存在不仅影响药物的纯度，同时还会带来非治疗活性的副作用，必须加以控制，通常人们要规定药物的杂质限度。药物中杂质限度制定的依据是在不影响疗效、不产生毒副作用的原则下，便于制造、贮存和生产，允许某些杂质以一定的限量存在。

对于药物杂质限度的规定、药物纯度的规格，必须按照药品标准执行。我国的药品标准有《中华人民共和国药典》（简称《药典》）和国家药品监督管理部门颁布的其他药品标准。药品在未列入《药典》之前，都按国家药品监督管理部门颁布的药品标准执行。

思考题 1.3　什么是药物的杂质？请举例说明。

思考题 1.4 制定药物杂质限度的原则是什么？如何理解？

1.4 药物的名称

药物的名称包括药物的通用名、化学名和商品名。

药物的通用名多采用世界卫生组织（World Health Organization，WHO）推荐使用的国际非专利药品名称（International Non - proprietary Name for Pharmaceutical Substances，INN），它是新药开发者在新药申请时向政府主管部门提出的正式名称，不受专利和行政保护，也是文献、资料、教材以及药品说明书中标明有效成分的名称。我国国家药典委员会制定并编写了《中国药品通用名称》（CADN），其中不少是来自 WHO 已确定的 INN 药品名称。由于近年来我国有众多的创新药物研发上市，对 INN 没有收载的药品名称，该药品需由国家药典委员会根据命名原则进行命名。CADN（Chinese Approved Drug Names）是中国药品命名的依据，也是《药典》收载的药物的名称。

CADN 中，对 WHO 已确定的 INN 药品名称，中文名尽量与英文名相对应，可采取音译、意译，或音、意合译，以音译为主。对同一类型的药物，WHO 规定了 INN 名称常采用的词根，CADN 也确定了其对应的中文译名。例如 Amitriptyline，其中 - triptyline 为这类药物的词根，中文译名为 " - 替林"，整个药名音译为阿米替林。

药物的化学名是根据其化学结构式来进行命名的，以一个母体为基本结构，然后将其他的取代基的位置和名称标出。对于物质的化学名称我们可参考国际纯化学和应用化学会（International Union of Pure and Applied Chemistry，IUPAC）公布的有机化合物命名原则及中国化学会公布的《有机化合物命名原则》（2017 年）进行命名。由于美国《化学文摘》（*Chemical Abstracts*）的应用范围日益扩大，它已被人们广泛接受，其对化合物的命名原则也被不少国家采用作为药品化学命名的命名依据。化学命名的基本原则是从化学结构中选取一个特定的部分作为母体，规定母体的位次编排法，将母体以外的其他部分均视为其取代基，对于手性化合物需将其立体构型或几何构型表示出来。例如：

甲氧苄啶（Trimethoprim），以嘧啶环为母体，氨基、（3，4，5 - 三甲氧基苯基）甲基均为取代基，其化学名为：5 - [（3，4，5 - 三甲氧基苯基）甲基] 嘧啶 - 2，4 - 二胺。

药物的商品名是制药企业为保护自己开发的产品的生产权和市场占有权而使用的名称，制药企业以此来保护自己并努力提高产品的声誉。商品名可以得到注册保护，但取用时不能暗示药物的疗效。

　　药物的三种名称在药品的说明书中会同时出现，但在国家药品监督管理部门颁布的药品标准和《药典》中只有药物的通用名和化学名。

　　思考题 1.5　查阅《药典》，写出下列药物的化学名和结构式。

阿司匹林、盐酸哌替啶、诺氟沙星

　　思考题 1.6　找出两份日常用的或接触较多的药品说明书，指出药品的商品名、通用名和化学名。

本章小结

　　1. 药物化学的研究对象是化学药物，研究的内容是药物的理化性质、体内的变化，药物的发现和发展，药物体内作用的化学过程等。

　　2. 药物的杂质是指在生产、贮存过程中引进或产生的药物以外的其他化学物质，必须加以控制。药物杂质限度制定的依据是以疗效和毒副作用作为评判标准。

　　3. 药物的名称有通用名、化学名和商品名，各自的用途和使用场合不同。其中通用名是药品的正式名称，化学名是药品的化学结构的表现。

习　　题

　　1. 什么是药物？什么是化学药物？根据药物的来源不同，化学药物有哪几大类型？

　　2. 举例说明药物化学的研究内容和任务。

　　3. 什么是药物的副作用？药物的副作用产生的因素有哪些？

　　4. 药物的杂质是指哪些物质？有哪些来源？为什么要制定药物中杂质的限度？

　　5. 同样是 95% 浓度的乙醇，化学纯级的乙醇和药用级的乙醇有什么差别？能否相互代用？为什么？

　　6. 写出三个常用药物的通用名和化学名。

第 2 章

麻 醉 药

引言

麻醉药（Anesthetic Agents）主要分为全身麻醉药（General Anesthetics）和局部麻醉药（Local Anesthetics）两大类。全身麻醉药作用于中枢神经，使其受到可逆性抑制，从而使意识、感觉和反射消失。局部麻醉药则作用于神经末梢或神经干，可逆性地阻断感觉神经冲动的传导，在意识清醒状态下使局部疼痛暂时消失。两类药物虽然作用机理不同，但均能使痛觉消失，临床上它们用于外科手术。

学习目标

你学完本章后应达到如下要求：

1. 熟悉麻醉药的分类。

2. 了解局部麻醉药的发展过程，熟悉其结构类型及构效关系。

3. 掌握普鲁卡因、利多卡因、丁哌卡因的结构、理化性质及临床应用；熟悉氟烷、甲氧氟烷、恩氟烷、异氟烷、七氟烷、地氟烷、硫喷妥钠、氯胺酮的结构和临床用途。

4. 熟悉盐酸普鲁卡因的制备。

2.1 全身麻醉药

全身麻醉药（简称全麻药）分为吸入性麻醉药和静脉麻醉药两大类，它们适用于大手术。

2.1.1 吸入性麻醉药

吸入性麻醉药为一类化学性质不太活泼的气体或易挥发的液体，与一定比例的空气或氧气混合后，经呼吸进入肺部，扩散进入血液，随血液循环分布至神经组织而发挥全身麻醉作用。

最早应用于外科手术的全身麻醉药有乙醚（Ether，1842 年）、氧化亚氮（Nitrous Oxide，1844 年）和氯仿（Chloroform，1847 年）等。乙醚的麻醉作用虽较强，但由于其易燃易爆、对呼吸道黏膜刺激性较大和诱导期较长等，现已少用。氧化亚氮的麻醉作用较弱，在浓度为 80% ~85% 时其才能产生麻醉作用，因此常与其他全麻药合用，可减少其他全麻药的用量，但其应用也逐渐减少。氯仿由于毒性大，已被淘汰。

$$C_2H_5OC_2H_5 \qquad N_2O \qquad CHCl_3$$
乙醚　　　氧化亚氮　　氯仿

后来，人们在低分子量的烃类及醚类分子中引入氟原子，可降低其易燃性，增强其麻醉作用，由此发展了一类含氟的麻醉药，现在临床上含氟的全麻药几乎完全可以取代早期的全麻药。临床上有应用价值的含氟药物有氟烷（Halothane）、甲氧氟烷（Methoxyflurane）、恩氟烷（Enflurane）、异氟烷（Isoflurane）、七氟烷（Sevoflurane）、地氟烷（Desflurane）等。

$$F_3CCHBrCl \quad Cl_2CHCF_2OCH_3 \quad F_2CHOCF_2CHFCl$$
氟烷　　　　　甲氧氟烷　　　　　　恩氟烷

$$F_2CHOCHClCF_3 \quad FCH_2OCH(CF_3)_2 \quad F_2CHOCHFCF_3$$
异氟烷　　　　　　七氟烷　　　　　　地氟烷

氟烷的麻醉作用强而迅速，为乙醚的 2 ~ 4 倍，麻醉诱导期短，恢复快，停药后病人可立即苏醒，对呼吸道黏膜刺激性小，不易燃、不易爆，但对心、肝、肾有一定的毒性。氟烷可用于全身麻醉及诱导麻醉。

甲氧氟烷的麻醉、镇痛及肌肉松弛作用较氟烷强，麻醉诱导期长（约 20 min），持续时间也较长，对呼吸道黏膜刺激性小，不易燃、不易爆，对心、肝、肾也有一定的毒性。甲氧氟烷可用于各种手术的麻醉和诱导麻醉。

恩氟烷的麻醉作用强，起效快，对呼吸道黏膜无刺激性，肌肉松弛作用也较强，使用剂量小。

异氟烷是恩氟烷的异构体，其作用与恩氟烷相似，诱导麻醉及苏醒较快，为临床上常用的吸入性全麻药。

七氟烷的麻醉诱导期短，苏醒快，毒性小，对肝、肾无直接损害，适用于小儿、牙科及门诊手术时的麻醉，也为临床上常用的吸入性全麻药。

地氟烷的化学性质稳定，麻醉诱导快，术后恢复期短，对肝、肾功能无明显影响，适合门诊手术使用，亦为临床上常用的吸入性全麻药。

由于吸入性全麻药对操作者（长期接触）的肝功能有一定的影响，故吸入性全麻药的使用受到限制，多数以静脉麻醉药或局部麻醉药代替。

2.1.2 静脉麻醉药

静脉麻醉药又称为非吸入性全身麻醉药。这类药物通过静脉注射给药，麻醉作用迅速，对呼吸道无刺激作用，不良反应少，在临床上占有重要地位，常用于吸入全麻的诱导以及在复合全麻中应用。

最早应用的静脉麻醉药为超短时的巴比妥类药物，有硫喷妥钠（Thiopental Sodium）、硫戊妥钠（Thiamytal Sodium）、海索比妥钠（Hexobarbital Sodium）、美索比妥钠（Methohexital Sodium）等。

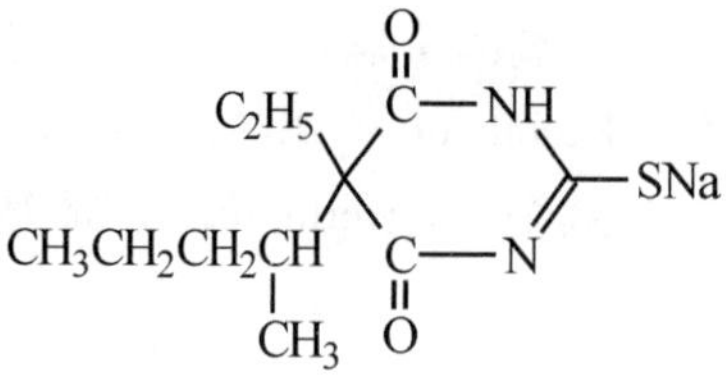

硫喷妥钠

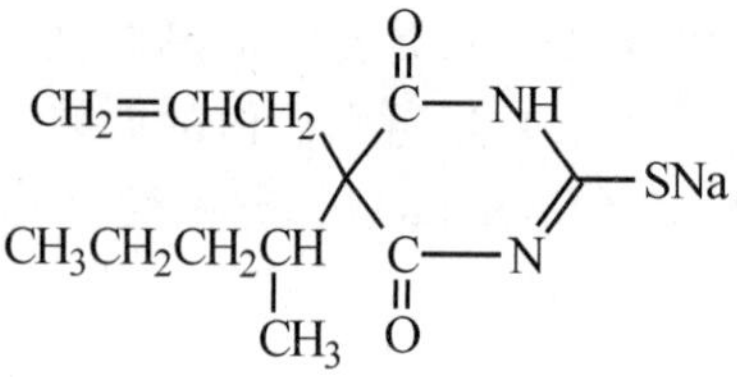

硫戊妥钠

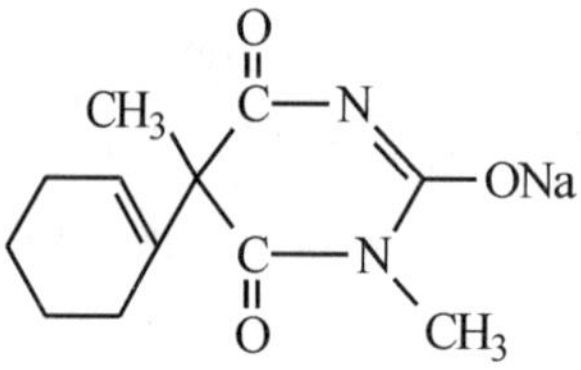

海索比妥钠

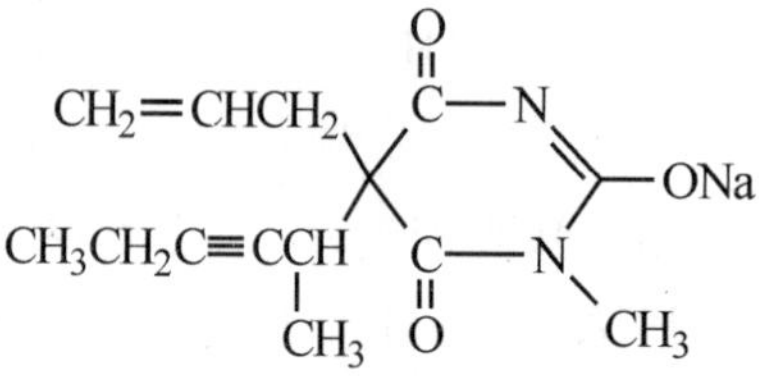

美索比妥钠

这些巴比妥类药物由于脂溶性较高，极易通过血脑屏障到达脑组织而产生麻醉作用，因此麻醉作用快。由于药物的脂溶性强，其可迅速地由脑组织分布到其他组织，因此麻醉持续时间较短，一般仅能维持数分钟。临床上它们主要用于诱导全麻和基础麻醉，与吸入性麻醉药配合使用。

在临床上使用的非巴比妥类静脉麻醉药的品种也日益增多，有依托咪酯（Etomidate）、氯胺酮（Ketamine）、丙泊酚（Propofol）、阿芬太尼（Alfentanil）等。

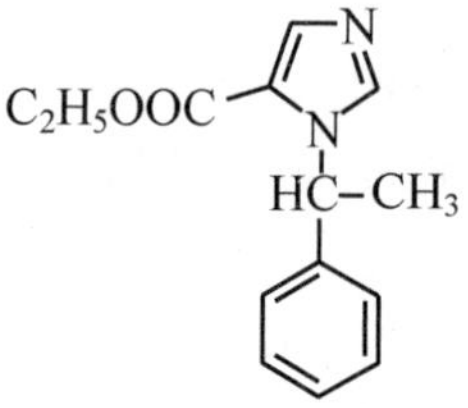

依托咪酯

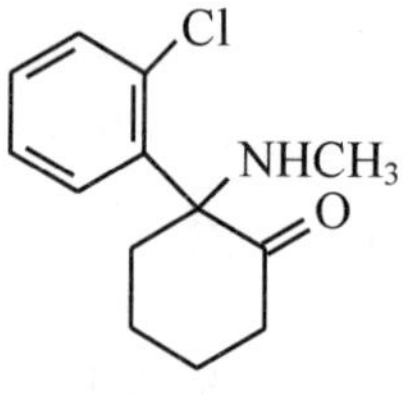

氯胺酮

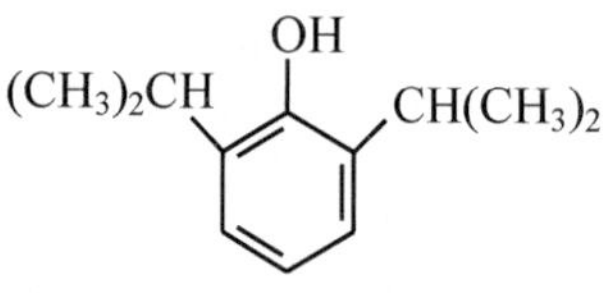

丙泊酚

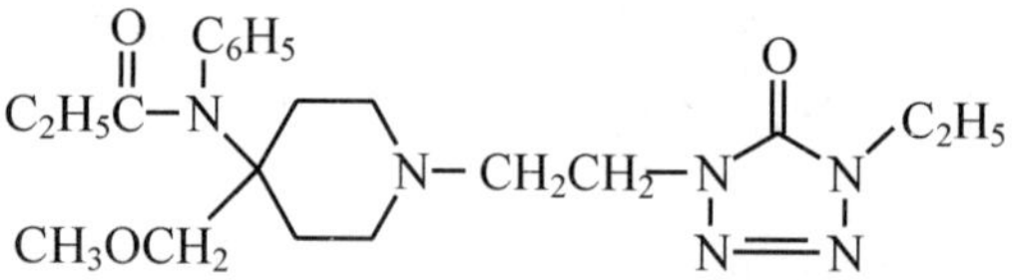

阿芬太尼

依托咪酯结构中含有手性碳原子，仅右旋体有效，全麻作用比硫喷妥钠强 12 倍，起效快，副作用较小，常用于诱导麻醉。

氯胺酮的麻醉作用与其他全麻药不同，它能选择性地阻断痛觉向丘脑和大脑皮层传导而不抑制整个中枢神经系统，麻醉时人呈浅睡状态，痛觉消失，意识模糊，但意识和感觉分离（称分离麻醉）。氯胺酮分子中含有手性碳原子，有两个旋光异构体，临床上使用外消旋体。本品麻醉作用快、时间短、副作用较小，多数用于门诊病人、儿童、烧伤病人的麻醉。

丙泊酚是一种速效、短效静脉全麻药，临床上主要用于全身麻醉的诱导和维持，常与镇痛药和吸入麻醉药合用。

阿芬太尼为强效麻醉性镇痛药，配合吸入性麻醉药使用，用于麻醉前给药和维持麻醉。

思考题 2.1 试比较含氟的吸入性麻醉药和早期的吸入性麻醉药的作用特点。

思考题 2.2 试比较几种非巴比妥类静脉麻醉药的作用特点。

2.2 局部麻醉药

局部麻醉药（简称局麻药）是指局部使用时能够阻断神经冲动从局部向大脑传递的药物，能在病人意识清醒状态下使局部疼痛暂时消失，以便进行外科手术。局部麻醉药普遍应用于口腔、眼科、妇科和外科小手术。

2.2.1 普鲁卡因的发现过程

临床上最早使用的局麻药是从南美洲古柯（*Erythroxylon coca* Lam.）树叶中提取得到的可卡因（古柯碱，Cocaine），1844 年其首先用于临床。由于可卡因具有毒性较大，有成瘾性，水溶液不稳定，高压消毒时易水解失效等缺点，因此其在临床上的应用受到限制。为了寻找更理想的局麻药，人们对可卡因的结构进行了改造。

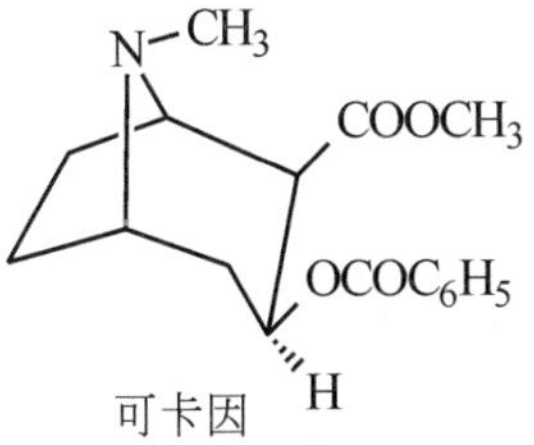

可卡因

（1）保留可卡因的含氮双杂环基本母核，将酯基完全水解或部分水解，得到的水解产物爱康宁和爱康宁甲酯均无局麻作用，而且用其他羧酸代替苯甲酸与爱康宁成酯后，麻醉作用降低或完全消失，说明苯甲酸酯在可卡因的局麻作用中占有重要地位。

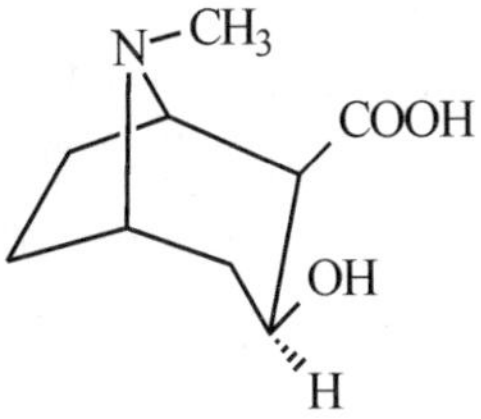

爱康宁 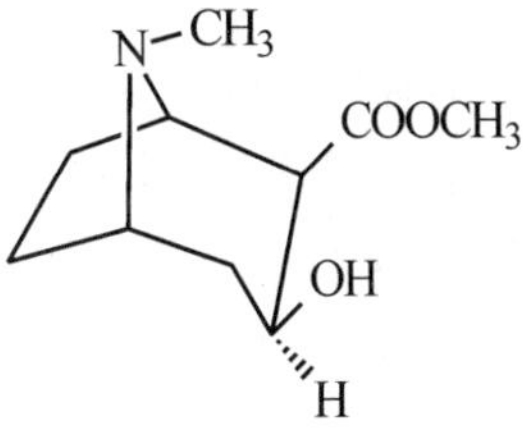　　　　　　　　　　　爱康宁甲酯

（2）对可卡因母核的双杂环结构进行简化，将四氢吡咯环打开，合成六氢吡啶衍生物 α-优卡因（α-Eucaine）和 β-优卡因（β-Eucaine），它们都具有局麻作用，这说明可卡因结构中的双杂环并不是活性所必需的。

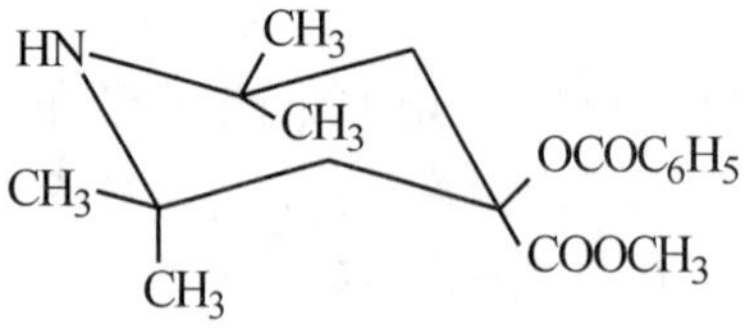

α-优卡因　　　　　　　　　　　β-优卡因

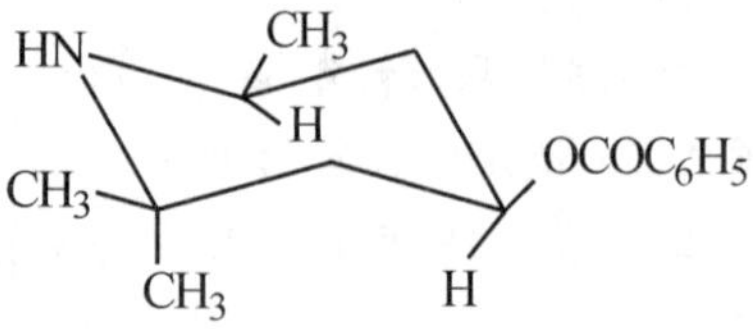

（3）人们认识到可卡因分子中苯甲酸酯的重要性后，便开始了苯甲酸酯类化合物的研究，合成了苯佐卡因（Benzocaine）、奥索方（Orthoform）、新奥索方（New Orthoform）等，它们都具有较强的局麻作用，但溶解度小，不能注射使用。

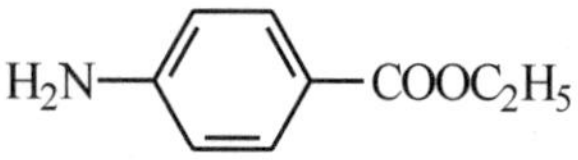

苯佐卡因 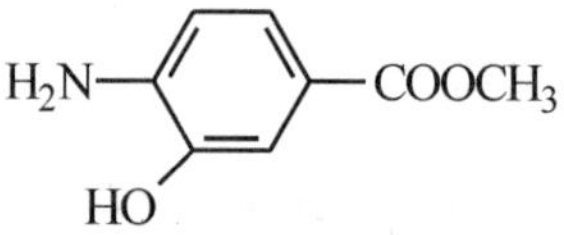　　　　　　　　　　奥索方 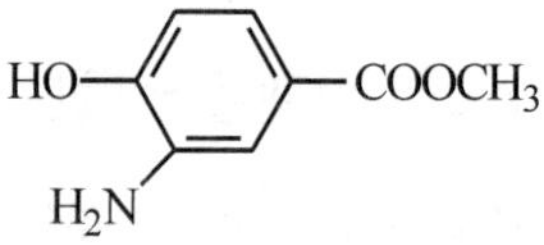　　　　　　　　　　新奥索方

（4）为了克服水溶性差的缺点，在芳酸酯侧链中引入碱性氮原子，不仅可以使这类化合物易形成水溶性的盐类，而且能增强它们的局麻作用。因此，在1904年人们合成了局麻作用优良的普鲁卡因（Procaine）。

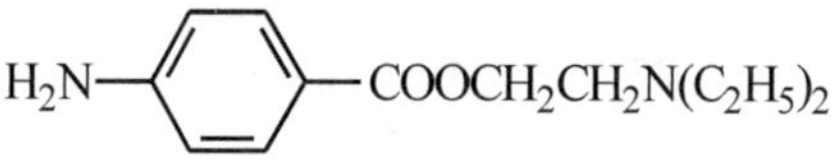

普鲁卡因

从可卡因到普鲁卡因的发展过程，启示人们可以从简化天然产物的结构来寻找新药。

2.2.2　局麻药的结构类型

1. 芳酸酯类

普鲁卡因至今仍为临床广泛使用的局部麻醉药，其毒性低，但局麻作用不够强，稳定性差，酯基易水解。为了克服普鲁卡因的缺点，人们又合成了许多芳酸酯类化合物。

（1）在普鲁卡因苯环上增加其他取代基时，由于空间位阻增加，酯基水解减慢。如氯普鲁卡因（Chloroprocaine）、羟普鲁卡因（Hydroxyprocaine）等，局麻作用增强，作用时间也延长。

$$H_2N-\underset{Cl}{\bigcirc}-COOCH_2CH_2N(C_2H_5)_2$$

氯普鲁卡因

$$H_2N-\underset{OH}{\bigcirc}-COOCH_2CH_2N(C_2H_5)_2$$

羟普鲁卡因

（2）苯环上氨基的氢被烃基取代，可以增强局麻作用。如丁卡因（Tetracaine），其局麻作用比普鲁卡因强约 10 倍，且穿透力强，临床上用于浸润麻醉和表面麻醉。虽然其毒性比普鲁卡因强，但由于使用剂量小，故毒副作用实际低于普鲁卡因。

$$C_4H_9NH-\bigcirc-COOCH_2CH_2N(CH_3)_2$$

丁卡因

（3）改变侧链，增加位阻，使酯基不易水解，局麻作用时间延长，如徒托卡因（Tutocaine）、二甲卡因（Dimethocaine）等。

$$H_2N-\bigcirc-COOCHCHCH_2N(CH_3)_2$$
$$\quad\quad\quad\quad\quad\quad\quad\underset{H_3C}{}\ \underset{CH_3}{}$$

徒托卡因

$$H_2N-\bigcirc-COOCH_2\underset{CH_3}{\overset{CH_3}{C}}CH_2N(CH_3)_2$$

二甲卡因

（4）羧酸酯中的—O—若以其电子等排体—S—替代，则脂溶性增强，显效快。如硫卡因（Thiocaine）的局麻作用较普鲁卡因强，毒性也增大，其可用于浸润麻醉及表面麻醉。

$$H_2N-\bigcirc-\overset{O}{\overset{\|}{C}}SCH_2CH_2N(C_2H_5)_2$$

硫卡因

2. 酰胺类

20 世纪 30 年代，人们合成了酰胺类局麻药利多卡因（Lidocaine），其局麻作用比普鲁卡因强 2 倍，作用时间延长 1 倍，穿透力强，适用于各种局部麻醉，此外它还具有抗心律失常作用。在其后人们合成了一系列酰胺类局麻药，如三甲卡因（Trimecaine）、甲哌卡因（Mepivacaine）、丁哌卡因（Macaine，布比卡因，Bupivacaine）等，均为临床上较常用的局麻药。

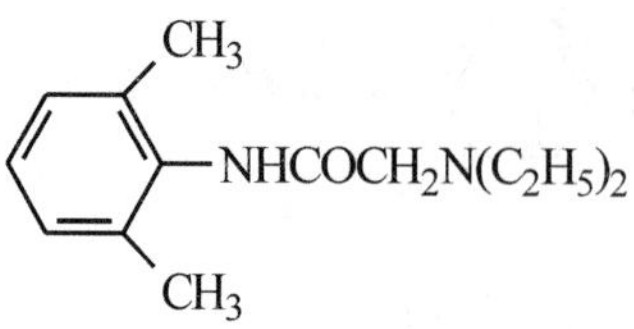

利多卡因 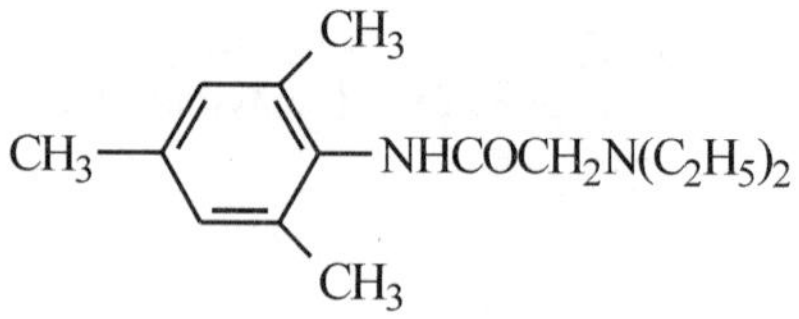　　　　　　　　　　　　三甲卡因

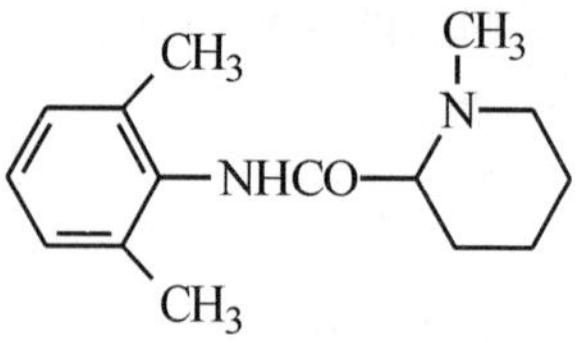

甲哌卡因 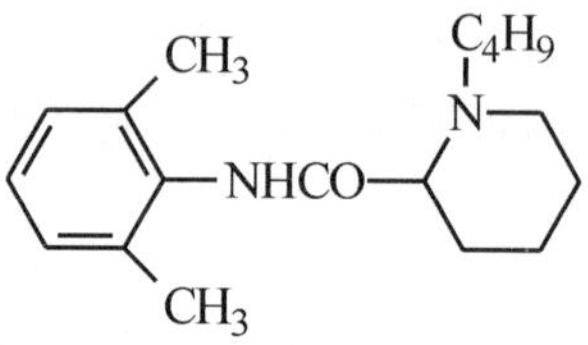　　　　　　　　　　　　丁哌卡因

这些局麻药具有类似于利多卡因的局麻作用，但在作用强度、持续时间上各自不同。三甲卡因的麻醉作用比利多卡因强，毒性低；甲哌卡因作用迅速而持久，穿透力强，毒副作用小；丁哌卡因的局麻作用比利多卡因强 4 倍，其具有强效、长效和安全的特点，用于浸润麻醉。

3. 氨基酮类及氨基醚类

以电子等排体—CH_2—代替酯基中的的—O—，得到氨基酮类化合物，如达克罗宁（Dyclonine）。以醚键代替局麻药结构中的酯基或酰胺基，则得到氨基醚类化合物，如二甲异喹（Dimethisoquin）。临床上它们均用于表面麻醉。

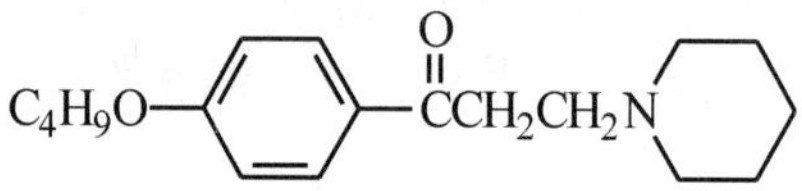

达克罗宁 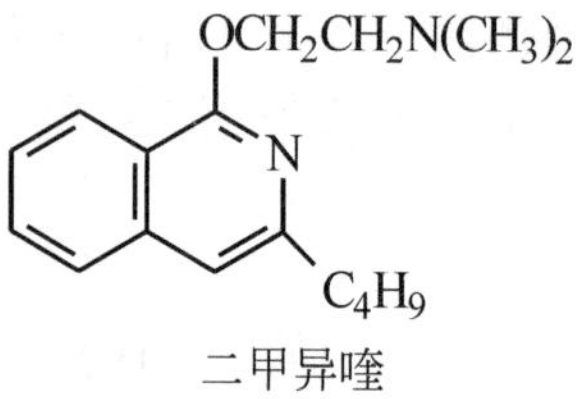　　　　　　　　　　　　二甲异喹

思考题 2.3　简述对可卡因的结构进行改造而得到优良的局麻药普鲁卡因的过程。

思考题 2.4　简述芳酸酯类局麻药的构效关系。

盐酸普鲁卡因（Procaine Hydrochloride）

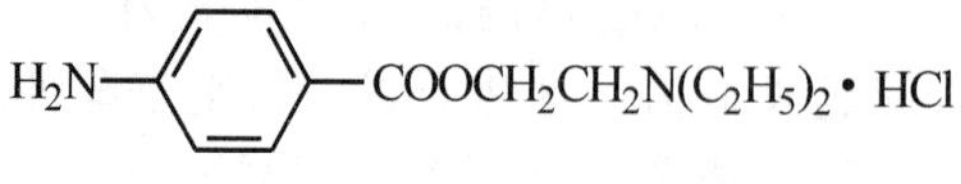

化学名为 4 - 氨基苯甲酸 - 2 - （二乙氨基）乙酯盐酸盐。

本品为白色结晶或结晶性粉末，无臭，味微苦而麻舌，熔点（Melting Point）为 154 ℃ ~ 157 ℃。本品易溶于水，略溶于乙醇，微溶于氯仿，几乎不溶于乙醚。其 2% 的水溶液的 pH

为 5 ~ 6.5。本品在空气中稳定，但对光敏感，宜避光保存。

本品分子结构中含有酯键，易被水解，水解后生成对氨基苯甲酸和二乙氨基乙醇。

$$H_2N \text{—} C_6H_4 \text{—} COOCH_2CH_2N(C_2H_5)_2 \xrightarrow[\text{[水解]}]{H_2O} H_2N \text{—} C_6H_4 \text{—} COOH + HOCH_2CH_2N(C_2H_5)_2$$

水解速度受温度和 pH 的影响较大，随 pH 增大，水解速度加快，当 pH < 2.5 时，水解率也增大，在 pH 为 3 ~ 3.5 时其最稳定。在相同 pH 时，温度升高，水解速度增大。《药典》规定本品注射液 pH 为 3.5 ~ 5.0，灭菌以 100 ℃加热 30 min 为宜。

本品分子结构中含有芳伯氨基，易被氧化而变色，其氧化也受 pH 和温度的影响，pH 增大、温度升高均可加速氧化，而且紫外线、氧、重金属离子均可加速氧化变色。因此制备注射剂时，要控制最稳定的 pH 和温度，通入惰性气体，加入抗氧剂、稳定剂、金属离子掩蔽剂等。芳伯氨基会发生重氮化 - 偶合反应，即在稀盐酸中，与亚硝酸钠发生重氮化反应后，加入碱性 β - 萘酚试液生成猩红色偶氮化合物。

$$H_2N \text{—} C_6H_4 \text{—} COOCH_2CH_2N(C_2H_5)_2 \xrightarrow[\text{[重氮化反应]}]{NaNO_2, HCl} Cl^- N_2^+ \text{—} C_6H_4 \text{—} COOCH_2CH_2N(C_2H_5)_2$$

$$\xrightarrow[\text{[偶合反应]}]{\text{萘酚}, NaOH} \text{（偶氮化合物）} N=N \text{—} C_6H_4 \text{—} COOCH_2CH_2N(C_2H_5)_2$$

本品在体内酯酶的作用下迅速水解为对氨基苯甲酸和二乙氨基乙醇而失活。前者随尿排出；后者大部分再经氧化、脱羟、脱氨后随尿排出，小部分或与葡萄糖醛酸结合，或以原形由肾脏排出。

本品为局部麻醉药，作用较强，毒性较小，时效较短，临床上其主要用于浸润麻醉、传导麻醉及封闭疗法等，但因其对皮肤、黏膜穿透力较差，一般不用于表面麻醉。

本品的合成如下：以对硝基甲苯为原料，经重铬酸钠或空气氧化生成对硝基苯甲酸，再与 β - 二乙氨基乙醇酯化，经二甲苯共沸脱水制得对硝基苯甲酸 - 2 - 二乙氨基乙酯（硝基卡因），在稀盐酸中用铁粉还原制得普鲁卡因，与盐酸成盐后即得本品。

$$O_2N \text{—} C_6H_4 \text{—} CH_3 \xrightarrow[\text{[氧化]}]{Na_2Cr_2O_7, H_2SO_4} O_2N \text{—} C_6H_4 \text{—} COOH \xrightarrow[\text{[酯化]}]{HOCH_2CH_2N(C_2H_5)_2, \text{二甲苯}}$$

$$O_2N \text{—} C_6H_4 \text{—} COOCH_2CH_2N(C_2H_5)_2 \xrightarrow[\text{[还原]}]{Fe, HCl} H_2N \text{—} C_6H_4 \text{—} COOCH_2CH_2N(C_2H_5)_2 \xrightarrow[\text{[成盐]}]{HCl}$$

$$H_2N-\langle\ \rangle-COOCH_2CH_2N(C_2H_5)_2 \cdot HCl$$

由于合成过程中会产生或贮存过程中会水解产生对氨基苯甲酸，故《药典》规定酸度需要检查，水针剂要求检查特殊杂质对氨基苯甲酸。

盐酸利多卡因（Lidocaine Hydrochloride）

$$NHCOCH_2N(C_2H_5)_2 \cdot HCl \cdot H_2O$$

化学名为 $N-$（2，6－二甲苯基）－2－（二乙氨基）乙酰胺盐酸盐一水合物。

本品为白色结晶性粉末，无臭，味微苦，继有麻木感，mp 为 76 ℃～79 ℃。本品易溶于水和乙醇，可溶于氯仿，不溶于乙醚。其 0.5% 的水溶液 pH 为 4.0～5.5。

本品结构中含有酰胺键，比酯键稳定，而且酰胺基邻位有两个甲基，有空间位阻，故本品对酸或碱均较稳定，不易水解。体内酶解的速度也较慢，这也是利多卡因比普鲁卡因作用强、维持时间长、毒性大的原因之一。

本品含叔胺结构，与三硝基苯酚试液生成沉淀，mp 为 228 ℃～232℃，熔融时同时分解。

本品在体内大部分在肝脏代谢，首先去一个乙基，生成单乙基代谢物，再进一步去乙基化生成伯胺代谢物，另外，酰胺键水解，生成2，6－二甲苯胺及其部分氧化产物。

本品为较理想的局麻药，作用强，维持时间长，穿透性好，可用于各种局部麻醉，也用于治疗心律失常。

盐酸丁哌卡因（Macaine Hydrochloride）

$$NHCO \cdot HCl \cdot H_2O$$

化学名为 1－丁基－$N-$（2，6－二甲苯基）－2－哌啶甲酰胺盐酸盐一水合物。

本品为白色结晶性粉末，无臭，味苦。本品在乙醇中易溶，在水中溶解，在氯仿中微溶，在乙醚中几乎不溶。

本品分子结构中含有酰胺键，其邻位存在两个甲基，产生空间位阻效应，因而其对酸碱较稳定，不易水解。其结构中含有一个手性碳原子，有两个光学异构体，它们的麻醉强度和毒性基本相似，临床上应用其外消旋体。

本品为强效和长效局麻药，用于浸润麻醉。

2.2.3 局麻药的构效关系

局部麻醉药的结构特异性较低，其麻醉作用与化学结构间存在一定关系。局部麻醉药的化学结构类型很多，绝大部分局部麻醉药可以概括为如下基本结构骨架：

$$Ar \underset{亲脂性部分}{\underbrace{-\overset{\overset{O}{\|}}{C}}} - \underset{中间部分}{\underbrace{X-(C)n}} - \underset{亲水性部分}{\underbrace{N}}$$

1. 亲脂性部分

该部分可改变的范围较大，但必须有一定的亲脂性，可以是芳烃及芳杂环，以苯的衍生物作用较强。苯环上引入给电子取代基，如氨基、烷氧基等，通过诱导效应，使羰基的极性增加，局麻作用增强。反之，吸电子取代基则使局麻作用减弱。

2. 中间部分

该部分是由酯基或其电子等排体和一个亚烃基碳链组成的。不同的电子等排体影响麻醉作用强度及作用持续时间，麻醉作用依下列顺序降低：

$$-\overset{\overset{O}{\|}}{C}-S- \; > \; -\overset{\overset{O}{\|}}{C}-O- \; > \; -\overset{\overset{O}{\|}}{C}-CH_2- \; > \; -\overset{\overset{O}{\|}}{C}-NH-$$

作用持续时间顺序为：

$$-\overset{\overset{O}{\|}}{C}-CH_2- \; > \; -\overset{\overset{O}{\|}}{C}-NH- \; > \; -\overset{\overset{O}{\|}}{C}-S- \; > \; -\overset{\overset{O}{\|}}{C}-O-$$

亚烃基链的碳原子数以 $n=2\sim3$ 为好，麻醉作用较强，支链在酯基的 α 位时，由于位阻增加，酯键较难水解，局麻作用增强，毒性也增大。

3. 亲水性部分

该部分通常为仲胺和叔胺，以叔氨基最常见，也可以是二乙氨基、哌啶基或吡咯基等。

局麻药的亲水性部分和亲脂性部分应当保持一定的平衡。药物的亲水性有利于其在体内进入组织液中，迅速被转运和分布。药物的脂溶性有利于其通过各种生物膜到达疏水性的神经纤维组织。因此，局麻药应有一定的脂水分配系数，以利于发挥其麻醉活性。

本章小结

1. 麻醉药主要分为全身麻醉药和局部麻醉药两大类。全身麻醉药根据给药方式的不同又可分为吸入性麻醉药和静脉麻醉药。局部麻醉药主要有芳酸酯类、酰胺类、氨基酮类及氨基醚类。

2. 吸入性麻醉药中现在临床使用的主要是含氟的药物，非巴比妥类静脉麻醉药发展较快，临床上使用的品种较多。

3. 局麻药是通过对可卡因的结构进行改造而发展起来的，其麻醉作用与化学结构间存在一定的关系。

习　题

1. 麻醉药主要分为哪两大类？它们的作用机理有何不同？
2. 局麻药是如何发展起来的？按化学结构可分为哪几类？
3. 简述局麻药的构效关系。
4. 盐酸普鲁卡因有哪些化学性质？与哪些结构特点有关？
5. 试写出盐酸普鲁卡因的合成路线。

第 3 章

镇静催眠药、抗癫痫药和抗精神失常药

引言

　　镇静催眠药（Sedative – hypnotics）、抗癫痫药（Antiepileptics）和抗精神失常药（Drugs for Psychiatric Disorders）均属于中枢神经抑制药物。镇静药可以使病人的紧张、烦躁等精神过度兴奋受到抑制，使其变为平静、安宁；催眠药能进一步抑制中枢神经系统的功能，使其进入睡眠状态。抗癫痫药可以对过度兴奋的中枢具有拮抗作用，用于预防和控制癫痫的发作。抗精神失常药是在不影响人的意识的条件下，缓解（或控制）病人的紧张、躁动、幻觉、焦虑、忧郁等症状。

学习目标

你学完本章后应达到如下要求：

1. 掌握镇静催眠药、抗抑郁药和抗精神病药的分类。
2. 了解抗焦虑药和抗癫痫药的类型。
3. 熟悉巴比妥类药物和苯二氮䓬类药物的理化性质、作用机理和构效关系。
4. 掌握苯巴比妥、地西泮、奥沙西泮、艾司唑仑、阿普唑仑、苯妥英钠、卡马西平、丙戊酸钠、加巴喷丁、氯丙嗪、奋乃静、氟哌啶醇、氯普噻吨、舒必利、阿米替林的结构、理化性质及临床应用。
5. 熟悉盐酸氯丙嗪的制备。

3.1　镇静催眠药

　　催眠药与镇静药之间并无明显界限，只有量的差别，一般小剂量时可产生镇静作用，中等剂量时引起睡眠，而且许多镇静催眠药兼有抗癫痫作用。

　　目前临床上的镇静催眠药物主要分为：巴比妥类（第一代镇静催眠药）、苯二氮䓬类（第二代镇静催眠药）、吡咯酮类、咪唑并吡啶类（第三代镇静催眠药）和其他类。

3.1.1　巴比妥类药物

　　巴比妥类药物是历史较悠久的镇静催眠药，该类药物是巴比妥酸（Barbituric Acid）的衍生物。巴比妥酸是由丙二酸二乙酯与脲缩合而成的，其本身无生理活性，只有当5位上的两个氢原子被烃基取代后才呈现活性。巴比妥类药物的基本结构如下：

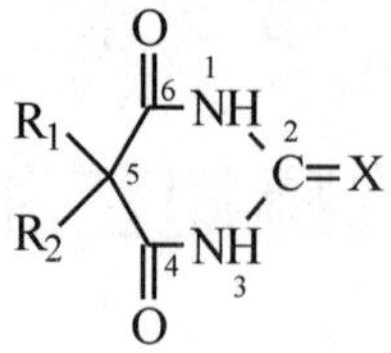

根据取代基不同，作用时间的长短和起效快慢不同，巴比妥类药物可分为长时间、中时间、短时间和超短时间作用四种类型，见表3-1。

表3-1　巴比妥类药物的分类

类　型	药物名称及化学结构
长时间	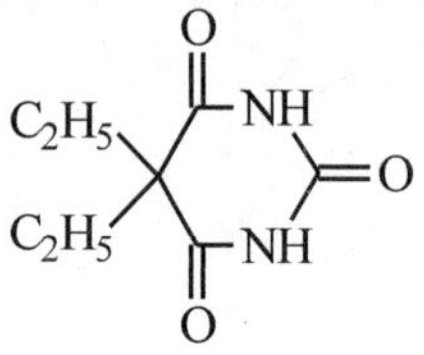 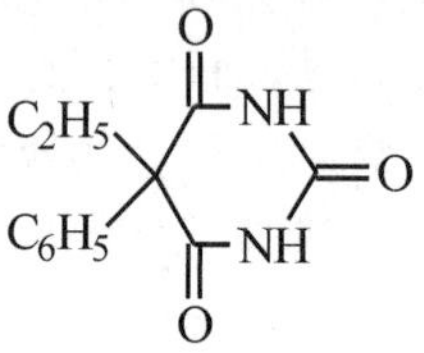 巴比妥　Barbital　　　苯巴比妥　Phenobarbital
中时间	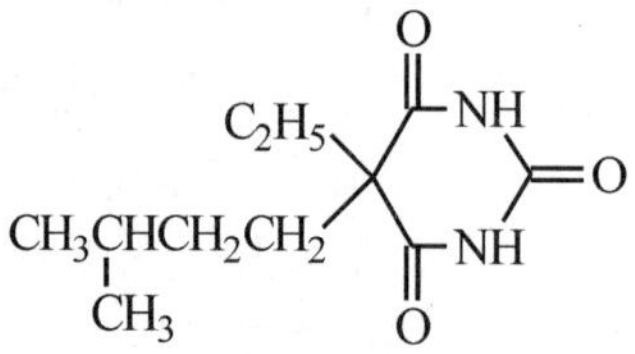 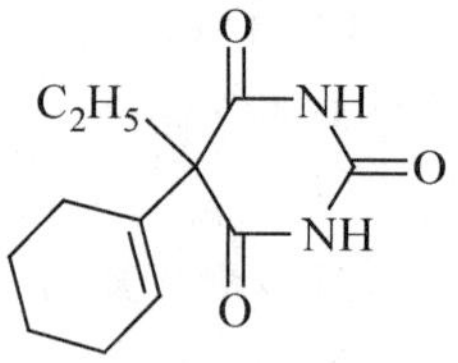 异戊巴比妥　Amobarbital　　　环己烯巴比妥　Cyclobarbital
短时间	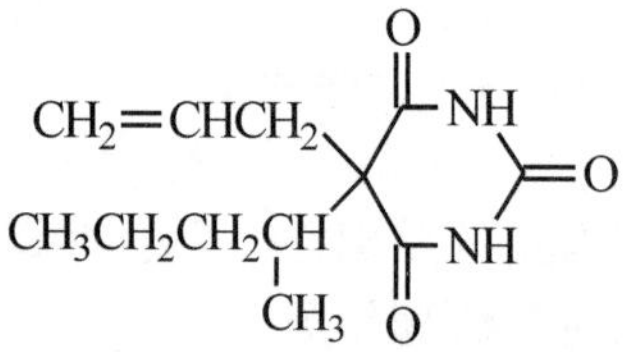 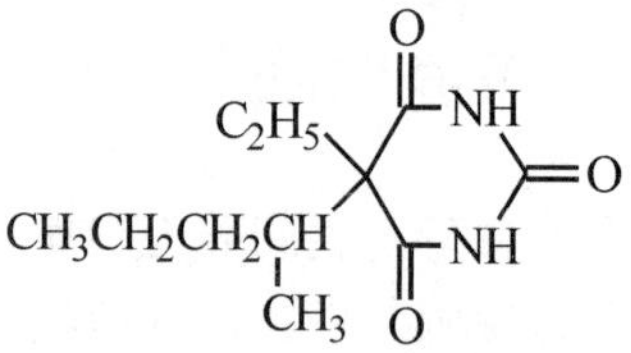 司可巴比妥　Secobarbital　　　戊巴比妥　Pentobarbital
超短时间	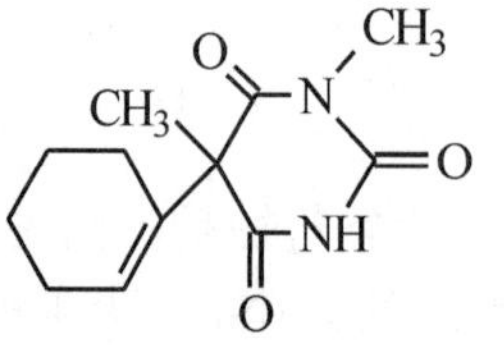 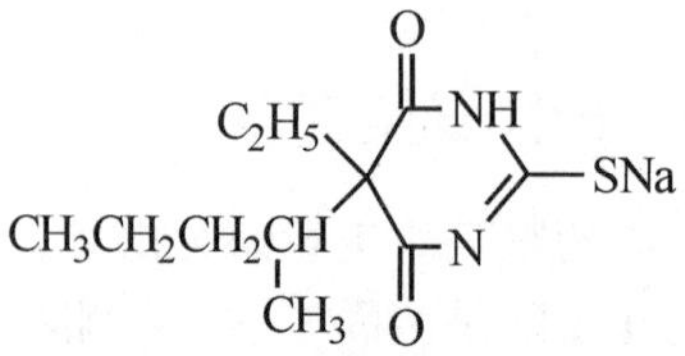 海索比妥　Hexobarbital　　　硫喷妥钠　Triopental Sodium

1. 构效关系和作用机理

巴比妥类药物主要通过阻断脑干网状结构上行激活系统的传导机能，使大脑皮质细胞从兴奋转入抑制，从而产生镇静催眠及抗惊厥作用。目前新的研究认为该类药物可作用于 γ - 氨基丁酸（γ - aminobutyric Acid，GABA）系统，与 GABA 受体 - Cl^- 通道大分子表面的特殊位点作用，形成复合物，使复合物的构象发生改变，影响 Cl^- 通道的传导，延长 GABA 的作用。本类药物长期用药可成瘾，突然停药时还可产生戒断症状，必须严格控制使用时间。

巴比妥类药物属于结构非特异性药物，其作用的强弱和快慢主要取决于药物的理化性质，与药物的解离常数（pK_a）及脂溶性（脂水分配系数）有关，作用时间的长短与 5 位上的两个取代基在体内的代谢快慢有关。

（1）分子中 5 位上应有两个取代基。巴比妥酸和 5 - 单取代衍生物在生理 pH 条件下，99% 以上是离子状态，几乎不能透过血脑屏障，进入脑内的药量极微，故无镇静催眠作用。而 5，5 - 双取代衍生物的酸性比巴比妥酸低得多，在生理 pH 条件下不易解离，其以分子形式通过细胞膜及血脑屏障，进入中枢神经系统发挥作用。

（2）5 位上的两个取代基的总碳数以 4 ~ 8 为最好（药物有适当的脂溶性），若总碳数超过 8，可导致化合物具有惊厥作用。

（3）5 位上的取代基可以是直链烷烃、支链烷烃、芳烃或烯烃。如果取代基为支链烷烃或烯烃，在体内易被氧化代谢，作用时间短。如果取代基为直链烷烃或芳烃，则在体内不易被氧化代谢，大多数以原药排泄，因而作用时间长。

（4）在酰亚胺氮原子上引入甲基，可降低酸性和增加脂溶性。如海索比妥的 pK_a 为 8.4，在生理 pH 条件下，约有 90% 未解离，因此起效快、作用时间短。

（5）将 C - 2 上的氧原子以硫原子代替，则脂溶性增加，起效快，作用时间短。如硫喷妥钠为超短时催眠药，临床上多用作静脉麻醉药。

2. 理化通性和体内代谢

巴比妥类药物一般为白色结晶或结晶性粉末，在空气中较稳定，不溶于水，易溶于乙醇及有机溶剂中。该类药物可互变异构为烯醇式而呈弱酸性，可与碱金属形成水溶性的盐类（如钠盐），可供配制注射剂使用。由于本类药物的酸性比碳酸弱，其钠盐与酸性药物反应或吸收空气中的 CO_2，可析出药物沉淀。钠盐水溶液放置还会发生水解，其主要易开环脱羧，受热逐步分解而生成双取代乙酸钠和氨。

因此，本类药物钠盐注射液不能预先配制并进行加热灭菌，必须做成粉针剂。

思考题 3.1 为什么巴比妥酸和 5 – 单取代巴比妥酸没有镇静催眠作用？

思考题 3.2 试从药物的不稳定性角度思考为什么巴比妥类药物的钠盐不能做成水针剂。

巴比妥类药物主要在肝脏中进行代谢，包括 5 位取代基的氧化代谢（最主要途径）、N – 脱烃基代谢、脱硫代谢（含硫巴比妥类药物）及水解开环代谢等。代谢产物的极性增加，而其失去活性。

苯巴比妥（Phenobarbital）

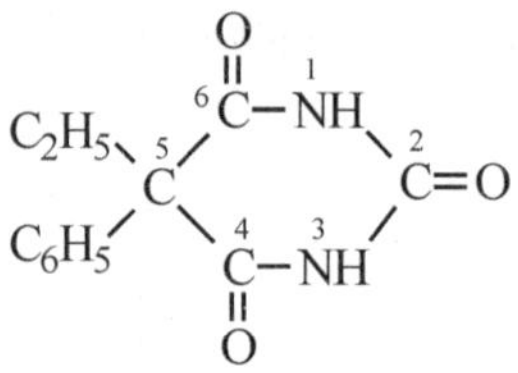

化学名为 5 – 乙基 – 5 – 苯基 – 2，4，6 – （1H，3H，5H）嘧啶三酮。

本品为白色有光泽的结晶或结晶性粉末，无臭，味微苦，mp 为 174.5 ℃ ~ 178 ℃。其在空气中较稳定，难溶于水，能溶于乙醇、乙醚，在氯仿中略溶。

本品具有弱酸性，可溶于氢氧化钠溶液或碳酸钠溶液，生成苯巴比妥钠。苯巴比妥钠为白色结晶性颗粒或结晶性粉末，易溶于水，其水溶液呈碱性，与酸性药物接触或吸收空气中的 CO_2，可析出苯巴比妥沉淀，故苯巴比妥钠不宜和酸性药物配伍使用。

本品钠盐水溶液放置易分解，产生苯基丁酰脲沉淀而失去活性。为此，苯巴比妥钠注射剂不能预先配制并进行加热灭菌，必须制成粉针剂。苯巴比妥钠露置空气中，易吸潮，亦可发生水解现象。

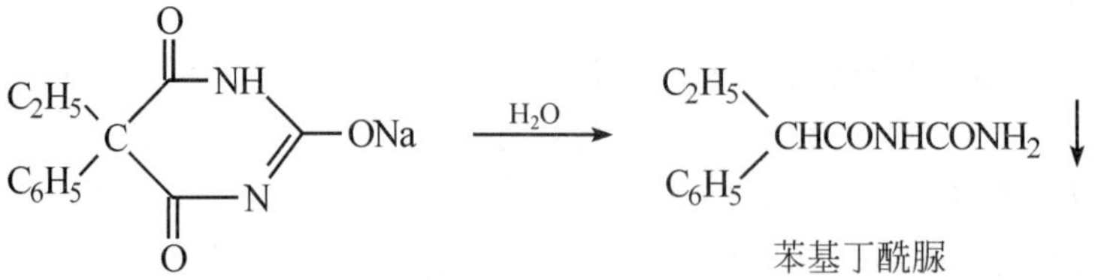

本品过去用作镇静催眠药（第一代），但长期用药可产生耐受性和依赖性，并且会产生再生障碍性贫血、免疫性溶血性贫血等副作用，目前其主要用于治疗癫痫大发作。

3.1.2 苯二氮䓬类药物

苯二氮䓬类药物是 20 世纪 60 年代以来发展起来的一类镇静、催眠、抗焦虑药，由于其作用优良、毒副作用较小，目前几乎已取代传统的巴比妥类药物而成为镇静、催眠、抗焦虑的首选药物。

1. 苯二氮䓬类药物的发展

（1）氯氮䓬（Chlordiazepoxide）于 20 世纪 60 年代初首先用于临床，但其毒性较大。人们对之进行结构改造后制得活性较强的地西泮（Diazepam，安定），为目前临床上的常用药物。

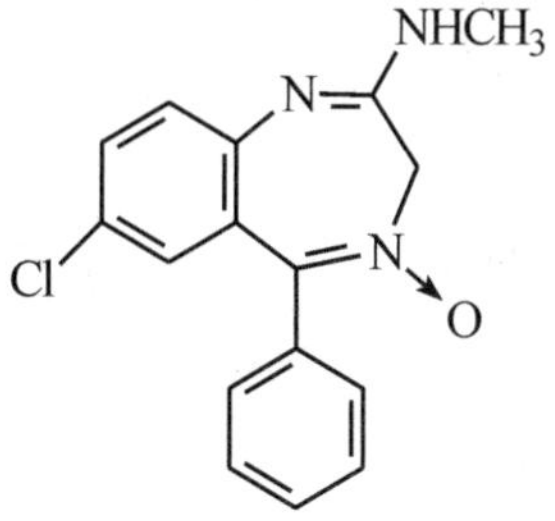

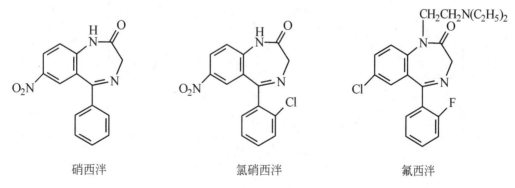

氯氮䓬 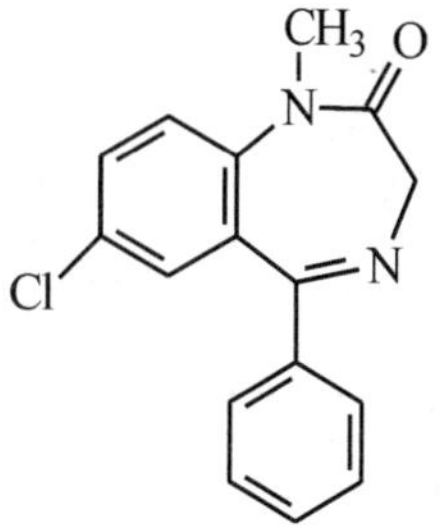　　　　　　　　　　　　地西泮

（2）在对地西泮的体内代谢研究中，人们发现其代谢产物奥沙西泮（Oxazepam，去甲羟安定）和替马西泮（Temazepam，羟安定）具有很好的镇静催眠活性，而且毒副作用较小，从而将其开发为临床上使用的药物。

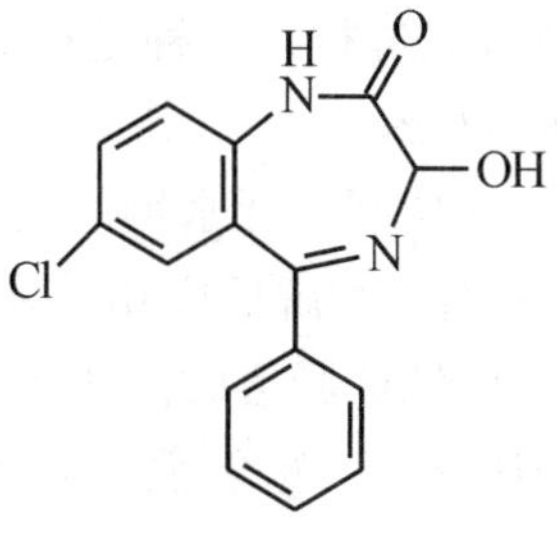

奥沙西泮 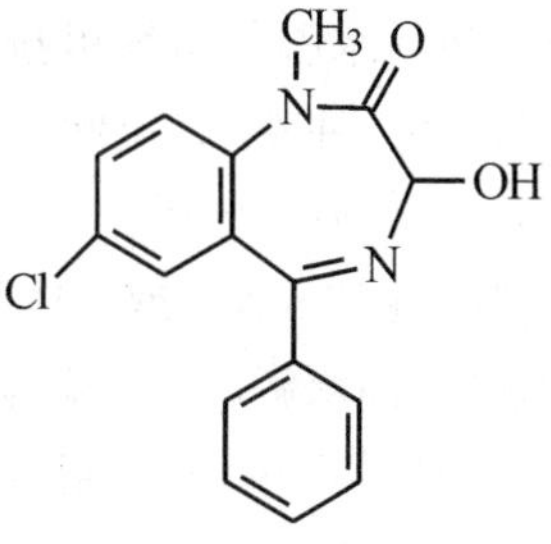　　　　　　　　　　　　替马西泮

（3）人们对地西泮进行结构改造，合成了许多同型物和类似物，得到一系列临床用药，如硝西泮（Nitrazepam）、氯硝西泮（Clonazepam）、氟西泮（Flurazepam）等。

硝西泮　　　　　　　　氯硝西泮　　　　　　　　氟西泮

（4）在苯二氮䓬环 1，2 位拼合三唑环，可增加化合物的稳定性，提高其与受体的亲和力，从而使其生物活性明显增加。如艾司唑仑（Estazolam）、阿普唑仑（Alprazolam）和三唑仑（Triazolam）等，已成为临床常用的镇静、催眠和抗焦虑药。

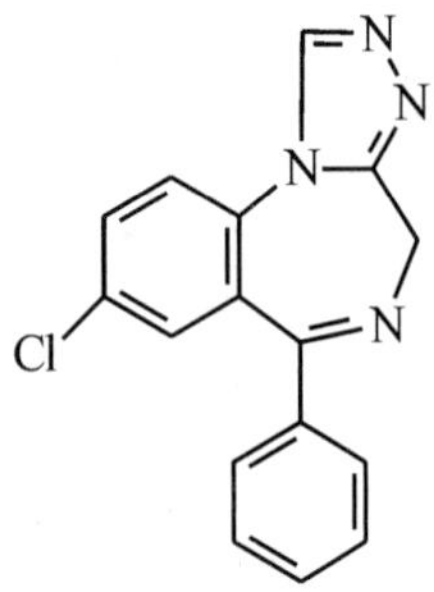

| 艾司唑仑 | 阿普唑仑 | 三唑仑 |

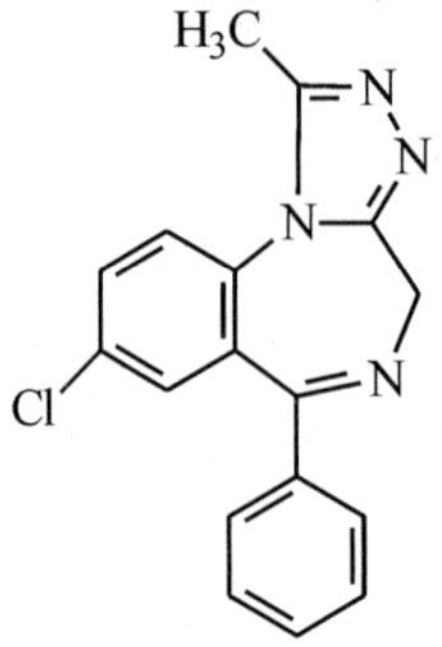

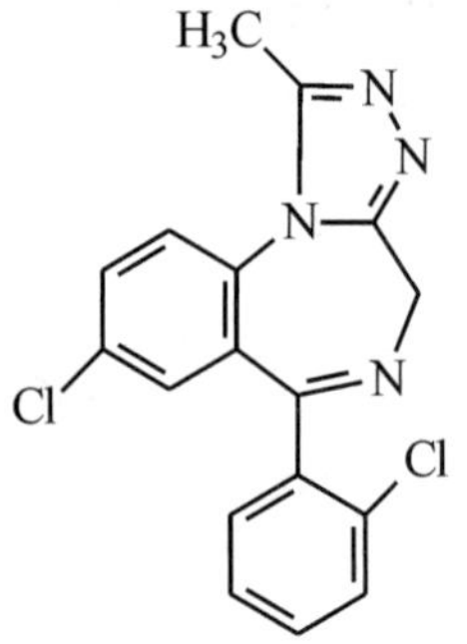

2. 苯二氮䓬类药物的理化通性

苯二氮䓬类药物为白色或类白色结晶性粉末，一般条件下，七元亚胺内酰胺环比较稳定，但遇酸或碱液受热易水解。水解可按两种开环方式进行，一种是在 1，2 间开环，另一种是在 4，5 位间开环，在 4，5 位间开环为可逆性水解。

该类药物口服后在胃酸的作用下，主要发生 4，5 间开环水解，尤其当在 7 位和 1，2 位上有强的吸电子基团（如—NO_2 或三唑环等）存在时，水解反应几乎是在 4，5 位上进行，而 4，5 位间开环为可逆性水解，当开环化合物进入碱性的肠道时又闭环成原药，因此 4，5 位间开环不影响药物的生物利用度。硝西泮、阿普唑仑、三唑仑等药物的作用之所以强，可能与此有关。

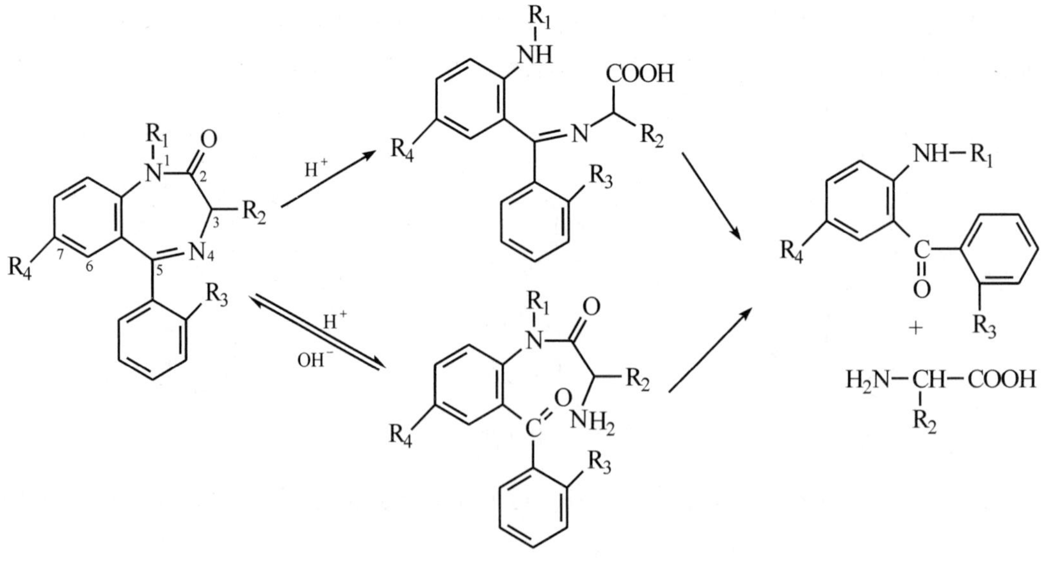

奥沙西泮的水解产物具有芳伯氨基，经重氮化后和 β - 萘酚偶合，生成橙色的偶氮化合物，可供鉴别。

3. 苯二氮䓬类药物的作用机理和构效关系

苯二氮䓬类药物的作用与 γ - 氨基丁酸（GABA）系统有关。GABA 是重要的抑制性神经递质，介导了约 40% 的抑制性神经传导。在 GABA$_A$ 受体上有特异性的苯二氮䓬类药物的结合位点，其被称为苯二氮䓬受体。苯二氮䓬类药物与中枢苯二氮䓬受体结合后，可增强 GABA 神经传递功能和突触抑制效应，还能增强 GABA 和 GABA$_A$ 受体的亲和力，增强了 GABA 的作用，从而产生镇静、催眠、抗焦虑、抗惊厥等作用。因此，苯二氮䓬类药物被称为 GABA$_A$ 受体激动剂。

构效关系研究表明：

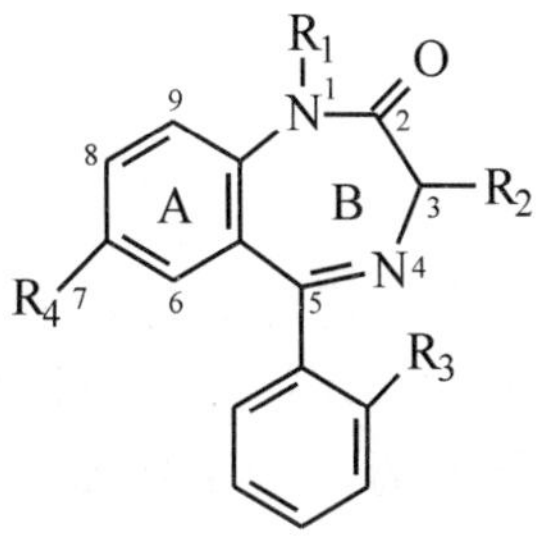

（1）苯二氮䓬类药物分子中的七元亚胺内酰胺环（B 环）为活性必需结构，而苯环（A 环）被其他芳杂环如噻吩、吡啶等取代，仍有较好的生理活性。

（2）7 位及 5 - 苯基上的 2′位引入吸电子取代基能明显增强活性，吸电子能力越强，作用越强，其次序为—NO$_2$ > —CF$_3$ > —Br > —Cl。

（3）1 位氮上可引入甲基，活性增强，若此甲基代谢脱去，其仍保留活性。

（4）3 位碳上可引入羟基，虽活性稍下降，但毒性很低。

（5）在 1，2 位并入三氮唑环可使稳定性增加，提高与受体的亲和力，活性显著增加。

（6）4，5 位双键是重要的药效团，在 4，5 位并入含氧的噁唑环可增加药物的稳定性，但药物在体外无效，在体内噁唑环代谢除去，重新生成 4，5 位双键而产生药效。

地西泮（Diazepam）

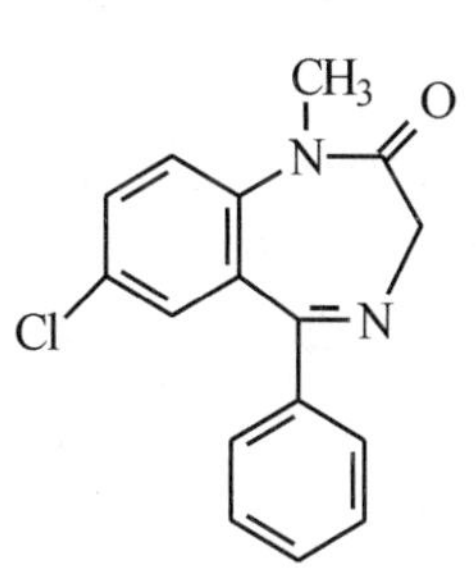

化学名为 1 - 甲基 - 5 - 苯基 - 7 - 氯 - 1，3 - 二氢 - 2H - 1，4 - 苯并二氮䓬 - 2 - 酮，又名安定。

本品为白色或类白色结晶性粉末，无臭，味微苦，mp 为 130 ℃ ~ 134 ℃。本品微溶于水，溶于乙醇，易溶于氯仿及丙酮，略微溶于乙醚，在空气中稳定。

本品具有 1，2 位酰胺及 4，5 位烯胺结构，遇酸或碱液易水解开环，生成 2 - 甲氨基 - 5 - 氯 - 二苯酮和甘氨酸。水解开环是该药物化学不稳定和作用时间短的原因。

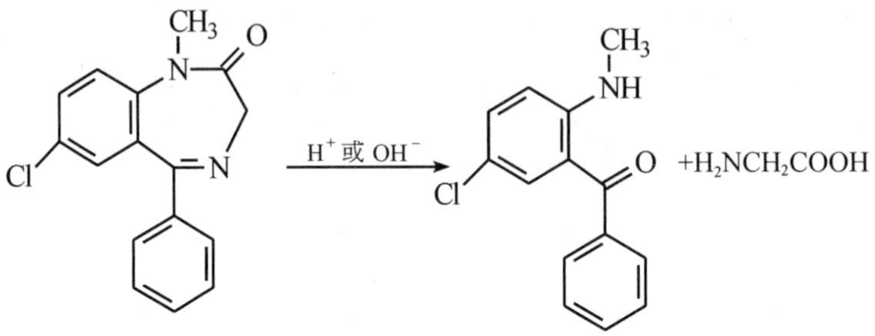

本品的体内代谢主要在肝脏进行，其代谢途径主要有 N - 去甲基、1，2 位开环、C - 3 位羟基化、苯环羟基化等。其中，N - 去甲基和 C - 3 位羟基化得到的活性代谢物，已发展成临床上常用的镇静催眠药。羟基代谢产物和葡萄糖醛酸结合而被排出体外。

本品主要用于治疗焦虑症和一般性失眠，还可用于抗癫痫和抗惊厥等。

奥沙西泮（Oxazepam）

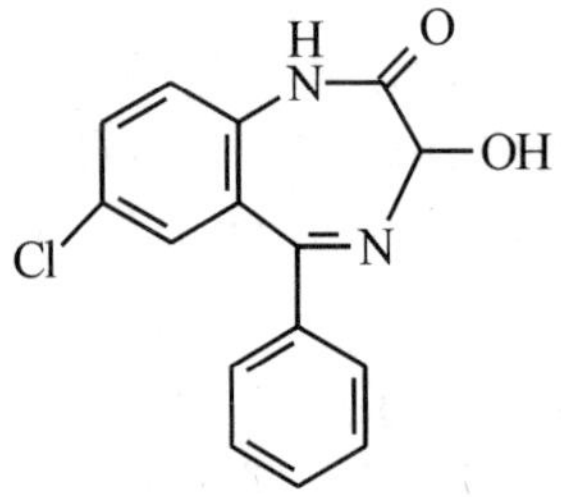

化学名为 7 - 氯 - 1，3 - 二氢 - 3 - 羟基 - 5 - 苯基 - 2H - 1，4 - 苯并二氮䓬 - 2 - 酮，又名去甲羟安定。

本品为白色或类白色结晶性粉末，无臭，mp 为 205 ℃ ~ 206 ℃。本品溶于乙醇、氯仿，几乎不溶于水。本品为地西泮的活性代谢产物。

本品在酸、碱中加热水解，生成 2 - 苯甲酰基 - 4 - 氯苯胺、乙醛酸和氨，前者由于含有芳伯氨基，经重氮化后与 β - 萘酚偶合，生成橙色的偶氮化合物，可用来区别水解后不能生成芳伯胺的苯二氮䓬药物，如地西泮等。

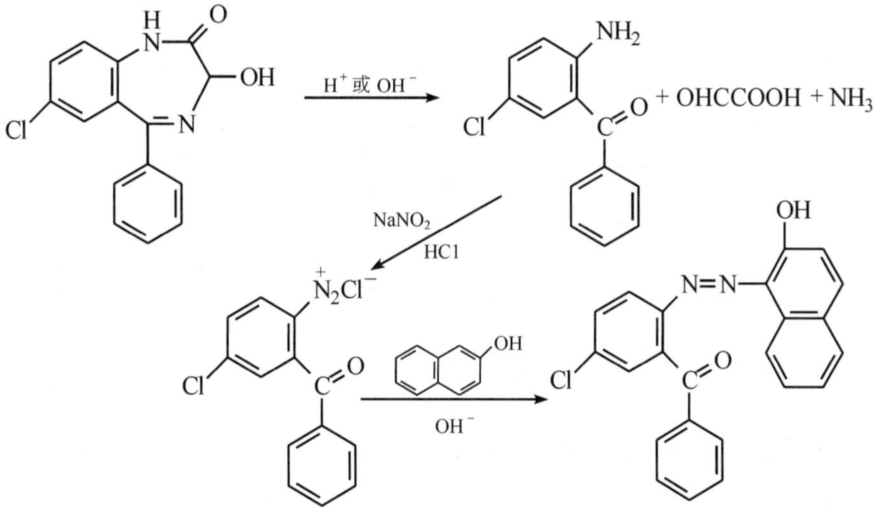

本品作用与地西泮相似，副作用少。临床上本品用于治疗焦虑、紧张、失眠、头晕及部分神经官能症。

思考题 3.3　试理解苯二氮䓬类药物的构效关系。

思考题 3.4　如何用化学方法区别地西泮和奥沙西泮？

艾司唑仑（Estazolam）

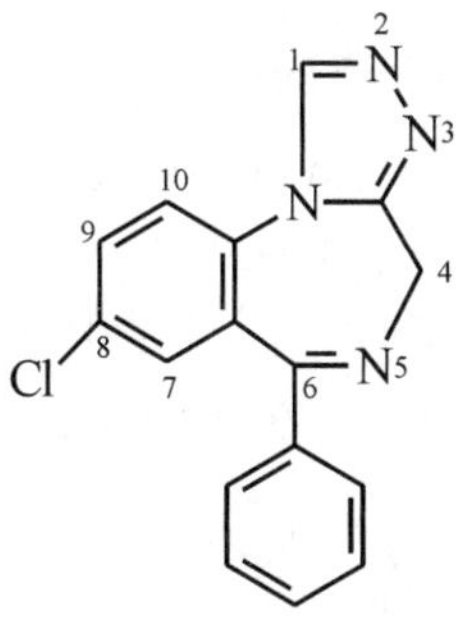

化学名为 8 - 氯 - 6 - 苯基 - 4H - [1，2，4] - 三氮唑并 [4，3 - a][1，4] 苯并二氮杂䓬，又名舒乐安定。

本品为白色或类白色结晶性粉末，无臭，味微苦，mp 为 229 ℃ ~ 232 ℃。本品易溶于氯仿或醋酐，溶于甲醇，略溶于乙醇或醋酸乙酯，几乎不溶于水。

本品由于在 1，2 位并入三唑环，增加了药物与受体的亲和力及代谢稳定性，因此活性也增强。

本品在酸性溶液中加热水解后，水解产物会发生重氮化 - 偶合反应。

本品为高效的镇静催眠及抗焦虑药，而且具有广谱抗癫痫作用，毒副作用较小。

阿普唑仑 （Alprazolam）

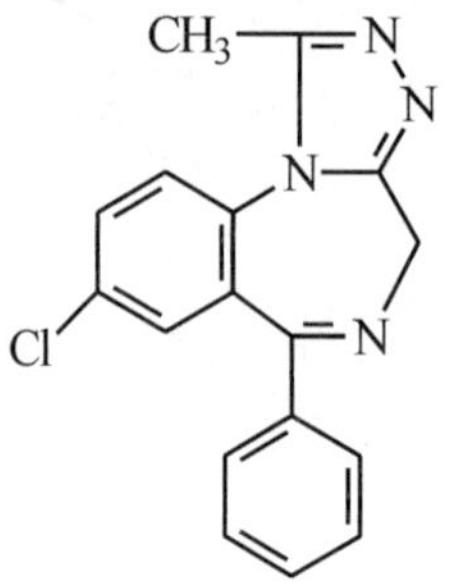

化学名为1-甲基-6-苯基-8-氯-4H-［1，2，4］-三氮唑并［4，3-α］［1，4］苯并二氮杂䓬。

本品为白色或类白色粉末，无臭，味微苦，mp为228 ℃~228.5 ℃。本品难溶于水，易溶于甲醇、乙醇，略溶于丙酮。

本品的结构和艾司唑仑极为相似，仅在1位多一个甲基，其活性也与艾司唑仑相似。本品适用于焦虑不安、恐惧、顽固性失眠、癫痫等，其抗焦虑作用比地西泮强10倍。

3.1.3 吡咯酮类和咪唑并吡啶类

吡咯酮类和咪唑并吡啶类是第三代镇静催眠药，可选择性地作用于苯二氮䓬受体亚型，被称为选择性GABA$_A$受体激动剂，副作用小。

1. 吡咯酮类

佐匹克隆（Zopiclone）是1987年上市的第一种非苯二氮䓬类GABA$_A$受体激动剂，催眠作用迅速，可提高睡眠质量，具有高效、低毒和成瘾性小的特点，但长期用药后突然停药会产生戒断症状。佐匹克隆分子中含有一个手性中心，具有旋光性。研究发现其右旋体具有很好的短效催眠作用，而左旋体不仅无活性，而且是引起毒副作用的主要原因。2005年人们将其右旋体艾司佐匹克隆开发上市，活性增强，且不良反应低。

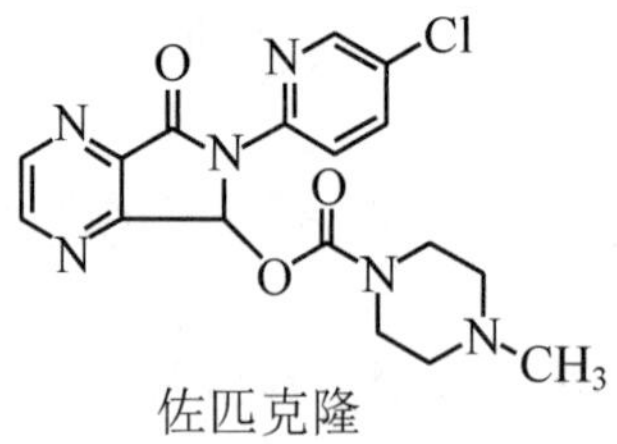

佐匹克隆

2. 咪唑并吡啶类

1988年上市的唑吡坦（Zopidem）是第二种用于临床的非苯二氮䓬类GABA$_A$受体激动剂，对苯二氮䓬受体（BZR$_1$）的亲和力强于BZR$_2$，并且在受体上有特殊的结合位点。唑吡坦起效快，半衰期只有2.5 h，撤药后没有反弹作用，不产生成瘾性及戒断症状。由于副作用小，唑吡坦对呼吸无抑制作用，是目前最常用的镇静催眠药之一。

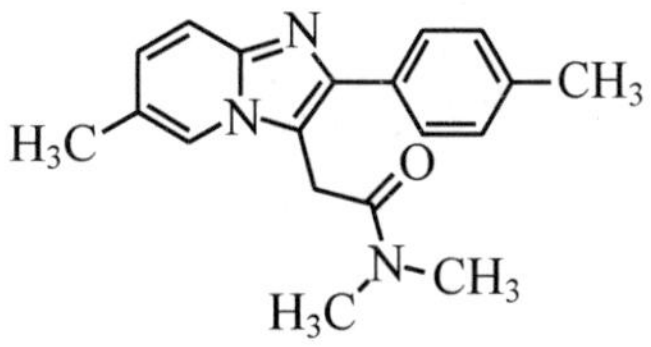

唑吡坦

思考题 3.5　试比较佐匹克隆、唑吡坦和苯二氮䓬类药物在结构上和作用特点上有何不同。

3.2　抗癫痫药

癫痫是由于大脑局部病灶神经元兴奋性过高，产生阵发性放电，并向周围扩散而出现的大脑功能失调综合征。临床上按癫痫发作时的症状，其可分为大发作、小发作、精神运动性发作等类型。抗癫痫药主要用于防止和控制癫痫的发作。

最早溴化钾曾用于治疗癫痫，但由于毒性大，其很快被镇静催眠药苯巴比妥所取代。通过对苯巴比妥的结构进行改造，人们发现了若干类型的巴比妥类的同型物，并将其开发成临床上的抗癫痫药物。

巴比妥类　　苯巴比妥(Phenobarbital)

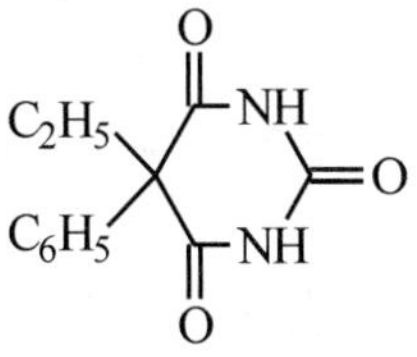

乙内酰脲类　　苯妥英(Phenytoin)

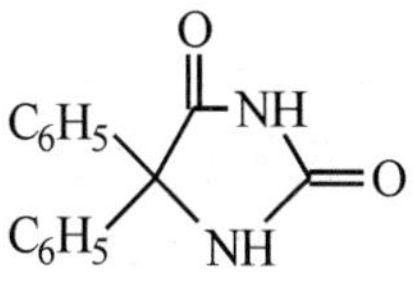

噁唑烷酮类　　三甲双酮(Trimethadione)

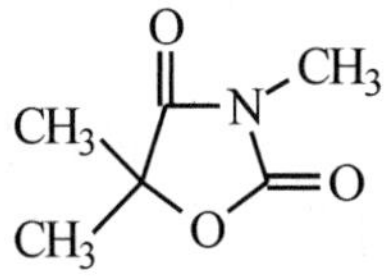

丁二酰亚胺类　　乙琥胺(Ethosuximide)

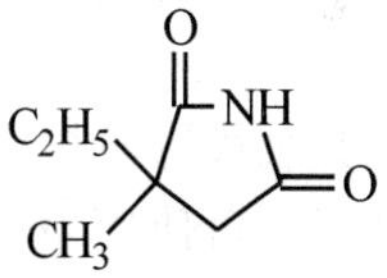

苯巴比妥主要用于治疗癫痫大发作；苯妥英对癫痫大发作和精神运动性发作有效，对小发作无效；三甲双酮曾广泛用于失神性小发作，对大发作无效，但由于其对造血系统毒性较大，现已少用；乙琥胺治疗癫痫小发作效果最好，毒性小。

思考题 3.6　试比较巴比妥类、乙内酰脲类、噁唑烷酮类及丁二酰亚胺类抗癫痫药的化学结构有何共同点。

除上述药物外，后来人们发现，二苯并氮杂䓬类药物如卡马西平（Carbamazepine）、奥卡西平（Oxcarbazepine）等，GABA 类似物如氨己烯酸（Vigabatrin）、加巴喷丁（Gabapentin）等，脂肪羧酸类的丙戊酸钠（Sodium valproate）及丙戊酰胺（Valpromide）等，均具有较好的抗癫痫作用。

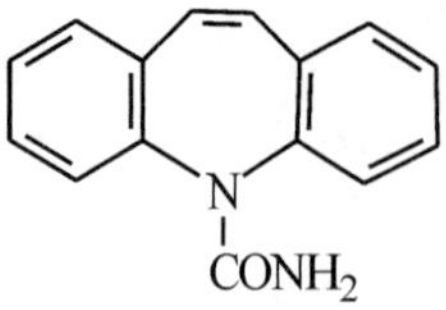

卡马西平 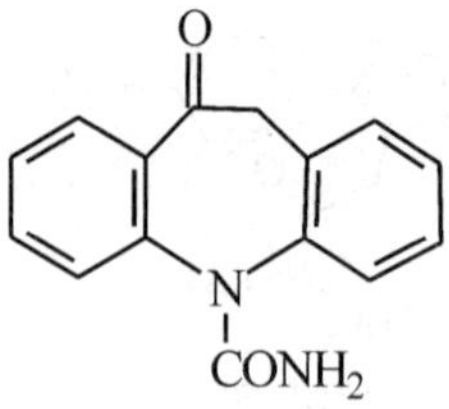　　　　奥卡西平 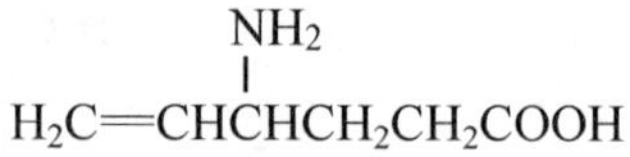　　　　　氨己烯酸

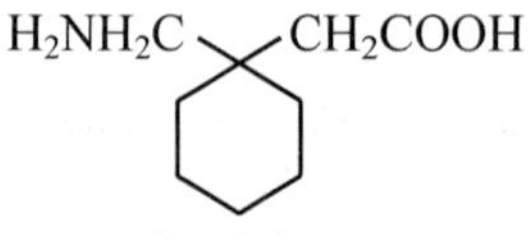

加巴喷丁 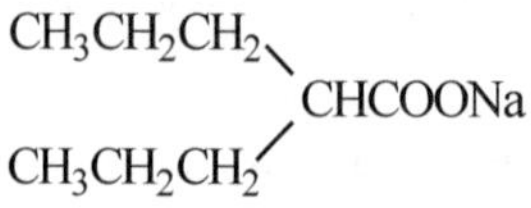　　　　丙戊酸钠 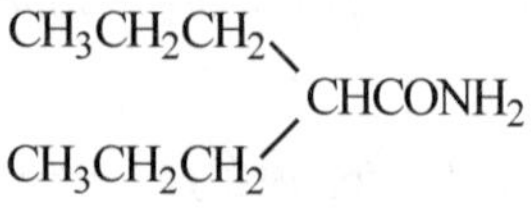　　　　　丙戊酰胺

苯妥英钠 （Phenytoin Sodium）

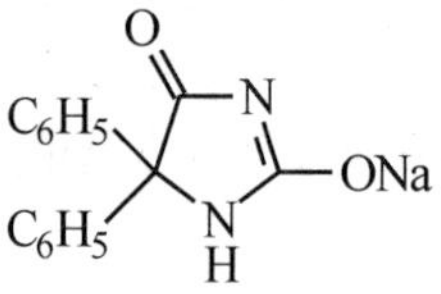

化学名为 5，5 - 二苯基咪唑烷 - 2，4 - 二酮钠盐。

本品为白色粉末，无臭，味苦，微有吸湿性，mp 为 292 ℃ ～ 299 ℃。本品可溶于水和乙醇，几乎不溶于乙醚和氯仿。

本品水溶液呈碱性，露置在空气中吸收 CO_2 而析出白色游离的苯妥英，溶液呈现浑浊，故本品及其水溶液应密闭保存或新鲜配制。

本品分子中含有酰脲结构，其水溶液加热可水解开环，故本品制成粉针剂，临用时新鲜配制。

本品在肝脏被肝微粒体酶代谢，具有"饱和代谢动力学"的特点，如果用量过大或短时内反复用药，可使代谢酶饱和，代谢减慢而产生毒性。

本品为治疗癫痫大发作的首选药，对小发作无效，也可用于治疗三叉神经痛及洋地黄引起的心律不齐。

卡马西平 （Carbamazepine）

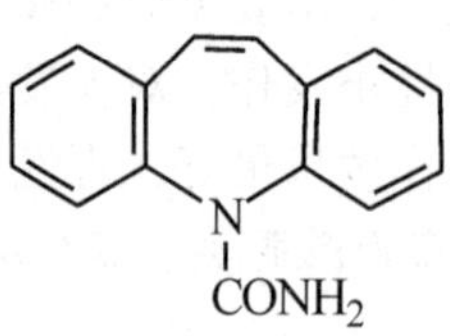

化学名为 5H - 二苯并 [b，f] 氮杂䓬 - 5 - 甲酰胺，又名为酰胺咪嗪。

本品为白色或近白色的结晶性粉末，几乎无臭，mp 为 189 ℃ ～ 193 ℃。本品几乎不溶于水，在乙醇、丙酮中溶解，易溶于氯仿。

由于本品是由两个苯环和氮杂䓬环并合而成的三环类化合物，为共轭体系，在 285 nm 波长处有最大吸收。

本品在干燥状态及室温下较稳定，但受长时间光照时，固体表面由白色变成橙黄色，故本品需避光保存。

本品为广谱抗癫痫药，对精神运动性发作最有效，主要用于苯妥英钠等其他药物难以控制的癫痫大发作、部分性发作等，此外，本品还具有抗外周神经痛的作用。本品的毒性比苯妥英钠小，副作用也少。

丙戊酸钠（Sodium Valproate）

$$CH_3CH_2CH_2{-}\!\!\diagdown$$
$$CHCOONa$$
$$CH_3CH_3CH_2{-}\!\!\diagup$$

化学名为 2 - 丙基戊酸钠。

本品为白色或近白色结晶性粉末，略有丙戊酸臭。本品易溶于水、甲醇，几乎不溶于乙醚、苯及氯仿。

本品对酸、碱、热、光较稳定，具有极强的吸湿性，在丙戊酸钠中加入少量有机酸（如硬脂酸等）会生成复合物，可明显改善其吸湿性。

本品的作用机理是通过增加 GABA 的合成和减少 GABA 的降解，增加抑制性神经递质 GABA 的浓度，降低神经元的兴奋性而抑制癫痫的发作。

本品口服后吸收迅速而完全，生物利用度近 100%。

本品为广谱高效抗癫痫药，可用于治疗儿童的失神性发作和大发作，对各型小发作效果更好，毒性较低。

加巴喷丁（Gabapentin）

$$H_2NH_2C{-}\!\!\diagdown\!\!{-}CH_2COOH$$

化学名为 2 - [1 - （氨甲基）环己烷] 乙酸。

本品为白色至灰白色结晶粉末，mp 为 162 ℃，常温常压下化学性质较稳定。

本品是在 1993 年上市的一种抗癫痫药，是一种带有环状结构的 GABA 衍生物，其作用机理不是直接作用于 GABA 受体，而是增加 GABA 的释放量而使其含量增加。

本品亲脂性强，易透过血脑屏障，因此对急性发作型的病人有很好的作用，可用于全身强直阵发性癫痫，毒性小，不良反应少。小剂量时本品有镇静和镇痛作用，特别是对神经性疼痛很有效。

3.3　抗精神失常药

抗精神失常药是用于治疗精神疾病的一类药物。临床上精神疾病的主要类型有精神分裂症、焦虑症及抑郁症等。根据临床用途，抗精神失常药可分为抗精神病药、抗焦虑药及抗抑郁药。

3.3.1 抗精神病药

抗精神病药用于控制精神分裂症，减轻患者的激动、敏感、好斗，改善妄想、幻觉、思维及感觉错乱，使病人适应社会生活。抗精神病药物主要与阻断多巴胺受体有关，大部分药物是多巴胺（Dopamine，DA）受体阻断剂。

临床上使用的抗精神病药物分为经典的抗精神病药物和非经典的抗精神病药物两大类。

1. 经典的抗精神病药物

早期的抗精神病药物常可发生锥体外系副作用，又被称为经典的抗精神病药物，按化学结构分类，主要有吩噻嗪类、硫杂蒽类（噻吨类）、丁酰苯类及其类似物、苯甲酰胺类和二苯并二氮杂䓬类等。

（1）吩噻嗪类。吩噻嗪类药物是临床使用最广的抗精神病药。异丙嗪（Promethazine）除了具有抗组胺作用外，还具有镇静作用，人们对之进行结构改造，将侧链异丙基用直链的丙基替代，其抗组胺作用减弱，且产生抗精神病作用。如果2位以氯取代，则抗组胺作用消失，抗精神病作用增强，可得到第一种吩噻嗪类抗精神病药物——氯丙嗪（Chlorpromazine）。

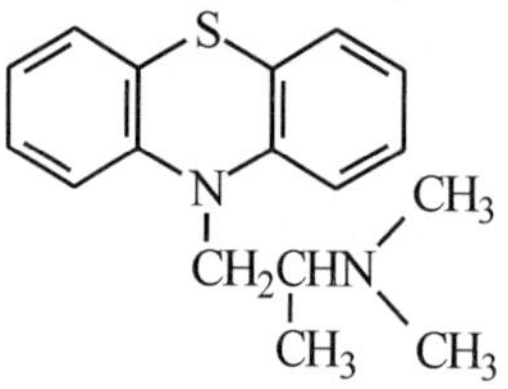

异丙嗪 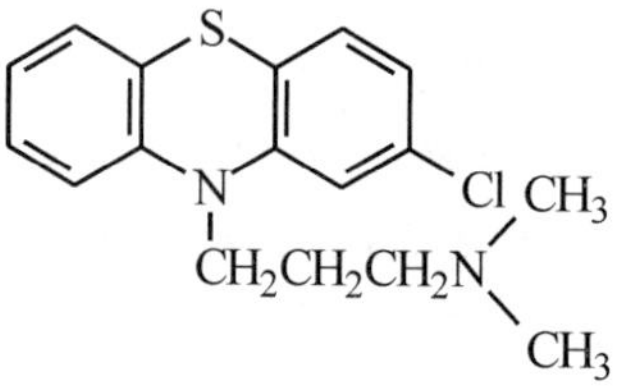   氯丙嗪

由于氯丙嗪的毒性和副作用较大，为了寻找更好的药物，人们对之进行了一系列的结构改造。

吩噻嗪环的2位用乙酰基或三氟甲基取代，得乙酰丙嗪（Acetylpromazine）或三氟丙嗪（Triflupromazine）。乙酰丙嗪的作用弱于氯丙嗪，但毒性较低，三氟丙嗪的活性为氯丙嗪的4倍。将10位侧链上的二甲氨基以哌嗪衍生物取代，可得到作用更强的药物，如奋乃静（Perphenazine）、氟奋乃静（Fluphenazine）和三氟拉嗪（Trifluoperazine）。

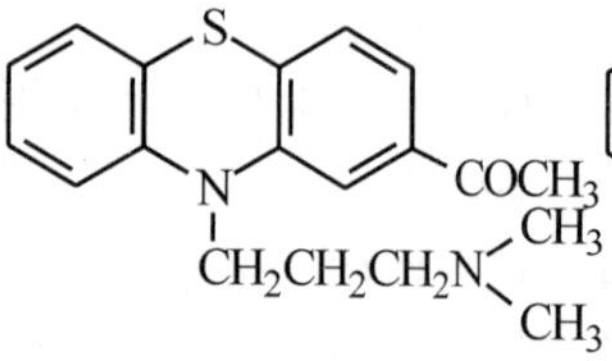

乙酰丙嗪 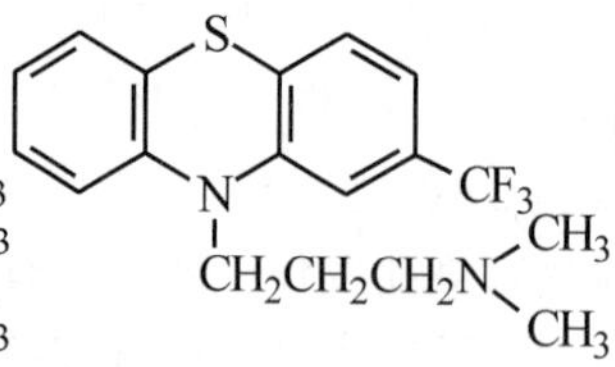   三氟丙嗪 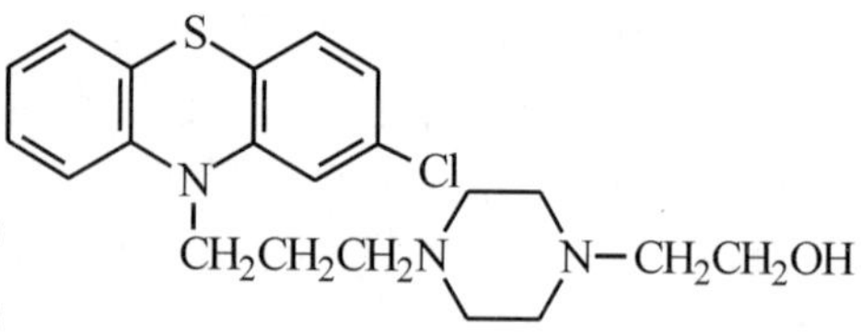   奋乃静

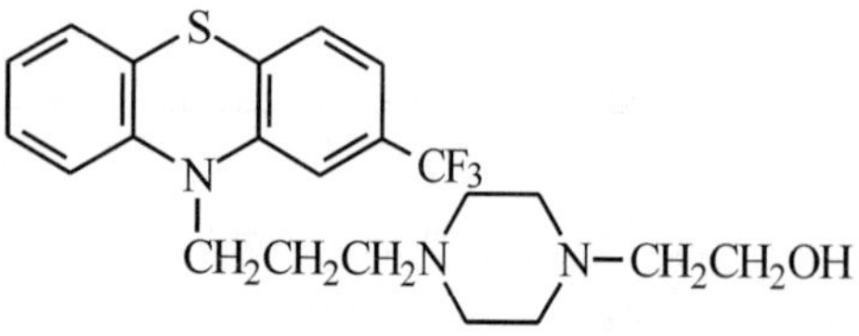

氟奋乃静 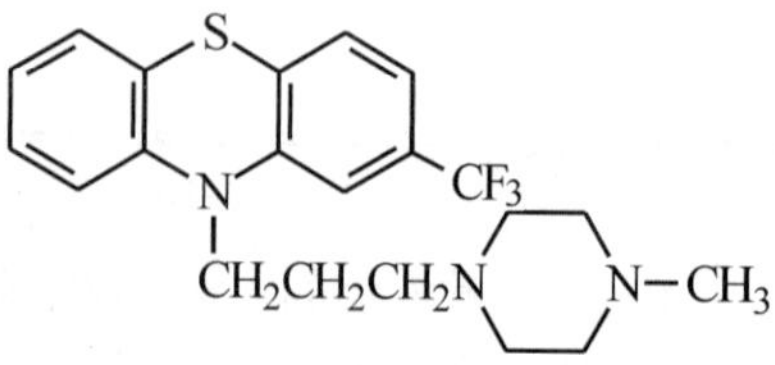   三氟拉嗪

将侧链上含有伯醇羟基的药物与长链脂肪酸合成酯，则得到长效药物，如氟奋乃静庚酸酯（Fluphenazine Enanthate）及氟奋乃静癸酸酯（Fluphenazine Decanoate），病人可每隔 2 ~ 3 周注射一次。

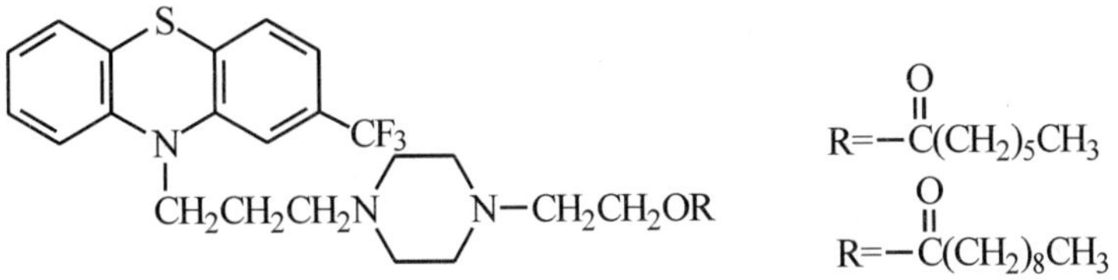

R=—C(=O)(CH₂)₅CH₃　氟奋乃静庚酸酯

R=—C(=O)(CH₂)₈CH₃　氟奋乃静癸酸酯

（2）硫杂蒽类（噻吨类）。在对吩噻嗪类药物结构改造中，将环上氮原子换成碳原子，通过双键与侧链相连，则得到硫杂蒽类（又称噻吨类）药物。其中，氯普噻吨（Chlorprothixene，泰尔登）对精神分裂症和神经官能症疗效较好，其作用比氯丙嗪强，毒性较氯丙嗪小，较少出现锥体外系副作用，广泛用于临床。氯哌噻吨（Clopenthixol）是由奋乃静经相同的结构改造而得的，其活性比氯丙嗪强 10 倍。

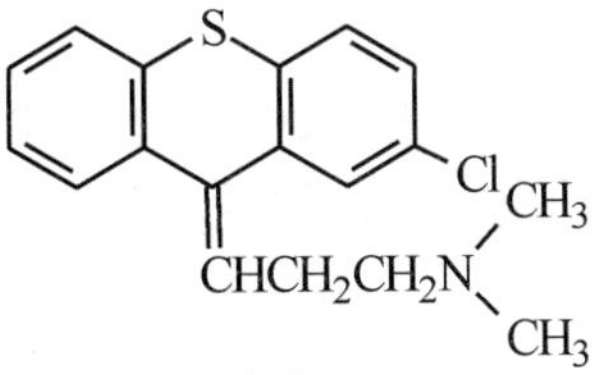

氯普噻吨 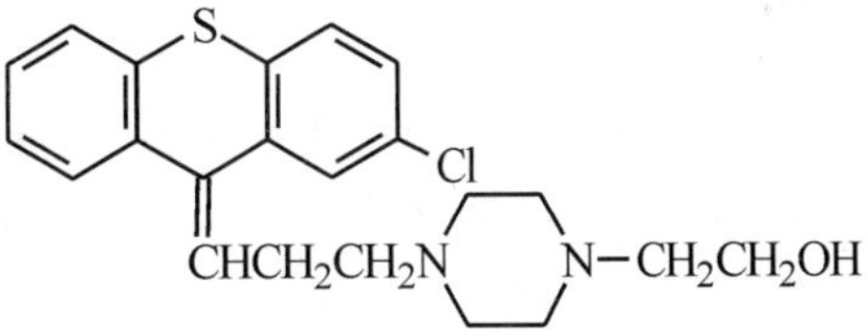　　　　　　　　　　氯哌噻吨

（3）丁酰苯类及其类似物。丁酰苯类药物是在镇痛药哌替啶结构改造过程中发展起来的一类作用很强的抗精神病药物。最早用于临床的药物是氟哌啶醇（Haloperidol），广泛用于治疗急、慢性精神分裂症及躁狂症。后来人们又发现了作用更强的三氟哌多（Trifluperidol）、螺哌隆（Spiperone）等。

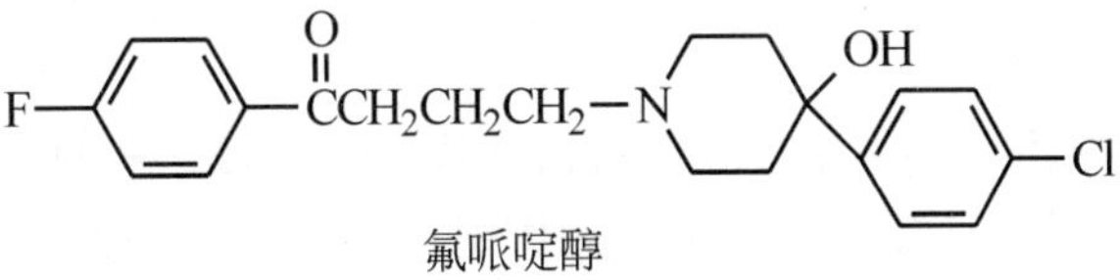

氟哌啶醇

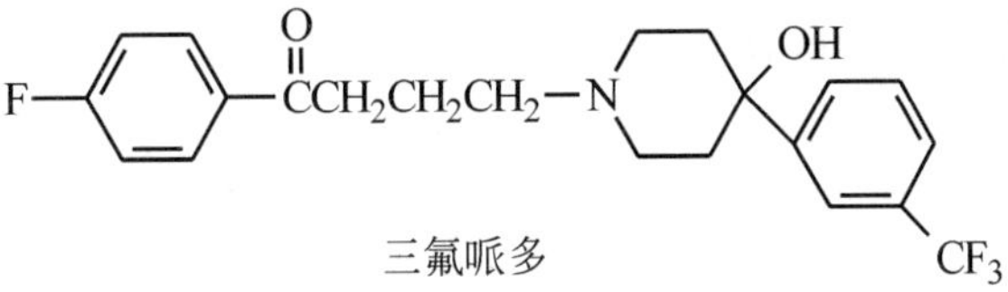

三氟哌多

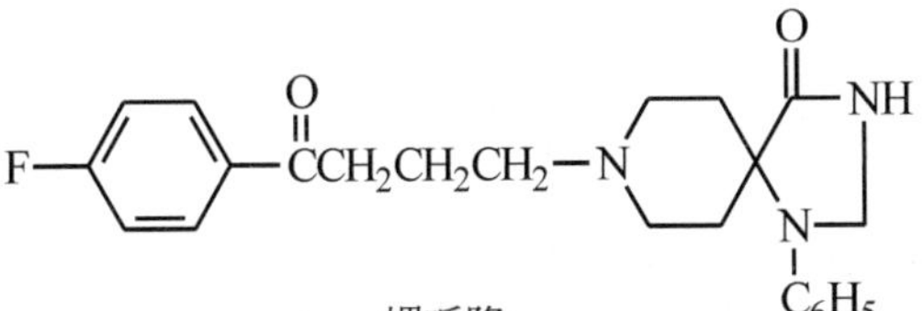

螺哌隆

31

在进一步改造丁酰苯类结构的过程中，用4-氟苯甲基取代丁酰苯部分的酮基，从而人们发现了二苯丁基哌啶类抗精神病药，如五氟利多（Penfluridol）和匹莫齐特（Pimozide）等，它们是口服长效药物，可有效治疗急慢性精神分裂症，副反应少。

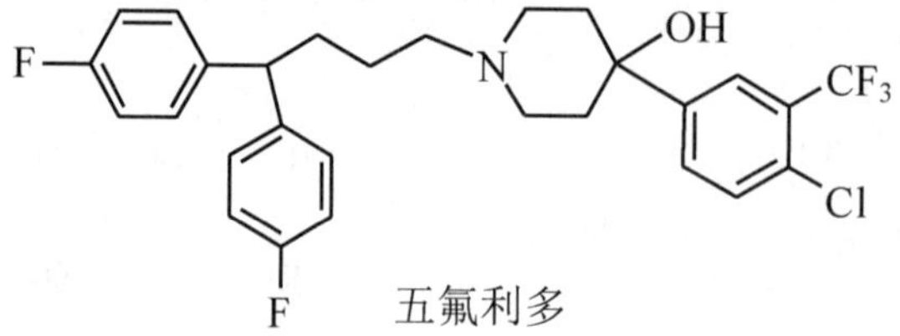

五氟利多

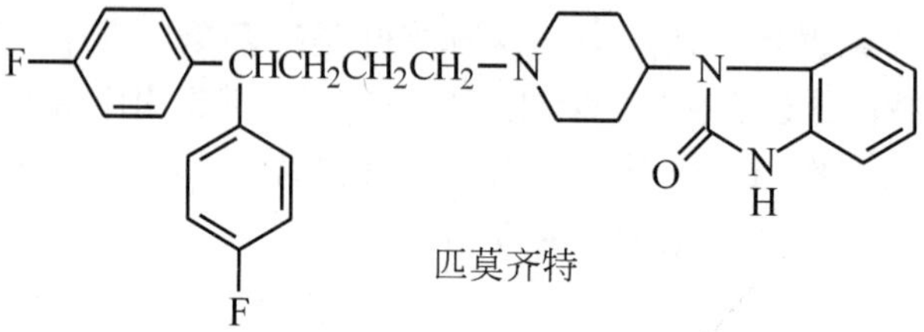

匹莫齐特

（4）苯甲酰胺类。苯甲酰胺类药物是20世纪70年代后发展起来的一类作用强而副作用小的抗精神病药物。舒必利（Sulpiride）不仅能抗精神病和抗抑郁，同时还有止吐作用并能抑制胃酸分泌。瑞莫必利（Remoxipride）是舒必利的类似物，虽作用稍弱，但副作用小，生物利用度大于90%，临床上其用于治疗精神分裂症。

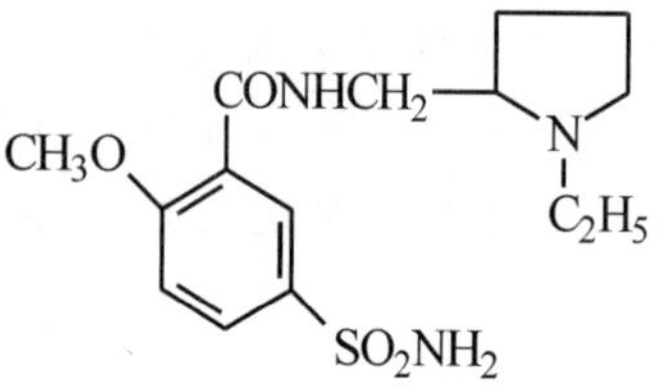

舒必利

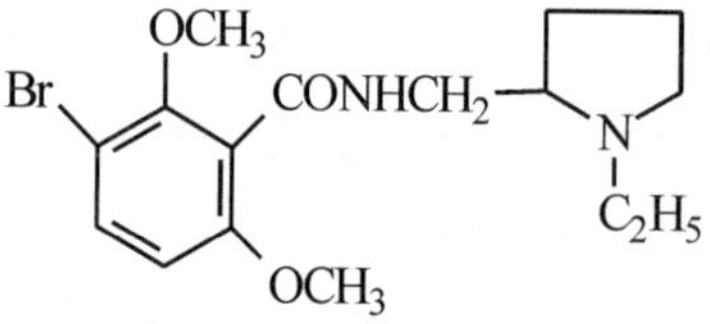

瑞莫必利

（5）二苯并二氮杂䓬类。把吩噻嗪类药物结构中的噻嗪环扩展为七元杂环，即得到二苯并二氮杂䓬类药物，其同样具有抗精神病的作用。二苯并二氮杂䓬类的代表药物为氯氮平（Clozapine），临床上用于治疗精神分裂症，几乎没有锥体外系副作用（为非经典的抗精神病药），其副作用是使粒性白细胞减少。

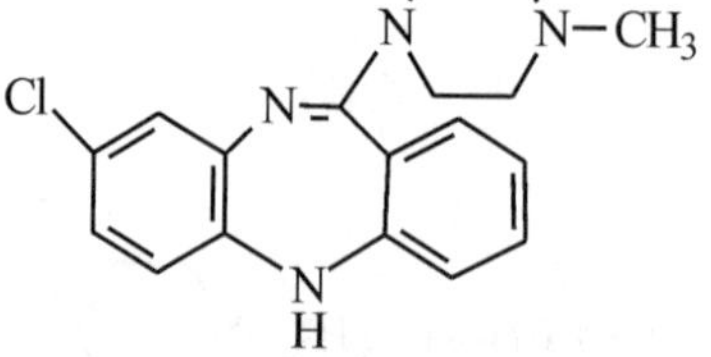

氯氮平

思考题 3.7 试总结经典的抗精神病药的发展过程及结构类型。

盐酸氯丙嗪（Chlorpromazine Hydrochloride）

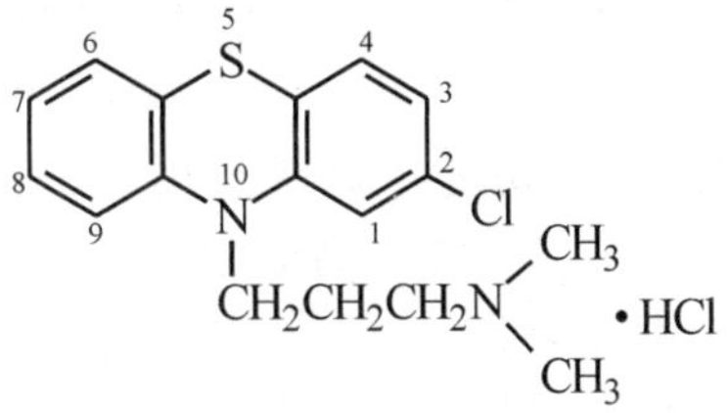

化学名为 N，N – 二甲基 – 2 – 氯 – 10H – 吩噻嗪 – 10 – 丙胺盐酸盐。

本品为白色或乳白色结晶粉末，具微臭，味极苦，mp 为 194 ℃ ~ 198 ℃。本品有吸湿性，极易溶于水，易溶于醇及氯仿，不溶于乙醚及苯。本品 5% 的水溶液的 pH 为 4 ~ 5。

本品具有吩噻嗪结构，易被氧化，在空气或日光中放置，渐变为红棕色。本品的溶液中加入对氢醌、连二亚硫酸钠、亚硫酸氢钠或维生素 C 等抗氧剂，均可阻止其变色。

本品主要用于治疗精神分裂症和躁狂症，亦可用于镇吐、强化麻醉及人工冬眠等。不良反应主要是锥体外系副作用（帕金森综合征），患者不能静坐或运动障碍，此外，一些患者在日光强烈照射下会发生严重的光化毒反应，因此患者服用本品后应尽量减少户外活动，避免日光照射。

盐酸氯丙嗪的制备如下：

以间氯苯胺和邻氯苯甲酸为原料，经 Ullmann（乌尔曼）缩合，制得 2 – 羧基 – 3′ – 氯 – 二苯胺，与铁粉加热脱去羧基，在碘催化下与硫环合，得到 2 – 氯吩噻嗪。用硫环合时，反应会生成少量 4 – 氯吩噻嗪，该化合物在氯苯中的溶解度大，可用氯苯作溶剂，2 – 氯吩噻嗪析出结晶，而 4 – 氯吩噻嗪留在母液中，2 – 氯吩噻嗪再与 1 – 氯 – 3 – 二甲氨基丙烷缩合得到氯丙嗪，用饱和盐酸醇溶液成盐，即可得到盐酸氯丙嗪。

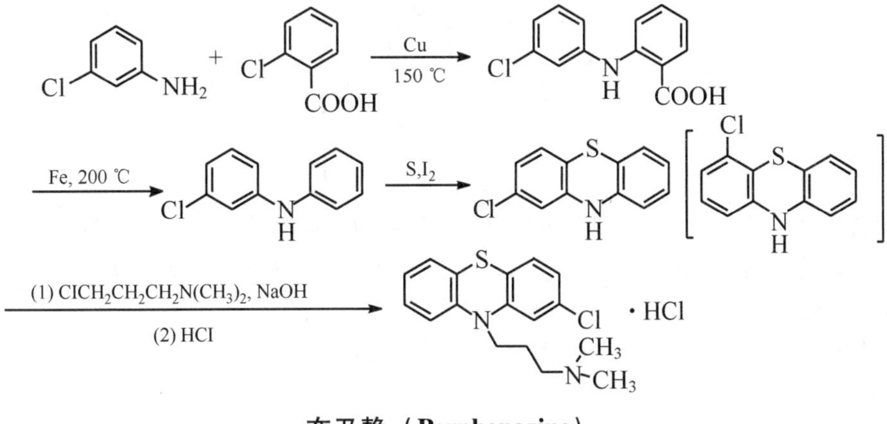

奋乃静（Perphenazine）

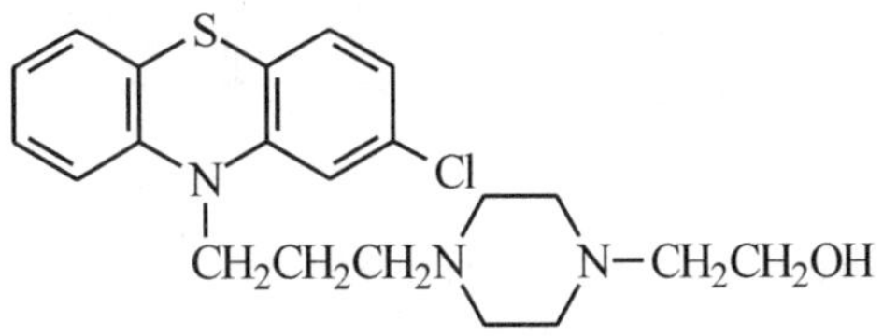

化学名为 4 - [3 - (2 - 氯 - 10H - 10 - 吩噻嗪基）丙基] - 1 - 哌嗪乙醇。

本品为白色或微黄色粉末，几乎无臭，mp 为 94 ℃ ~ 100 ℃。本品几乎不溶于水，能溶于乙醇和甲苯，易溶于氯仿和稀酸。

本品的结构中含有吩噻嗪环，对光敏感，易被氧化，在空气或日光中放置，会逐渐变为红棕色。本品也可被氧化剂氧化而变色，如本品溶于稀盐酸，加热至 80 ℃，加入过氧化氢数滴，呈深红色，放置后红色逐渐褪去。

本品的作用和盐酸氯丙嗪相似，但其抗精神病作用较氯丙嗪强 6 ~ 10 倍，可用于治疗慢性精神分裂症、躁狂症等，亦有镇吐作用。本品可产生严重的锥体外系副作用。

氟哌啶醇 （Haloperidol）

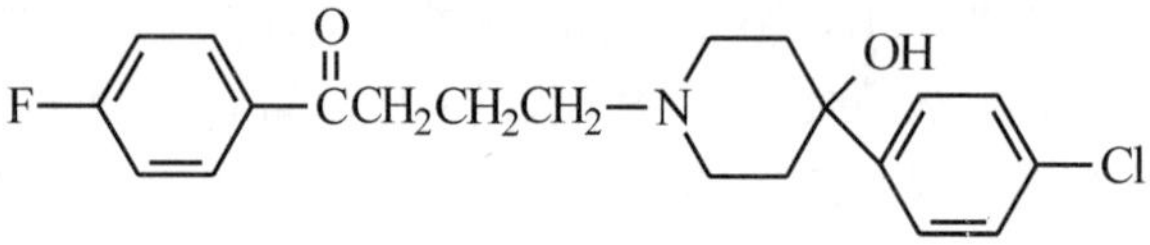

化学名为 4 - (4 - 对氯苯基 - 4 - 羟基哌啶基) - 4′ - 氟丁酰苯。

本品为白色结晶性粉末，无臭，无味，mp 为 149 ℃ ~ 155 ℃。本品几乎不溶于水，可溶于氯仿，微溶于乙醚。

本品在室温、避光条件下稳定，可贮存 5 年，但经自然光照射后颜色变深，因此，本品应在避光条件下贮存。在 105 ℃ 干燥时其可发生部分降解，产物是哌啶环上的脱水产物。

本品的作用强而持久，主要用于治疗各种急、慢性精神分裂症及焦虑性神经官能症，也可止吐。锥体外系副作用高达 80%，而且本品有致畸作用。

氯普噻吨 （Chlorprothixene）

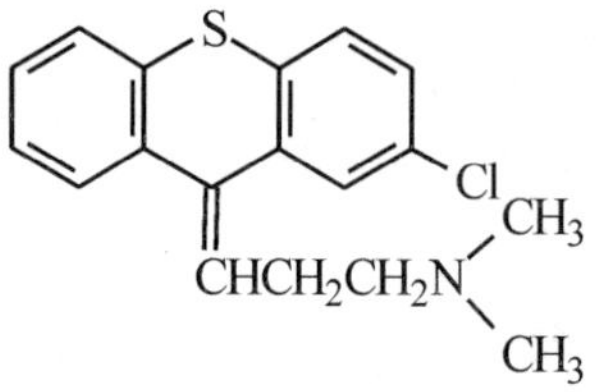

化学名为 (Z) - N，N - 二甲基 - 3 - (2 - 氯 - 9H - 亚噻吨基) - 1 - 丙胺。

本品为淡黄色结晶性粉末，无臭无味，mp 为 97 ℃ ~ 98 ℃。本品在水中不溶，溶于乙醇、氯仿、乙醚。

本品在室温条件下较稳定，但在紫外光照射或在强碱性条件下发生分解，生成 2 - 氯噻吨及 2 - 氯噻吨酮。

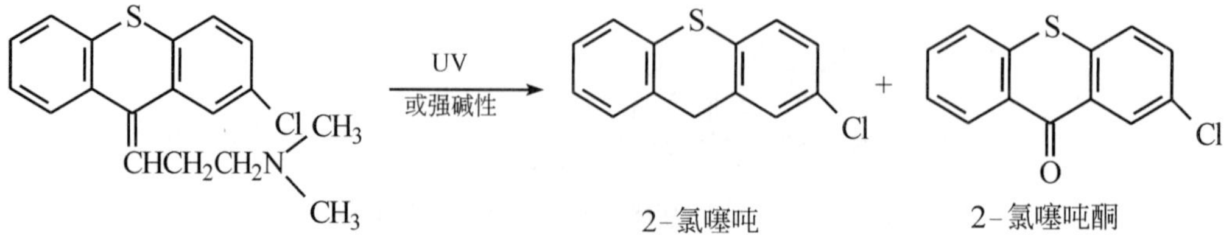

2 - 氯噻吨   2 - 氯噻吨酮

本品分子中存在双键，有顺式和反式两种异构体，前者抗精神病作用比后者强 7 倍。

本品用于治疗伴有抑郁和焦虑的精神分裂症、更年期抑郁症、焦虑性神经官能症等，亦有止吐作用，较少有锥体外系副作用，但有致睡眠障碍、困倦、乏力等副作用。

舒必利（Sulpiride）

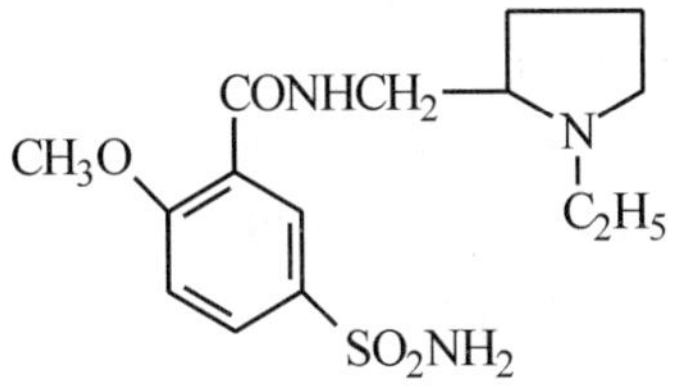

化学名为 N －［（1 －乙基 －2 －吡咯烷基）甲基］－2 －甲氧基 －5 －（氨基磺酰基）苯甲酰胺。

本品为白色或类白色结晶性粉末，无臭，味微苦，mp 为 177 ℃ ~ 180 ℃。本品几乎不溶于水，微溶于乙醇、丙酮，极易溶于氢氧化钠溶液中。本品的结构具有碱性的吡咯烷基及弱酸性的苯磺酰胺基，其为两性化合物。

本品结构中含有一个手性碳原子，故具有旋光异构体，其中左旋体具有抗精神病活性，右旋体有毒副作用。目前左旋体已上市，称为左舒必利。

本品临床上用于治疗精神分裂症及抑郁症，也有止吐作用，既无镇静副作用，又很少有锥体外系副反应。

2. 非经典的抗精神病药

随着精神药理学的发展，人们开始注重研究锥体外系副作用低的新型抗精神病药物的研发。氯氮平是第一种非经典的抗精神病药物，后来人们又开发出其衍生物奥氮平（Olanzapine），是氯氮平的生物电子等排体，其用噻吩环替代了苯环。奥氮平几乎没有锥体外系副作用，临床上适用于各种精神分裂症。利培酮（Risperidone）和齐拉西酮（Ziprasidone）是运用拼合原理设计的非经典抗精神病药物，疗效高且锥体外系不良反应很少。

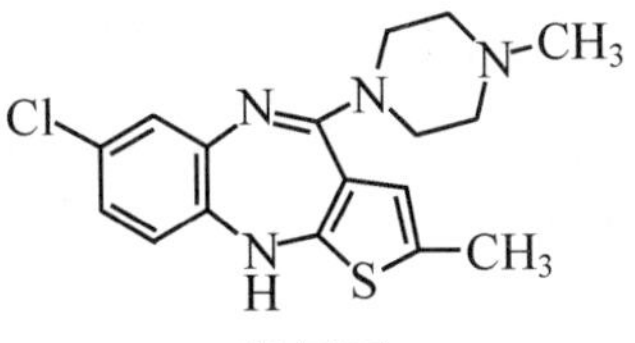

奥氮平

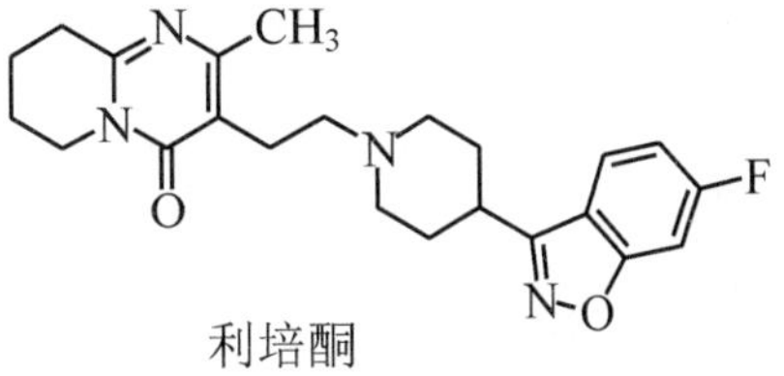

利培酮

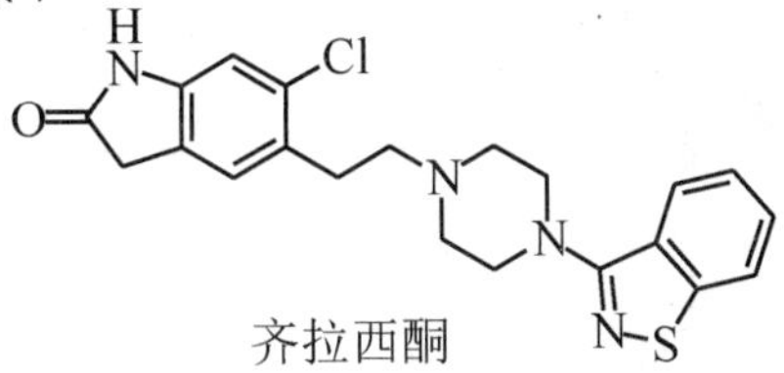

齐拉西酮

3.3.2　抗焦虑药及抗抑郁药

抗焦虑药是用来消除神经官能症的焦虑症状的一类药物，其抗精神病作用弱，但可使病人稳定情绪，减轻焦虑、紧张状态及改善睡眠。

前面介绍的苯二氮䓬类药物是抗焦虑症的首选药，代表药物为地西泮、奥沙西泮、替马西泮、阿普唑仑、三唑仑等，安全有效。

丁螺环酮为非苯二氮䓬类抗焦虑药，较少引起镇静、昏睡及抑郁副作用，对从事驾驶等有关技术工作的病人几乎无影响，目前人们尚未发现该药物的依赖性及成瘾性，其为一种较好的抗焦虑药，临床用于各种焦虑症的治疗。

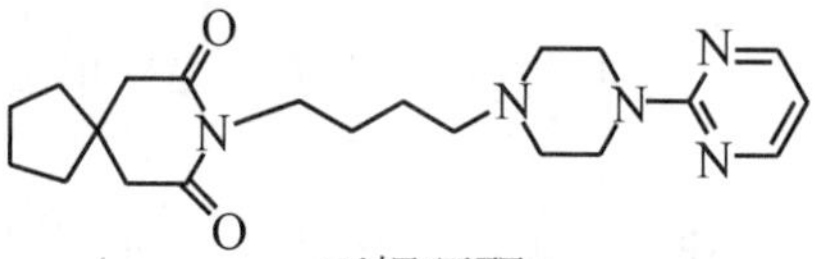

丁螺环酮

抑郁症是以情绪异常低落为主要临床表现的精神疾病。目前临床应用的抗抑郁药可分为去甲肾上腺素重摄取抑制剂（三环类抗抑郁药）、单胺氧化酶抑制剂和选择性 5 - 羟色胺重摄取抑制剂，见表 3 - 2。

选择性 5 - 羟色胺重摄取抑制剂为新型抗抑郁药，该类药物选择性强，副作用明显低于三环类抗抑郁药。氟西汀（Fluoxetine）、氟伏沙明（Fluvoxamine）、帕罗西汀（Paroxetine）、西酞普兰（Citalopram）和舍曲林（Sertraline）是选择性 5 - 羟色胺重摄取抑制剂的代表药物。

表 3 - 2　抗抑郁药的分类

类型	药物名称及化学结构		
去甲肾上腺素重摄取抑制剂	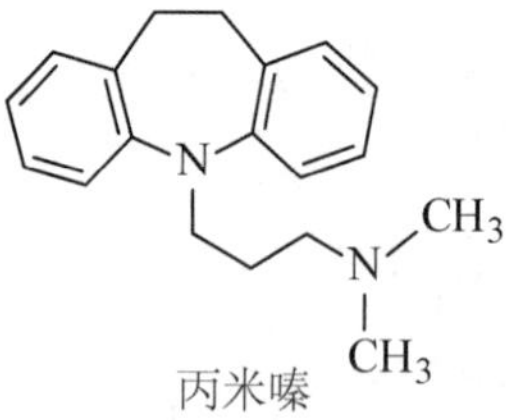 丙米嗪 (Imipramine)	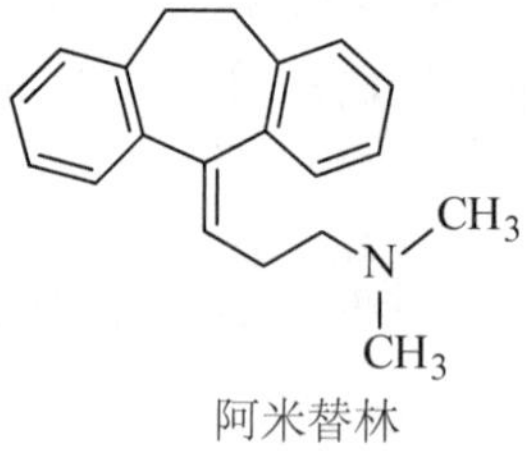 阿米替林 (Amitriptyle)	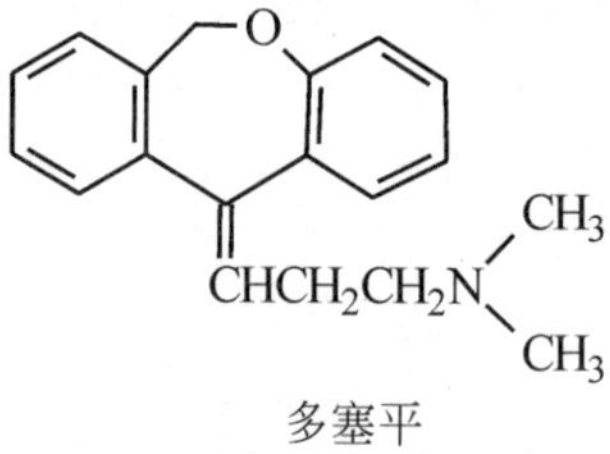 多塞平 (Doxepin)
单胺氧化酶抑制剂	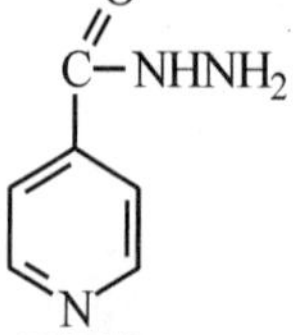 异烟肼 (Isoniazid)	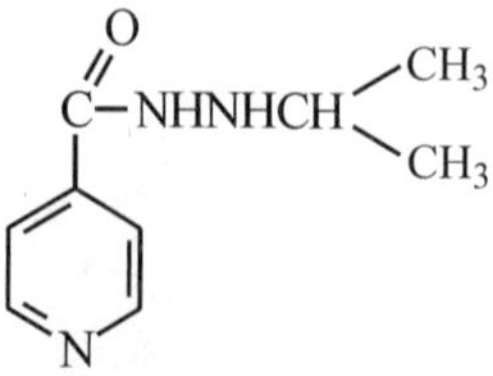 异丙烟肼 (Iproniazid)	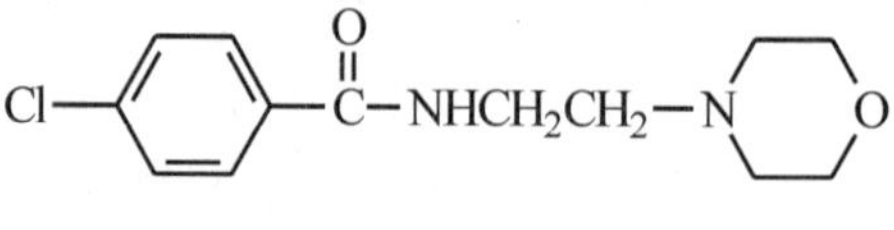 吗氯贝胺 (Moclobemide)

续表

类型	药物名称及化学结构
选择性 5 – 羟色胺重摄取抑制剂	氯西汀 (Fluoxetine)　　氟伏沙明 (Fluvoxamine)　　西酞普兰 (Citalopram) 帕罗西汀 (Paroxetine)　　舍曲林 (Sertraline)

思考题 3.8　临床使用的抗焦虑药及抗抑郁药各有哪些类型？

盐酸阿米替林（Amitriptyline Hydrochloride）

化学名为 N, N – 二甲基 – 3 – (10, 11 – 二氢 – 5H – 二苯并 [a, d] 环庚三烯 – 5 – 亚基) – 1 – 丙胺盐酸盐。

本品为无色结晶，味苦，有烧灼感，随后有麻木感。本品溶于水、甲醇、乙醇或氯仿，几乎不溶于乙醚；mp 为 195 ℃ ~ 199 ℃。

本品具有双苯并稠环共轭体系，并且侧链含有脂肪族叔胺结构，故本品对日光较敏感，易被氧化变成黄色，须避光保存。

阿米替林在肝脏中发生脱甲基代谢，生成活性代谢产物去甲替林（Nortriptyline），与阿米替林活性相当，但毒性较阿米替林低，其已在临床上使用。

本品适用于各种抑郁症的治疗，尤其对内因性精神抑郁症的疗效好。由于不良反应少，本品是临床最常用的三环类抗抑郁药，能明显改善或消除抑郁症状。

本章小结

1. 镇静催眠药主要有巴比妥类、苯二氮䓬类、吡咯酮类、咪唑并吡啶类和其他类。本章重点讨论了巴比妥类药物和苯二氮䓬类药物的发展、构效关系、作用机理、不稳定性等，还介绍了吡咯酮类和咪唑并吡啶类新型的镇静催眠药物。

2. 抗癫痫药的许多类型是从巴比妥类药物发展而来的，此外，抗癫痫药还包括苯二氮䓬类、二苯并氮杂䓬类、GABA 类似物和脂肪羧酸类。

3. 经典的抗精神病药物主要有吩噻嗪类、硫杂蒽类（噻吨类）、丁酰苯类及其类似物、苯甲酰胺类和二苯并二氮杂䓬类等。

4. 抗抑郁药可分为去甲肾上腺素重摄取抑制剂（三环类抗抑郁药）、单胺氧化酶抑制剂和选择性 5 – 羟色胺重摄取抑制剂。其中选择性 5 – 羟色胺重摄取抑制剂为新型抗抑郁药，发展较快。

习　题

1. 为什么苯巴比妥钠要做成粉针剂？
2. 如何用化学方法区别地西泮和奥沙西泮？说明其原理。
3. 简述巴比妥类药物的构效关系。
4. 简述苯二氮䓬类药物的构效关系及理化性质。
5. 抗癫痫药物主要分为哪些结构类型？各举一例药物。
6. 经典的抗精神病药物主要有哪些结构类型？各举一例药物。
7. 试写出盐酸氯丙嗪的合成路线。
8. 抗抑郁药主要分为哪几类？各举一例药物。

第4章

解热镇痛药和非甾体抗炎药

引言

非甾体抗炎药（Nonsteroidal Antiinflammatory Drugs，NSAIDs）常兼有抗炎、解热、镇痛作用，但抗炎作用显著，临床上主要用于抗炎抗风湿。而通常所称的解热镇痛药大多数也具有抗炎作用。因此，将两类药物放在同一章内介绍。

这类药物的解热、镇痛、抗炎机理都与抑制前列腺素（Prostaglandins，PG）在体内的生物合成有关。研究表明，前列腺素是一类致热物质，其中前列腺素 E_2（PGE_2）的致热作用最强。前列腺素虽然本身致痛作用较弱，但能增强其他致痛物质如缓激肽、5-羟色胺、组胺等的致痛作用，加重疼痛。此外，前列腺素也是一类炎症介质。因此，多数解热镇痛药和非甾体抗炎药是通过抑制花生四烯酸环氧合酶（Cycloxygenase，COX），阻断前列腺素的生物合成而达到消炎、解热、镇痛作用的，如图4-1所示。

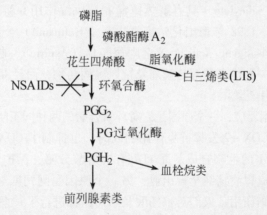

图 4-1　解热镇痛药和非甾体抗炎药的作用机理

思考题4.1　试理解解热镇痛药和非甾体抗炎药的作用机理。

学习目标

你学完本章后应达到如下要求：

1. 掌握解热镇痛药和非甾体抗炎药的结构类型及作用机理。

2. 了解阿司匹林和对乙酰氨基酚的发展过程。

3. 掌握阿司匹林、对乙酰氨基酚、布洛芬、萘普生、吲哚美辛、双氯芬酸钠、吡罗昔康的结构、理化性质及临床应用。

4. 熟悉阿司匹林的制备。

4.1 解热镇痛药

解热镇痛药是一类使用较广的药物，能使发热病人的体温降至正常，并能缓解疼痛。其解热机理是由于选择性地抑制了中枢花生四烯酸环氧合酶（COX）的活性，阻断或减少了前列腺素在丘脑下部的生物合成。其镇痛机理主要是抑制受损伤或发炎组织细胞内前列腺素的合成，从而减轻疼痛。

解热镇痛药的镇痛作用和吗啡类镇痛药不同，作用部位主要是在外周，只对头痛、牙痛、神经痛、关节痛、肌肉痛等慢性钝痛有良好的作用，而对创伤性剧痛和内脏绞痛等急性锐痛几乎无效，并且这类药物不易产生耐受性及成瘾性。因此这类药物不能代替吗啡类药物使用。

解热镇痛药按其化学结构类型可分为三类：水杨酸类、苯胺类及吡唑酮类。这三类药物临床应用时间较久，水杨酸类由于毒性低而被广泛使用。

4.1.1 水杨酸类

1838 年有人从水杨树皮中分离得到水杨酸（Salicylic Acid），1875 年巴斯（Buss）首先发现水杨酸钠（Sodium Salicylate）具有解热镇痛和抗风湿作用并将其在临床上使用，但它有严重的胃肠道副作用。1898 年德国化学家霍夫曼（Hoffmann）合成了比水杨酸钠副作用小的乙酰水杨酸（Acetylsalicylic Acid），又名阿司匹林（Aspirin），临床上其应用至今。100 多年的历史证明，它是一种优良的解热镇痛及抗风湿病药物，而且人们还发现它有抗血栓形成的新用途，为临床常用药物。

阿司匹林有胃肠道副反应，一个原因是它对环氧合酶的两种同工酶（COX-1 和 COX-2）都有抑制作用，在抑制 COX-2 发挥抗炎作用的同时，也抑制了 COX-1 的活性，从而抑制了胃黏膜内前列腺素 PGI_2 的生物合成，而 PGI_2 有抗胃酸分泌、保护胃黏膜和防止溃疡形成的作用，阿司匹林易造成胃溃疡甚至胃出血；另一个原因是阿司匹林及水杨酸的酸性较强，易造成对胃肠道刺激的副作用。人们对水杨酸及阿司匹林进行了一系列结构修饰。

1. 成盐

阿司匹林与碱性赖氨酸成盐可制得赖氨酸阿司匹林（Lysine Acetylsalicylate，赖氨匹林），其水溶性增加，可供注射用，避免了胃肠道反应。阿司匹林与氢氧化铝成盐可制得阿司匹林铝（Aluminum Acetyl Salicylate），它在胃中几乎不分解，进入小肠才分解成两分子的乙酰水杨酸，故它对胃的刺激性小。

乙酰水杨酸   赖氨匹林   阿司匹林铝

2. 成酰胺

水杨酰胺（Salicylamide）为水杨酸的衍生物，对胃肠道几乎无刺激性，而且其镇痛作用是阿司匹林的 7 倍，但抗炎作用消失。

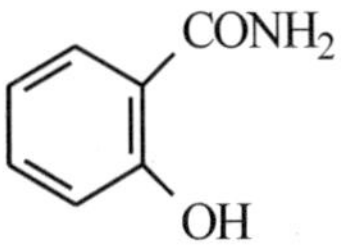

水杨酰胺

3. 成酯

贝诺酯（Benorilate，扑炎痛，苯乐来）是采用前药原理和拼合原理将阿司匹林和对乙酰氨基酚成酯而得的，对胃肠道的刺激性较小，用于风湿性关节炎及其他发热所引起的疼痛，特别适合于儿童。

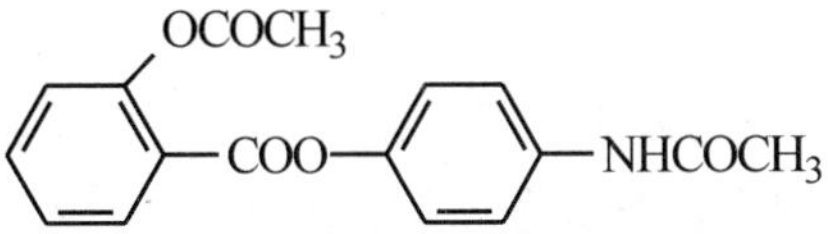

贝诺酯

4. 其他

在水杨酸的 5 位引入间二氟苯基，得到二氟尼柳（Diflunisal），其消炎镇痛作用比阿司匹林强 4 倍，而且作用时间长达 12 h，对胃肠道的刺激性小，可用于关节炎、手术后或癌症引发的疼痛的治疗。

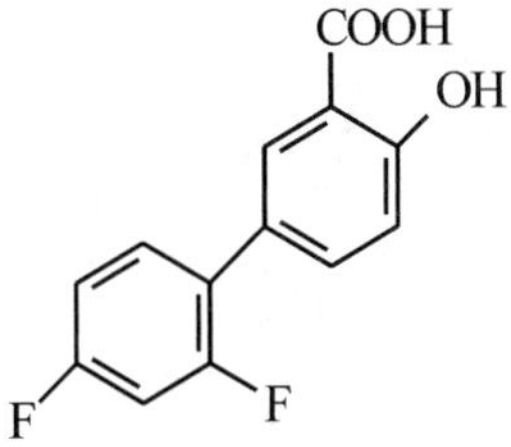

二氟尼柳

4.1.2　苯胺类

苯胺有一定的解热镇痛作用，但毒性太大（破坏血红蛋白），不能药用。1886 年人们将苯胺乙酰化得到乙酰苯胺（Acetanilide），又称退热冰，曾用于临床，但由于它在体内容易水解生成苯胺，故毒性仍很大，现临床上已不使用。后来人们研究它们在体内代谢时，发现它们均被氧化生成毒性较低的对氨基酚。将对氨基酚的羟基醚化及氨基乙酰化，可得到非那西丁（Phenacetin），其解热镇痛作用增强，而毒性降低，曾广泛用于临床，但近年来人们发现它对肾和膀胱有致癌作用，对血红蛋白和视网膜也有毒性，目前各国已先后将其淘汰，但复方制剂仍在使用。将对氨基酚的氨基乙酰化得到对乙酰氨基酚（Paracetamol，扑热息痛），该药于1893年上市，解热镇痛作用良好，毒性和副作用都降低，现在其仍是临床上常用的解热镇痛药。

NHCOCH$_3$　　　NHCOCH$_3$　　　NHCOCH$_3$

　　　　　　　　　　　OC$_2$H$_5$　　　　　　OH

退热冰　　　　　　非那西丁　　　　对乙酰氨基酚

4.1.3　吡唑酮类

5-吡唑酮类药物具有较明显的解热、镇痛和一定的抗炎作用，一般用于高热和镇痛。但由于该类药物过敏反应较多，对造血系统有影响，因此其临床应用受到限制。安替比林（Antipyrine）于1884年第一次用于临床，但因毒性较大，其未能在临床长期使用。对其进行结构改造，主要是环上4位取代基的改变，其先后引入二甲氨基和水溶性基团亚甲基磺酸钠，可分别得到氨基比林（Aminopyrine）和安乃近（Metamizole Sodium，Analgin），二者曾广泛用于临床。但由于氨基比林可引起白细胞减少及粒细胞缺乏症等，我国已于1982年予以淘汰。安乃近的解热、镇痛作用迅速而强大，因其水溶性大，可制成注射液使用，特别适用于儿童的退热，但其仍可引起粒细胞缺乏症等，安乃近应慎用。后来人们又发现异丙基安替比林（Isopropylantipyrine）的解热镇痛效果较好，毒性较低，可作为解热镇痛药复方制剂配伍用。

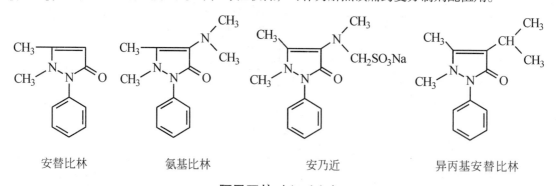

安替比林　　　　　氨基比林　　　　　　安乃近　　　　　异丙基安替比林

阿司匹林（Aspirin）

化学名为 2 - 乙酰氧基苯甲酸，又名乙酰水杨酸。

本品为白色结晶或结晶性粉末，无臭或微带醋酸臭，味微酸，mp 为 135 ℃ ~ 140 ℃。本品易溶于乙醇，溶于氯仿和乙醚，微溶于水。本品水溶液显酸性。

本品在干燥空气中较稳定，遇湿气即缓缓水解生成水杨酸和乙酸，遇碱和加热时水解更快，故本品应置于密闭容器中并于干燥处贮存。

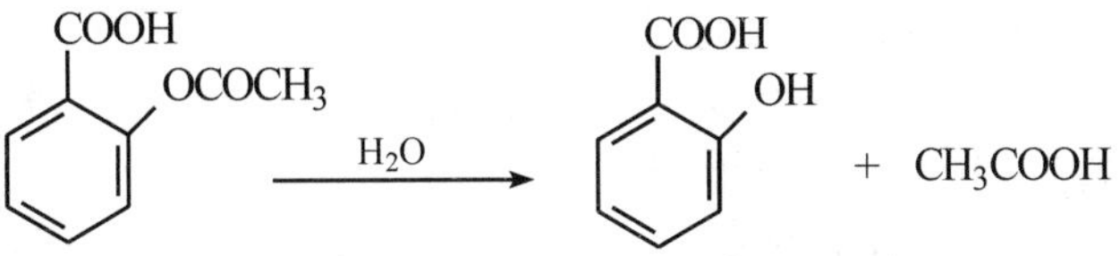

本品的合成是以水杨酸为原料，在硫酸催化下，用醋酐乙酰化制得。

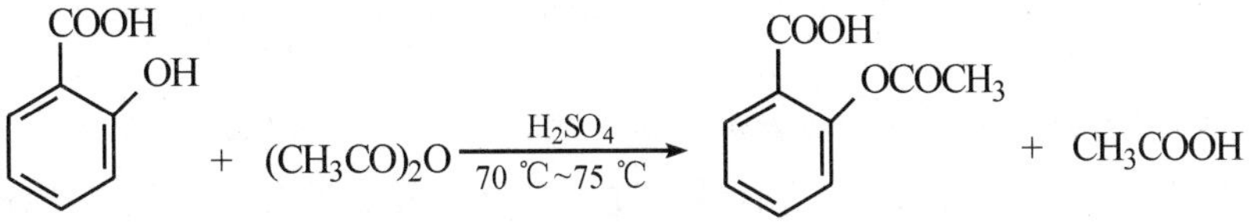

在阿司匹林的合成过程中可能有乙酰水杨酸酐副产物生成，该微量杂质可引起过敏反应，故应检查其含量。

阿司匹林成品中由于原料残存或贮存时保管不当，可能含有过多水杨酸杂质，该杂质不仅对人体有毒性，而且较易氧化成一系列醌式有色物质，因此颜色逐渐变为淡黄、红棕甚至黑色。该杂质可采用与铁盐产生紫堇色来检查。

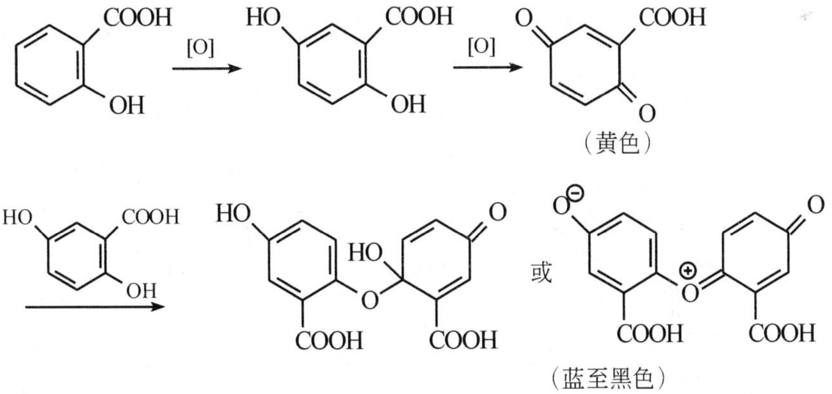

本品为弱酸性药物，在酸性条件下不易解离，因此在胃和小肠上部易于吸收，吸收后很快被体内酯酶水解为水杨酸和醋酸，水杨酸为主要活性成分，能迅速分布到全身组织。水杨酸代谢时仅一小部分进一步氧化为 2，5 - 二羟基苯甲酸、2，3 - 二羟基苯甲酸和 2，3，5 - 三羟基苯甲酸，大部分与葡萄糖醛酸或甘氨酸结合后被排出体外。

本品为有效的解热镇痛抗炎药物，临床上广泛用于感冒发热、头痛、牙痛、神经痛、肌肉痛、关节痛、急性和慢性风湿痛及类风湿痛等。本品还能抑制血栓素（Thromboxane A_2，

TXA$_2$）的合成，具有强效的抗血小板聚集作用，因此可用于心血管系统疾病的预防和治疗。

对乙酰氨基酚（Paracetamol）

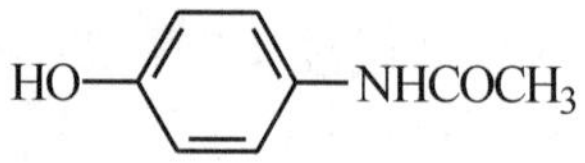

$$HO-\text{⟨benzene⟩}-NHCOCH_3$$

化学名为 N - (4 - 羟基苯基) 乙酰胺。

本品为白色结晶或结晶性粉末，无臭，味微苦，mp 为 168 ℃ ~ 171 ℃。本品在热水或乙醇中易溶，在丙酮中溶解，在冷水中微溶。

本品在空气中稳定，水溶液的稳定性与溶液的 pH 有关，在 pH = 6 时本品最为稳定，半衰期为 21.8 年（25 ℃），在酸性及碱性条件下稳定性较差，水解产物为对氨基酚，可进一步发生氧化降解，生成醌亚胺类化合物，颜色逐渐变成粉红色、棕色，最后变成黑色，故制剂及保存需要特别注意。

本品成品中可能含有少量中间体对氨基酚，若贮存不当，成品部分水解也会带入对氨基酚，故《药典》规定要检查其含量，不得超过十万分之五，检查原理是利用对氨基酚具有的芳伯胺与亚硝酰铁氰化钠在碱性条件下反应生成蓝紫色的配位化合物。

本品在体内代谢受 CYP450 酶催化，主要代谢途径是酚羟基与葡萄糖醛酸结合（55% ~ 75%），以及与硫酸结合（20% ~ 24%），还有少量生成 N - 羟基乙酰氨基酚，进一步转化为毒性代谢物 N - 乙酰基亚胺醌，此代谢物在正常情况下可与肝内谷胱甘肽结合而解毒。而大剂量或超剂量服用本品时，因肝中贮存的谷胱甘肽被消耗，此代谢物即与肝蛋白的亲核基团结合，从而引起肝坏死。这是过量服用对乙酰氨基酚使肝坏死的主要原因，因此本品的服用时间不宜过长，剂量也不宜过大。各种含巯基的药物可用作对乙酰氨基酚过量的解毒剂。

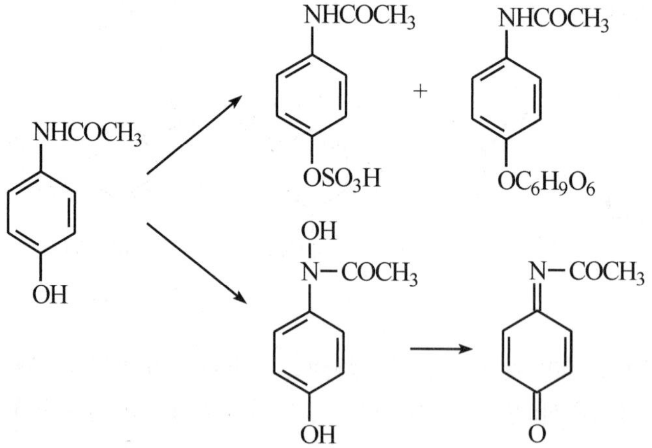

本品具有良好的解热镇痛作用，临床上用于感冒发热、头痛、关节痛、神经痛及痛经等，其解热镇痛作用与阿司匹林相当，但无抗炎作用。在正常剂量下本品对肝脏无损害，毒副作用也较少，常作为感冒药物的复方成分之一。

思考题 4.2　阿司匹林的临床用途主要有哪些？其胃肠道副反应的主要原因是什么？如何对其进行结构改造？

思考题 4.3　苯胺类及吡唑酮类这两类解热镇痛药的主要副作用是什么？

思考题 4.4　阿司匹林及对乙酰氨基酚在保存时颜色加深的原因是什么？

思考题 4.5　对乙酰氨基酚过量服用时产生肝毒性的原因是什么？

4.2　非甾体抗炎药

非甾体抗炎药（NSAIDs）有解热、镇痛、抗炎作用，但以抗炎作用为主，临床上侧重于风湿性、类风湿性关节炎、红斑狼疮等的治疗。

非甾体抗炎药物的研究起始于 19 世纪末水杨酸钠的使用，从 20 世纪 40 年代起，抗炎药物的研究和开发得到迅速发展，临床上使用的药物种类很多，而且近年来不断有新药进入临床使用。

目前临床使用的大部分非甾体抗炎药是通过抑制花生四烯酸环氧合酶（COX）而发挥抗炎抗风湿作用。但花生四烯酸环氧合酶受抑制时，会代偿性地使脂氧化酶活性增高。花生四烯酸在脂氧化酶催化下，生成白三烯类（Leukotrienes，LTs）物质，白三烯类也是一类炎症介质和过敏物质。因此开发环氧合酶和脂氧化酶双重抑制剂是目前该类药物的发展方向之一。

此外，近年来科学家研究发现环氧合酶有两种亚型，即 COX-1 和 COX-2，早期的非甾体抗炎药除抑制 COX-2 外，还抑制了 COX-1，从而产生胃肠道不良反应，因此选择性 COX-2 抑制剂也是该类药物研究的热点之一。

根据对环氧合酶的选择性不同，临床上的非甾体抗炎药分为非选择性的非甾体抗炎药和选择性环氧合酶-2 抑制剂类非甾体抗炎药。

4.2.1　非选择性的非甾体抗炎药

非选择性的非甾体抗炎药按化学结构可分为：3，5-吡唑烷二酮类、邻氨基苯甲酸类、芳基烷酸类及 1，2-苯并噻嗪类等，多数为弱酸性药物。

1．3，5-吡唑烷二酮类

1949 年，人们发现 3，5-吡唑烷二酮类药物保泰松（Phenylbutazone）具有良好的消炎镇痛作用，而且有促进尿酸排泄作用，临床上用于治疗类风湿性关节炎及痛风病，但其毒副作用较大，除胃肠道副反应外，长期用药对肝、肾及心脏均有不良影响，也可引起再生障碍性贫血和粒细胞缺乏症。1961 年人们发现保泰松在体内的代谢产物羟布宗（Oxyphenbutazone，羟基保泰松）同样具有消炎抗风湿作用，且毒副作用较小。γ-酮基保泰松（γ-Ketophenylbutazone）是保泰松的另一个活性代谢产物，也有较强的消炎镇痛作用和促尿酸排泄作用。

将保泰松结构中的丁基用异戊烯基取代，可得到非普拉宗（Feprazone），其消炎镇痛作用优于保泰松，毒性为保泰松的 1/6。

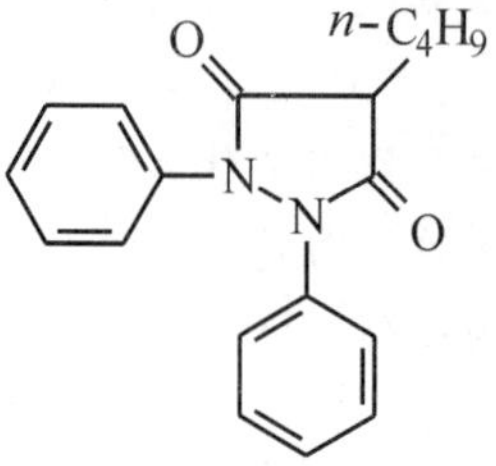

保泰松 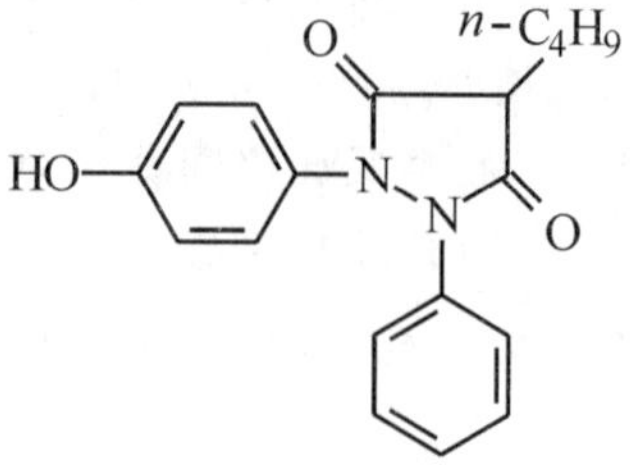　　　　　　　　　　　羟布宗

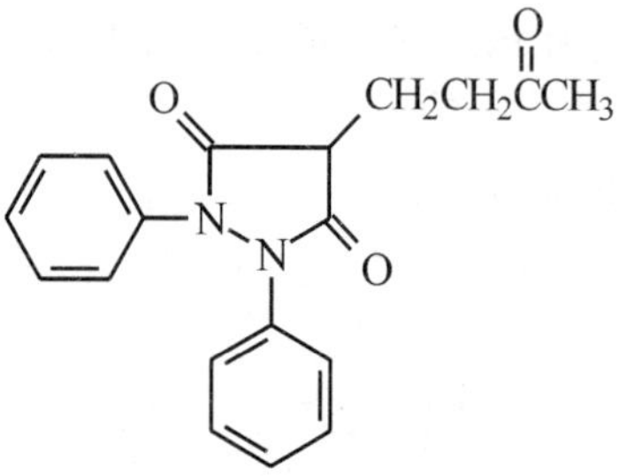

γ-酮基保泰松 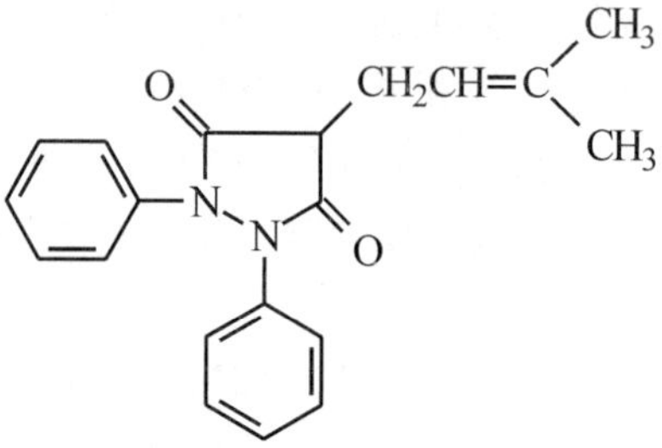　　　　　　　　　非普拉宗

构效关系的研究发现，3，5-吡唑烷二酮类的抗炎作用与化合物的酸性有密切关系，烯醇化的二酮结构对抗炎作用是必需的，若4位碳上的两个氢原子都被烷基取代，则抗炎活性消失。

2. 邻氨基苯甲酸类

邻氨基苯甲酸类（又称灭酸类）衍生物是20世纪60年代发展起来的非甾体抗炎药，都具有较强的消炎镇痛作用，临床上用于治疗风湿性及类风湿性关节炎。常用的药物有：甲芬那酸（Mefenamic Acid）、甲氯芬那酸（Meclofenamic Acid）、氯芬那酸（Clofenamic Acid）及氟芬那酸（Flufenamic Acid）等。该类药物副作用较多，主要是胃肠道反应，如恶心、呕吐、腹泻、食欲不振、粒细胞缺乏症等，此类药物临床上很少被使用。

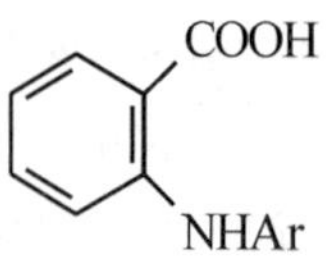

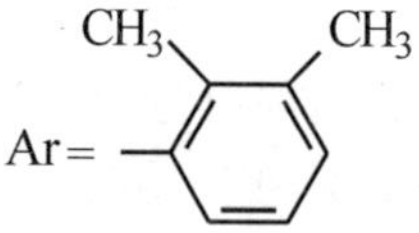

甲芬那酸

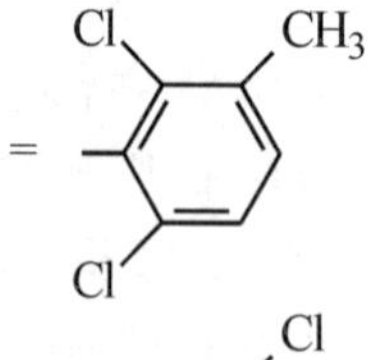

甲氯芬那酸

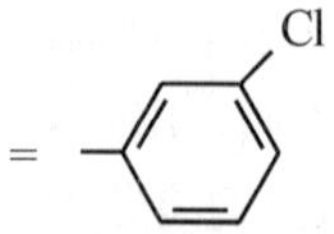

氯芬那酸

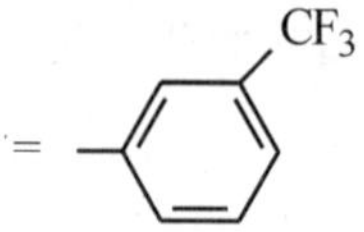

氟芬那酸

3. 芳基烷酸类

芳基烷酸类是 20 世纪 50 ~ 60 年代开发速度较快的一类药物，已有数十种药物用于临床。根据结构特点，芳基烷酸类可以分为芳基乙酸类和芳基丙酸类，结构通式如下：

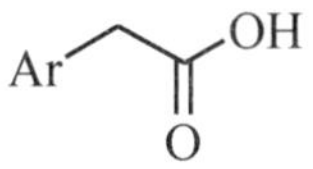

芳基乙酸类 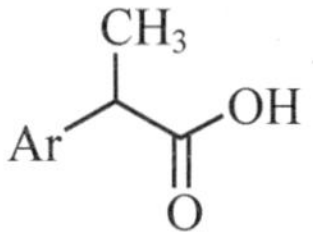　　　　　　　　　　芳基丙酸类

（1）芳基乙酸类。5 - 羟色胺是炎症介质之一，因此人们对吲哚乙酸类衍生物进行研究，从约 300 多个吲哚类衍生物中发现了吲哚美辛（Indometacin），它是一种高效的消炎镇痛药，用于治疗风湿性和类风湿性关节炎。但其毒副反应较严重，除常见的胃肠道反应、肝脏损害及造血系统功能障碍外，其还可产生中枢神经副作用。经研究证明，其作用机理并不是对抗5 - 羟色胺的作用，而是通过作用于环氧合酶，抑制前列腺素的生物合成而产生抗炎活性。

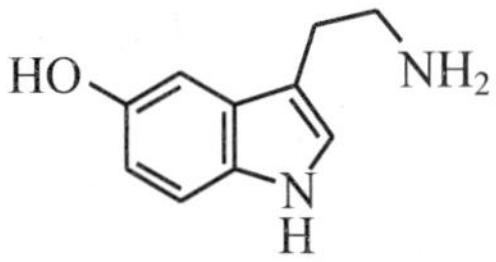

5-羟色胺 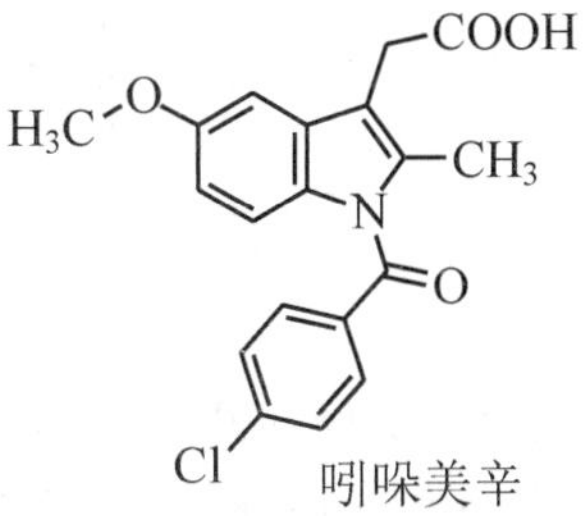　　　　　　　　吲哚美辛 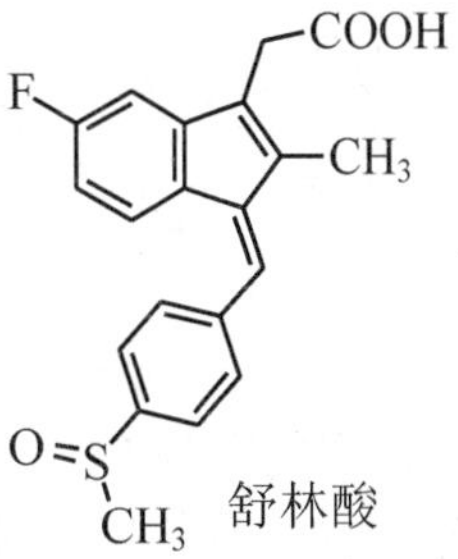　　　　　　　舒林酸

将吲哚美辛的母环上的酰胺基团以电子等排体—CH ═C—替换，得到了茚乙酸衍生物舒林酸（Sulindac），为前体药物，体外无活性，在体内代谢为甲硫化物而显示活性，其副作用比吲哚美辛小，而且为长效药物，目前该药广泛用于临床。

临床应用较多的有双氯芬酸钠（Diclofenac Sodium，双氯灭痛），其解热、镇痛、抗炎作用比阿司匹林强 25 ~ 50 倍，服用剂量小，该药为环氧合酶和脂氧化酶双重抑制剂，不良反应少。芬布芬（Fenbufen）具有酮羧型结构，为前体药物，在体内代谢生成联苯乙酸而发挥药效，为长效药物，胃肠道副反应小。

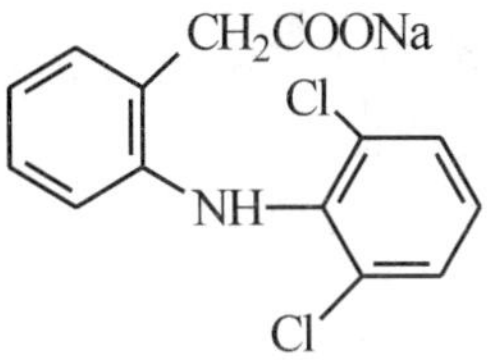

双氯芬酸钠 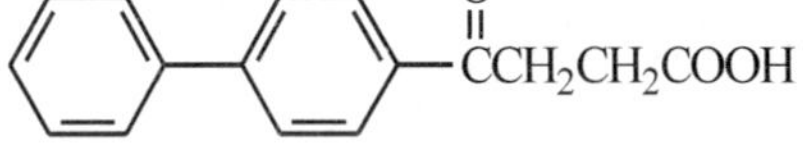　　　　　　　　　　　　　　芬布芬

（2）芳基丙酸类。芳基丙酸类药物是在芳基乙酸类药物的基础上发展起来的，在乙酸基的 α 位引入甲基，不但消炎镇痛作用增强，且毒性有所降低。芳基丙酸类药物为临床常用的消炎镇痛药，是发展很快、进展较大的一类非甾体抗炎药。

20 世纪 60 年代末期，布洛芬（Ibuprofen）的上市使非甾体抗炎药的发展有了一个突破性的进展，其消炎镇痛作用强，对肝脏、肾及造血系统无明显副作用，胃肠道副作用也小。之后科学家相继又开发出许多优良的药物，如萘普生（Naproxen）、酮洛芬（Ketoprofen）、非诺洛芬（Fenoprofen）、氟比洛芬（Flurbiprofen）和舒洛芬（Suprofen）等，它们的消炎镇痛作用多强于布洛芬。

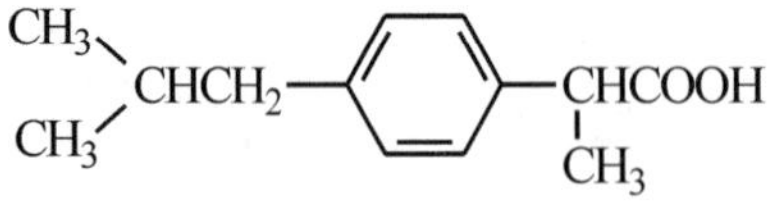

布洛芬

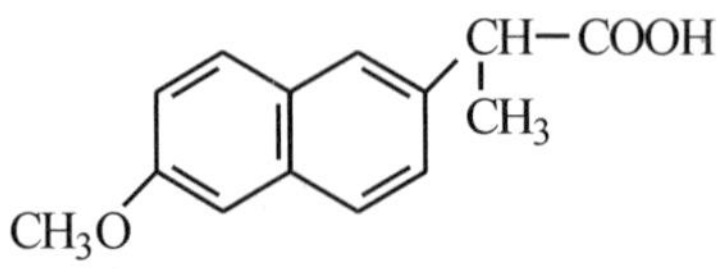

萘普生

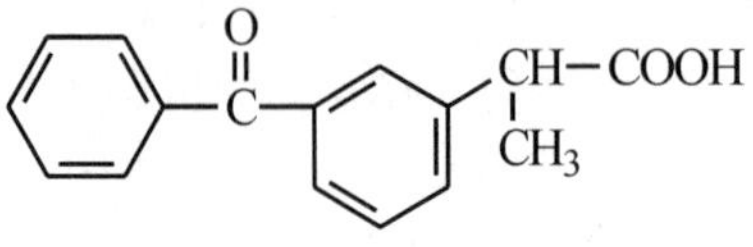

酮洛芬

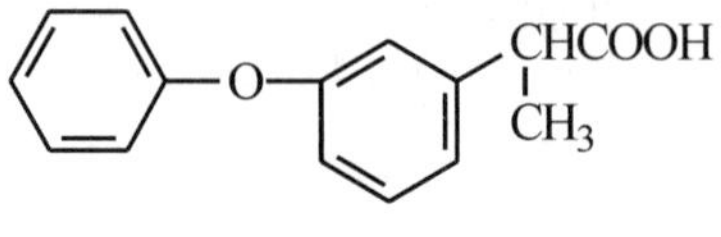

非诺洛芬

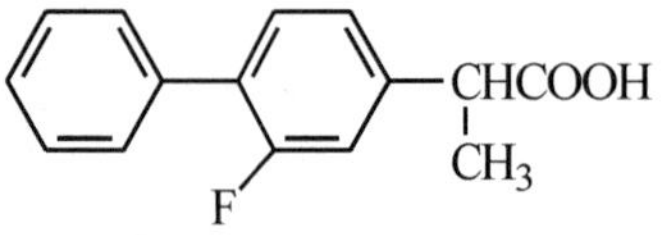

氟比洛芬

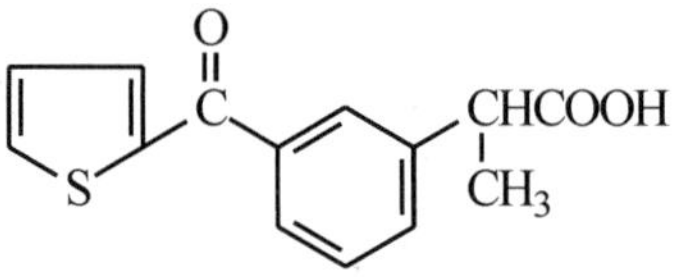

舒洛芬

芳基丙酸类结构中含有一个手性碳原子，存在两个光学异构体，一般 $S(+)$ 异构体的活性比 $R(-)$ 异构体的活性强很多，如 S 型布洛芬的活性比 R 型的活性强 28 倍，S 型萘普生的活性比 R 型的活性强 35 倍。

4.1，2 - 苯并噻嗪类

1，2 - 苯并噻嗪类药物也称昔康类（Oxicams）药物，是一类结构中含有烯醇型羟基的药物。该类药物一般半期较长，作用持久，副作用小，适用于类风湿性关节炎、风湿性关节炎、骨关节炎及痛风等。吡罗昔康（Piroxicam）是该类中第一种用于临床的药物，为可逆的环氧合酶抑制剂，疗效显著，半衰期长达 $36 \sim 45$ h，副反应较小。其他类似的药物还有舒多昔康（Sudoxicam）、美洛昔康（Meloxicam）、替诺昔康（Tenoxicam）等。

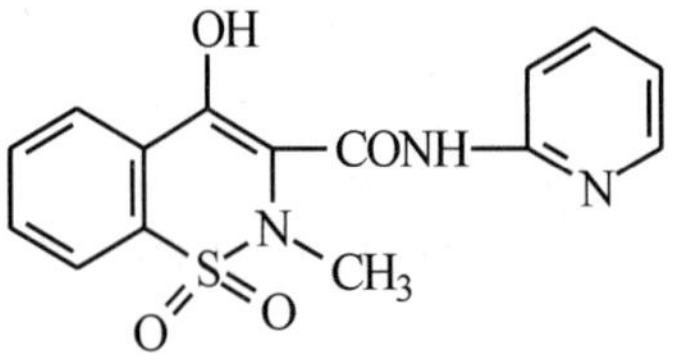

吡罗昔康

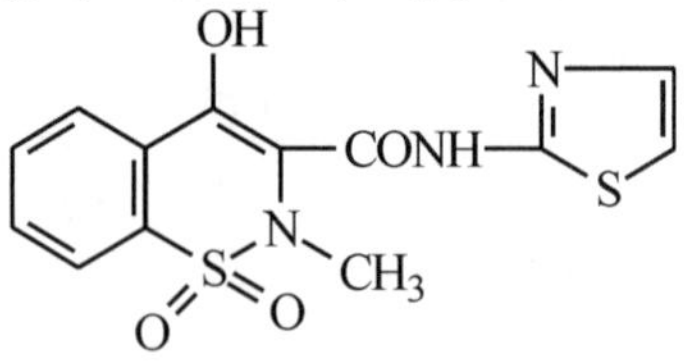

舒多昔康

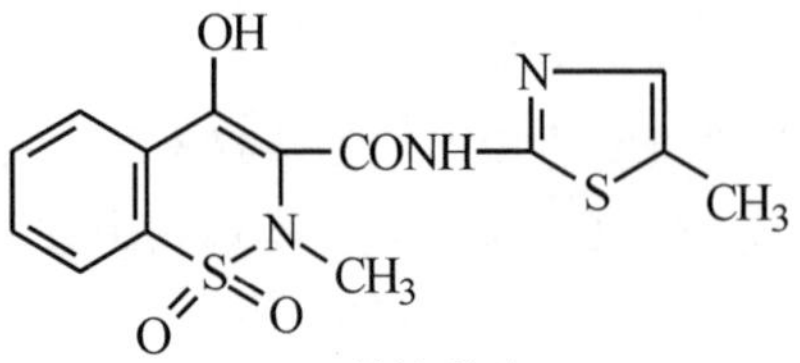

美洛昔康

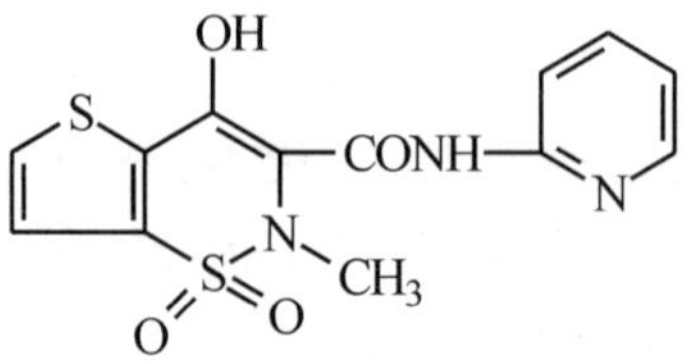

替诺昔康

其中美洛昔康对环氧合酶 – 2（COX – 2）的选择性很强，几乎无胃肠副作用，替诺昔康对环氧合酶和脂氧化酶产生双重抑制，是一种抗炎镇痛效果强且持久的药物。

思考题 4.6　试总结非选择性的非甾体抗炎药的主要结构类型，并比较各类药物的优缺点。

思考题 4.7　目前非甾体抗炎药的研究方向是什么？为什么？

吲哚美辛（Indometacin）

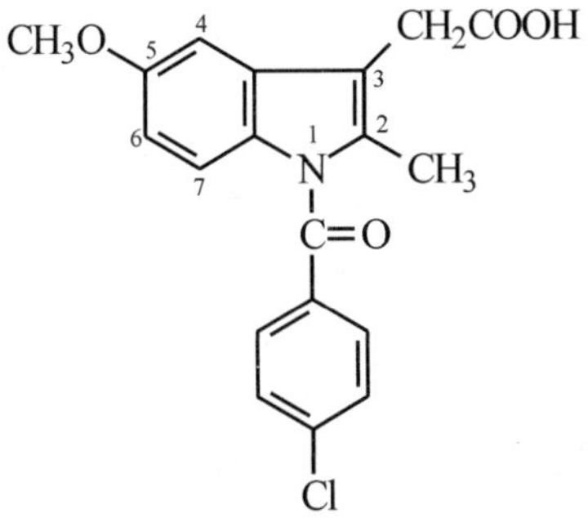

化学名为 1 –（4 – 氯苯甲酰基）– 5 – 甲氧基 – 2 – 甲基 – 1H – 吲哚 – 3 – 乙醇。

本品为类白色或微黄色结晶性粉末，几乎无臭，无味，mp 为 158 ℃ ~ 162 ℃。本品可溶于丙酮，略溶于乙醚、甲醇、乙醇及氯仿，几乎不溶于水。

本品室温下在空气中稳定，其水溶液的 pH 为 2 ~ 8 时较稳定，可被强酸、强碱水解，生成对氯苯甲酸和 5 – 甲氧基 – 2 – 甲基 – 1H – 吲哚 – 3 – 乙酸，后者脱羧生成 5 – 甲氧基 – 2，3 – 二甲基吲哚，这些产物都可被氧化成有色物质。

本品遇光会逐渐分解，所以要避光保存。

本品在胃肠道的吸收迅速而完全，在肝脏和肾脏代谢，可形成 O – 去甲基衍生物和 N – 去酰基衍生物，以葡萄糖醛酸结合物的形式从尿中排泄。

本品主要用于治疗类风湿性关节炎、强直性关节炎等，也可用于癌症发热及其他不易控制的发热。

双氯芬酸钠（Diclofenac Sodium）

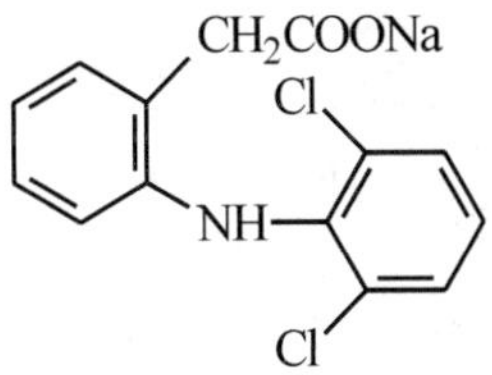

化学名为 2 – [（2，6 – 二氯苯基）氨基] 苯乙酸钠。

本品为白色或类白色结晶性粉末，有刺鼻感和引湿性，mp 为 283 ℃ ~ 285 ℃（游离酸

mp 为 156 ℃ ~ 158 ℃）。本品在水中略溶，在乙醇中易溶，在氯仿中不溶。其水溶液的 pH 为 7.68。

本品口服后吸收迅速而完全，服药后 1 ~ 2 h 内血药浓度可达到峰值。本品排泄快，长期应用后无蓄积作用。本品代谢以苯环的氧化为主，主要代谢产物是 4′ – 羟基代谢物，所有代谢产物的活性均低于双氯芬酸钠。

本品的镇痛、消炎及解热作用强于阿司匹林和吲哚美辛，临床上可用于各种炎症所致的疼痛及发热。

布洛芬 （Ibuprofen）

化学名为 2 – (4 – 异丁基苯基) 丙酸。

本品为白色结晶性粉末，有异臭，无味，mp 为 74.5 ℃ ~ 77.5 ℃。本品易溶于乙醇、乙醚、氯仿、丙酮，几乎不溶于水，易溶于氢氧化钠及碳酸钠溶液。

本品含有一个手性碳，有一对对映异构体，$S(+)$ 异构体的活性比 $R(-)$ 异构体的活性强 28 倍，但 $R(-)$ 异构体在体内可转化为 $S(+)$ 异构体，临床上用其外消旋体。

本品口服后吸收迅速，约 2 h 血药浓度达到峰值。本品在体内消除迅速，在服药 24 h 后，基本以原药形式或氧化代谢产物形式被完全排出。其代谢主要发生在异丁基侧链的氧化，首先侧链氧化为醇，再氧化为酸，所有的代谢物均无活性。

本品的消炎、镇痛和解热作用是阿司匹林的 16 ~ 32 倍，胃肠道副作用小，对肝、胃及造血系统无明显作用。临床上本品适用于治疗风湿性及类风湿性关节炎、骨关节炎、强直性脊椎炎、神经炎及咽喉炎等，还可缓解手术后轻、中度疼痛，软组织疼痛，牙痛，痛经等。

萘普生 （Naproxen）

化学名为 (+)α – 甲基 –6 – 甲氧基 –2 – 萘乙酸。

本品为白色或类白色结晶性粉末，无臭或几乎无臭，mp 为 153 ℃ ~ 158 ℃。本品在甲醇、乙醇或氯仿中溶解，在乙醚中略溶，在水中几乎不溶。本品为 S 构型，$[\alpha]_D^{25}$ 为 +60°。

本品在日光照射下可慢慢变色，故需避光保存。

本品口服后吸收迅速而完全，服药 2 ~ 4 h 血药浓度达到峰值，大约有 70% 的药物以原药形式排出，其余以葡萄糖醛酸结合物的形式或以无活性的代谢产物 6 – 去甲基萘普生从尿中排出。

本品的活性是阿司匹林的 12 倍，布洛芬的 3 ~ 4 倍，但比吲哚美辛低，仅为其 1/300。本品适用于缓解轻度及中度的疼痛，如拔牙、痛经等，也用于类风湿性关节炎、骨关节炎、强直性脊椎炎、肌腱炎及急性痛风等。

吡罗昔康（Piroxicam）

化学名为 4 – 羟基 – 2 – 甲基 – N – 2 – 吡啶基 – 2H – 1，2 – 苯并噻嗪 – 3 – 甲酰胺 – 1，1 – 二氧化物，又名炎痛喜康。

本品为类白色或微黄色结晶性粉末，无臭，无味，mp 为 198 ℃ ~ 200 ℃。本品易溶于氯仿、丙酮，微溶于乙醇和乙醚，在水中几乎不溶，在酸中溶解，在碱中略溶。

本品是第一种上市的 1，2 – 苯并噻嗪类非甾体抗炎药物，抗炎作用与吲哚美辛相似。本品口服后吸收迅速而完全，显效迅速，作用持久，半衰期可达到 45 h，病人可每日用药一次。本品主要经肝脏代谢，代谢产物主要为吡啶环上的羟基化合物，无抗炎活性，以葡萄糖醛酸结合物的形式自尿排泄。

本品用于风湿性和类风湿性关节炎等，也用于术后、创伤后疼痛及急性痛风。其作用时间长，副作用低。

4.2.2　选择性环氧合酶 – 2 抑制剂类非甾体抗炎药

早期的非甾体抗炎药通过抑制环氧合酶（COX），阻碍炎症部位前列腺素的合成而产生抗炎作用。但由于胃肠道的前列腺素合成也受到了抑制，因此副作用较多。

20 世纪 90 年代，人们发现 COX 存在两种亚型，即 COX – 1 和 COX – 2。COX – 1 存在于大多数组织中，其功能是合成前列腺素来调节细胞的正常生理活性，对胃肠道黏膜起保护作用。COX – 2 是一种诱导酶，在生理状态下，在体内大多数组织中人们检测不到 COX – 2，但在炎症因子的诱导下其可以大量表达，继而促进各种前列腺素的合成，介导疼痛、炎症和发热等反应。

自 20 世纪 90 年代以来，已经有多个 COX – 2 抑制剂用于临床。1998 年和 1999 年塞来昔布（Celecoxib，Pfizer 公司研制）和罗非昔布（Rofecoxib，Merck 公司研制）相继问世，随后，人们又开发了第二代的 COX – 2 抑制剂，如伐地昔布（Valdecoxib）、帕瑞昔布（Parecoxib）、艾瑞昔布（Imrecoxib）等。这些药物在疗效和胃肠道不良反应方面优于传统的非甾体抗炎药。但同时人们发现这些药物有肾脏、心血管的不良反应，甚至有用药致死的报道，有的药物被撤出市场。因此，开发出疗效更好、毒副作用更低的 COX – 2 抑制剂具有重要意义。

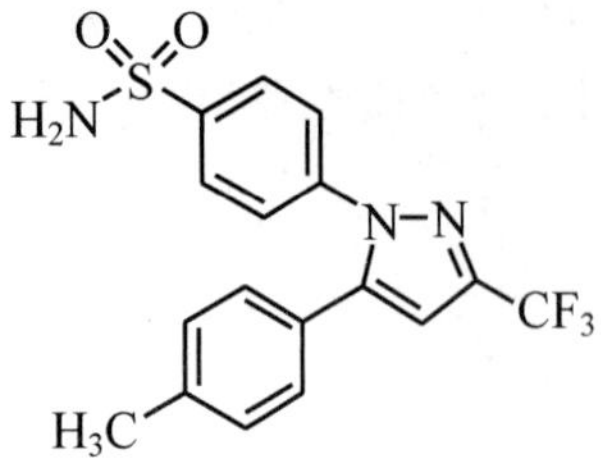

塞来昔布 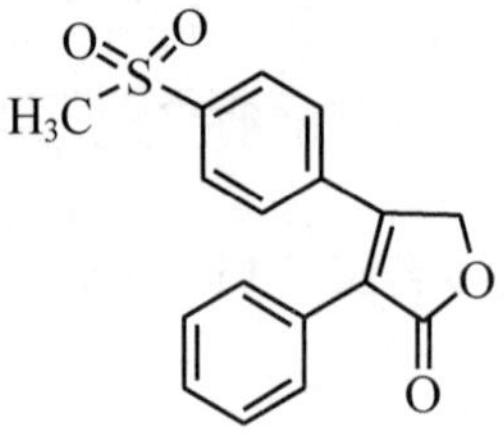　　　　　　　罗非昔布 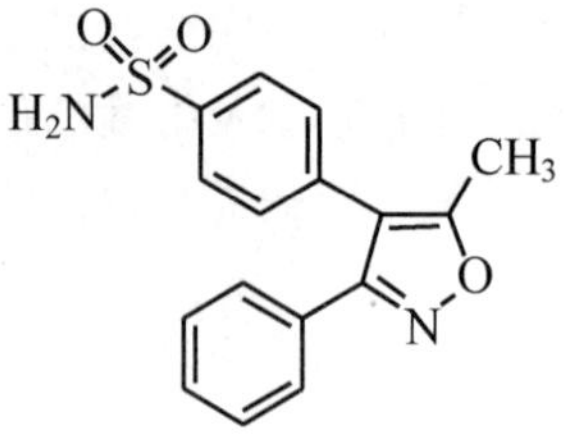　　　　　　　伐地昔布

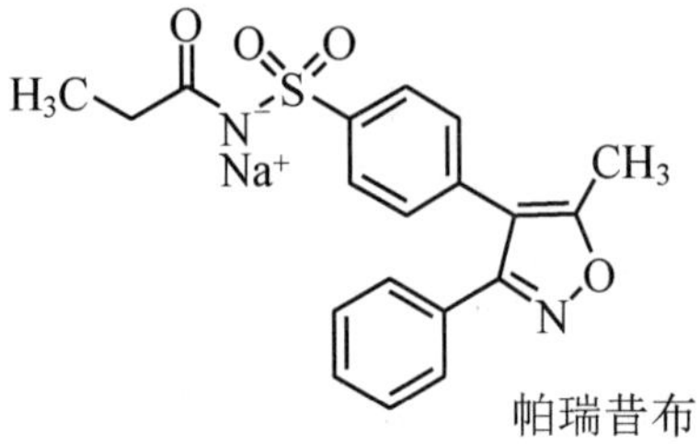

帕瑞昔布 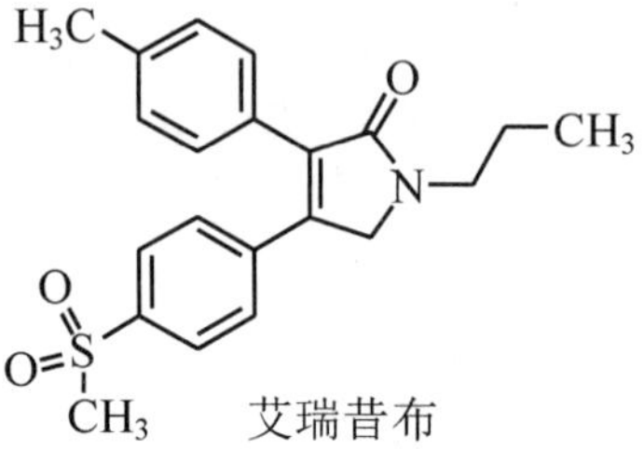　　　　　　艾瑞昔布

本章小结

1. 解热镇痛药及非甾体抗炎药大多数是通过抑制花生四烯酸环氧合酶的活性，阻断前列腺素的生物合成而发挥作用的。

2. 解热镇痛药主要有水杨酸类、苯胺类及吡唑酮类，其中水杨酸类的毒性低，其在临床上广泛被使用。

3. 非甾体抗炎药发展较快，种类较多，非选择性的非甾体抗炎药主要包括 3，5 - 吡唑烷二酮类、邻氨基苯甲酸类、芳基烷酸类（芳基乙酸类和芳基丙酸类）及 1，2 - 苯并噻嗪类等。近年人们又开发上市了一批选择性环氧合酶 - 2 抑制剂类非甾体抗炎药，其在临床上被使用。

习　题

1. 简述非甾体抗炎药的作用机理及发展方向。

2. 为什么阿司匹林是一个有效的解热、镇痛、抗炎药？其对胃肠道副作用的主要原因是什么？

3. 试述阿司匹林和对乙酰氨基酚的不稳定性，应如何保管？

4. 传统的非甾体抗炎药（非选择性的非甾体抗炎药）根据其化学结构可分为哪几大类？各举一例药物。

5. 为什么大剂量服用对乙酰氨基酚会引起肝损伤？

6. 试写出布洛芬、萘普生、吲哚美辛、双氯芬酸钠、吡罗昔康的结构、化学名及临床用途。

第 5 章

镇 痛 药

引言

　　疼痛是许多疾病的常见症状，是直接作用于身体的伤害性刺激在脑内的反映，也是一种保护性警觉机能。剧烈疼痛不仅使病人感觉痛苦，而且会引起血压降低、呼吸衰竭，甚至导致休克而危及生命。

　　镇痛药（Analgesics）是一类作用于中枢神经系统，选择地抑制痛觉，同时不影响意识和其他感觉的药物。

　　本章讨论的镇痛药作用于中枢神经系统的阿片受体，镇痛作用强，一般用于严重创伤或烧伤等急性锐痛，但副作用较为严重，反复应用后病人易产生成瘾性、耐受性以及呼吸抑制等，所以该类药物称为麻醉性镇痛药（Narcotic analgesics），受国家颁布的《麻醉药物管理条例》的管制。

　　镇痛药根据来源的不同可分为三类：吗啡及其衍生物、全合成镇痛药及内源性镇痛物质。

学习目标

你学完本章后应达到如下要求：
1. 掌握全合成镇痛药的结构类型。
2. 熟悉镇痛药物的构效关系。
3. 了解内源性阿片样肽类的发展。
4. 掌握盐酸吗啡、盐酸哌替啶、枸橼酸

芬太尼、盐酸美沙酮及喷他佐辛的结构、性质及应用，熟悉可待因、纳洛酮、丁丙诺啡的结构及应用。
5. 熟悉盐酸哌替啶的制备。

5.1　吗啡及其衍生物

5.1.1　吗啡

　　吗啡是阿片中的一种生物碱，阿片是罂粟未成熟果实的浆汁的干燥物。阿片中至少含有25 种生物碱，而吗啡的含量最高。1805 年人们从阿片中提取分离得到纯品吗啡，1927 年确定其化学结构，1952 年全合成成功。

盐酸吗啡（Morphine Hydrochloride）

$\cdot$ HCl $\cdot$ 3H$_2$O

吗啡是由 A、B、C、D、E 五个环稠合而成的刚性分子。其中 C_5、C_6、C_9、C_{13}、C_{14} 为手性碳原子（5R，6S，9R，13S 和 14R）。五个环的稠合方式为：B/C 环呈顺式，C/D 环呈反式，C/E 环呈顺式，这样的稠合方式使吗啡环的立体构象呈 "T" 形。吗啡的镇痛作用与分子的构型有密切关系，构型改变将会导致镇痛作用的降低或消失。天然的吗啡是左旋体，有很强的镇痛活性，而合成出的右旋吗啡则完全没有镇痛活性。

吗啡结构中含有 5 个重要的官能团，即 3、6 位的羟基、7、8 位的双键、4、5 位的氧桥和 17 位的叔胺，这些官能团决定了吗啡的理化性质。

（1）吗啡分子中存在 3 位的酚羟基和 17 位的叔氮原子，故其为两性化合物。17 位叔氮原子呈碱性，能与酸成盐，临床上常用其盐酸盐。

盐酸吗啡为白色针状结晶或结晶性粉末，无臭，味苦，mp 为 200 ℃。它能溶于水，极易溶于沸水，略溶于乙醇，不溶于氯仿或乙醚。本品有旋光性，水溶液的 $[\alpha]_D^{25} = -98°$。

（2）吗啡结构中 3 位的酚羟基和 17 位的叔胺，均易被氧化。吗啡盐类水溶液放置后，可被氧化而变色，生成毒性较大的双吗啡（Dimorphine）［又称为伪吗啡（Pseudomorphine）］、N-氧化吗啡等。氧化反应机理属自由基反应，空气中氧、日光和紫外线照射或铁离子可促进此反应，而且在中性或碱性条件下氧化速度加快。因此配制盐酸吗啡注射液时，用酸调 pH 为 3~5，充入氮气，加入焦亚硫酸钠、亚硫酸氢钠和 EDTA-2Na 等作稳定剂，并避光密封保存。

双吗啡

N-氧化吗啡

（3）吗啡结构中的 6，7，8 位为烯丙醇结构体系，6，7 位为氧桥，使吗啡对酸比较敏感。当吗啡在酸性水溶液中加热时，发生脱水重排，生成阿扑吗啡（Apomorphine），其对呕吐中枢有显著兴奋作用，临床上其用作催吐剂。

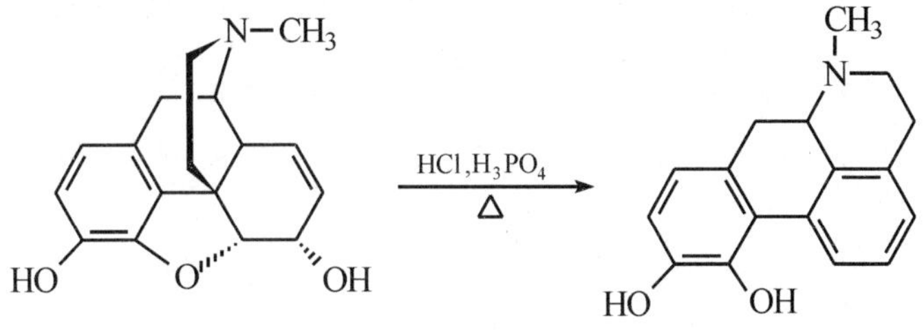

吗啡   阿扑吗啡

吗啡作用于阿片受体而发挥镇痛、镇咳、镇静作用，临床上其主要用于抑制剧烈疼痛，亦用于麻醉前给药。吗啡有严重的成瘾性和呼吸抑制等不良反应，故忌持续应用。

思考题5.1 天然吗啡的立体构型如何？

思考题5.2 盐酸吗啡主要有哪些理化性质？与哪些官能团有关？

5.1.2 吗啡衍生物

吗啡具有较强的镇痛作用，但有成瘾性、耐受性、呼吸抑制、呕吐、便秘以及产生欣快幻觉等副作用。为了增强镇痛作用，降低其副作用尤其是成瘾性，人们对吗啡进行结构修饰，得到一系列半合成衍生物。

对吗啡的结构修饰主要集中在3位酚羟基、6位醇羟基、7，8位间的双键、17位氮原子上的取代基等。

（1）吗啡3位酚羟基被酰化或烷基化，导致镇痛活性降低，同时成瘾性也下降。如可待因（Codeine）的镇痛活性是吗啡的1/10，镇咳作用是吗啡的1/4，成瘾性较小，临床上其主要用作镇咳药。

（2）吗啡6位醇羟基被烃化、酰化，镇痛活性和成瘾性均增加。当3位和6位的两个羟基均被乙酰化时即得海洛因（Heroin），其镇痛作用是吗啡的2倍，但成瘾性更为严重，因此海洛因是禁用的毒品。

（3）将吗啡7，8位双键还原，6位羟基氧化成酮，可得氢吗啡酮（Hydromorphone，双氢吗啡酮），其镇痛作用较吗啡强8倍。在氢吗啡酮分子的14位引入羟基，可得羟吗啡酮（Oxymorphone），其镇痛作用10倍于吗啡，但成瘾性更高。

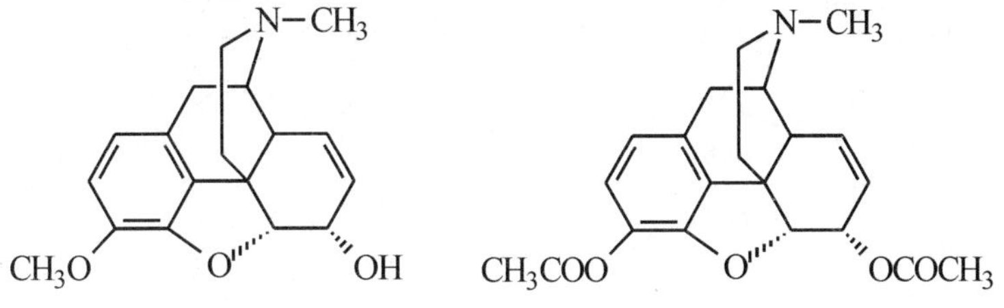

可待因   海洛因

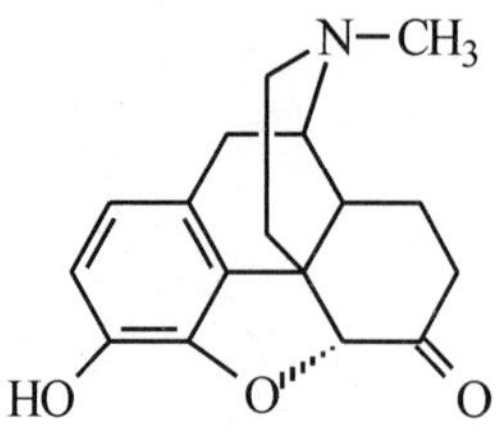

氢吗啡酮 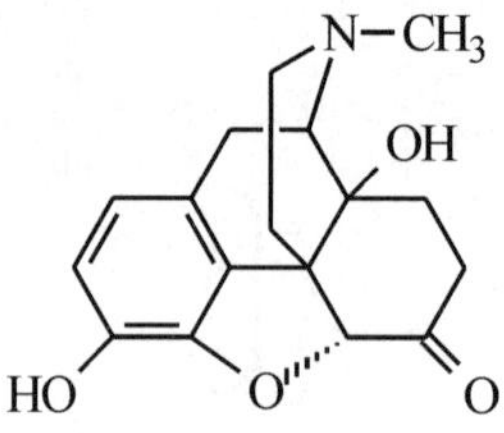　　　　　　　　　　　羟吗啡酮

（4）吗啡 17 位氮原子上的甲基被烯丙基、环丙烷甲基等 3~5 个碳的取代基取代后，可得到纳洛酮（Naloxone）和纳曲酮（Naltrexone）等，它们对阿片受体的活性发生逆转，由激动剂转为拮抗剂。两者是阿片受体完全拮抗剂，小剂量即能迅速逆转吗啡类药物的作用，它们是研究阿片受体的理想工具药，临床上还用于吗啡类药物中毒的解救药。

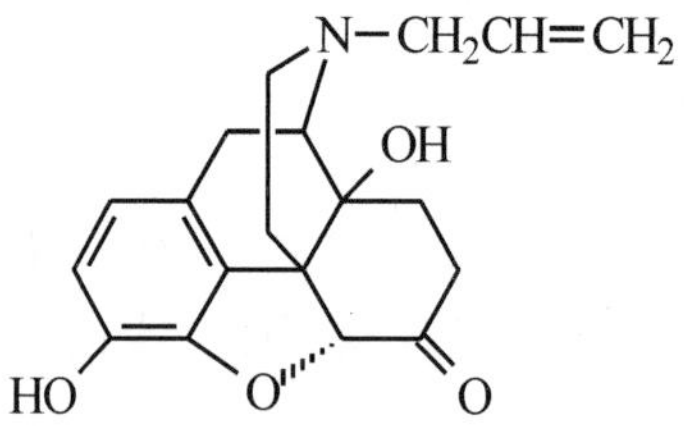

纳洛酮 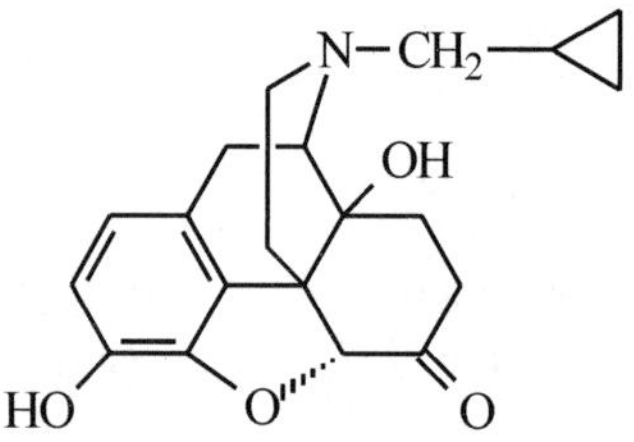　　　　　　　　　　　纳曲酮

（5）蒂巴因（Thebaine）是阿片中存在的另一种生物碱，也有较强的镇痛活性，对其进行结构改造，可得到一些具有强效镇痛活性的衍生物，如埃托啡（Etorphine）的镇痛作用为吗啡的 2 000~10 000 倍，但其治疗指数低，不能用于临床，可用作研究阿片受体的工具药物，也用于大动物的捕捉和控制。双氢埃托啡（Dihydroetorphine）的镇痛作用比埃托啡更强，但成瘾性也很强。丁丙诺啡（Buprenorphine）分子中氮原子上的取代基为环丙烷甲基，其镇痛作用为吗啡的 30 倍，作用时间为吗啡的 2 倍，其无成瘾性，是缓解晚期癌症疼痛或手术后疼痛的理想药物。

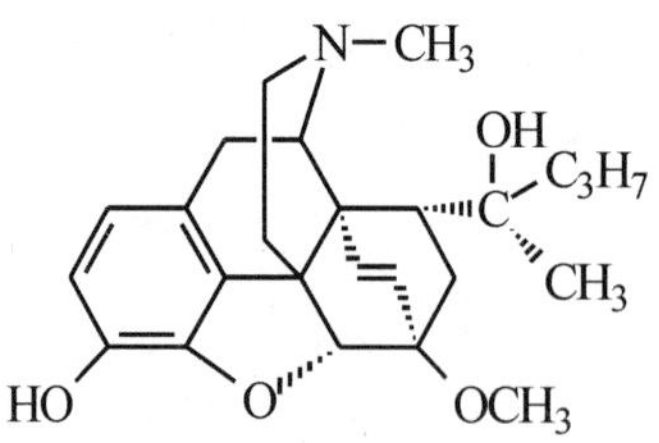

埃托啡 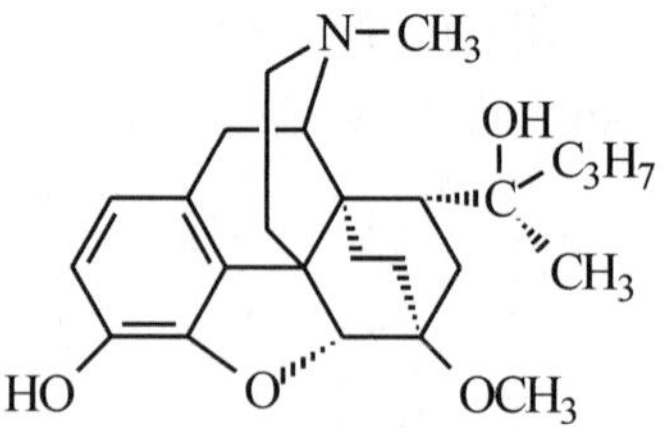　　　　　　　　　　　双氢埃托啡

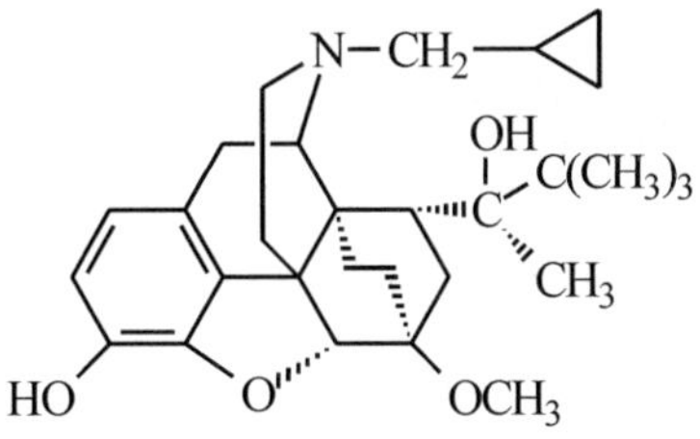

丁丙诺啡 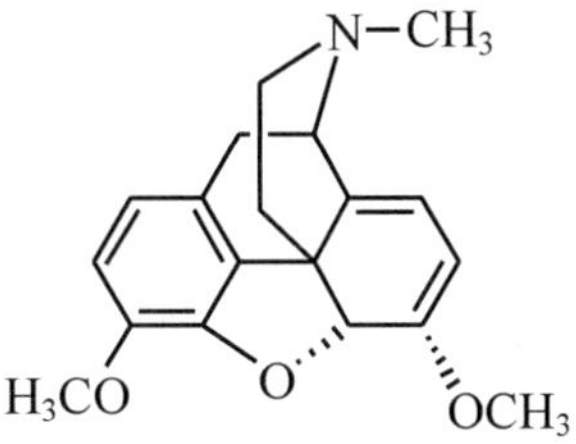　　　　　　　　　　　蒂巴因

5.2　全合成镇痛药

吗啡的半合成衍生物保留了吗啡的基本母环，结构复杂，合成困难，而且大多数吗啡衍生物没有解决吗啡毒性大、易成瘾等副作用。因此，人们为寻找结构简单、不成瘾和副作用小的镇痛药，从简化吗啡结构入手，将吗啡结构中五个环依次开环或去环，开展了大量的结构改造工作，从而发现了几类全合成镇痛药，主要有吗啡喃类、苯吗喃类、哌啶类、氨基酮类及其他类。

5.2.1　吗啡喃类

将吗啡结构中的 4，5 位氧桥除去，即得到吗啡喃类合成镇痛药。如左啡诺（Levorphanol）的镇痛作用约为吗啡的 4 倍，可以口服，作用时间可维持 8 h，其已用于临床。布托啡诺（Butorphanol）为一种拮抗性镇痛药（拮抗性镇痛药是指一种药物对阿片受体某一种亚型有激动作用，而对另一种亚型有拮抗作用，即具有激动 – 拮抗双重作用的药物，此类药物一般成瘾性很小），镇痛作用是吗啡的 10 倍，其对减轻中度至重度疼痛作用安全而有效。

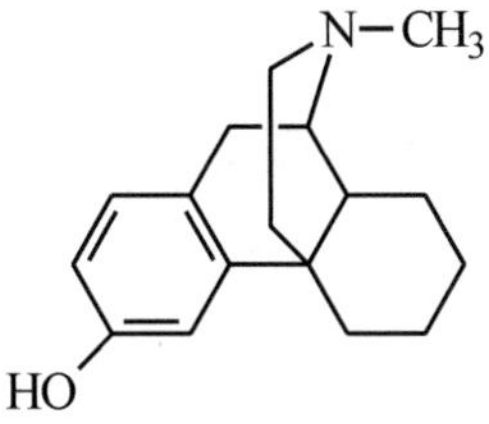

左啡诺 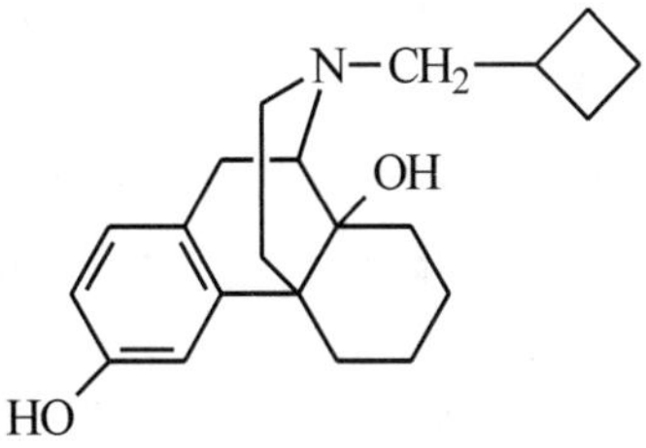　　　　　　　　　　　　布托啡诺

5.2.2　苯吗喃类

将吗啡喃进一步除去 C 环，仅保留 A、B、D 环，则得到苯吗喃类衍生物，在其结构中的 C 环裂处保留小的烃基作为 C 环的残基，使立体结构与吗啡更相似。喷他佐辛（Pentazocine，镇痛新）的镇痛作用约为吗啡的 1/3，但几乎无成瘾性，是第一种非麻醉性镇痛药，也属于拮抗性镇痛药，是阿片 μ 受体的微弱拮抗剂，也是 κ 受体激动剂，成瘾性很小。

喷他佐辛

5.2.3 哌啶类

哌啶类药物可以看作吗啡保留 A 和 D 环的类似物。1939 年在人们研究阿托品类似物时意外地发现了具有 4 - 苯基哌啶结构的哌替啶（Pethidine），其不仅有解痉作用，而且有镇痛作用，是临床上第一种哌啶类合成镇痛药，其镇痛作用仅为吗啡的 1/10，但成瘾性亦小，其结构简单而便于合成。人们通过改变哌替啶结构中氮原子上的取代基、哌啶环上酯基以及在哌啶环上引入其他取代基等，得到一系列衍生物。

将哌替啶结构中的 – COO – 用其电子等排体 – OCO – 代替，同时在哌啶环的 3 位引入甲基，则得到 α - 阿法罗定（α - Alphaprodine，α - 安那度尔，α - Prodine Anadol）和 β - 阿法罗定（β - Alphaprodine，β - 安那度尔，β - Prodine Anadol），α - 阿法罗定的作用是吗啡的 2 倍，β - 阿法罗定的作用是吗啡的 12 倍。

哌替啶 α-阿法罗定 β-阿法罗定

将哌替啶结构中哌啶环上 N - 甲基以较大的基团取代，镇痛作用增强，如匹米诺定（Piminodine，去痛定）和阿尼利定（Anileridine）等。

匹米诺定   阿尼利定

在哌啶环和苯环之间插入氮原子，得到 4 - 苯胺基哌啶类，为强效镇痛药。如芬太尼（Fentanyl）的镇痛作用约为吗啡的 80 倍，为哌替啶的 500 倍，亦有成瘾性，作用强而快，但持续时间短，其可用于手术中。之后人们又发现了一系列衍生物，如舒芬太尼（Sufentanil）、阿芬太尼（Alfentanil）、瑞芬太尼（Remifentanil）等。舒芬太尼的镇痛作用为吗啡的 800 倍，安全性好；阿芬太尼的作用为吗啡的 50 倍，起效快、维持时间短，临床上其常用于手术中的辅助麻醉；瑞芬太尼分子中的酯基可迅速被血浆酯酶和组织酯酶水解，作用时间短，其适用于诱导和维持全身麻醉期间止痛、插管和手术切口止痛等。

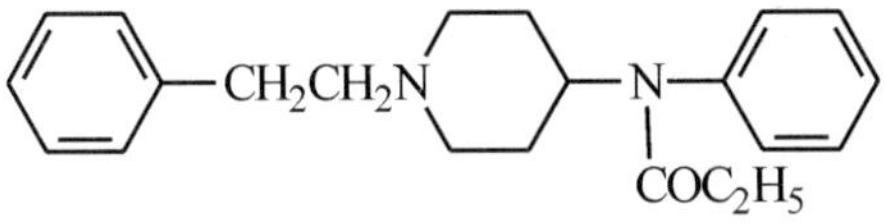

芬太尼

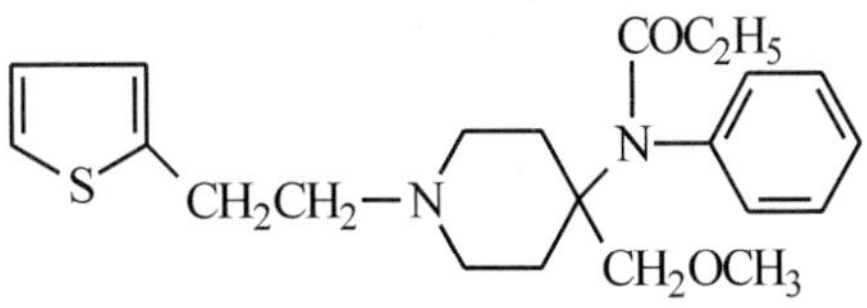

舒芬太尼

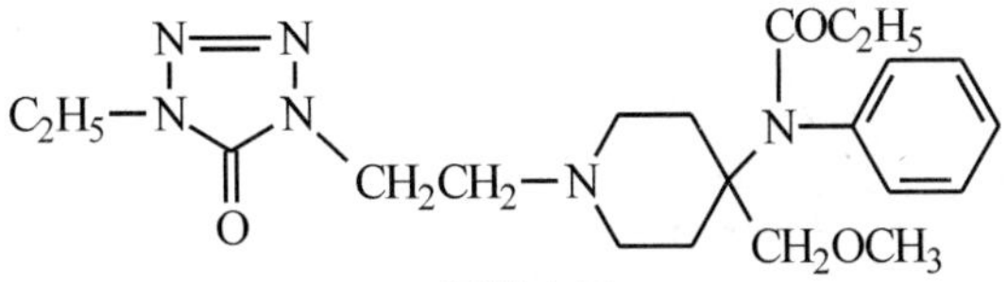

阿芬太尼

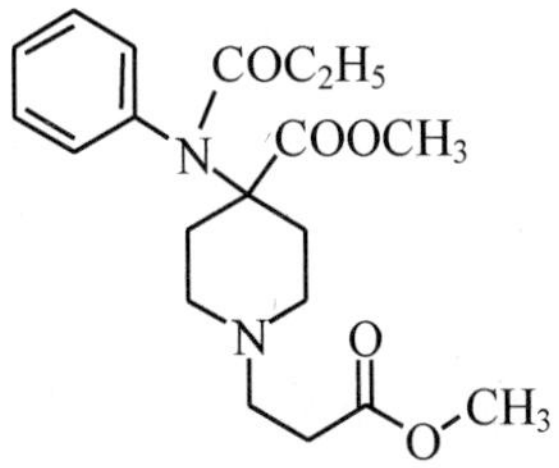

瑞芬太尼

5.2.4 氨基酮类

只保留吗啡结构中的苯环与碱性氮原子，将其余的四个环均打开，可得开链类镇痛药。如美沙酮（Methadone），虽为开链化合物，但羰基碳原子带部分正电荷，与氮上未用电子对相互吸引，因而形成与吗啡中的哌啶环的相似构象。美沙酮的作用强度和吗啡相当，可以口服，作用时间长，耐受性和成瘾性发生较慢，戒断症状略轻，因此其也用作戒毒药。右丙氧芬（Dextropropoxyphene）是其类似物，副作用与成瘾性较小，临床用其右旋体。

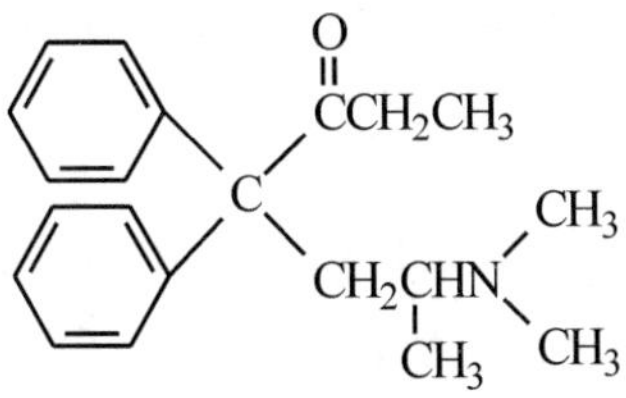

美沙酮

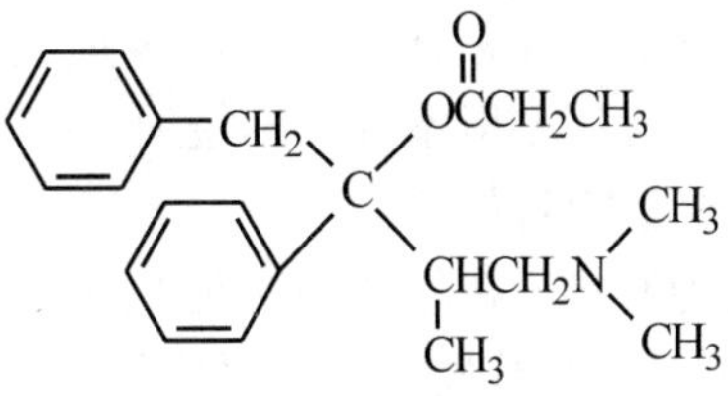

右丙氧芬

5.2.5 其他类

随研究的不断深入，人们又发现许多不同类型的合成镇痛药。曲马朵（Tramadol）为具有吗啡样作用的环己烷衍生物，也可看作 4 - 苯基哌啶类似物，为强效镇痛药，起效迅速，可持续数小时，短时应用后成瘾性小，其可用于中重度急慢性疼痛。地佐辛（Dezocine）是氨基四氢萘衍生物，临床上可用作镇痛药，具有激动－拮抗双重作用，成瘾性小。

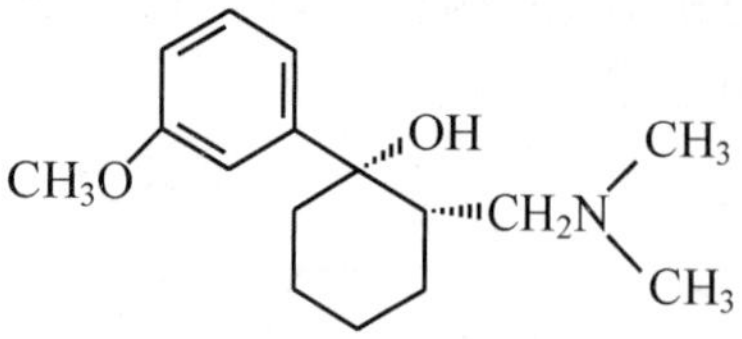

曲马朵 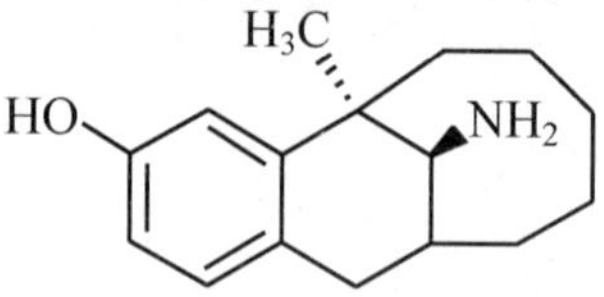　　　　　　　　　　　　　　地佐辛

盐酸哌替啶（Pethidine Hydrochloride）

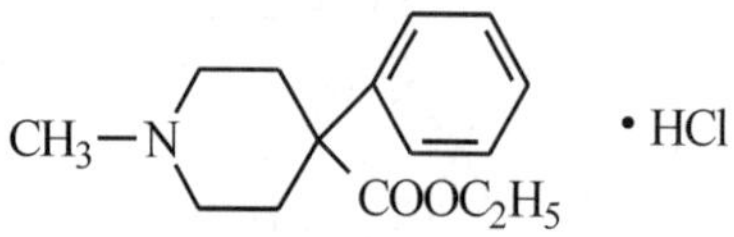

化学名为 1 － 甲基 － 4 － 苯基 － 4 － 哌啶甲酸乙酯盐酸盐，又名为杜冷丁（Dolantin）。

本品为白色结晶性粉末，无臭，味微苦，mp 为 186 ℃ ~ 190 ℃。本品极易溶于水，溶于乙醇、丙酮、醋酸乙酯，几乎不溶于乙醚。其水溶液的 pH 为 4 ~ 5。

本品常温下在空气中稳定，但容易吸潮，制成的片剂吸潮后易变黄，故本品应密闭保存。

本品结构中虽然有酯键，但由于苯基的空间位阻效应，其水溶液在短时间煮沸而不致分解，在酸催化下易水解。

本品口服的生物利用度约 50%，因此常以注射给药。本品在体内代谢迅速，经肝代谢，主要发生酯基水解及 N － 脱甲基反应，生成哌替啶酸、去甲哌替啶和去甲哌替啶酸，与葡萄糖醛酸结合，经肾脏排泄。

本品为 μ 受体激动剂，镇痛作用约为吗啡的 1/10，作用维持时间较短，临床上其主要用于各种剧烈疼痛，如创伤、术后和癌症晚期等引起的疼痛，也用于分娩疼痛及内脏绞痛等，成瘾性比吗啡弱，但不宜长期使用。

盐酸哌替啶的制备如下：

以苯乙腈为原料，在氨基钠存在下与二（β － 氯乙基）－ 甲胺环合生成 1 － 甲基 － 4 － 苯基 － 4 － 氰基哌啶，经酸性水解，再酯化，将氰基转化为甲酸乙酯，最后在乙醇中与盐酸作用，生成盐酸哌替啶。

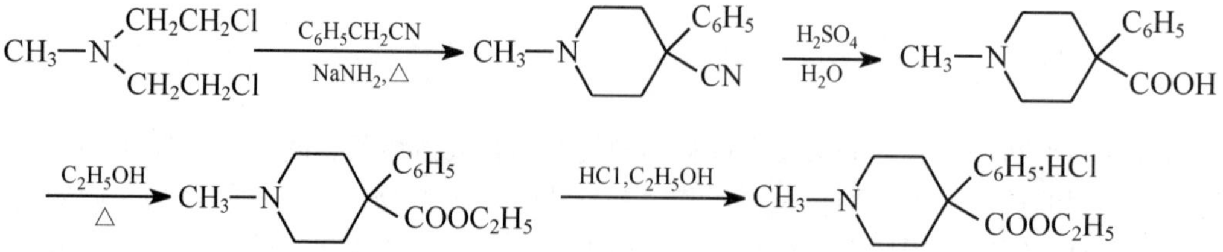

枸橼酸芬太尼（Fentanyl Citrate）

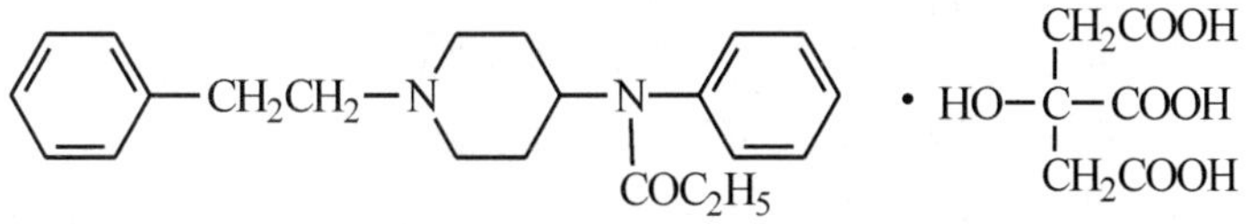

化学名为 N - 苯基 - N - [1 - (2 - 苯乙基) - 4 - 哌啶基] 丙酰胺枸橼酸盐。

本品为白色结晶性粉末，味苦，mp 为 149 ℃ ~151℃。本品易溶于热异丙醇，溶于水和甲醇，微溶于氯仿和乙醚。水溶液显酸性。

本品为强效镇痛药，作用快而持续时间短，副反应较小，临床上其用于各种剧痛，如外科手术中和手术后的镇痛和癌症的镇痛，与麻醉药合用可作为辅助麻醉用药。

盐酸美沙酮（Methadone Hydrochloride）

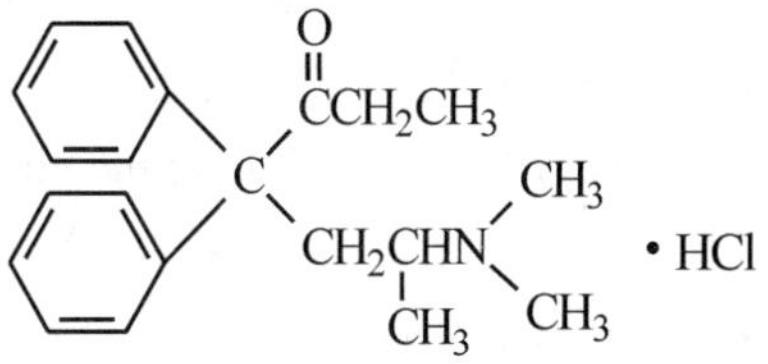

化学名为 6 - 二甲氨基 - 4, 4 - 二苯基 - 3 - 庚酮盐酸盐。

本品为无色结晶或白色结晶性粉末，无臭，味苦，mp 为 230 ℃ ~234 ℃。本品易溶于乙醇、氯仿，极易溶于水，几乎不溶于乙醚。

本品分子中含有一个手性碳原子，具有旋光性，其左旋体的镇痛活性大于右旋体，临床上用其外消旋体。

本品在体内的代谢途径是 N - 氧化、N - 去甲基化、苯环羟化，以及羰基氧化、还原反应等。

本品的镇痛作用比吗啡、哌替啶稍强，成瘾性等副作用也相应较小，其适用于各种剧烈疼痛，还用于海洛因成瘾的戒除治疗。

喷他佐辛（Pentazocine）

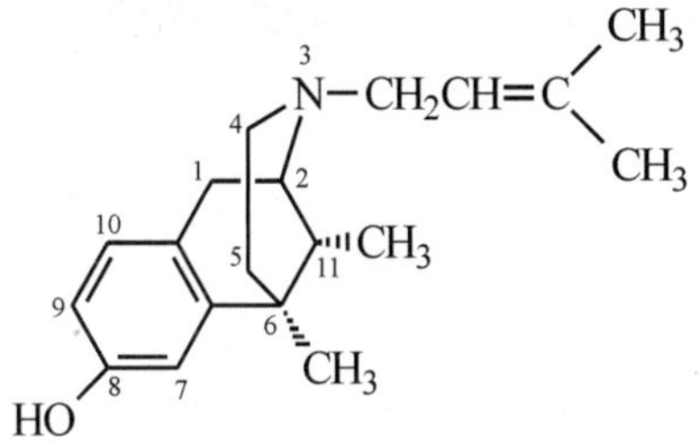

化学名为（±）1, 2, 3, 4, 5, 6 - 六氢 - 6, 11 - 二甲基 - 3 - (3 - 甲基 - 2 - 丁烯基) - 2, 6 - 亚甲基 - 3 - 苯并吖辛因 - 8 - 醇。

本品为白色或微褐色粉末，无臭，味微苦，mp 为 150 ℃ ~155 ℃。本品不溶于水，可溶于乙醇，易溶于氯仿，略溶于乙醚，微溶于苯和醋酸乙酯。

本品结构中有 3 个手性碳原子（C_2、C_6 和 C_{11}），具有旋光性，左旋体的镇痛活性比右旋体强 20 倍，临床上用其外消旋体。

本品口服后由于首过效应大，其生物利用度仅为 20% ~ 50%。其主要代谢物为 $8 - O -$ 结合物，以及氮上取代基末端甲基氧化为羟基，均无活性。

本品为拮抗性镇痛药，镇痛活性为吗啡的 1/6，临床上其用于减轻中度至重度疼痛，成瘾性小。

5.3 内源性镇痛物质

阿片类药物的镇痛作用具有高效性及立体专属性，临床上有特异的拮抗剂，这说明该类药物可能是通过与体内特定受体结合而起作用的。1973 年瑞典和美国都宣布在动物脑内找到了阿片受体。体内既然存在阿片受体，必然有内源性配体存在。1975 年人们从哺乳动物脑内找到两个具有吗啡样镇痛活性的多肽，称为脑啡肽（Enkephalin），即亮氨酸脑啡肽（Leucine Enkephalin, LE）和甲硫氨酸脑啡肽（Methionine Enkephalin, ME），它们是两种结构相似的五肽，仅碳端残基不同，一个为亮氨酸（Leu），另一个为甲硫氨酸（Met）。

$$Tyr - Gly - Gly - Phe - Met \qquad （ME）$$
$$Tyr - Gly - Gly - Phe - Leu \qquad （LE）$$

外源性脑啡肽不能透过血脑屏障，而且在体内易水解失效，尚无临床应用价值。

继脑啡肽后，人们陆续又发现多种内源性肽类物质，统称为内啡肽（Endorphins）。例如，α – 内啡肽为 16 肽，β – 内啡肽为 31 肽，γ – 内啡肽为 17 肽。

脑啡肽和内啡肽的发现为寻找既有吗啡样镇痛作用又无成瘾性的新型镇痛药提供了新的方向。目前在发展脑啡肽酶抑制剂和对阿片样肽类进行结构改造两个方面，人们已取得了较大的进展，以促使肽类镇痛药推向临床。

5.4 镇痛药物的构效关系

镇痛药物的结构类型很多，但从大多数合成镇痛药的结构中人们都可找出与吗啡结构相类似的部分。

吗啡　　　　喷他佐辛　　　　哌替啶　　　　美沙酮

上述药物都具有类似的药效构象，因此都有镇痛作用。我们可以看出它们的化学结构具有下列几个特点：

（1）分子中具有一个平坦的芳环结构，与受体中的平坦部位通过范德华力相互作用。

（2）有一个碱性中心，并在生理 pH 条件下大部分电离为阳离子，与受体表面的阴离子以静电引力相结合。

（3）碱性中心和平坦的芳环处在同一平面上，而烃基部分（乙胺链部分）凸出于平面的前方，正好与受体的凹槽相适应。

根据吗啡和合成镇痛药物的共同药效构象，人们提出吗啡受体的活性部位模型，如图 5 – 1 所示。

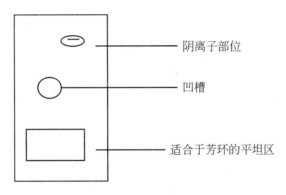

图 5 – 1　吗啡受体的活性部位模型

这种阿片类镇痛药与受体三点结合的模型是早期提出的受体学说，成功地应用若干年后，人们发现它不能解释很多事实，例如，不能说明激动剂和拮抗剂的本质区别，于是有人又提出了四点结合论、五点结合论。

思考题 5.3　试总结全合成镇痛药的主要结构类型，并与吗啡的化学结构加以比较，分析其有何相同之处。

思考题 5.4　试理解镇痛药物的构效关系。

本章小结

1. 镇痛药按来源可分为吗啡及其衍生物、全合成镇痛药及内源性镇痛物质。

2. 吗啡是阿片中的生物碱，结构较为复杂，其镇痛作用与分子的立体构型关系密切。对吗啡进行结构修饰可得到一系列衍生物，其中有较少可用于临床的优良镇痛药物。

3. 全合成镇痛药主要有吗啡喃类、苯吗喃类、哌啶类、氨基酮类及其他类，其中有不少镇痛作用强、成瘾性小的药物。

习 题

1. 解热镇痛药和麻醉性镇痛药的镇痛作用有什么不同？

2. 试写出吗啡的化学结构，并描述其立体构型。

3. 吗啡有哪些化学性质？与哪些官能团有关？

4. 对吗啡的结构修饰主要在哪些部位进行？各举一例药物，并说明其镇痛作用和成瘾性如何。

5. 全合成镇痛药物主要有哪些结构类型？各举一例药物。

6. 简述镇痛药物的构效关系。

第6章

中枢兴奋药和利尿药

引言

　　中枢兴奋药（Central Stimulants）是能选择地兴奋中枢神经系统，提高中枢神经系统功能的药物。该类药物常用于抢救呼吸衰竭病人，药物中毒或严重感染、创伤等引起的中枢抑制的病人。

　　利尿药（Diuretics）是一类能加强肾脏的排尿功能，通过抑制肾小管对钠离子和水的重吸收增加尿量的药物。利尿药可用于治疗许多疾病，如慢性心力衰竭、急性肺水肿、妊娠水肿、脑水肿、肝硬化腹水等，也可作为高血压的辅助治疗药物。

学习目标

你学完本章后应达到如下要求：

1. 了解中枢兴奋药及利尿药的发展。

2. 熟悉中枢兴奋药的分类，掌握咖啡因、吡拉西坦、甲氯芬酯的结构、理化性质

及临床应用特点。

3. 熟悉利尿药的分类，掌握氢氯噻嗪、呋塞米、依他尼酸及螺内酯的结构、理化性质及临床应用。

6.1　中枢兴奋药

　　中枢兴奋药的选择性作用与剂量有密切关系，当用量过大时，可引起中枢神经系统广泛而强烈的兴奋而导致惊厥，后又转为抑制，可危及生命。因此该类药要慎用，注意控制用量。

　　按药物的作用部位，中枢兴奋药可分为以下三类：

　　① 主要兴奋大脑皮层的药物（精神兴奋药），如咖啡因等；

　　② 主要兴奋延髓呼吸中枢的药物，如尼可刹米等；

　　③ 促进大脑功能恢复的药物，如茴拉西坦等。

　　按化学结构，中枢兴奋药可分为黄嘌呤类、酰胺类以及其他类。

6.1.1　黄嘌呤类

　　黄嘌呤类药物有咖啡因（Caffeine）、可可碱（Theobromine）、茶碱（Theophylline）等，均为黄嘌呤的 N - 甲基取代衍生物，只在取代基位置和取代甲基的数目上稍有不同。咖啡因为 1，3，7 - 三甲基黄嘌呤，可可碱为 3，7 - 二甲基黄嘌呤，茶碱为 1，3 - 二甲

基黄嘌呤。

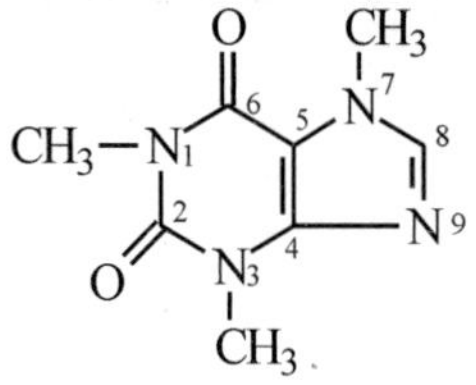

咖啡因 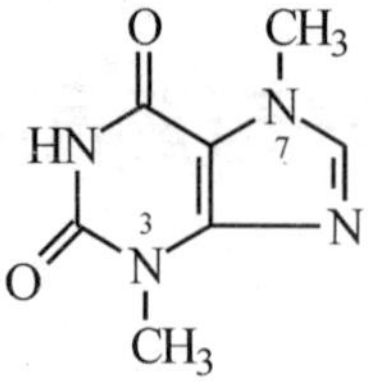   可可碱 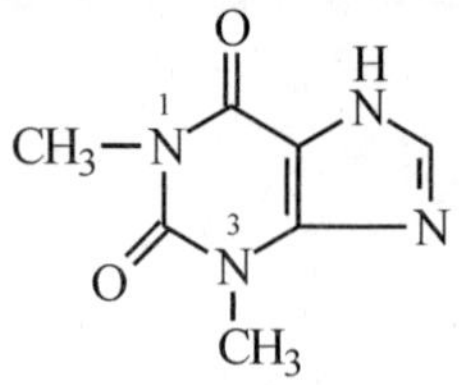   茶碱

三者具有相似的药理作用，都能兴奋中枢神经系统、兴奋心脏、松弛平滑肌及利尿。中枢兴奋作用的大小为咖啡因＞茶碱＞可可碱；兴奋心脏、松弛平滑肌及利尿作用的大小为茶碱＞可可碱＞咖啡因。因此咖啡因主要用作中枢兴奋药，茶碱主要用于平滑肌松弛药、利尿药及强心药，可可碱现已少用。

6.1.2　酰胺类

尼可刹米（Nikethamide）是最早用于临床的酰胺类中枢兴奋药，直接兴奋延髓呼吸中枢，可用于中枢性呼吸及循环衰竭，还可用于中枢抑制剂的中毒，对吗啡中毒所引起的呼吸抑制有较好的疗效。

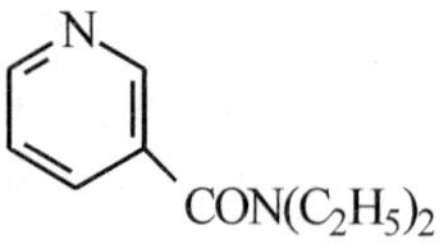

尼可刹米

吡乙酰胺类是发展较快的一类药物，主要用于改善脑功能和促智。如吡拉西坦（Piracetam，脑复康）直接作用于大脑皮层，改善大脑功能，临床上用于脑动脉硬化症及脑血管意外所致记忆与思维障碍等。奥拉西坦（Oxiracetam，脑复智）于 1987 年用于临床，可促进脑代谢，增强记忆和思维集中，疗效比吡拉西坦更好，毒性小。茴拉西坦（Aniracetam）于 1993 年上市，对健忘症、记忆衰退、老年性痴呆等有肯定的疗效，作用强，起效快，毒性低。

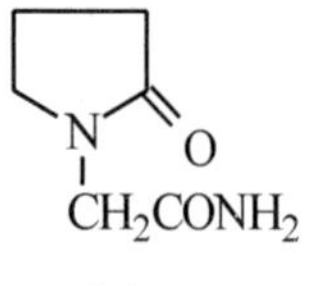

吡拉西坦 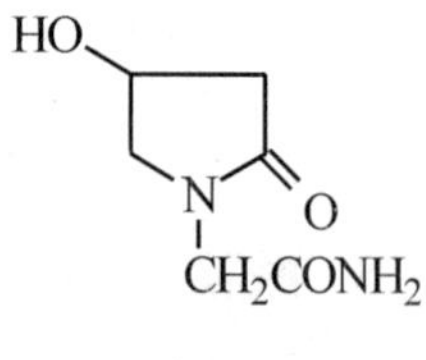   奥拉西坦 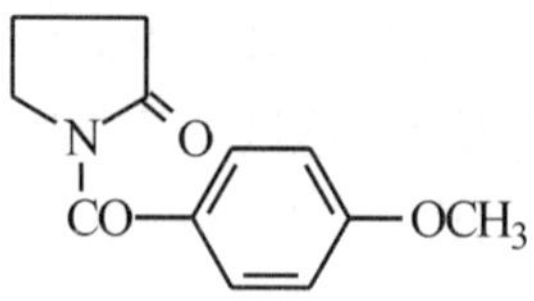   茴拉西坦

思考题 6.1　试比较咖啡因、可可碱及茶碱的化学结构。

思考题 6.2　吡乙酰胺类药物的主要临床用途是什么？举出 2～3 例药物。

6.1.3　其他类

甲氯芬酯（Meclofenoxate，氯酯醒）为中枢兴奋药，能促进脑细胞的氧化还原过程，能增加对糖的利用，调节神经细胞代谢。临床上其适用于新生儿缺氧、颅脑外伤性昏迷、儿童精神迟钝等，缺点是作用缓慢。

盐酸茚洛嗪（Indoloxazine Hydrochloride）为大脑功能激活剂，1988 年在日本上市。临床上其用于脑出血和脑梗死后遗症、脑血管障碍及老年性痴呆症。

依昔苯酮（Exifone，脑复清）于 1988 年在法国上市，可激活脑内氧和葡萄糖的代谢，临床上可改善记忆及治疗痴呆症。

盐酸二苯美伦（Bifemelane Hydrochloride）于 1987 年在日本上市，可激活脑能量代谢，扩张脑血管，改善脑神经传导等，临床上用于改善脑梗死、脑出血后遗症。

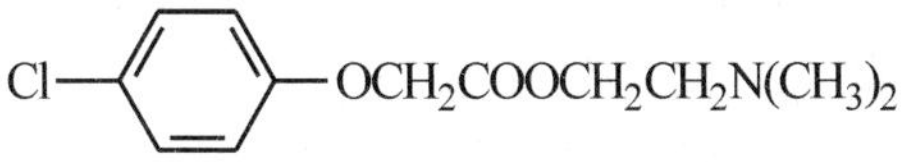

甲氯芬酯

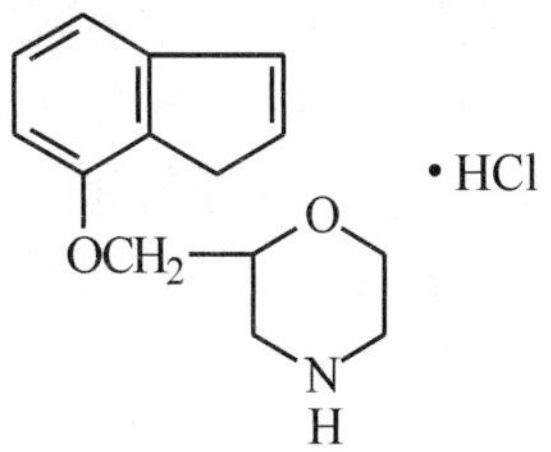

盐酸茚洛嗪

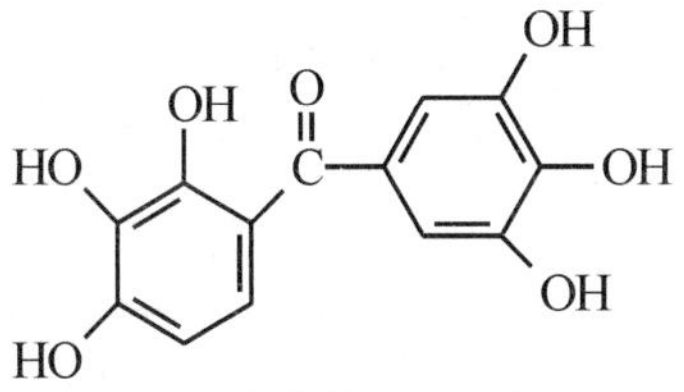

依昔苯酮

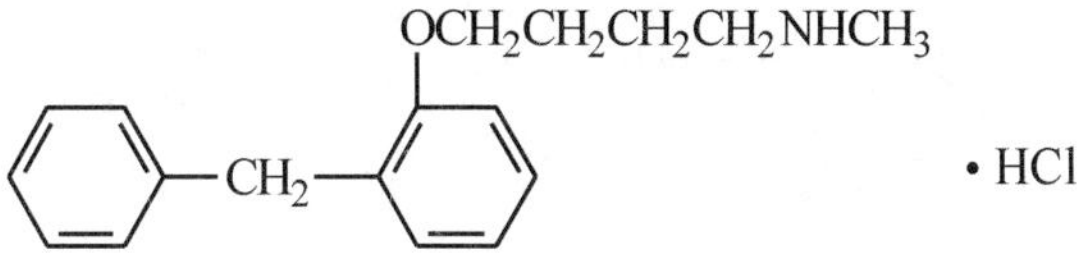

盐酸二苯美伦

此外，山梗菜碱（Lobeline）、石杉碱甲（Huperzine A）、尼麦角林（Nicergoline，麦角溴烟酯）等生物碱也是中枢兴奋药。

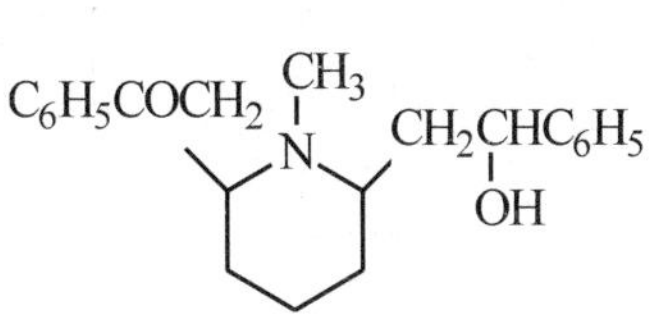

山梗菜碱

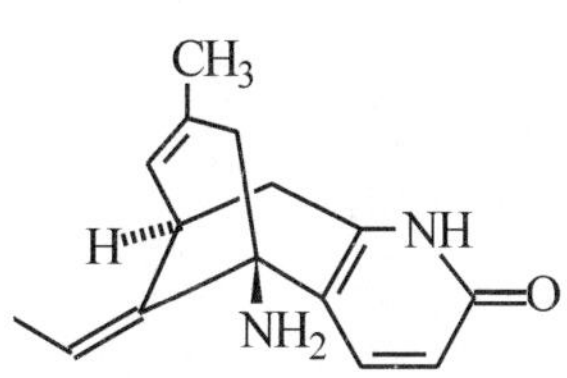

石杉碱甲

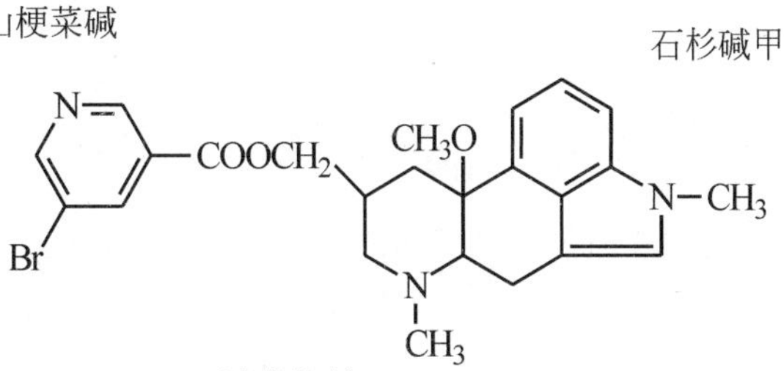

尼麦角林

咖啡因（Caffeine）

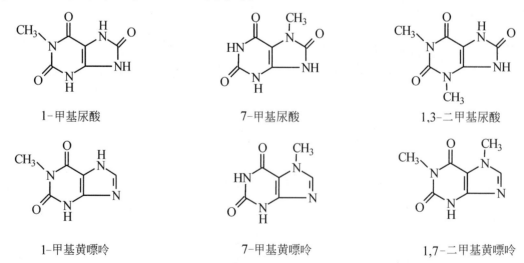

化学名为1，3，7－三甲基－3，7－二氢－1H－嘌呤－2，6－二酮一水合物。

本品为白色或微带黄绿色、质轻、有光泽的针状结晶，无臭、味苦，无水物的 mp 为235 ℃～238 ℃。本品露置干燥空气中可风化，受热时易升华。本品略溶于水和乙醇，可溶于氯仿和热水，微溶于乙醚。

本品碱性极弱，为近中性药物，不能与强酸如盐酸、氢溴酸形成稳定的盐，即不能通过成盐的方法来解决其在水中溶解度小的问题。咖啡因可与有机酸或其碱金属盐如苯甲酸钠、水杨酸钠、枸橼酸钠等形成复盐而增加在水中的溶解度，如安钠咖（苯甲酸钠咖啡因）的水溶性增大，其可制成注射剂。

本品具有酰脲结构，对碱不稳定，与碱共热后水解开环并生成咖啡亭（Caffeidine），但石灰水对咖啡因无影响。

本品在体内代谢产物有1－甲基尿酸、7－甲基尿酸、1，3－二甲基尿酸、1－甲基黄嘌呤、7－甲基黄嘌呤和1，7－二甲基黄嘌呤。

本品为中枢兴奋药，能加强大脑皮层的兴奋过程，用于中枢性呼吸衰竭、循环衰竭、神经衰弱和精神抑制等。

吡拉西坦（Piracetam）

化学名为 2 - 氧代 - 1 - 吡咯烷乙酰胺。

本品为白色结晶性粉末，无臭，味苦，mp 为 151.5 ℃ ~ 152.5 ℃。本品易溶于水，略溶于乙醇。

本品能抗脑组织缺氧，促进大脑 ATP（Adenosine Triphosphate，三磷酸腺苷）和蛋白质的合成及信息传递。临床上本品用于老年性精神衰退症，老年性痴呆、脑动脉硬化症、脑血管意外所致记忆与思维障碍及儿童智力下降等。

盐酸甲氯芬酯（Meclofenoxate Hydrochloride）

$$Cl \!-\!\!\bigcirc\!\!-\! OCH_2COOCH_2CH_2N(CH_3)_2 \cdot HCl$$

化学名为 2 - （二甲氨基）乙基 - 对氯苯氧乙酸酯盐酸盐。

本品为白色结晶性粉末，略有特异臭，味苦，mp 为 137 ℃ ~ 142 ℃。本品在氯仿中溶解，在乙醚中易溶，在水中极易溶解。

本品结构中含有酯基，其水溶液不稳定，易水解，pH 增高时水解速度加快。

本品为中枢兴奋药，临床上用于外伤性昏迷、新生儿缺氧症、儿童遗尿症、老年性精神病、酒精中毒及某些中枢和周围神经症状。

6.2　利尿药

利尿药在临床上既可以作为水肿治疗药，又可以作为降压辅助药物。根据化学结构，利尿药可分为磺酰胺类及苯并噻嗪类、苯氧乙酸类、甾类及其他类。

6.2.1　磺酰胺类及苯并噻嗪类

20 世纪 30 年代人们在大剂量使用磺胺治疗细菌感染时，发现病人排碱性尿，引起代谢性酸中毒。进一步研究后人们发现这是由于磺胺抑制了肾脏内的碳酸酐酶，而碳酸酐酶可催化二氧化碳和水结合成碳酸，再分解成碳酸氢根离子和氢离子，氢离子分泌到管腔并与钠离子进行交换，从而促进钠离子的重吸收。

$$CO_2 + H_2O \xrightleftharpoons{\text{碳酸酐酶}} H_2CO_3 \rightleftharpoons HCO_3^- + H^+$$

　　因此，磺胺可抑制二氧化碳产生氢离子，氢离子 – 钠离子交换减少，钠离子不被重吸收而排泄，同时尿量增加。此发现促使人们开展磺酰胺类利尿剂的研究。

　　1953 年，人们发现了口服有效的乙酰唑胺（Acetazolamide）并将其用于临床，其利尿作用比磺胺强 2～3 倍。因其利尿作用弱，又能引起代谢性酸中毒，目前其主要用于治疗青光眼。

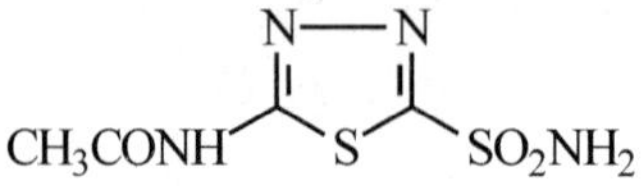

乙酰唑胺

　　进一步对磺胺类化合物进行结构改造，可得到苯并噻嗪类利尿药，如氯噻嗪（Chloro thiazide）、氢氯噻嗪（Hydrochlothiazide）、氢氟噻嗪（Hydroflumethiazide）、甲氯噻嗪（Methyclothiazide）、三氯噻嗪（Trichlormethiazide）等，这类化合物已成为临床上使用广泛的利尿降压药。此类药物对碳酸酐酶的抑制作用较弱，主要作用于髓袢升支皮质部和远曲小管，抑制氯离子的主动重吸收，从而抑制对钠离子的被动重吸收。长期和大量服用此类药物，可引起低血钾症，故此类药物常与保钾利尿药合用。

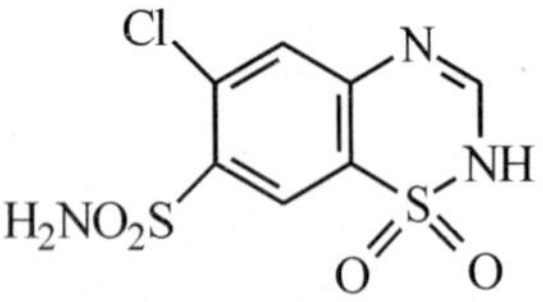

氯噻嗪 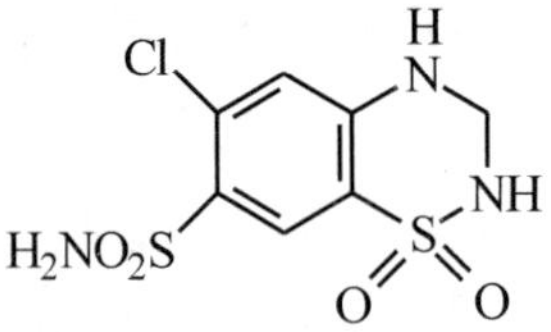　　　　　　　　　氢氯噻嗪 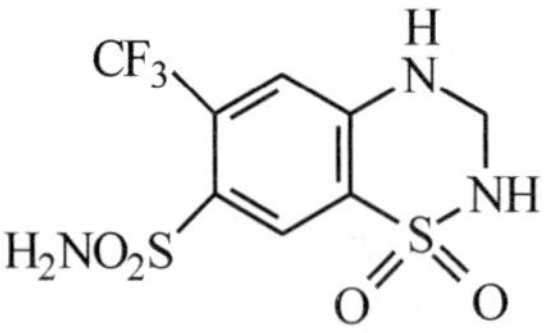　　　　　　　　　氢氟噻嗪

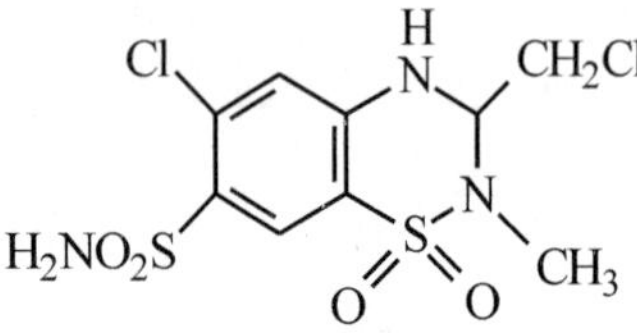

甲氯噻嗪 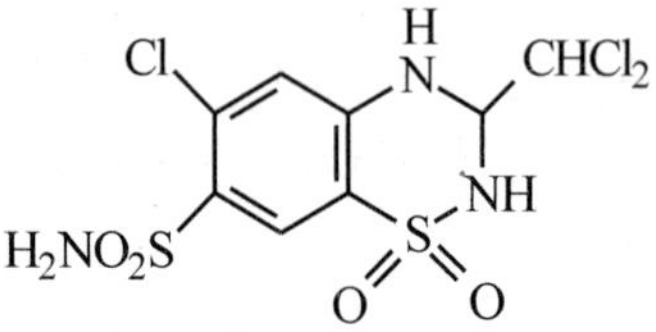　　　　　　　　　　　　三氯噻嗪

　　呋塞米（Furosemide，速尿）为间羧基苯磺酰胺衍生物，为强效利尿药，起效快，作用时间短，对碳酸酐酶无抑制作用，主要作用于髓袢升支粗段，抑制氯离子的主动重吸收。阿佐塞米（Azosemide）为呋塞米的衍生物。

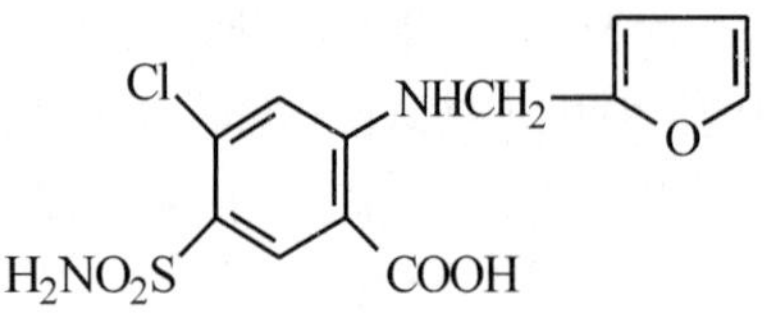

呋塞米 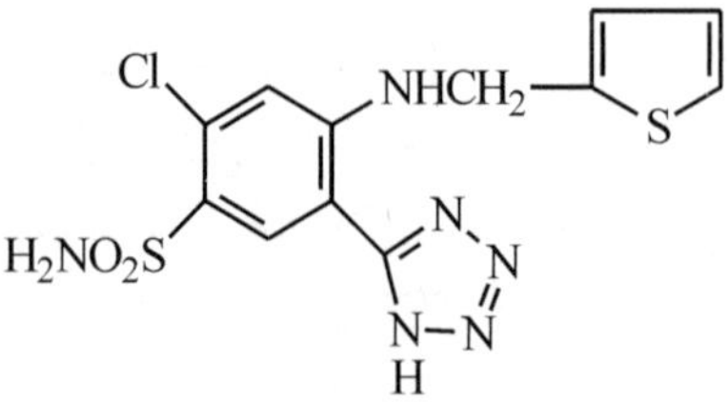　　　　　　　　　　　　　阿佐塞米

6.2.2　苯氧乙酸类

人们经研究发现，对位不饱和酮取代的苯氧乙酸类化合物具有较强的利尿作用。依他尼酸（Ethacrynic Acid）是这类化合物中利尿作用最强的，作用迅速，适用于肺水肿、肾性水肿、肝硬化腹水等。其通过抑制肾小管对钠离子的重吸收而起到利尿作用。替尼酸（Tienilic Acid）为第一种不升高血浆中尿酸水平的利尿药，此药对肝有损害，现已很少被使用。

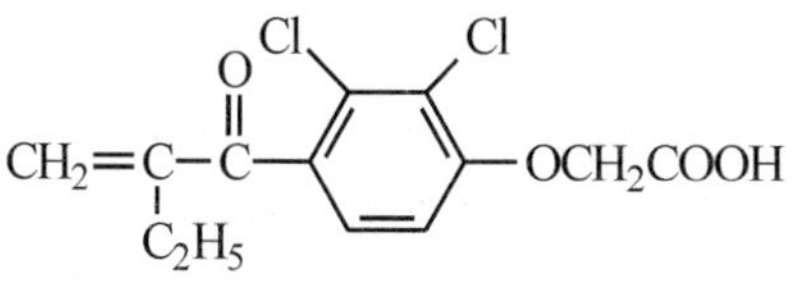

依他尼酸 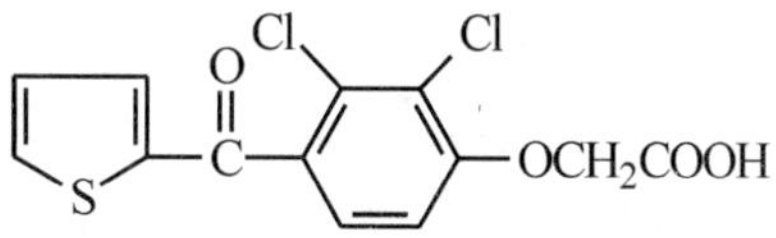　　　　　　　　　　　　　　替尼酸

6.2.3　甾类

醛固酮为肾上腺皮质所分泌的一种肾上腺盐皮质激素，具有钠潴留作用，可以增强肾小管对钠离子及氯离子的吸收，增加钾离子的排泄。

螺内酯（Spironolactone，安体舒通）的化学结构与醛固酮类似，能对抗醛固酮的作用，抑制钠离子的重吸收，并使钾离子的排出减少，从而具有利尿作用（称为保钾利尿药）。其利尿作用缓慢而持久，但利尿不及其他类型的利尿药，常与氢氯噻嗪、呋塞米合用，以增加利尿效果，并且可以克服后者失钾的副作用。与螺内酯结构相似的保钾利尿药有二氢螺内酯（Dihydrospironolactone）等。

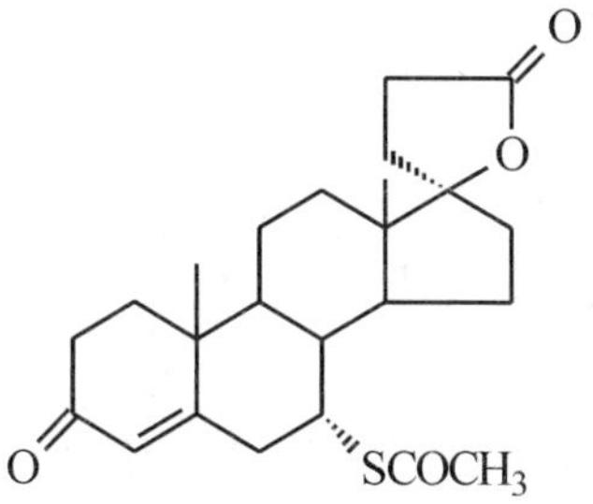

螺内酯 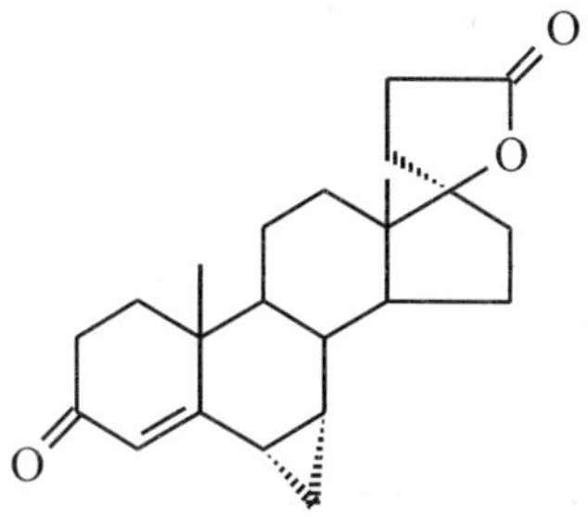　　　　　　　　　　　　　　二氢螺内酯

6.2.4　其他类

多元醇类利尿药又称为渗透利尿药或脱水剂，是一类不易代谢的低分子量化合物，能过滤通过肾小球到肾小管，而且不被重吸收，形成高渗，从而妨碍水和电解质的重吸收而起利尿作用。这类利尿药有甘露醇（Mannitol）、山梨醇（Sorbitol）、葡萄糖（Glucose）等，为多羟基化合物，其中甘露醇在临床上应用较多。

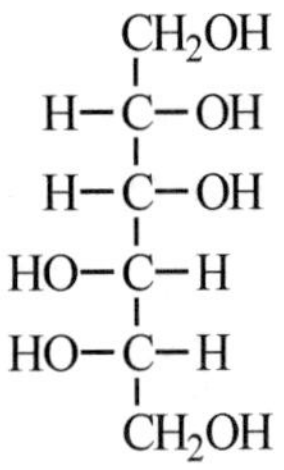

甘露醇 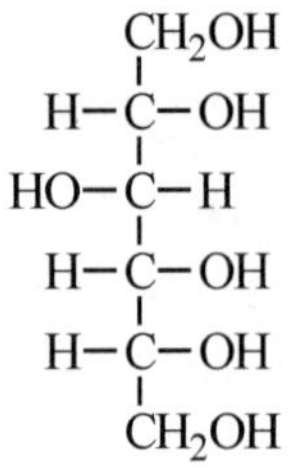　　　　　　　　山梨醇 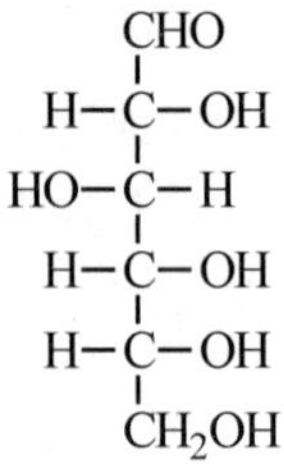　　　　　　　　葡萄糖

氨苯蝶啶（Triamterene）为蝶啶类衍生物，也具有利尿作用，主要作用于集合管，直接抑制钠离子的重吸收，为保钾利尿药，但其利尿作用较弱，一般与苯并噻嗪类药物合用。阿米洛利（Amiloride）为氨基吡嗪类衍生物，是目前保钾利尿药中作用最强的药物，一般不单独使用，常与其他利尿药组成复方制剂应用，以增强其他利尿药的利尿作用，并可减少钾的丢失。

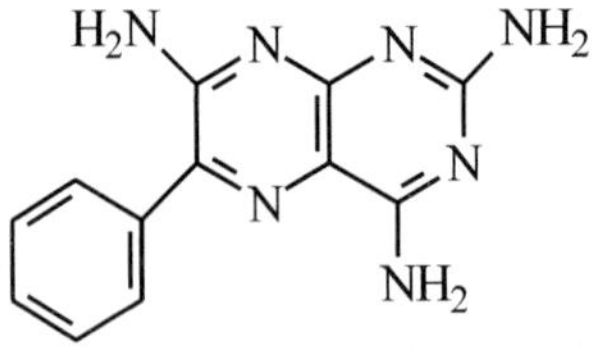

氨苯喋啶 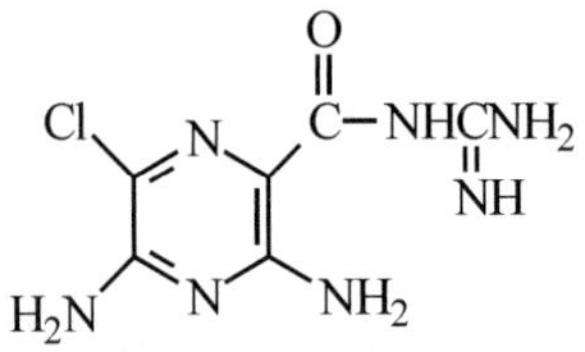　　　　　　　　　　　　阿米洛利

思考题 6.3　*试总结利尿药的主要类型及各类药物的作用特点。*

氢氯噻嗪（Hydrochlorothiazide）

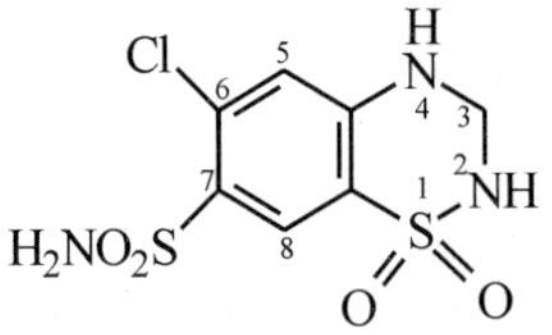

化学名为 6 - 氯 - 3，4 - 二氢 - 2H - 1，2，4 - 苯并噻二嗪 - 7 - 磺酰胺 - 1，1 - 二氧化物。

本品为白色结晶性粉末，无臭，味微苦，mp 为 265 ℃～273 ℃（分解）。本品溶于丙酮，微溶于乙醇，在水、氯仿、乙醚中不溶。

本品结构中含有两个磺酰胺基，因磺酰基的吸电子效应，其均为酸性基团，所以本品可溶于氢氧化钠溶液中，但同时发生缓缓水解，受热后水解加速，生成 5 - 氯 - 2，4 - 二磺酰胺基苯胺，该水解产物含有芳伯氨基，经重氮化反应后，再与酚或胺发生偶合，生成稳定的偶氮化合物。固态的氢氯噻嗪室温可贮存 5 年，未见明显降解，对日光稳定，但不能在强光下暴晒。

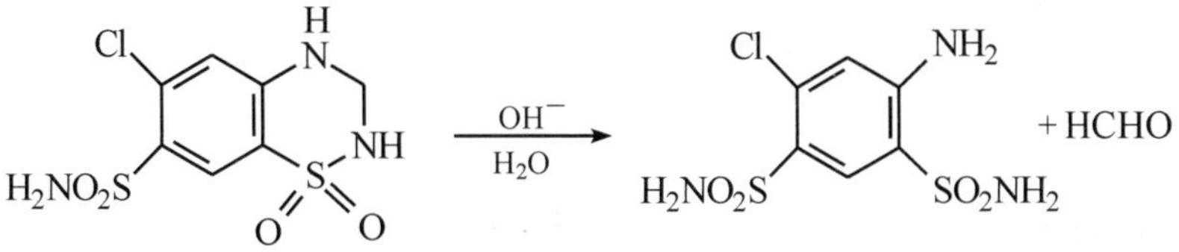

本品口服后易吸收，生物利用度达 65% ~70%，在体内不经代谢以原药形式排泄。

本品为中等程度水肿的首选药物，可用于各种类型的水肿及高血压的治疗，大剂量或长期服用时应与氯化钾同服。

呋塞米 （Furosemide）

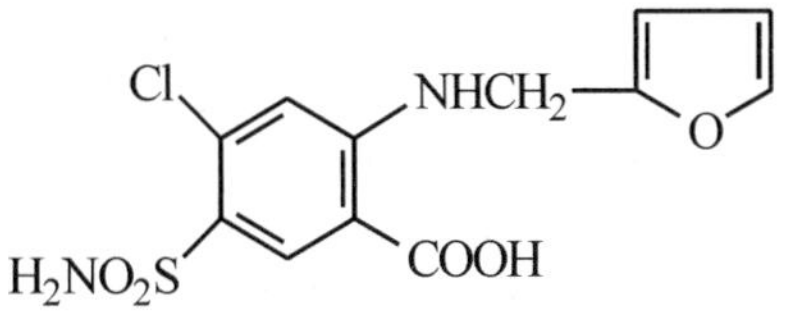

化学名为 5 - 氨磺酰基 - 4 - 氯 - 2 - ［（2 - 呋喃甲基）氨基］苯甲酸。

本品为白色或微黄色结晶性粉末，无臭，无味，mp 为 206 ℃ ~210 ℃。熔融时本品同时分解。本品不溶于水，可溶于乙醇、甲醇、丙酮及碱性溶液中，略溶于乙醚、氯仿。本品具有酸性，其 pK_a 为 3.9。

本品完全没有碳酸酐酶的抑制作用，主要作用于肾脏髓质升支部位，有很强的抑制重吸收的作用，起效快，但作用时间短。

本品为强效、速效利尿药，临床上用于治疗心因性水肿、肾性水肿、肝硬化腹水等，多用于对其他利尿药无效的严重病例，还有温和的降低血压的作用。本品口服有效，也可由其他途径（如注射）给药。

依他尼酸 （Ethacrynic Acid）

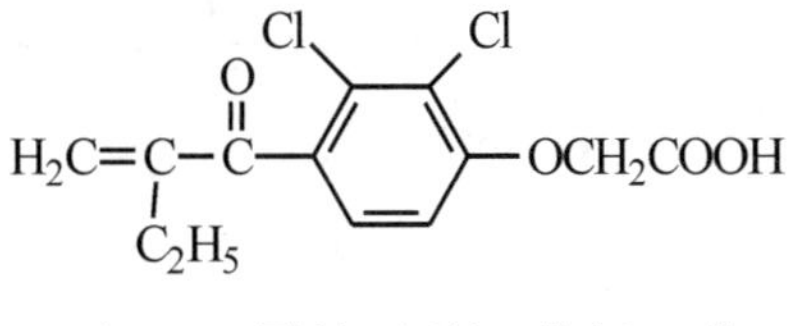

化学名为 2，3 - 二氯 - 4 - （2 - 亚甲基丁酰）苯氧乙酸，又名为利尿酸。

本品为白色结晶性粉末，无臭，味微苦涩，mp 为 121 ℃ ~125 ℃。本品不溶于水，易溶于乙醚和乙醇。本品具有酸性，其 pK_a 为 3.50。

本品的水溶液不稳定，尤其在碱性溶液中易分解，生成 2，3 - 二氯 - 4 - 丁酰基苯氧乙酸和甲醛。

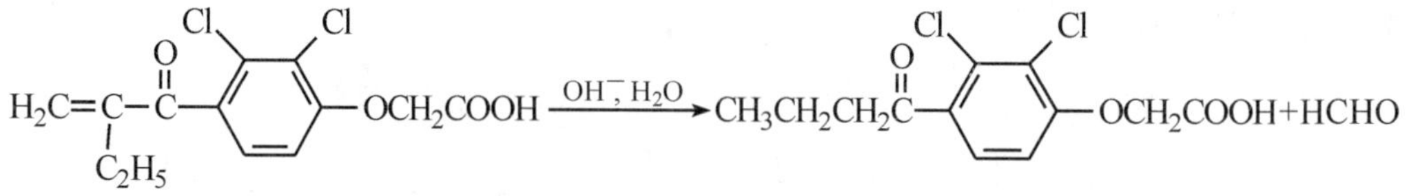

本品利尿作用强而迅速，时间较短，可用于治疗慢性充血性心力衰竭、肝硬化水肿、肺水肿、脑水肿、肾性水肿等，用量过大或长期服用可引起低血钾。

螺内酯（Spironolactone）

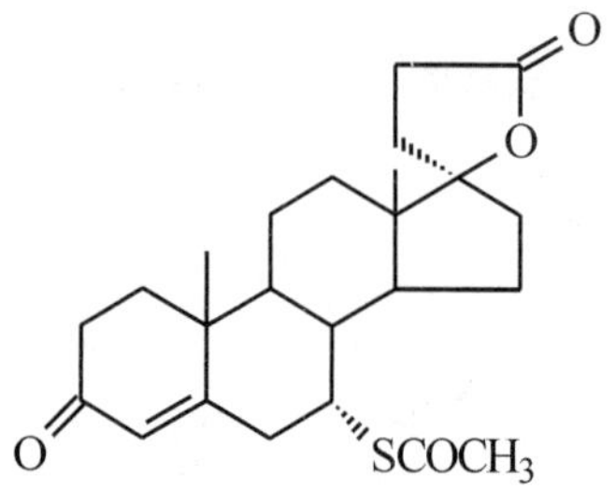

化学名为 17β - 羟基 - 7α - 乙酰硫基 - 3 - 氧 - 17α - 孕甾 - 4 - 烯 - 21 - 羧酸 - γ - 内酯。

本品为白色或类白色结晶性粉末，微有硫醇臭，mp 为 203 ℃~209 ℃，熔融时本品同时分解。本品难溶于水，极易溶于氯仿，易溶于苯、醋酸乙酯，溶于乙醇。本品有旋光性，$[\alpha]_D^{20}$ 为 $-33°$ ~ $-36°$（氯仿）。本品在空气中稳定，室温放置 7 天，未见变色。

本品口服后，大约 70% 螺内酯立即被吸收，但在肝脏很容易被代谢，脱去乙酰硫基，生成坎利酮和坎利酮酸。坎利酮为活性代谢物，也是醛固酮受体的拮抗剂，坎利酮的内酯环易水解生成坎利酮酸，为无活性的代谢物，但它很容易酯化为坎利酮。

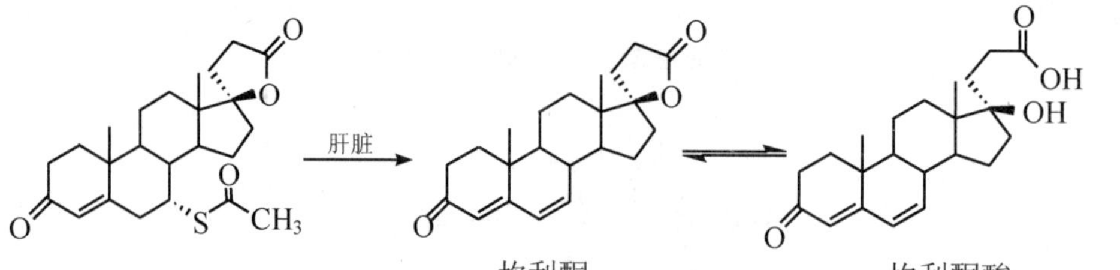

坎利酮 坎利酮酸

本品为盐皮质激素（醛固酮）的完全拮抗剂，有抑制排钾和重吸收钠的作用，同时大大减少水的重吸收，从而具有利尿作用。

本品利尿作用慢、弱而持久，而氢氯噻嗪作用较快、较强，螺内酯的保钾作用可抵消氢氯噻嗪的缺钾副作用，两者合用后疗效增加，不良反应减少。

本品临床上主要用于治疗醛固酮增多而引起的顽固性水肿，主要副作用为高血钾症，还有抗雄激素作用。

本章小结

1. 中枢兴奋药按化学结构可分为黄嘌呤类、酰胺类及其他类。其中吡乙酰胺类发展较快，临床上主要用于改善脑功能和促智。

2. 利尿药胺化学结构可分为磺酰胺类及苯并噻嗪类、苯氧乙酸类、甾类及其他类，其中磺酰胺类及苯并噻嗪类利尿药是对磺胺类药物进行结构改造而得的，为临床上广泛使用的利尿药。

习　　题

1. 中枢兴奋药按药物的作用部位可分为哪几类？按药物的化学结构可分为哪几类？分别举例说明。

2. 比较咖啡因、可可碱和茶碱的化学结构有何不同，并说明三者药理作用的差异。

3. 咖啡因在水中的溶解度很小，如何增加其在水中的溶解度？

4. 试举出几例促智药物，写出其药名、化学结构及临床用途。

5. 利尿药有哪些结构类型？为什么螺内酯常与氢氯噻嗪合用？

6. 试比较螺内酯、呋塞米、依他尼酸、氢氯噻嗪等利尿药的作用特点。

第7章

抗过敏药和抗溃疡药

引言

过敏性疾病和消化道溃疡疾病是人类常见的多发疾病。这两类疾病都与体内的活性物质组胺（Histamine）有很大关系。组胺通过作用于组胺受体而产生生理与病理效应。

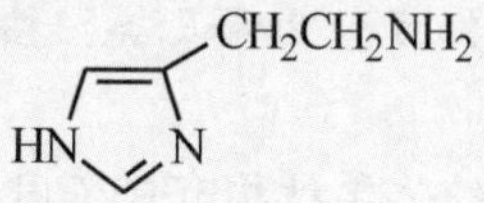

$$CH_2CH_2NH_2$$

组胺

组胺受体主要有 H_1 受体和 H_2 受体两种亚型。组胺兴奋 H_1 受体，会引起血管扩张，毛细血管通透性增加，导致血浆渗出，局部组织红肿、有痒感；还可使支气管平滑肌收缩，导致呼吸困难。组胺兴奋 H_2 受体，则会引起胃酸和胃蛋白酶分泌增加，形成消化性溃疡。因此，H_1 受体拮抗剂在临床上用作抗过敏药，H_2 受体拮抗剂在临床上用作抗溃疡药。

学习目标

你学完本章后应达到如下要求：

1. 掌握 H_1 受体拮抗剂及 H_2 受体拮抗剂的结构类型。

2. 熟悉 H_1 受体拮抗剂和 H_2 受体拮抗剂的作用机理和构效关系。

3. 了解 H_1 受体拮抗剂、H_2 受体拮抗剂和质子泵抑制剂的发展过程及最新进展。

4. 掌握苯海拉明、氯苯那敏、赛庚啶、西咪替丁、雷尼替丁、法莫替丁、奥美拉唑的结构、理化性质及临床应用特点。

5. 熟悉盐酸雷尼替丁的制备。

7.1 抗过敏药

临床使用的抗过敏药（Antiallergic Drugs）主要是 H_1 受体拮抗剂。1933 年人们发现哌罗克生（Piperoxan）对由吸入组胺气雾剂引发的支气管痉挛有保护作用，从而开始了对 H_1 受体拮抗剂的研究，陆续上市了一批经典的 H_1 受体拮抗剂，被称为第一代抗组胺药，其对 H_1 受体选择性差，多数药物有镇静副作用。20 世纪 80 年代后人们开发上市了第二代抗组胺药，具有对 H_1 受体选择性高，无镇静副作用等特点，又称为非镇静性 H_1 受体拮抗剂。

7.1.1　经典的 H_1 受体拮抗剂

按化学结构，经典的 H_1 受体拮抗剂可以分为乙二胺类、氨基醚类、丙胺类和三环类。

1. 乙二胺类

乙二胺类药物的结构通式如下：

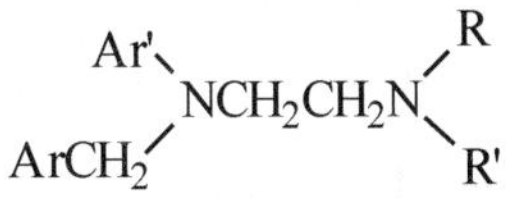

1943 年发现的芬苯扎胺（Phenbenzamine）为本类第一种临床应用的抗组胺药，其活性高，毒性较低。随后人们对其结构进行改造，又得到了曲吡那敏（Tripelennamine）等药物，曲吡那敏的抗组胺活性强而持久，且副作用较小，至今仍是临床上常用的抗组胺药物。

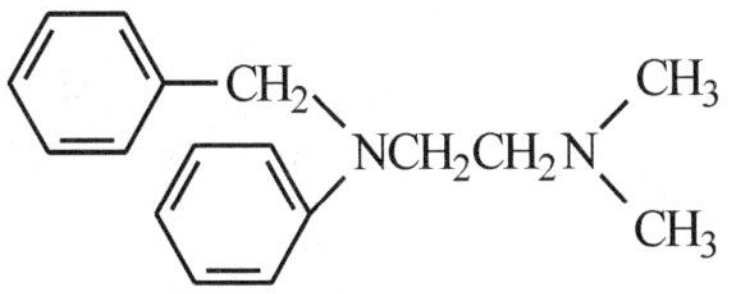

芬苯扎胺

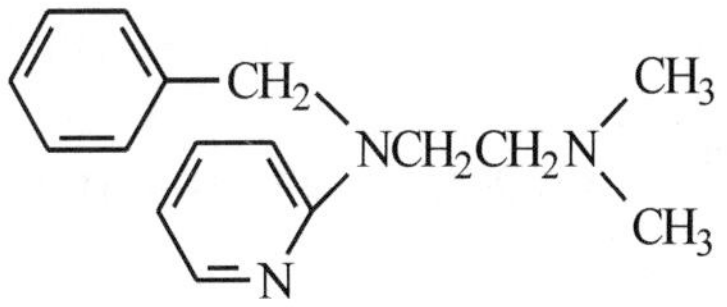

曲吡那敏

将乙二胺的两个氮原子组成一个哌嗪环，则构成哌嗪类药物，它同样具有很好的抗组胺活性，而且作用时间较长，如氯环力嗪（Chlorcyclizine，氯环利嗪）、布克利嗪（Buclizine）及西替利嗪（Cetirizine）等。其中，西替利嗪作用强而持久，由于其分子呈两性离子，不易穿透血脑屏障，故其大大减少了镇静副作用（为非镇静性 H_1 受体拮抗剂）。

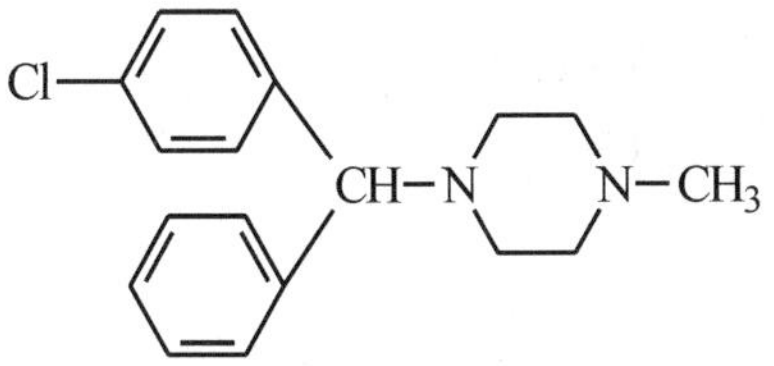

氯环利嗪

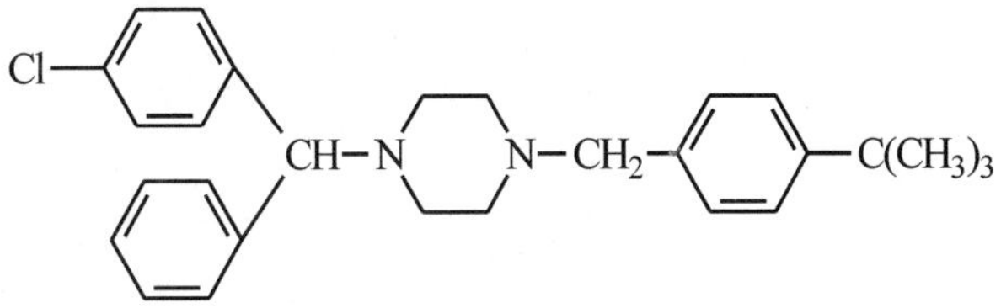

布克利嗪

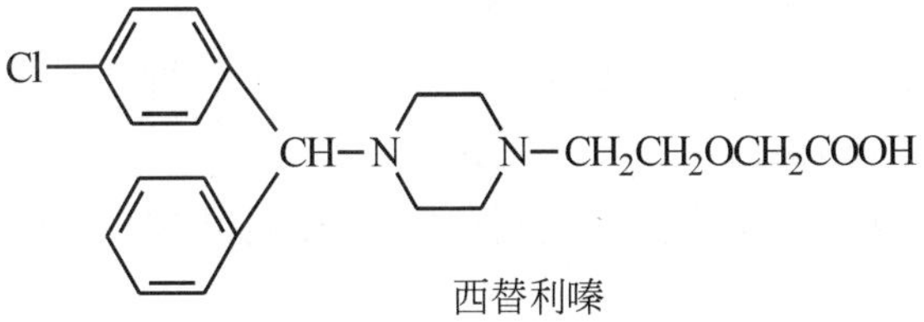

西替利嗪

2. 氨基醚类

将乙二胺类药物中的 $\underset{ArCH_2}{\overset{Ar'}{\diagdown}}N—$ 置换为 $\underset{Ar}{\overset{Ar'}{\diagdown}}CHO—$，则得到氨基醚类抗组胺药。

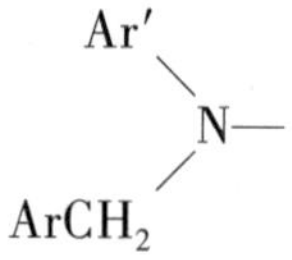

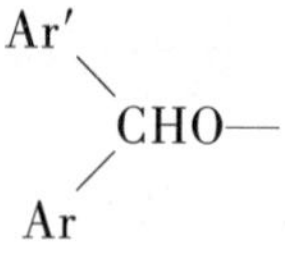

其结构通式如下：

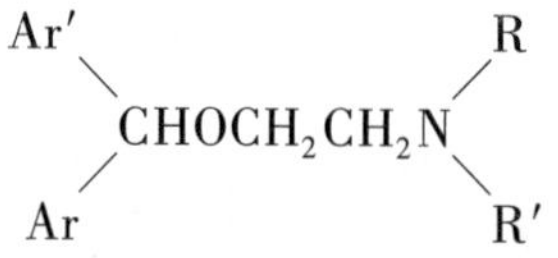

$$\underset{Ar}{\overset{Ar'}{\diagdown}}CHOCH_2CH_2N\underset{R'}{\overset{R}{\diagup}}$$

1943 年报道的苯海拉明（Diphenhydramine）具有较好的抗组胺活性，为临床上常用的抗组胺药物之一，人们常用其盐酸盐。除用于抗过敏外，其还有防晕动病作用。缺点为其有嗜睡和中枢抑制副作用。为了克服这一缺点，将其与中枢兴奋药 8 - 氯茶碱结合成盐，称为茶苯海明（Dimenhydrinate，晕海宁、乘晕宁），为常用抗晕动病药。

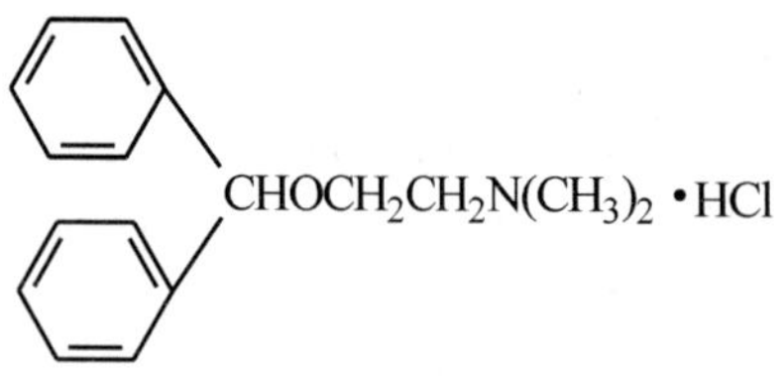

盐酸苯海拉明

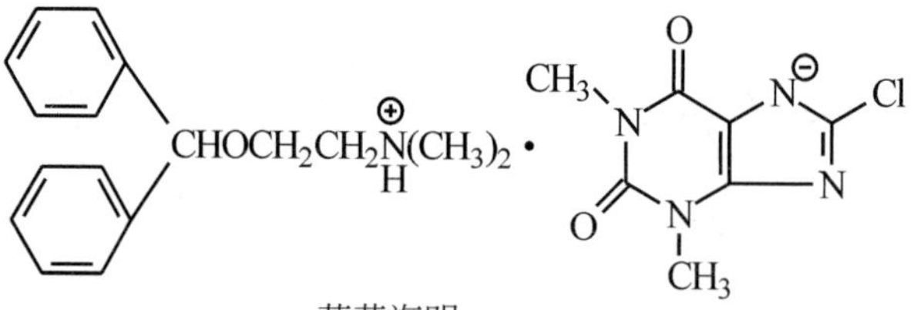

茶苯海明

思考题7.1 苯海拉明的主要副作用是什么？为什么将其与 8 - 氯茶碱合用？

对苯海拉明进行结构改造，又可获得一些活性更优的氨基醚类抗组胺药，如卡比沙明（Carbinoxamine）、氯马斯汀（Clemastine）等。

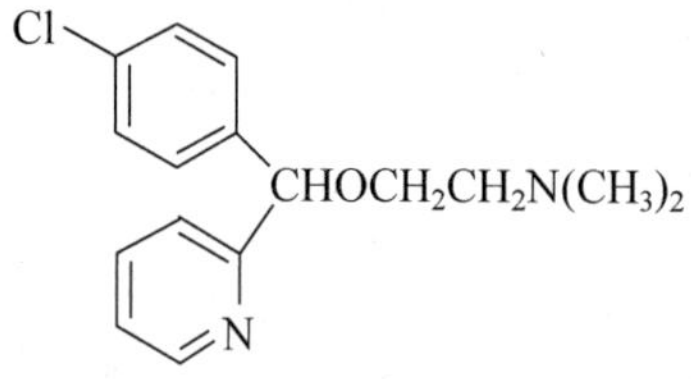

卡比沙明

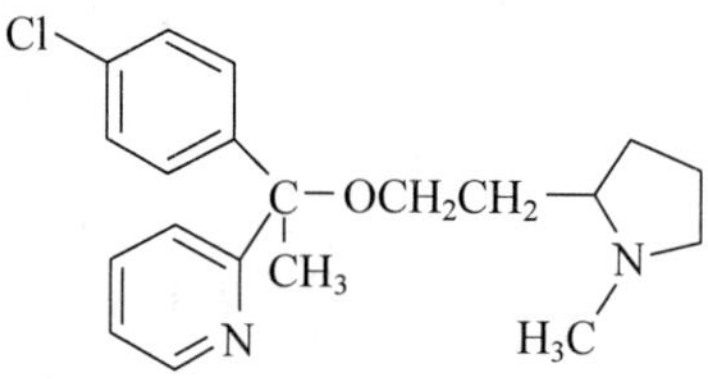

氯马斯汀

3. 丙胺类

将乙二胺类药物中的 $\underset{ArCH_2}{\overset{Ar'}{\diagdown}}N—$ 换成 $\underset{Ar}{\overset{Ar'}{\diagdown}}CH—$ 则得到丙胺类抗组胺药。由于该类药物的脂溶性较乙二胺类和氨基醚类药物强，因而抗组胺作用很强，作用时间也长。其结构通式如下：

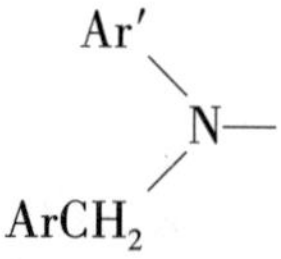

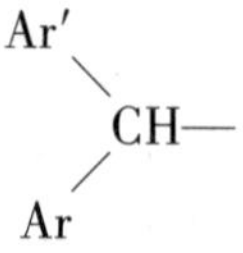

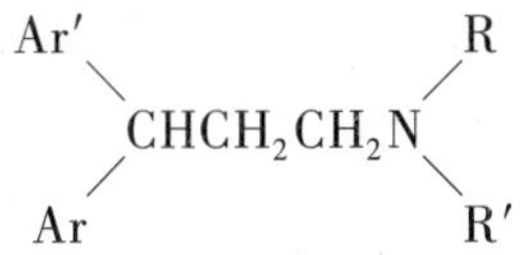

这类药物有非尼那敏（Pheniramine）、氯苯那敏（Chlorpheniramine）和溴苯那敏（Brompheniramine），均以马来酸盐供药用，后两者的抗组胺作用强而持久。

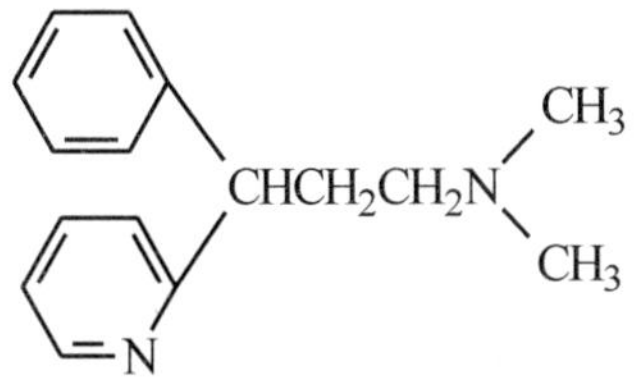

非尼那敏 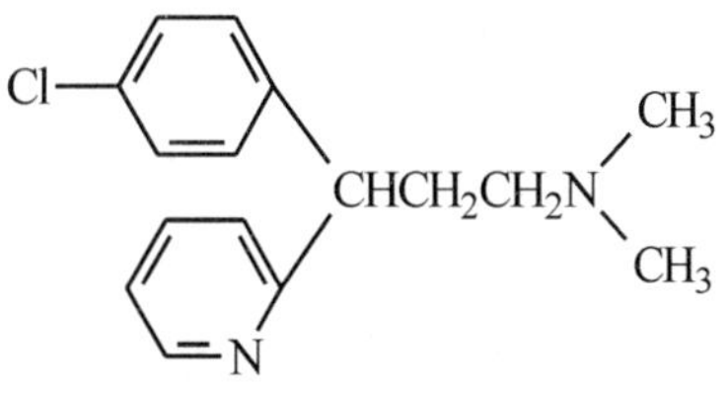   氯苯那敏

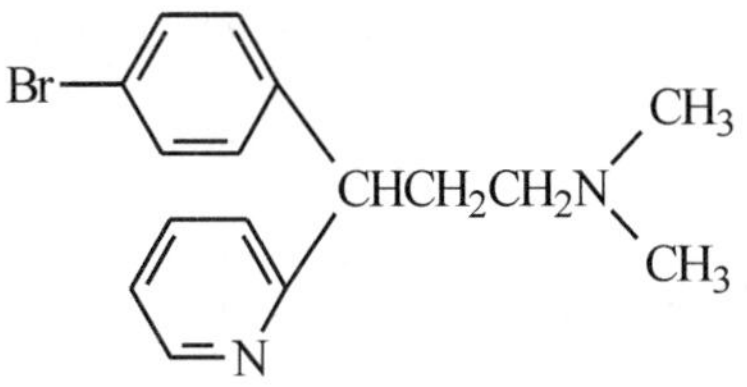

溴苯那敏

对该类药物进行结构改造时，人们发现引入不饱和双键后的化合物同样有很好的抗组胺活性，如阿伐斯汀（Acrivastine）等。阿伐斯汀为两性化合物，难以通过血脑屏障，因此无镇静作用，属于非镇静性 H_1 受体拮抗剂。该类药物存在 Z、E 两种异构体，一般 E 型异构体的活性高于 Z 型异构体。

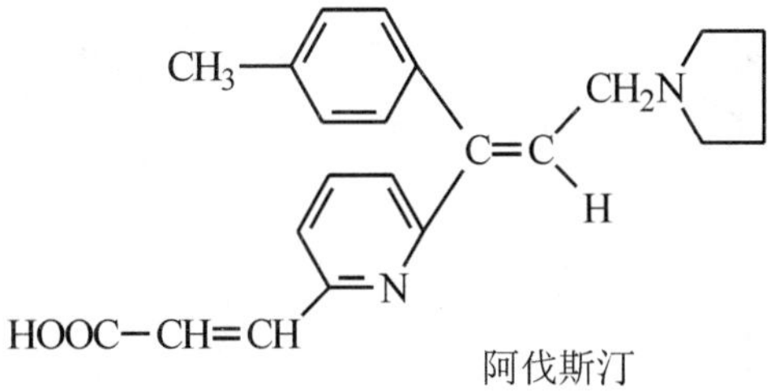

阿伐斯汀

4. 三环类

将乙二胺类、氨基醚类和丙胺类药物分子中的两个芳环通过不同基团在邻位相连，则构成三环类 H_1 受体拮抗剂。其结构通式如下：

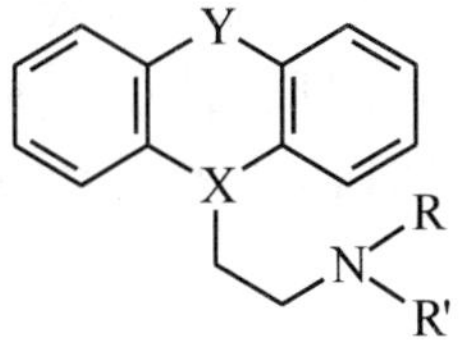

当结构通式中的 X 为氮原子，Y 为硫原子时，则构成吩噻嗪类 H_1 受体拮抗剂，如异丙嗪（Promethazine，非那根），其抗组胺作用比苯海拉明强而持久，由于其结构类似于氯丙嗪，因而镇静副作用较明显。

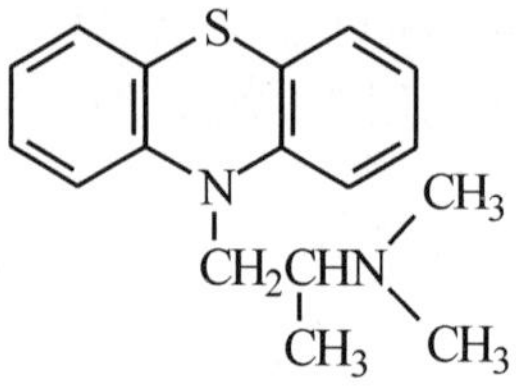

异丙嗪

对吩噻嗪类抗组胺药进行结构改造，得到一系列三环类抗组胺药物。氯普噻吨（Chlorprothixene）的抗组胺活性为苯海拉明的 17 倍，其反式异构体的活性强于顺式异构体。赛庚啶（Cyproheptadine）除有较强的抗组胺作用外，还有抗 5 - 羟色胺及抗胆碱作用，但几乎不影响中枢神经系统。酮替芬（Ketotifen）及氯雷他啶（Loratadine）是赛庚啶的结构类似物。

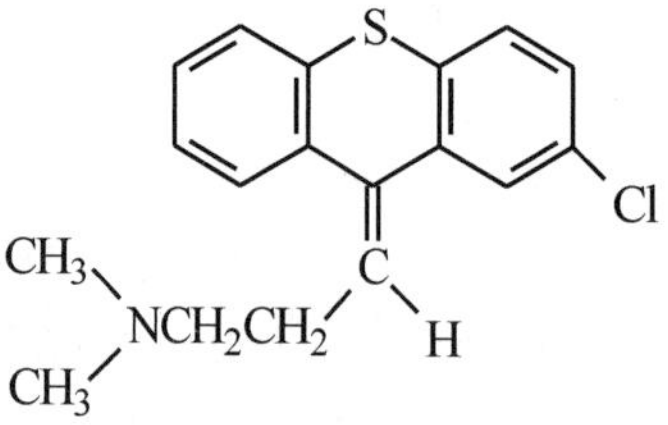

（反式）氯普噻吨

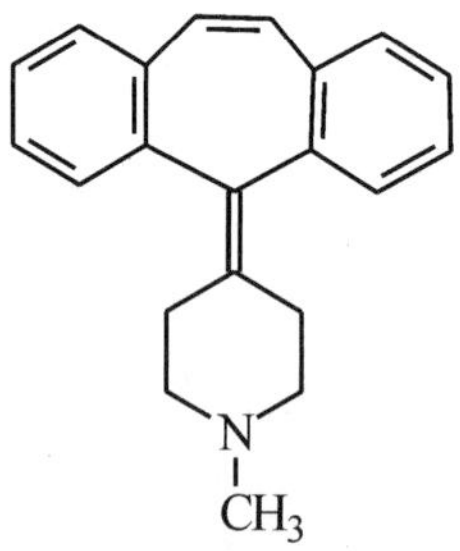

赛庚啶

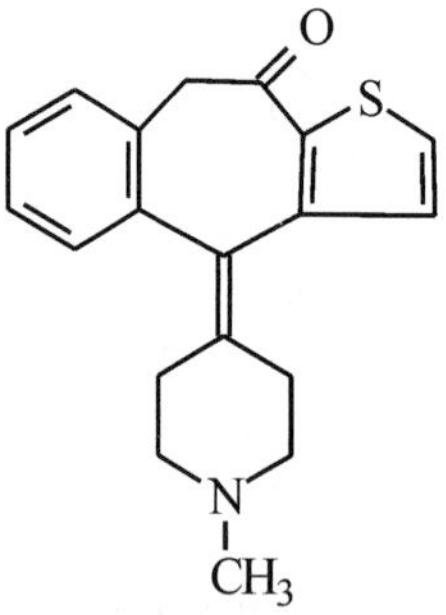

酮替芬

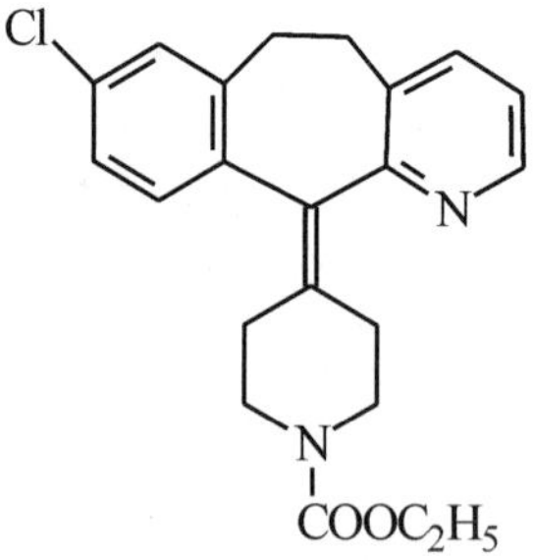

氯雷他啶

酮替芬除具有 H_1 受体拮抗作用外，还具有过敏介质释放抑制作用，多用于哮喘的预防和治疗，但有较强的中枢抑制和嗜睡副作用。氯雷他啶为强效及长效 H_1 受体拮抗剂，可选择性地对抗外周 H_1 受体，因而对中枢神经无抑制作用，属于非镇静性 H_1 受体拮抗剂。

7.1.2　非镇静性 H_1 受体拮抗剂

哌啶类 H_1 受体拮抗剂是非镇静性抗组胺药的主要类型,其中第一种上市的是特非那定(Terfenadine),是人们在研究丁酰苯类抗精神病药物时发现的。其抗组胺作用强,选择性高,可选择性拮抗外周 H_1 受体,无中枢神经抑制作用,临床上用于治疗常年性或季节性鼻炎及过敏性皮肤病。但近年来人们发现特非那定有心脏不良反应,已从市场上撤回。非索非那定(Fexofenadine)是特非那定的活性代谢产物,被开发成药物并在临床上使用,无中枢副作用,且无特非那定的心血管毒性。其他在临床上应用的哌啶类非镇静性抗组胺药有阿司咪唑(Astemizole,息斯敏)、诺阿司咪唑(Norastemizole)、左卡巴斯汀(Levocabastine)等。

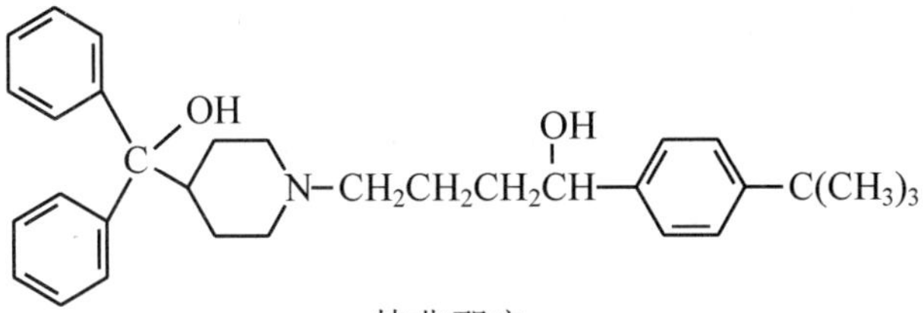

特非那定

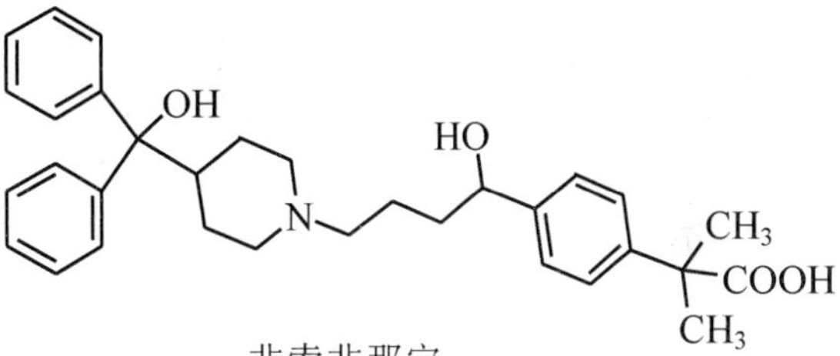

非索非那定

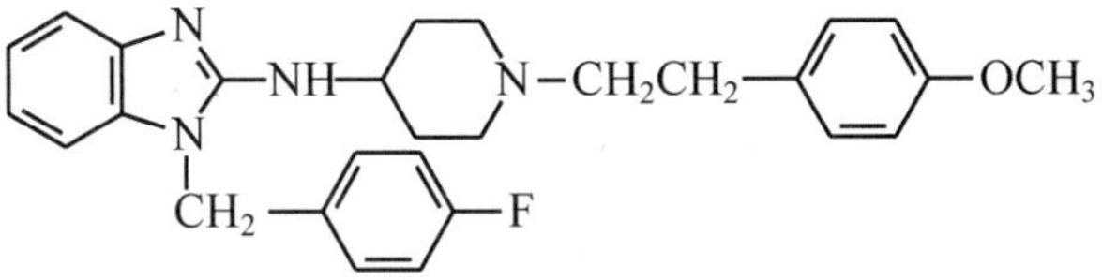

阿司咪唑

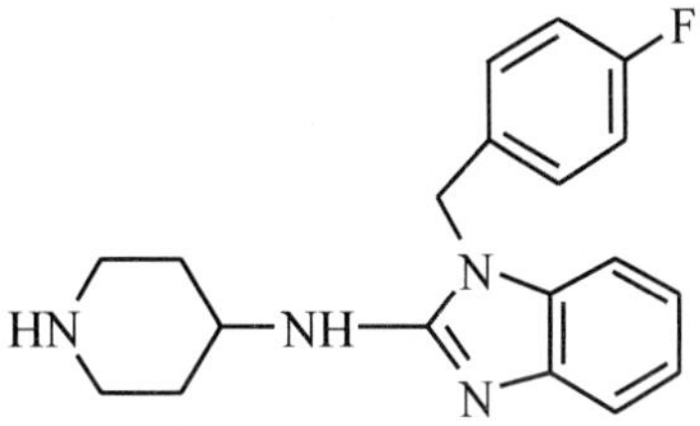

诺阿司咪唑

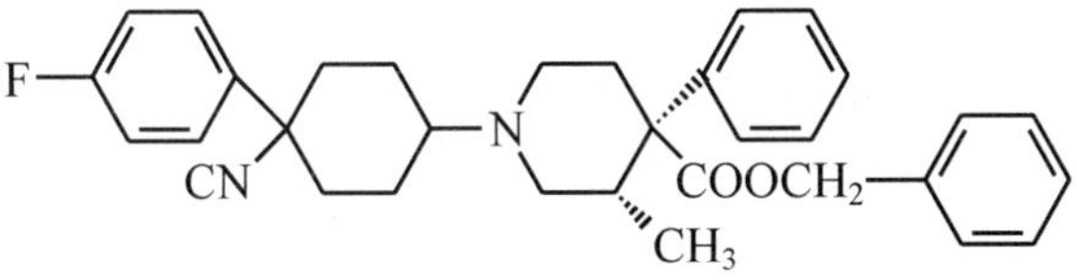

左卡巴斯汀

阿司咪唑是在研究安定药物时发现的,为强效、长效的 H_1 受体拮抗剂,因其不易穿过血脑屏障,所以其不影响中枢神经系统,不良反应少,适用于过敏性鼻炎、过敏性结膜炎、慢性荨麻疹和其他过敏症状。后来人们发现阿司咪唑也存在心律失常等严重不良反应,已将其从市场上撤销。诺阿司咪唑是阿司咪唑的活性代谢物,作用是阿司咪唑的 40 倍,且无阿司咪唑的心脏毒性,已被开发成新药上市。左卡巴斯汀是在阿司咪唑的基础上得到的活性更高的 H_1 受体拮抗剂,作用快而持久,且心血管不良反应较少。

思考题 7.2　试总结经典的 H_1 受体拮抗剂的主要结构类型。

思考题 7.3　西替利嗪、阿伐斯汀、氯雷他啶及特非那定均为非镇静性 H_1 受体拮抗剂,分别说明这四种药物对中枢的镇静作用较小的原因。

盐酸苯海拉明（Diphenhydramine Hydrochloride）

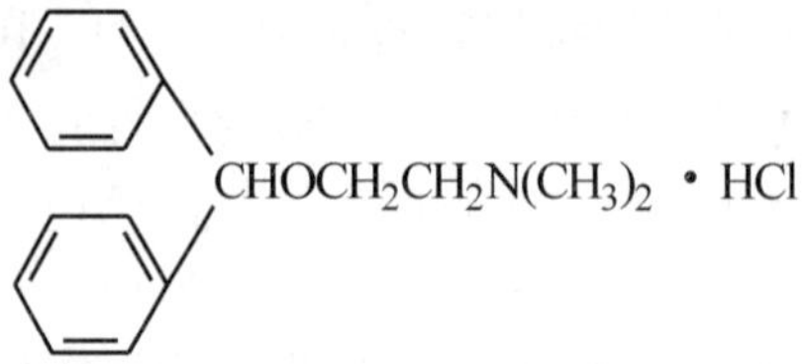

化学名为 N，N - 二甲基 - 2 -（二苯甲氧基）乙胺盐酸盐。

本品为白色结晶性粉末，无臭，味苦，mp 为 167 ℃ ~ 171℃。本品在水中极易溶解，在乙醇或氯仿中易溶，在丙酮中略溶，在乙醚和苯中极微溶解。本品为强酸弱碱盐，呈酸性。

本品纯品对光稳定，当含有二苯甲醇等杂质时，遇光可氧化变色。杂质二苯甲醇可能是由生产过程中带入的，也可能是贮存时分解产生的。

本品为醚类化合物，在碱性溶液中稳定，但遇酸易水解，生成二苯甲醇和 β - 二甲氨基乙醇。

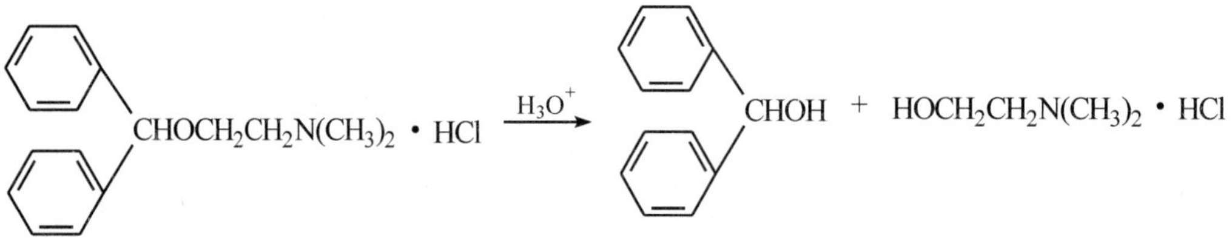

本品口服后，少量以原药排出，大部分经酶催化氧化为 N - 氧化物和 N - 去甲基物。

本品为氨基醚类 H_1 受体拮抗剂，用于治疗过敏性疾病，也可用于乘车、船引起的恶心、呕吐和晕动病的治疗，但中枢抑制作用显著。

马来酸氯苯那敏（Chlorphenamine Meleate）

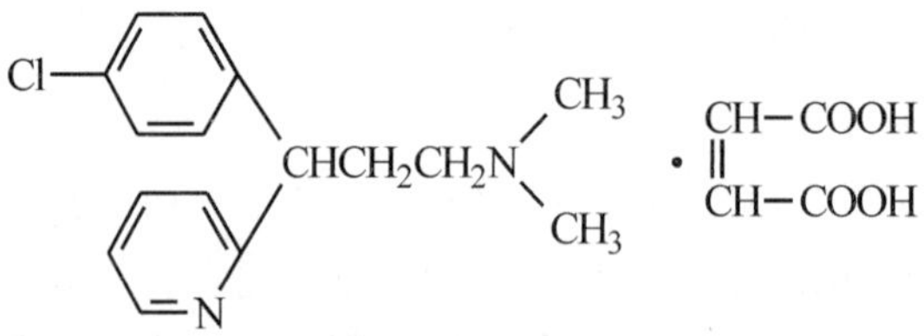

化学名为 γ -（4 - 氯苯基）- N，N - 二甲基 - 2 - 吡啶丙胺马来酸盐，又名为扑尔敏。

本品为白色结晶性粉末，无臭，味苦，有升华性，mp 为 131 ℃ ~ 135 ℃。本品易溶于水、乙醇和氯仿，微溶于乙醇及苯。其 1% 的水溶液的 pH 为 4.0 ~ 5.0。

本品结构中含有一个手性碳原子，存在一对光学异构体，其 S 构型的右旋体的活性比 R 构型的左旋体的活性高，临床上用其外消旋体。

本品口服后吸收迅速而完全，排泄缓慢，作用持久。其代谢物主要有 N - 去甲基氯苯那敏、N－去二甲基氯苯那敏及氯苯那敏 N－氧化物等。

本品为丙胺类 H_1 受体拮抗剂，作用强而持久，对中枢抑制作用轻，嗜睡副作用较小，适用于日间服用，用于荨麻疹、花粉症（枯草热）、过敏性鼻炎等。

盐酸赛庚啶（Cyproheptadine Hydrochloride）

$\cdot HCl \cdot 1\frac{1}{2} H_2O$

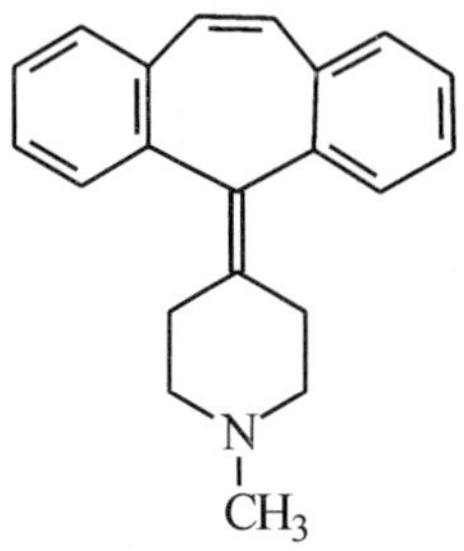

化学名为 1－甲基－4－(5H－二苯并［a，d］环庚三烯－5－亚基) 哌啶盐酸盐倍半水合物。

本品为白色或微黄色结晶性粉末，几乎无臭，味微苦，mp 为 252 ℃～253 ℃（分解）。本品在甲醇中易溶，在氯仿中溶解，在乙醇中略溶，在水中微溶，在乙醚中几乎不溶。其水溶液呈酸性。

本品在体内的主要代谢物为 N－脱甲基物、苯环或哌啶环的羟基化物以及形成的相应的葡萄糖醛酸苷。

本品为三环类 H_1 受体拮抗剂，其作用比马来酸氯苯那敏强，而且具有抗 5－羟色胺及抗胆碱作用，临床上适用于荨麻疹、湿疹、皮肤瘙痒症及其他过敏性疾病，也可治疗偏头痛。

7.1.3　经典的 H_1 受体拮抗剂的构效关系

经典的 H_1 受体拮抗剂的基本化学结构可以归纳为如下通式：

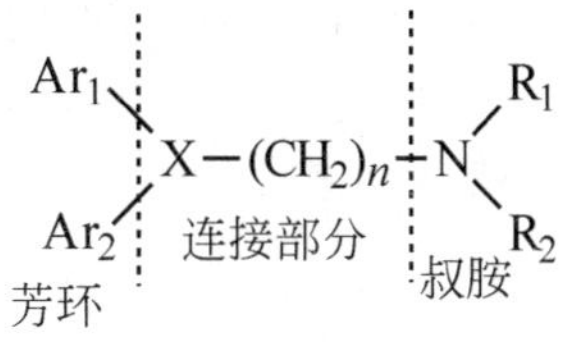

（1）在通式中，Ar_1 为苯环、杂环或取代杂环，Ar_2 为另一个芳环或芳甲基；X 可以为 $>CHO-$，$>N-$，$>CH-$；n 一般为 2～3，使芳环和叔氮原子之间距离保持在 5～6 Å；$-N\begin{matrix}R_1\\R_2\end{matrix}$，一般为二甲氨基或含氮的小杂环。

凡符合上述结构式的化合物均有 H_1 受体拮抗活性。

（2）通式中的两个芳环 Ar_1 和 Ar_2 不处于同一平面时，该结构具有最大的抗组胺活性，否则活性降低。如苯海拉明的两个苯环由于空间位阻而不共平面，因而活性高。而其芴状衍生物（两个苯环经过一个 σ 键连接）中的两个苯环共平面，它的活性仅为苯海拉明的 1/100。

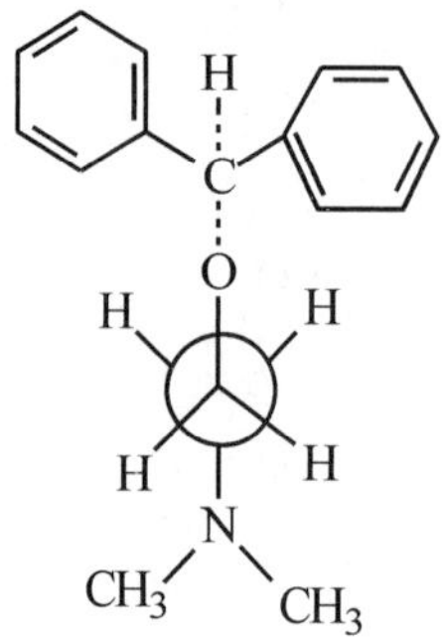

苯海拉明 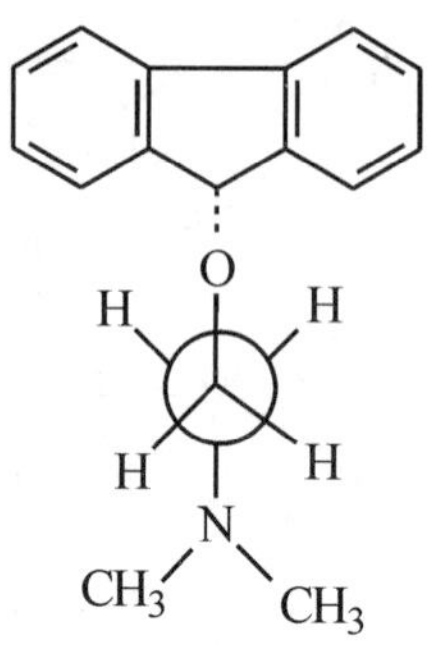　　　　　　　　　　　　　　　苯海拉明的芴状衍生物

（3）H_1 受体拮抗剂中的几何异构体有立体选择性，显示不同的活性，一般反式异构体的活性高于顺式异构体的活性。如反式（E）曲普利啶（Triprolidine）的活性为顺式（Z）异构体的活性的 1 000 倍。

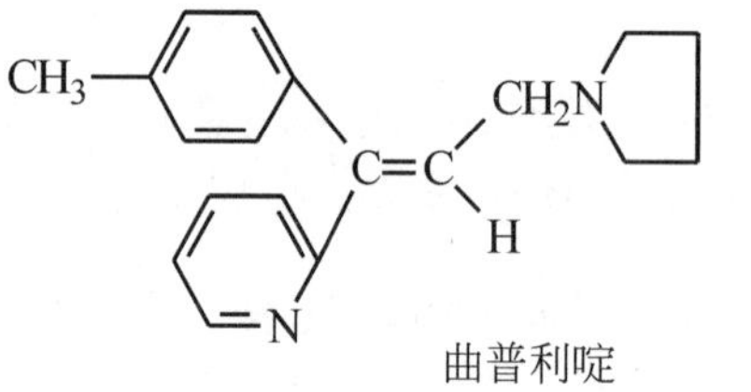

曲普利啶

（4）H_1 受体拮抗剂中的光学异构体之间的抗组胺活性也有很大差别，如氯苯那敏、溴苯那敏、卡比沙明等药物的右旋体的活性均较左旋体的活性高。这显示出具有立体选择性活性的药物，手性中心必须位于邻近芳环的部位，另一些药物如异丙嗪等，手性中心则位于邻近二甲氨基的部位，其异构体之间的活性和毒性均无很大差异。

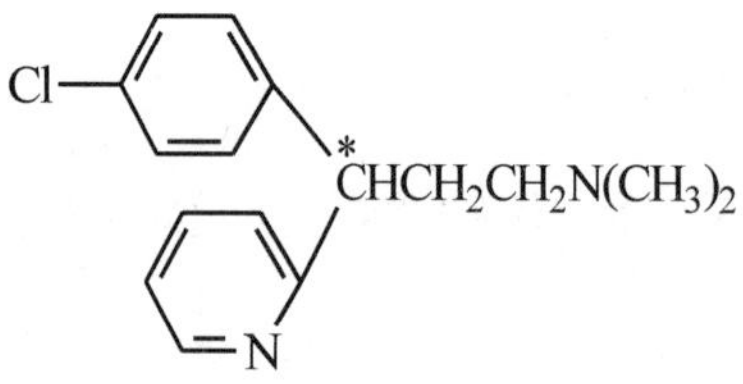

氯苯那敏 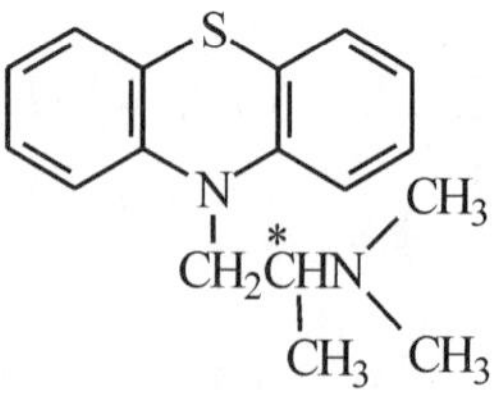　　　　　　　　　　　　　　　异丙嗪

思考题 7.4　试理解 H_1 受体拮抗剂的构效关系。

7.2 抗溃疡药

消化性溃疡疾病是人类的一种常见多发病,多发生在胃幽门和十二指肠处,此类疾病是由于胃酸分泌过多,超过了胃黏液对胃的保护能力和十二指肠液中和胃酸的能力,从而引起胃黏膜损伤,发生溃疡。

目前临床使用的抗溃疡药物(Antiulcer Drugs)种类很多,本节只介绍现在临床常用的抑制胃酸分泌的 H_2 受体拮抗剂和质子泵抑制剂。

7.2.1 H_2 受体拮抗剂

1. H_2 受体拮抗剂的发展

1975 年 H_2 受体拮抗剂西咪替丁(Cimetidine)的问世,开辟了寻找抗溃疡药物的新领域,人们开发出一系列不同结构类型的疗效更好的抗溃疡药物,主要有咪唑类、呋喃类、噻唑类、哌啶甲苯醚类等。

(1)咪唑类。早在 20 世纪 60 年代中期,人们发现胃壁细胞里存在促进胃酸分泌的组胺 H_2 受体,人们就试图寻找 H_2 受体拮抗剂以抑制胃酸的分泌。

以组胺为先导化合物,保留其咪唑环而改变侧链,人们发现 N^α – 胍基组胺(N^α – Guanylhistamine)有拮抗 H_2 受体的作用,但只是部分激动剂。将侧链末端的胍基换成碱性较弱的硫脲基,同时将侧链延长至 4 个碳原子,得到咪丁硫脲(Burimamide),其拮抗 H_2 受体的活性比 N^α – 胍基组胺的活性强 100 倍,而且选择性好,成为第一种 H_2 受体拮抗剂,但口服无效。经进一步结构改造,在咪唑环的 5 位引入甲基,将侧链中第二个次甲基换成硫原子,得到甲硫米特(Metiamide),其抑制胃酸分泌作用比咪丁硫脲强 10 倍,能明显提高十二指肠溃疡的愈合率,但其分子中存在硫脲基团,可引起肾损伤和粒细胞缺乏症。后来的研究转向寻找不含硫脲结构的 H_2 受体拮抗剂,1975 年人们以氰胍取代硫脲基,得到西咪替丁(Cimetidine),其成为第一种高效的 H_2 受体拮抗剂。

组胺　　　　　　　　N^α-胍基组胺　　　　　　　　咪丁硫脲

甲硫米特　　　　　　　　　　西咪替丁

西咪替丁为临床上常用的第一代 H_2 受体拮抗剂，主要用于十二指肠溃疡、胃溃疡、上消化道出血等，但中断用药后复发率高，需维持治疗，而且其还有抗雄激素副作用，长期应用可产生男子乳腺发育和性功能障碍，妇女溢乳等副作用。

用脂水分配系数大的 2 - 氨基嘧啶酮代替氰胍结构得到奥美替丁（Oxmetidine），其亲脂性比西咪替丁高，有利于和受体的结合，其抑制胃酸分泌作用比西咪替丁强 15 倍，持续时间也延长。

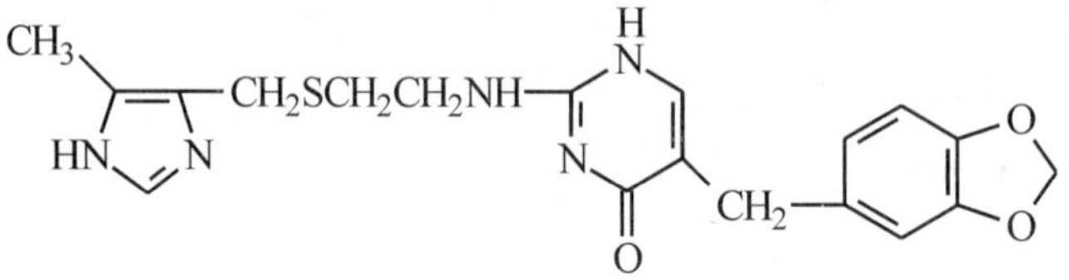

奥美替丁

（2）呋喃类。将西咪替丁的甲基咪唑环换成二甲氨基甲基呋喃环，氰基亚氨基换为硝基甲亚叉基，则得到雷尼替丁（Ranitidine），其抑制胃酸分泌作用较西咪替丁强 5～8 倍，对胃和十二指肠溃疡疗效高，且有速效、长效的特点，其副作用也比西咪替丁低，为第二代 H_2 受体拮抗剂。该药上市不久，其销售量就超过西咪替丁，上市后连续十多年排在世界畅销药物的首位。鲁匹替丁（Lupitidine）也属于呋喃类药物，其抑制胃酸分泌作用强于雷尼替丁。

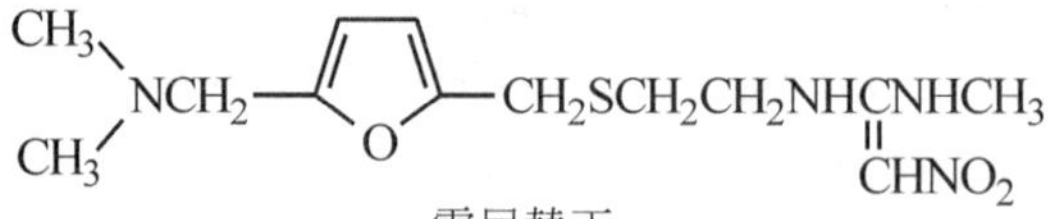

雷尼替丁

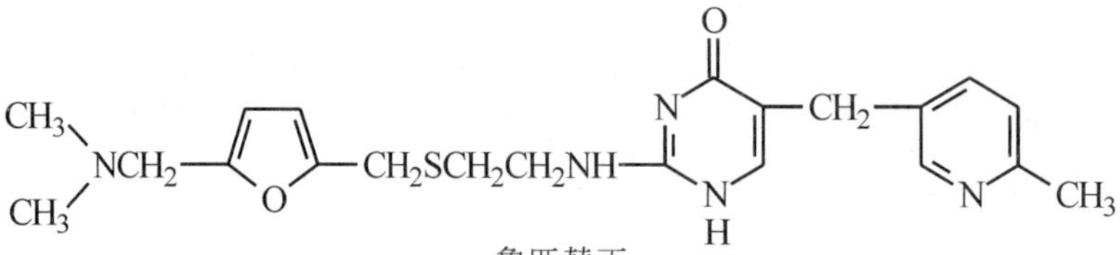

鲁匹替丁

（3）噻唑类。将西咪替丁的甲基咪唑环和氰胍基分别换成胍基噻唑环和氨磺酰脒基，可得到法莫替丁（Famotidine），为高效、高选择性的 H_2 受体拮抗剂，其抑制胃酸分泌作用为西咪替丁的 50 倍，作用时间也延长，对 H_1 受体、M 受体、N 受体、5 - HT 受体，以及 α、β 受体均无作用，亦无抗雄激素的作用，为第三代 H_2 受体拮抗剂。同类药物还有尼扎替丁（Nizatidine），其亲脂性强，生物利用度高达 95％，对心血管、中枢神经系统和内分泌系统无不良反应。

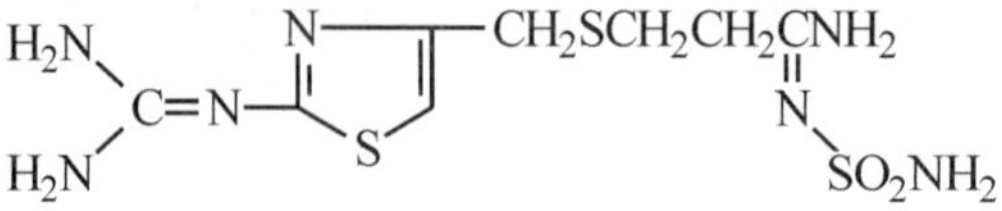

法莫替丁

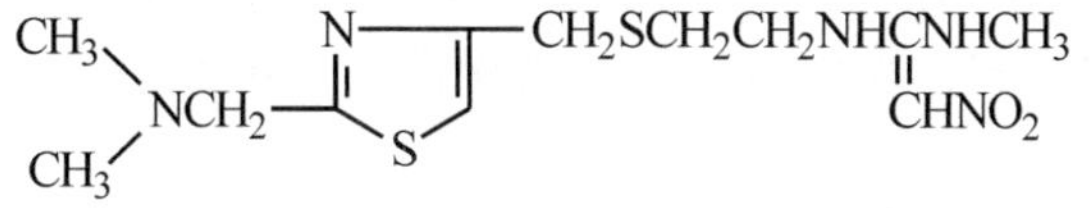

尼扎替丁

（4）哌啶甲苯醚类。哌啶甲苯醚类为新型结构的 H_2 受体拮抗剂，为强效和长效的抗溃疡药。罗沙替丁（Roxatidine）是哌啶甲苯醚类的代表药物，具有强效的抑制胃酸分泌作用，且生物利用度高达 90% 以上，具有起效快、用量少、不良反应少等特点。

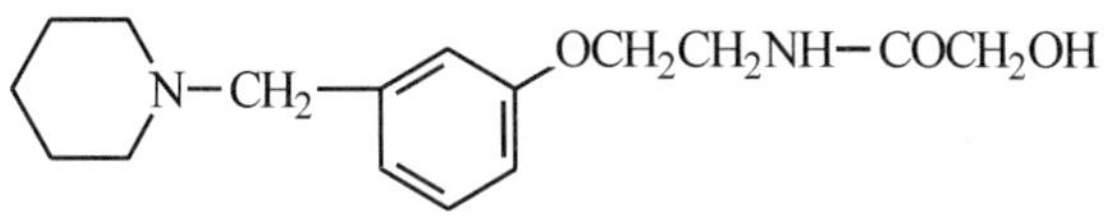

罗沙替丁

思考题 7.5 试理解西咪替丁的发现过程。

思考题 7.6 试比较西咪替丁、雷尼替丁及法莫替丁的化学结构及作用特点。

2. H_2 受体拮抗剂的构效关系

H_2 受体拮抗剂的构效关系表明，大部分 H_2 受体拮抗剂的化学结构由三部分组成：第一部分是碱性芳杂环或碱性基团取代的芳杂环，第三部分是平面的极性基团，这两部分为药效基团，对活性的影响很大。第二部分即中间部分是易曲绕的四原子链（含硫原子为佳）。

| 碱性芳杂环或碱性基团取代的芳杂环 | —— | 易曲绕的四原子链 | —— | 平面的极性基团 |

（1）芳杂环为碱性的咪唑环或碱性基团取代的呋喃环及噻唑环时，H_2 受体拮抗活性较强；当芳杂环被异噻唑或噁唑取代时，由于碱性降低，活性随之降低；用亲脂性更强的芳（杂）环如苯环、噻吩环取代，则活性下降。

（2）平面的极性基团通常具有脲或脒基样的 1，3 - 脒系统（ —NH—C═NH ）结构，是一类平面的、在生理 pH 条件下离子化程度低，但是含有极性强的偶极子的基团。

（3）上述两个组成部分是通过一条易曲绕旋转的柔性链连接起来的，链的长度是 4 个原子。新的研究发现，柔性链也可被刚性的芳环结构取代。

西咪替丁（Cimetidine）

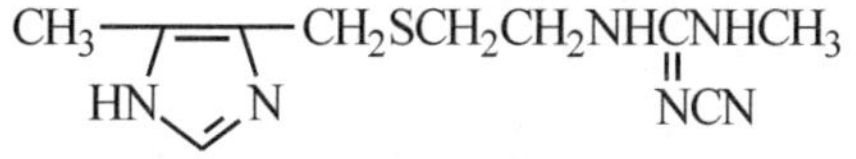

化学名为 N - 氰基 - N' - 甲基 - N'' - [2 - [（5 - 甲基 - 1H - 4 - 咪唑基）甲基] 硫基] 乙基胍。

87

本品为白色或类白色结晶性粉末，几乎无臭，味微苦，mp 为 140 ℃ ~ 146 ℃。本品在甲醇中易溶，在乙醇中溶解，水中微溶，乙醚中不溶。本品的饱和水溶液呈弱碱性，pH 为 9.0。

本品的化学稳定性良好，在室温干燥密闭状态下，5 年内未见分解。

本品具有碱性咪唑环，能与酸成盐而易溶于水。在过量稀盐酸中，氰基慢慢水解成酰胺基，加热则进一步水解生成胍类。

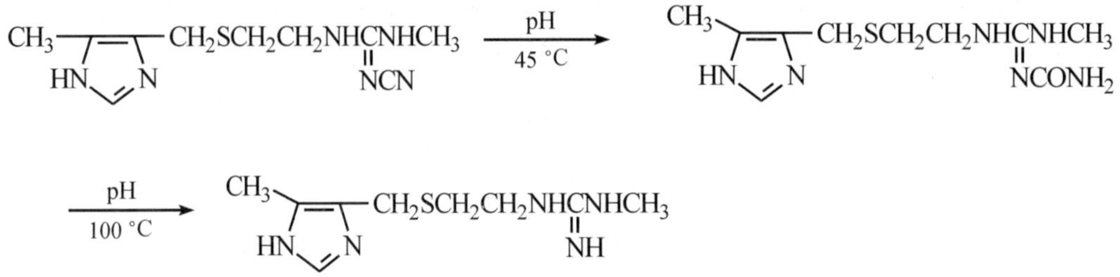

本品口服后吸收迅速，生物利用度约为 70%，大部分以原形随尿排出，主要代谢物为西咪替丁 S - 氧化物，也有少量咪唑环上甲基被氧化成羟甲基的产物。

本品用于治疗胃及十二指肠溃疡，中断用药后复发率高，需维持治疗。

盐酸雷尼替丁 （Ranitidine Hydrochloride）

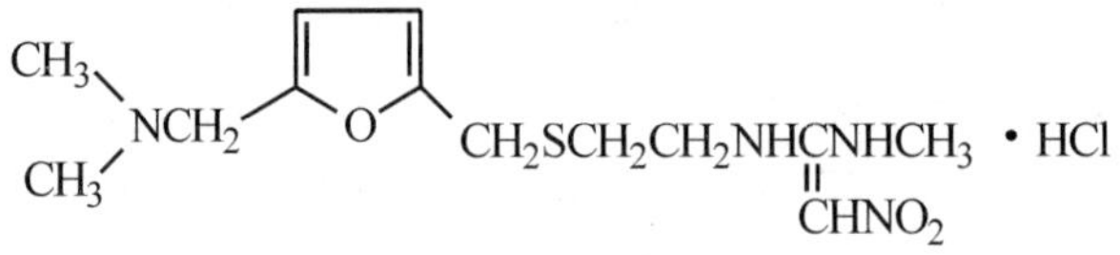

化学名为 N' - 甲基 - N - [2 - [[[5 - [（二甲氨基）甲基] - 2 - 呋喃基] 甲基] 硫代] 乙基] - 2 - 硝基 - 1，1 - 亚乙基二胺盐酸盐。

本品为类白色或浅黄色结晶性粉末，有硫醇异臭，味微苦涩，极易潮解，吸潮后颜色变深。本品为反式体，mp 为 137 ℃ ~ 143 ℃，熔融时同时分解。本品在水和甲醇中易溶，略溶于乙醇，在丙酮中几乎不溶。

本品在室温干燥条件下稳定，保存 3 年后含量不下降，其稳定性受温度影响较大。

本品在体内代谢途径为氧化和去甲基，主要代谢物为雷尼替丁 N - 氧化物，此外还有少量雷尼替丁 S - 氧化物和雷尼替丁 N - 去甲基物。

本品临床上主要用于治疗十二指肠溃疡、良性胃溃疡、术后溃疡和返流性食管炎等，具有高效、速效、长效特点，副作用小而安全。

盐酸雷尼替丁的制备如下：

以 2 - 呋喃甲醇为原料，经曼尼希反应和氯代反应，制得 2 - 氯甲基 - 5 - 二甲氨基甲基呋喃中间体，再与巯乙胺（半胱胺）进行 S - 烷基化，制得 2 - [[5 - [（二甲氨基）甲基] 呋喃甲基] 硫代] 乙胺，最后与 N - 甲基 - 1 - 甲硫基 - 2 - 硝基乙烯胺反应，从而制得雷尼替丁，与盐酸反应，可得盐酸雷尼替丁。也可将 2 - 氯甲基 - 5 - 二甲氨基甲基呋喃中间

体直接与 N – 甲基 – N – （2 – 巯乙基） – 2 – 硝基乙烯脒缩合制得雷尼替丁。

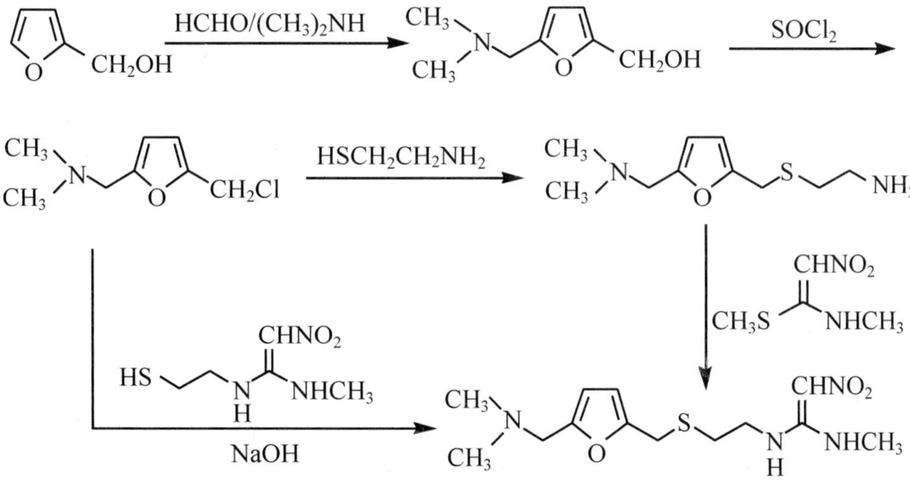

法莫替丁（Famotidine）

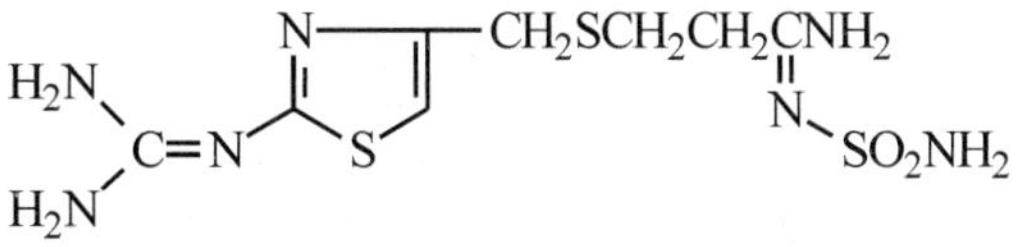

化学名为 N – 氨磺酰基 – 3 – ［［［2 – ［（二氨基亚甲基）氨基］ – 4 – 噻唑基］甲基］硫基］丙脒。

本品为白色针状结晶，无臭，因结晶条件不同，有 A、B 两种晶型，A 型熔点为 167 ℃ ~ 170 ℃，B 型熔点为 159 ℃ ~ 162 ℃。两种晶型的生物活性相同，吸收速度也相同。

本品口服后生物利用度为 40% ~ 50% ，半衰期为 3 ~ 4 h，体内无蓄积倾向。其代谢物只有一种，为法莫替丁 S – 氧化物，主要从尿中排泄。

本品的稳定性较好，其在室温条件下存于氨基酸、葡萄糖、脂肪、电解质、维生素和微量元素的营养液系统中，72 h 稳定不变。

本品为高效的 H_2 受体拮抗剂，选择性强，剂量小，副作用小。临床上本品用于治疗胃及十二指肠溃疡、消化道出血、胃炎、反流性食管炎及卓 – 艾氏综合征等。

7.2.2 质子泵抑制剂

质子泵即 H^+/K^+ – ATP 酶，存在于胃壁细胞中，该酶催化胃酸分泌过程的最后一步，使氢离子和钾离子交换。质子泵抑制剂对各种刺激引起的胃酸分泌均可抑制，比 H_2 受体拮抗剂作用强、选择性高、副作用小。

在早期研究吡啶硫代乙酰胺的抗病毒作用时，人们发现它有抑制胃酸分泌的作用，但对肝脏的毒性较大。对之进行结构改造，得到苯并咪唑类衍生物替莫拉唑（Timoprozole），其具有强烈抑制胃酸分泌的作用，但有阻断甲状腺对碘的摄取的副作用，不能用于临床。人们进一步对其进行结构改造，合成了一系列苯并咪唑类化合物，从中发现了作用强、副作用小的奥美拉唑（Omeprazole）。

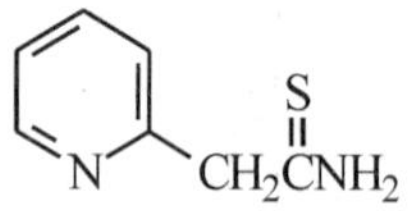

吡啶硫代乙酰胺

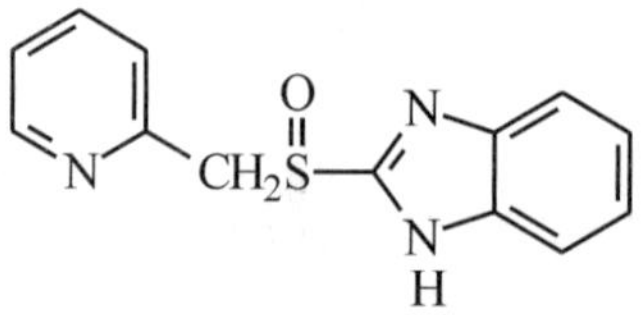

替莫拉唑

奥美拉唑是第一种上市的质子泵抑制剂，对各种原因的胃酸分泌都有强而持久的抑制作用，能使胃、十二指肠溃疡较快愈合，比传统的 H_2 受体拮抗剂治愈率高、速度快、不良反应少。人们对奥美拉唑进行结构改造，得到兰索拉唑（Lansoprazole）、潘妥拉唑（Pantoprazole）等一系列质子泵抑制剂。兰索拉唑为含氟化合物，抑制胃酸分泌的作用比奥美拉唑强 2～10 倍，但治疗效果相似，其亲脂性更强，易透过细胞膜，口服后生物利用度比奥美拉唑高。潘妥拉唑在疗效、稳定性和对胃壁细胞的选择性方面比兰索拉唑更优。

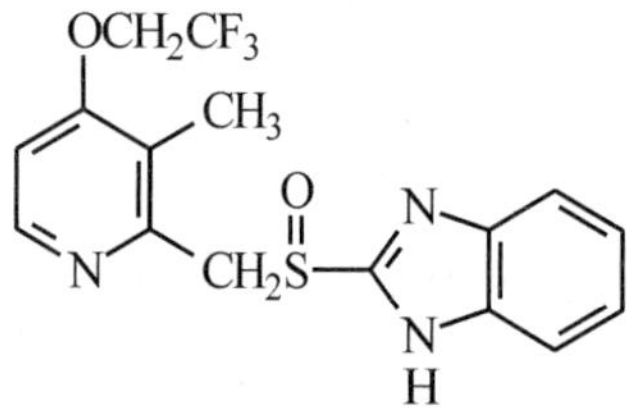

兰索拉唑

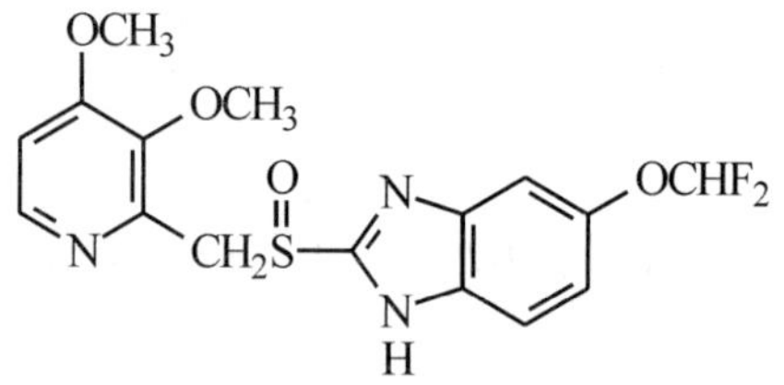

潘妥拉唑

奥美拉唑 （Omeprazole）

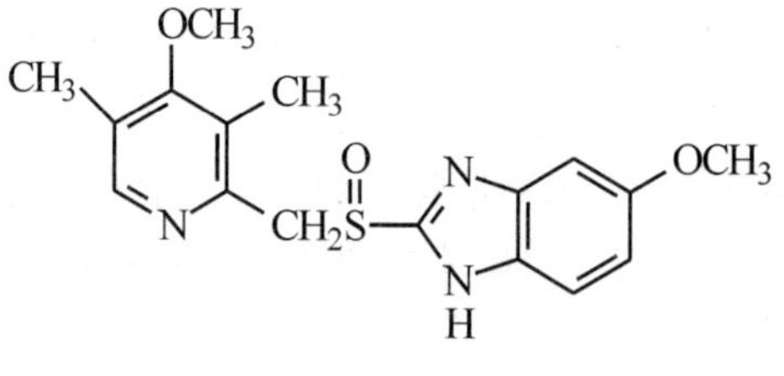

化学名为 5 - 甲氧基 - 2 - [[（4 - 甲氧基 - 3，5 - 二甲基 - 2 - 吡啶基）甲基］亚磺酰基] - 1H - 苯并咪唑，商品名为洛赛克（Losec）。

本品为白色或类白色结晶，mp 为 156 ℃。本品易溶于 DMF（Dimethylformamide，二甲基甲酰胺），溶于甲醇，难溶于水。本品为两性化合物，易溶于碱溶液，在强酸性水溶液中很快分解。

本品因亚砜上的硫为手性原子，存在 R 型和 S 型两种光学异构体，临床上用其外消旋体。埃索美拉唑（Esomeprazole）是奥美拉唑的 S 型异构体，比奥美拉唑抑酸作用强、作用时间更长、血药浓度更高。

本品在体外无活性，进入胃壁细胞中在酸催化下重排为活性物质，与 H^+/K^+ – ATP 酶共价结合，形成无活性复合物，抑制胃酸分泌。

本品对组胺、胃泌素、乙酰胆碱、食物及刺激迷走神经等引起的胃酸分泌皆有强而持久的抑制作用，在治疗消化道溃疡方面，比传统的 H_2 受体拮抗剂的作用更好，具有迅速缓解疼痛、疗程短、愈合率高的优点。

本章小结

1. 组胺受体主要有 H_1 受体和 H_2 受体两种亚型。H_1 受体拮抗剂可用作抗过敏药，H_2 受体拮抗剂可用作抗溃疡药。

2. 经典的 H_1 受体拮抗剂按化学结构可以分为乙二胺类、氨基醚类、丙胺类和三环类，其发展方向是寻找非镇静性 H_1 受体拮抗剂。本章讨论了经典的 H_1 受体拮抗剂的构效关系。

3. H_2 受体拮抗剂是一类可抑制胃酸分泌的抗溃疡药物，主要有咪唑类、呋喃类、噻唑类及哌啶甲苯醚类等，该类药物的发现对消化性溃疡疾病的治疗具有划时代的意义。

4. 质子泵抑制剂为一类新型抗溃疡药物，目前用于临床的药物主要是苯并咪唑类化合物，以奥美拉唑为代表。

习　题

1. 组胺受体有哪几类？其拮抗剂的主要临床用途是什么？说明原因。

2. 经典的 H_1 受体拮抗剂主要有哪些结构类型？写出每类的结构通式，并各举一例药物。

3. 茶苯海明是由哪两种药物组成的？为什么要将这两种药物形成盐来使用？

4. 简述经典的 H_1 受体拮抗剂的构效关系。

5. H_2 受体拮抗剂主要分为哪几类？各举一例药物，写出其名称及化学结构。

6. 为什么质子泵抑制剂比 H_2 受体拮抗剂的抗溃疡作用强？举出两例代表药物。

第 8 章

拟肾上腺素药

引言

　　拟肾上腺素药（Adrenergic drugs）是一类使交感神经兴奋，产生肾上腺素样作用的药物。由于其化学结构均为胺类，而且部分药物又具有儿茶酚的结构，故又称为拟交感胺（Sympathomimetic amines）或儿茶酚胺（Catecholamines）。大部分药物是通过兴奋肾上腺素受体而产生作用，有些药物不与肾上腺素受体结合，但能促进肾上腺素神经末梢释放递质，增加受体周围去甲肾上腺素的浓度而间接地发挥作用。

　　肾上腺素受体主要有 α - 受体和 β - 受体，α - 受体又分为 α_1 - 亚型和 α_2 - 亚型，β - 亚型受体分为 β_1 - 亚型和 β_2 - 亚型。α - 受体兴奋时，主要表现为皮肤黏膜血管和内脏血管收缩，使外周阻力增大，血压上升。β - 受体兴奋时，心肌收缩力加强，心率加快，从而心输出量增加，血压升高；同时松弛血管平滑肌。因此，凡能兴奋 α - 受体及 β - 受体的药物，临床上主要用于升高血压和抗休克，能兴奋 β - 受体（尤其是 β_2 - 受体）的药物，临床上主要用于平喘。

　　临床使用的拟肾上腺素药有三四十种，广泛用作升压药、抗休克药、平喘药等。

学习目标

你学完本章后应达到如下要求：

1. 了解拟肾上腺素药的发展，以及内源性儿茶酚胺类的生物合成及代谢过程。

2. 熟悉拟肾上腺素类药的构效关系。

3. 掌握肾上腺素、异丙肾上腺素、去甲肾上腺素、多巴胺、克仑特罗、沙丁胺醇及麻黄碱的结构、理化性质及临床应用特点。

8.1　内源性神经递质的生物合成

　　去甲肾上腺素（Norepinephrine，NE）是肾上腺素神经末梢所释放的主要递质，在突触前神经细胞内生物合成。首先进入神经元的酪氨酸（Tyrosine）在酪氨酸羟化酶催化下生成 L - 多巴（L - Dopa），再经多巴胺脱羧酶催化脱羧生成多巴胺（Dopamine），进入囊泡中，经多巴胺 β - 羟化酶的立体选择性催化，生成 R 构型的去甲肾上腺素。去甲肾上腺素在 N - 甲基转移酶及甲基供给体 S - 腺苷甲硫氨酸的存在下，形成肾上腺素（Epinephrine）。

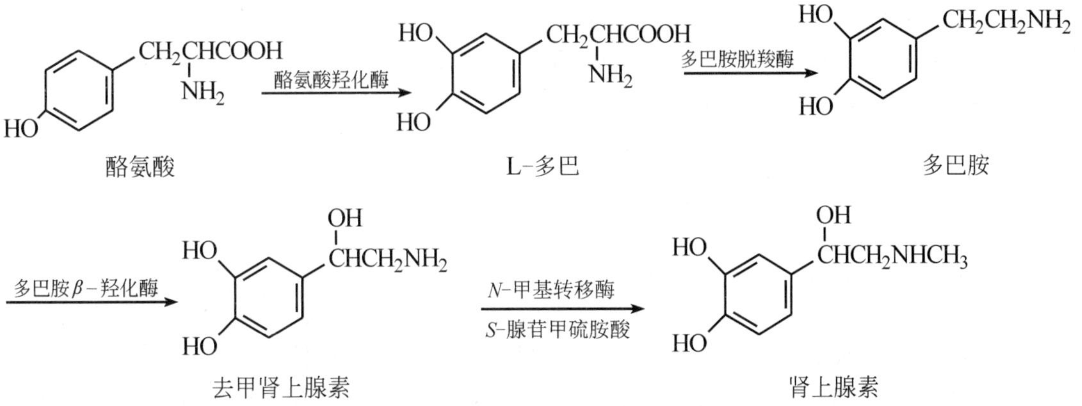

酪氨酸　　　　　　　　　　　　　　L-多巴　　　　　　　　　　　　多巴胺

去甲肾上腺素　　　　　　　　　　　　　　　　　肾上腺素

生物合成的去甲肾上腺素主要贮存于囊泡中，当神经冲动传到末梢时，囊泡中的去甲肾上腺素释放到间隙中，与肾上腺素受体起反应而产生生理效应。发挥作用后，大部分去甲肾上腺素被重摄入囊泡中贮存，少量去甲肾上腺素在间隙中被代谢而失活。

8.2　拟肾上腺素药的一般代谢过程

拟肾上腺素药的代谢有相似性，以去甲肾上腺素为例，其代谢途径如下：

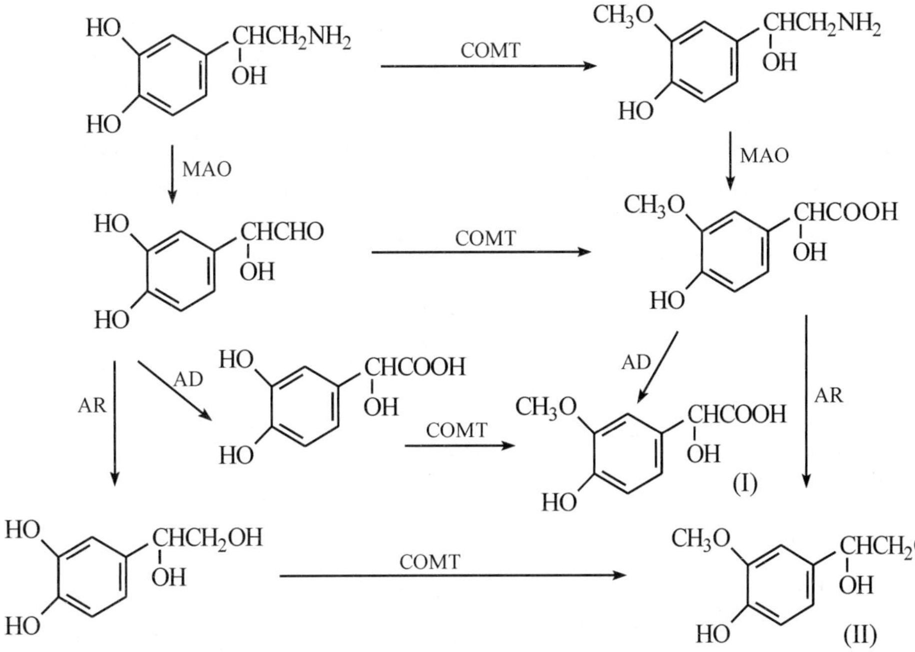

代谢过程中主要有四种酶催化：单胺氧化酶（Monoamine oxidase，MAO）可以将去甲肾

上腺素脱氨氧化生成醛；儿茶酚 O - 甲基转移酶（Catechol - O - methyl transferase，COMT）可以将间位羟基甲基化；醛氧化酶（Aldehyde dehydrogenase，AD）则可将醛氧化成酸；醛还原酶（Aldehyde reductase，AR）将醛还原为醇。代谢顺序可以不同，但最终的代谢产物相同，其为 3 - 甲氧基 - 4 - 羟基扁桃酸（Ⅰ）和 3 - 甲氧基 - 4 - 羟基苯乙二醇（Ⅱ）。

8.3 拟肾上腺素药的发展

肾上腺素是最早（1899 年）发现的肾上腺素受体激动剂，是肾上腺髓质分泌的主要神经递质。人们进一步研究发现，当交感神经兴奋时，神经末梢释放的主要递质是去甲肾上腺素，而多巴胺是去甲肾上腺素和肾上腺素的生物合成前体，这三者都是内源性物质，在神经组织和其他组织中均有不同浓度的存在，对传出神经系统的功能起着主要的介导作用。

肾上腺素　　　　　　　　　去甲肾上腺素　　　　　　　多巴胺

肾上腺素具有较强的兴奋 α - 受体和 β - 受体的作用，临床上用于过敏性休克、心脏骤停和支气管哮喘的急救。去甲肾上腺素主要兴奋 α - 受体，用于治疗休克或药物中毒引起的低血压。多巴胺主要兴奋心脏 β_1 - 受体，能使休克病人血压升高，常用于抗休克。

麻黄碱（Ephedrine）是存在于草麻黄和中麻黄等植物中的生物碱，1887 年被发现，麻黄碱能兴奋 α - 受体和 β - 受体，由于其分子中不含儿茶酚结构，因而性质稳定，口服有效，作用持久，但作用较弱，其主要用于防治支气管哮喘、鼻塞和低血压。

麻黄碱

随后，人们对该类药物进一步研究，认识到苯乙胺为本类药物的基本结构，通过对苯环上取代基、氮上取代基及乙基侧链上取代基的改造，得到一系列对 α - 受体和 β - 受体具有较高选择性、性质稳定、作用强的类似物。临床上使用的拟肾上腺素药有三四十种，按其对受体选择性的不同，可分为 α - 受体和 β - 受体激动剂、选择性的 α - 受体激动剂及选择性的 β - 受体激动剂，见表 8 - 1。

表 8-1　部分拟肾上腺素药物及其对受体的选择性和主要临床用途

药　　物	受体选择性	主要临床用途
1. 去甲肾上腺素（Norepinephrine）	α	抗休克及低血压
2. 去氧肾上腺素（Phenylephrine）	α	抗休克及低血压
3. 间羟胺（Metaraminol）	α	抗休克及低血压
4. 甲氧明（Methoxamine）	α_1	抗休克及低血压
5. 肾上腺素（Epinephrine）	α, β	抗休克及哮喘
6. 麻黄碱（Ephedrine）	α, β	抗休克及哮喘
7. 多巴胺（Dopamine）	α, β	抗休克及哮喘
8. 异丙肾上腺素（Isoprenaline）	β	抗休克及哮喘
9. 多巴酚丁胺（Dobutamine）	β_1	治疗心力衰竭及抗休克
10. 沙丁胺醇（Salbutamol）	β_2	治疗哮喘及支气管痉挛
11. 特布他林（Terbutaline）	β_2	治疗哮喘及支气管痉挛
12. 克仑特罗（Clenbuterol）	β_2	治疗哮喘及支气管痉挛
13. 马布特罗（Mabuterol）	β_2	治疗哮喘及支气管痉挛
14. 氯丙那林（Clorprenaline）	β_2	治疗哮喘及支气管痉挛

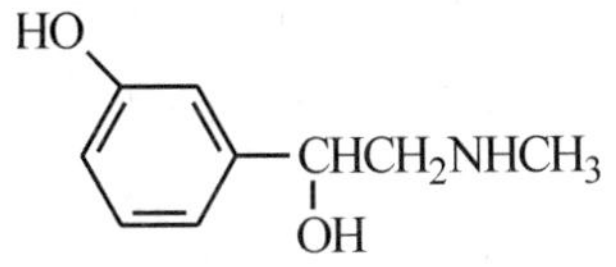

去氧肾上腺素

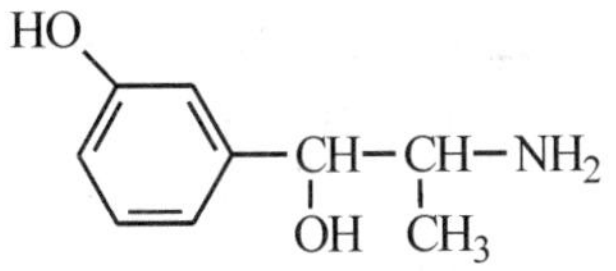

间羟胺

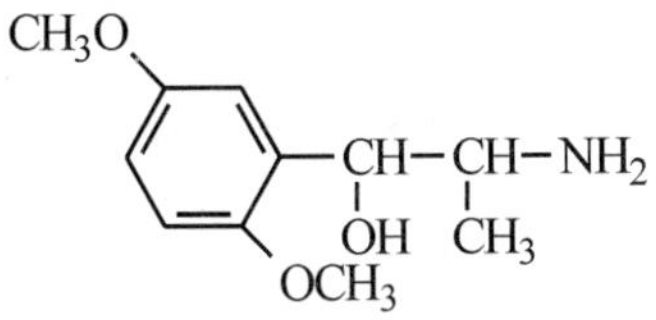

甲氧明

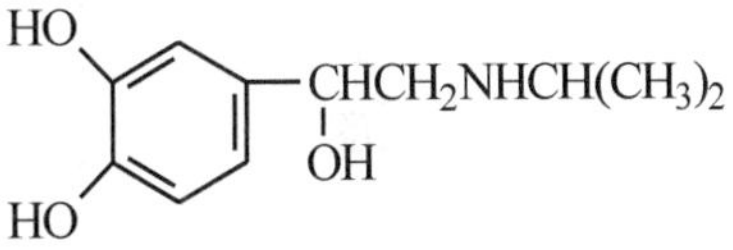

异丙肾上腺素

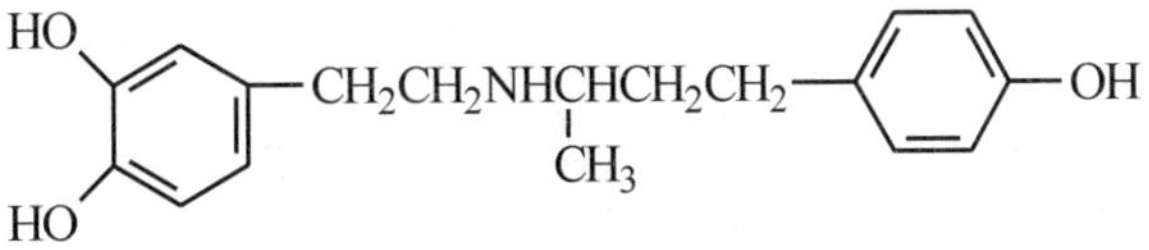

多巴酚丁胺

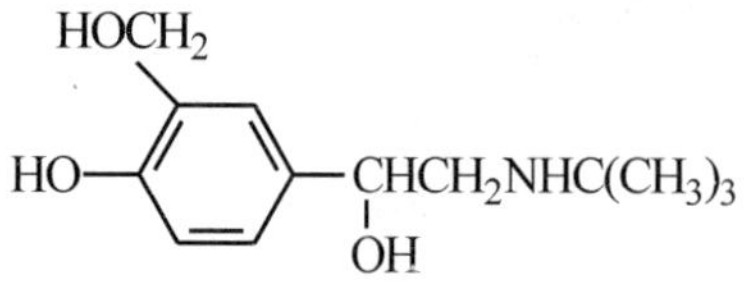

沙丁胺醇

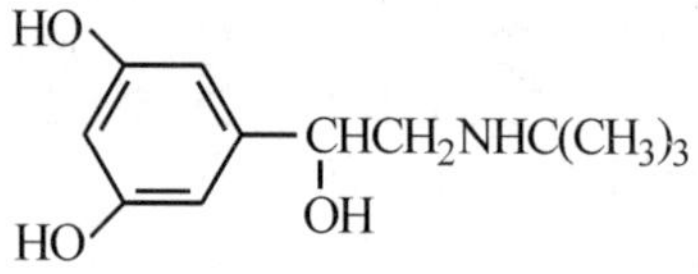

特布他林

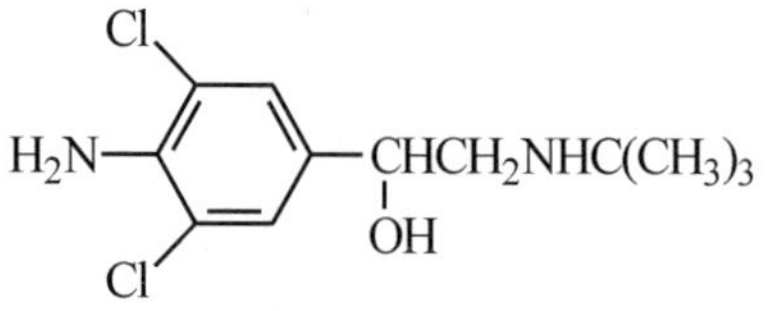

克仑特罗

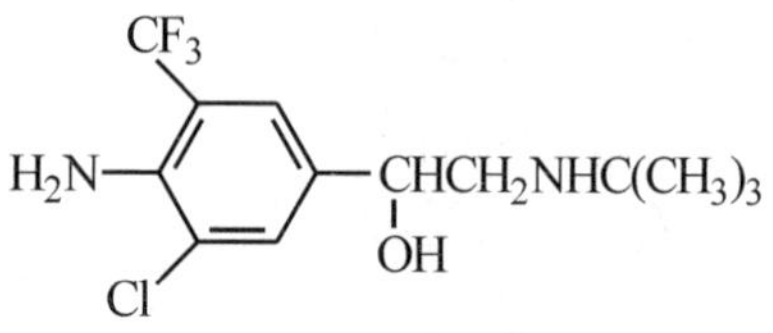

马布特罗

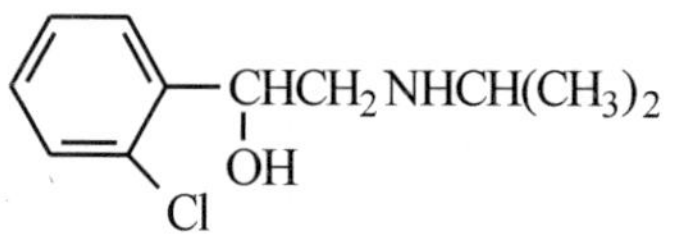

氯丙那林

这些药物的结构十分相近，不同之处在于苯环上的取代基不同、氮原子带有大小不同的取代基、α - 碳原子上甲基的有无以及 β - 碳原子上羟基的有无，从而在作用强度、受体选择性、药物稳定性及作用时间的长短上均有差异。

此外，拟肾上腺素药中还包括中枢 α_2 - 受体激动剂，主要有盐酸可乐定（Clonidine Hydrochloride）和甲基多巴（Methyldopa），兴奋突触后 α_2 - 受体，使心率、心输出量和外周阻力降低，临床上用作中枢性降压药。

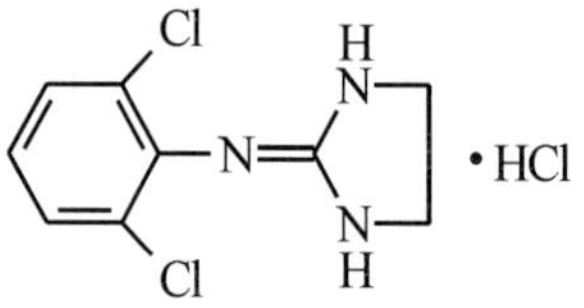

盐酸可乐定

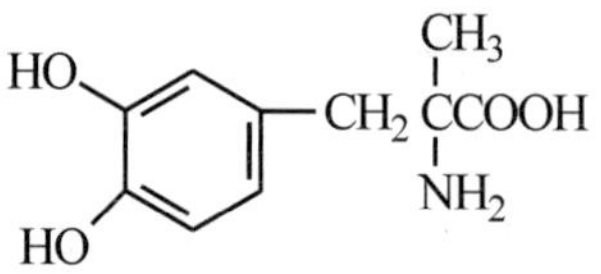

甲基多巴

8.4 拟肾上腺素药的构效关系

直接作用于受体的拟肾上腺素药的化学结构必须与受体活性部位相适应，从而可形成药物 - 受体复合物，产生作用。肾上腺素受体激动剂一般有如下基本结构：

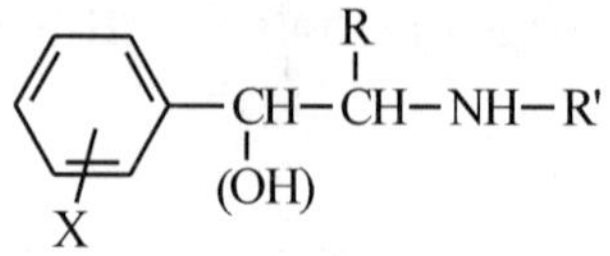

构效关系主要有以下几点：

（1）该类药物必须具有苯乙胺的基本结构，如果碳链延长为 3 个碳原子，则作用强度下降。

（2）苯环上羟基可显著地增强拟肾上腺素作用，而 3，4 - 二羟基化合物比 4 - 羟基化合物的活性大。如肾上腺素、去甲肾上腺素等都具有儿茶酚的结构，活性较大，但该类药物的缺点是不稳定，口服后间位羟基迅速被 COMT 甲基化代谢失活，因而其常常不能口服，而且作用时间短暂。

将儿茶酚型药物的两个羟基改变为 3，5 - 二羟基，或保留 4 位羟基，而将 3 位羟基改变为羟甲基或氯原子等，由于此类药物不易被 COMT 催化代谢而口服有效，如特布他林、克仑特罗、马布特罗等均是口服有效、对 β_2 - 受体选择性较强的平喘药。当苯环上无羟基时，作用减弱，但作用时间延长，如麻黄碱的作用强度为肾上腺素的 1/100，但作用时间延长 7 倍。

（3）多数拟肾上腺素药在氨基的 β 位具有羟基（多巴胺、多巴酚丁胺除外），此羟基的存在对活性有显著影响，一般 R 构型光学异构体具有较大活性。例如，R（ - ）肾上腺素的支气管扩张作用比 S 构型异构体强 45 倍，R（ - ）异丙肾上腺素的作用比 S 构型异构体强约 800 倍。因为 R 构型异构体有三部分和受体结合，而 S 构型异构体只有两部分和受体结合，所以 R 构型异构体的作用比 S 构型异构体强，如图 8 - 1 和图 8 - 2 所示。

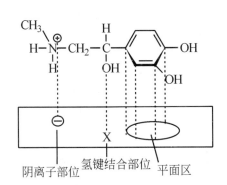

图 8 - 1　R(-) 肾上腺素与受体结合部位示意图　　图 8 - 2　S(+) 肾上腺素与受体结合部位示意图

（4）侧链氨基被非极性烷基取代时，基团的大小与受体的选择性有密切关系，在一定范围内，取代基越大，对 β - 受体的选择性越大，对 α - 受体的亲和力就越小。例如：去甲肾上腺素（氨基未被取代）主要表现为 α - 受体激动活性，肾上腺素（氨基上的取代基为甲基）是 α - 受体和 β - 受体激动剂；异丙肾上腺素（氨基上的取代基为异丙基）主要是 β - 受体激动剂，当被叔丁基取代后，则对 β_2 - 受体有高度选择性，如沙丁胺醇、克仑特罗等为 β_2 - 受体激动剂。当此类药物氨基上的氢被比叔丁基更大的亲脂性基团取代时，则表现为 α_1 - 受体拮抗活性。当氨基上的两个氢均被取代时，活性下降，毒性增大。

（5）侧链氨基的 α - 碳原子上引入甲基，则由于甲基的位阻效应，阻碍单胺氧化酶（MAO）对氨基的氧化代谢脱氨，从而使药物的作用时间延长，例如，麻黄碱、间羟胺的作用较持久。如果引入比甲基更大的烷基，则活性下降或消失。

思考题 8.1 试理解在去甲肾上腺素的代谢过程中，MAO、COMT、AD 及 AR 这四种代谢酶的作用。

思考题 8.2 试理解拟肾上腺素药的构效关系。

肾上腺素（Epinephrine）

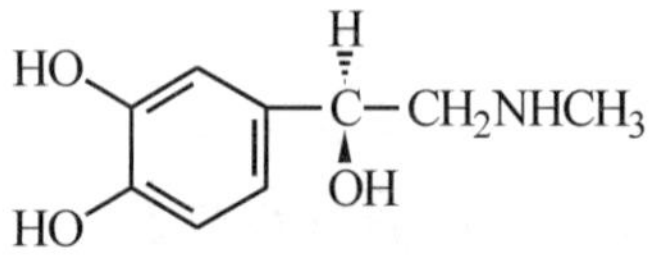

化学名为 $R(-)4-[2-(甲氨基)-1-羟基乙基]-1,2-苯二酚$。

本品为白色或类白色结晶性粉末，无臭，味苦，mp 为 206 ℃ ~212 ℃，熔融时本品同时分解。本品在水中极微溶解，在乙醇、氯仿、乙醚、脂肪油或挥发油中不溶，在矿酸或氢氧化钠溶液中易溶，在氨溶液或碳酸钠溶液中不溶。其饱和水溶液呈弱碱性。

本品结构中含有手性碳原子，其 $R(-)$ 异构体比 $S(+)$ 异构体的作用强。本品的水溶液在加热或室温放置后，可发生消旋化而导致活性降低，消旋化速度与 pH 有关，在 pH 小于 4 的条件下，速度较快，故本品水溶液应注意控制 pH。

本品具有儿茶酚结构，化学性质很不稳定，极易自动氧化。本品与空气或日光接触会氧化生成红色的肾上腺素红，进一步聚合生成棕色的多聚物。因此本品中常加入焦亚硫酸钠等抗氧剂，可防止氧化，贮藏时应避光保存，并且避免与空气接触。

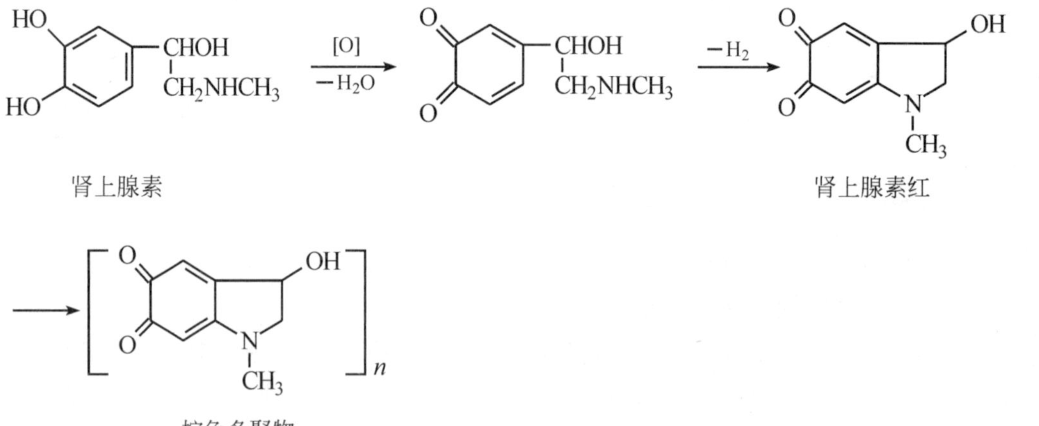

肾上腺素　　　　　　　　　　　　　　　　　　　肾上腺素红

棕色多聚物

同样，异丙肾上腺素、去甲肾上腺素、多巴胺等为同类衍生物，也会发生此类自动氧化反应。

本品为内源性活性物质，对 α-受体和 β-受体有较强的兴奋作用，能收缩血管，兴奋心脏，松弛支气管平滑肌。临床上本品用于过敏性休克、支气管哮喘、心搏骤停的急救，还可制止鼻黏膜和牙龈出血，与局麻药合用时可以延缓局麻药的扩散及吸收，延长作用时间，并能减少中毒危险。但本品口服无效，常用剂型为盐酸肾上腺素和酒石酸肾上腺素注射液。

重酒石酸去甲肾上腺素（Noradrenaline Bitartrate）

化学名为 $R(-)-4-(2-$氨基$-1-$羟基乙基$)-1,2-$苯二酚重酒石酸盐一水合物。

本品为白色或几乎白色的结晶性粉末，无臭，味苦，mp 为 100 ℃ ~ 106 ℃，熔融时本品同时分解。本品易溶于水，微溶于乙醇，不溶于氯仿或乙醚。

本品分子中的 $\beta-$碳原子为手性碳原子，其 R 构型左旋体的作用比 S 构型右旋体强 27 倍，临床使用的是 $R(-)$ 光学异构体，但本品在水溶液中室温放置或加热时也易发生消旋化而降低活性。

本品含有儿茶酚结构，与肾上腺素类似，遇光或空气易被氧化而变质，所以本品应避光保存，避免与空气接触，并可加入抗氧剂。

本品及肾上腺素、异丙肾上腺素在近中性条件下均易被碘氧化，分别生成相应的红色肾上腺素红。但本品在偏酸性（pH 为 3.5 ~ 3.6）条件下比较稳定，几乎不被碘氧化，而肾上腺素和异丙肾上腺素在此条件下即可迅速被氧化而产生红色，可用于区别三种药物。

R=—H	去甲肾上腺素红
R=—CH$_3$	肾上腺素红
R=—CH(CH$_3$)$_2$	异丙肾上腺素红

本品主要兴奋 α 受体，有很强的收缩血管作用，临床上静滴可用于治疗各种休克，口服后用于治疗胃黏膜出血。

盐酸异丙肾上腺素（Isoprenaline Hydrochloride）

化学名为 $4-[(2-$异丙氨基$-1-$羟基$)$乙基$]-1,2-$苯二酚盐酸盐。

本品为白色或类白色结晶性粉末，无臭，味微苦，mp 为 165.5 ℃ ~ 170 ℃，熔融时同时分解。本品为盐酸盐，水溶液显酸性。

本品的左旋体（R 构型）的作用比右旋体（S 构型）强约 800 倍。

本品在中性或酸性水溶液中可发生自动氧化，并随着 pH 增大、温度升高而氧化加速，微量金属离子如 Cu^{2+}、Fe^{3+}、Mn^{2+} 等亦可促进氧化。本品先氧化成黄色邻醌化合物，然后环合成红色的异丙肾上腺素红，最后聚合为棕色或黑色的高聚物。

将本品的水溶液加盐酸至 pH 为 3～3.5，加碘试液，本品可被氧化生成红色的异丙肾上腺素红，肾上腺素有相似的反应，而去甲肾上腺素在此条件下不被碘氧化，溶液为无色或显极微红色，二者可相互区别。但在 pH 为 6.5 的缓冲液中，三者均可被氧化而生成红色。

本品对 β_1 – 受体和 β_2 – 受体均有较强的兴奋作用，从而增强心肌收缩力，扩张支气管。临床上本品用于支气管哮喘、过敏性哮喘、心搏骤停及中毒性休克等。

盐酸多巴胺（Dopamine Hydrochloride）

化学名为 4 – (2 – 氨基乙基) – 1，2 – 苯二酚盐酸盐。

本品为白色或类白色有光泽的结晶，无臭，味微苦，mp 为 243 ℃～249 ℃。本品易溶于水，微溶于乙醇，极微溶于氯仿或乙醚。

本品有邻二酚的结构，在空气中及遇光易氧化变色，颜色加深。

本品可直接兴奋 α – 受体和 β – 受体，但对 β_2 – 受体的作用较弱，也作用于肾脏、肠系膜及冠状血管的多巴胺受体，使这些血管扩张。临床上本品用于各种类型的休克，如中毒性休克、内源性休克、出血性休克、中枢性休克，以及急性心肌梗死、心脏手术等休克。

盐酸麻黄碱（Ephedrine Hydrochloride）

化学名为（1R，2S）– 2 – 甲氨基 – 苯丙烷 – 1 – 醇盐酸盐，又名麻黄素。

本品为白色针状结晶或结晶性粉末，无臭，味苦，mp 为 217 ℃～220 ℃。本品在水中易溶，在乙醇中溶解，在乙醚或氯仿中不溶。

本品结构中有两个手性碳原子，有四个光学异构体，分别为（1R，2S）（-）麻黄碱、（1R，2R）（-）伪麻黄碱、（1S，2R）（+）麻黄碱、（1S，2S）（+）伪麻黄碱。

（1R，2S）
(-)麻黄碱

（1S，2R）
(+)麻黄碱

（1R，2R）
(-)伪麻黄碱

（1S，2S）
(+)伪麻黄碱

其中只有（1R，2S）（－）麻黄碱有显著活性，为临床上主要药用异构体。（1S，2S）（＋）伪麻黄碱的作用比麻黄碱弱，没有直接作用，只有间接作用，常用于复方感冒药中，用于减轻鼻充血等。

本品分子中不含儿茶酚结构，因而较稳定，遇空气、阳光、热均不易被破坏。

本品对 α–受体和 β–受体都有激动作用，具有松弛支气管平滑肌、收缩血管、兴奋心脏等作用。由于其极性较小，其易通过血脑屏障进入中枢神经系统，故还具有中枢兴奋作用。临床上本品主要用于支气管哮喘，过敏性反应、低血压及鼻黏膜出血肿胀引起的鼻塞等。用量过大或长期连续使用，会产生震颤、焦虑、失眠、心悸等不良反应。

思考题 8.3　试以反应式表示肾上腺素、去甲肾上腺素及异丙肾上腺素的易氧化性。

思考题 8.4　试比较麻黄碱的四种光学异构体的化学结构。

思考题 8.5　试比较麻黄碱和肾上腺素的结构特点和作用特点。

硫酸沙丁胺醇（Salbutamol Hemisulfate）

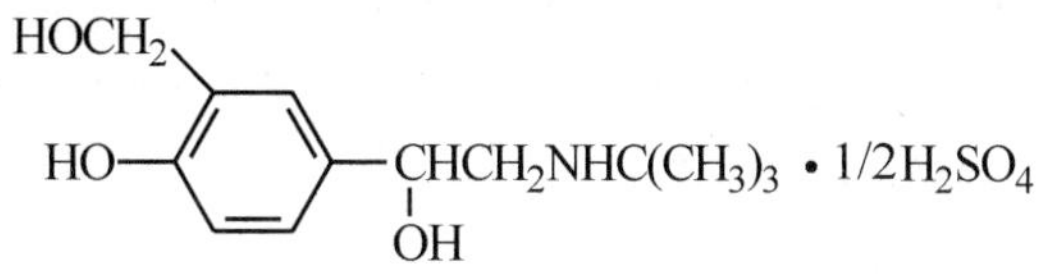

化学名为 1－（4－羟基－3－羟甲基苯基）－2－（叔丁氨基）乙醇硫酸盐，又名为舒喘灵（Albuterol）。

本品为白色结晶性粉末，无臭，几乎无味，mp 为 154 ℃ ~ 158 ℃，熔融时本品同时分解。本品在水中略溶，在乙醇中溶解，在氯仿和乙醚中几乎不溶。

本品在弱碱性溶液中被铁氰化钾氧化生成醌类化合物，然后与 4－氨基安替比林生成橙黄色缩合物。

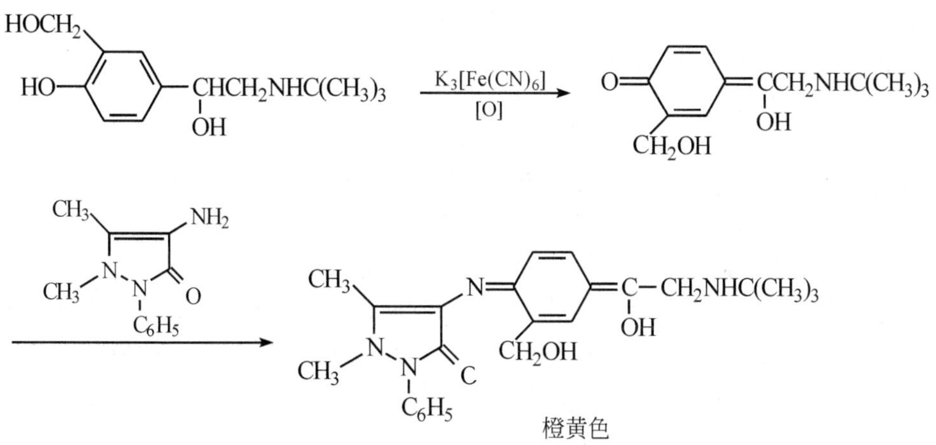

本品能选择性地兴奋支气管平滑肌的 β_2－受体，有较强的支气管扩张作用，并且不易被 COMT 代谢而失活，因此口服有效，作用时间延长。临床上本品主要用于支气管哮喘、哮

喘型支气管炎和肺气肿病人的支气管痉挛等。

盐酸克仑特罗（Clenbuterol Hydrochloride）

$$\text{H}_2\text{N} - \underset{\text{Cl}}{\overset{\text{Cl}}{\bigcirc}} - \underset{\text{OH}}{\overset{}{\text{CH}}}\text{CH}_2\text{NHC(CH}_3)_3 \cdot \text{HCl}$$

化学名为 2 - [（叔丁氨基）甲基] - 4 - 氨基 - 3，5 - 二氯苯甲醇盐酸盐。

本品为白色结晶性粉末，无臭，味略苦，mp 为 172 ℃ ~ 176 ℃，熔融时本品同时分解。本品易溶于水、乙醇，微溶于氯仿或丙酮，不溶于乙醚。

本品具有芳伯氨基，可以发生重氮化 - 偶合反应，用于鉴别。

本品为 β_2 - 受体激动剂，用于预防和治疗支气管哮喘、慢性支气管炎等。因本品不含儿茶酚结构，故可口服给药，作用时间长。本品可促进动物体内蛋白质的合成，加速脂肪的转化和分解，提高瘦肉率。当人食用了摄入瘦肉精过多的动物时，会产生中毒现象，因此国际上已经禁止将本品作为饲料添加剂。

本章小结

1. 本章介绍了内源性神经递质去甲肾上腺素及肾上腺素的生物合成，以及拟肾上腺素药的一般代谢过程。

2. 临床上使用的拟肾上腺素药的种类较多，可分为 α - 受体和 β - 受体激动剂、选择性的 α - 受体激动剂及选择性的 β - 受体激动剂。

3. 本章总结了拟肾上腺素药的构效关系。

习 题

1. 简述肾上腺素受体的分类及其功能。
2. 以反应式表示去甲肾上腺素在体内的生物合成过程。
3. 试写出拟肾上腺素药的结构通式，并简述其构效关系。
4. 试述光学异构体对拟肾上腺素药活性的影响，并说明原因。
5. 从化学结构特点分析为什么麻黄碱的作用较弱，但作用较持久，而且可以口服。
6. 简述儿茶酚类拟肾上腺素药的不稳定性，在制剂和储存中应注意的问题。
7. 试写出盐酸麻黄碱的四种光学异构体，并指出临床使用的主要是哪一种。

第 9 章

拟胆碱药和抗胆碱药

引言

胆碱神经冲动到达神经末梢时，释放出乙酰胆碱（Acetylcholine，ACh），与效应器细胞膜上的受体结合，产生相应的生理效应，然后乙酰胆碱被乙酰胆碱酯酶（Acetylcholinesterase，AChE）水解而失活。

$$\overset{\displaystyle O}{\underset{\displaystyle}{\|}}$$
$$CH_3COCH_2CH_2\overset{\oplus}{N}(CH_3)_3$$

乙酰胆碱

拟胆碱药（Cholinergic Drugs）是一类具有与乙酰胆碱相似作用的药物，用于治疗胆碱神经系统兴奋性低下引起的疾病。而抗胆碱药（Anticholinergic Drugs）主要为胆碱受体拮抗剂，即与胆碱受体有高度亲和力，但是无内在活性，从而阻断乙酰胆碱与胆碱受体的相互作用，用于治疗由胆碱神经系统过度兴奋所造成的疾病。

学习目标

你学完本章后应达到如下要求：

1. 了解拟胆碱药的分类和合成类胆碱受体激动剂的构效关系。

2. 了解抗胆碱药的分类、临床用途及 M 受体拮抗剂的构效关系。

3. 掌握溴新斯的明、多奈哌齐、氯琥珀

酰胆碱、阿托品、东莨菪碱、丁溴东莨菪碱、山莨菪碱、溴丙胺太林、苯海索的结构、理化性质及临床应用特点。

4. 了解筒箭毒碱、泮库溴铵、维库溴铵、阿曲库铵的结构及应用。

5. 熟悉盐酸多奈哌齐的制备。

9.1 拟胆碱药

根据作用机理不同，拟胆碱药可分为胆碱受体激动剂（直接作用）和胆碱酯酶抑制剂（间接作用）两种类型。

9.1.1 胆碱受体激动剂

胆碱受体主要分为两类：一类是位于副交感神经节后纤维所支配的效应器细胞膜上的胆

碱受体，对毒蕈碱（Muscarine）较为敏感，称为毒蕈碱受体（M 受体）；另一类是位于神经节细胞和骨骼肌细胞膜上的胆碱受体，对烟碱（Nicotine）比较敏感，称为烟碱受体（N 受体）。

乙酰胆碱对 M 受体和 N 受体都有激动作用，但乙酰胆碱本身不能成为治疗药物，原因如下：

① 乙酰胆碱对所有的胆碱受体无选择性，导致其产生副作用。

② 乙酰胆碱为季铵化合物，不易通过生物膜，因而生物利用度极低。

③ 乙酰胆碱的化学稳定性差，在体内易被酯酶水解而失活。因此胆碱受体激动剂多为以乙酰胆碱为先导化合物设计开发出的合成药物，性质较稳定，而且对受体有较高的选择性。

乙酰胆碱分子由三部分组成，即三甲铵基阳离子部分、乙酰氧基部分和亚乙基桥部分。人们通过对各个部分的结构改造，总结出以下构效关系：

（1）三甲铵基阳离子对拟胆碱活性是必需的，若改换成乙基等较大的基团，则拟胆碱作用明显减弱。

（2）乙酰氧基部分的乙酰基被丙酰基和丁酰基等高级同系物取代时，活性下降。当乙酰基上的氢原子被芳环或较大分子量的基团取代后，其生物活性则由拟胆碱作用转变成抗胆碱作用。以氨甲酰基取代乙酰基，由于氮上弧电子对的存在，羰基碳的亲电性比乙酰基低，因此氨基甲酸酯不易被胆碱酯酶水解，作用时间延长。

（3）亚乙基桥部分的主链长度改变时，活性随链长度的增加而迅速下降，即氮原子和氧原子间的距离以相隔两个碳原子为最合适。亚乙基桥上的氢原子若被一个甲基取代，由于空间位阻，在体内亚乙基桥部分不易被胆碱酯酶所破坏，因此作用较为持久。若甲基取代在季铵氮原子上的 α 位，则 M 样作用甚小，N 样作用仍保留；若甲基取代在季铵氮原子的 β 位，则 N 样作用大大减弱，相应的化合物为选择性的 M 受体激动剂，而且 S 构型对 M 受体的亲和力比 R 构型大若干倍。

乙酰胆碱的季铵阳离子与受体的阴离子部位相结合，羰基碳原子与受体的酯解部位相结合，这两个部位对拟胆碱活性有着重要的作用。

通过对乙酰胆碱的结构改造而得到的胆碱受体激动剂主要有卡巴胆碱（Carbachol）、氯贝胆碱（Bethanechol Chloride）、氯醋甲胆碱（Methacholine Chloride）等。

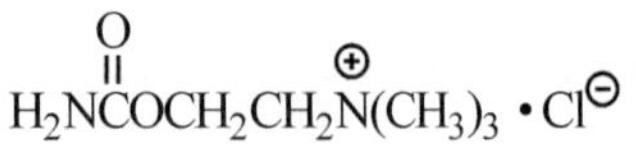

$$H_2NCOCH_2CH_2\overset{+}{N}(CH_3)_3 \cdot Cl^{-}$$

卡巴胆碱

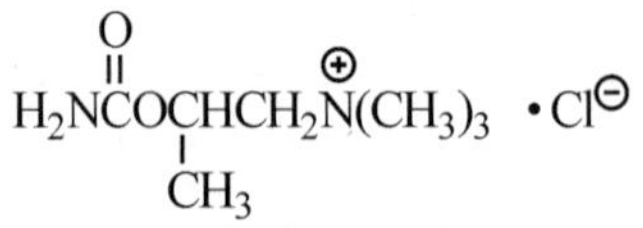

$$H_2NCOCHCH_2\overset{+}{N}(CH_3)_3 \cdot Cl^{-} \atop CH_3$$

氯贝胆碱

$$CH_3COCHCH_2\overset{+}{N}(CH_3)_3 \cdot Cl^{-} \atop CH_3$$

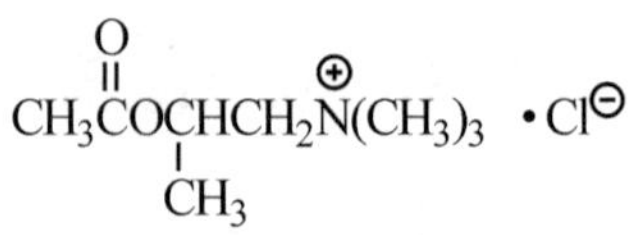

氯醋甲胆碱

卡巴胆碱是将乙酰胆碱分子中的乙酰基以氨甲酰基取代而得到的，对胆碱酯酶较稳定，作用强而持久，可以口服，但其既作用于 M 受体，也作用于 N 受体，因而毒副反应较大，临床上其仅用于青光眼的治疗。

氯贝胆碱结合了卡巴胆碱和氯醋甲胆碱的结构特点，为选择性的 M 受体激动剂，几乎没有 N 样作用，而且 S 构型异构体的活性大大高于 R 构型异构体。其对胃肠道和膀胱平滑肌的选择性较高，对心血管系统几乎无影响，临床上其主要用于治疗手术后腹气胀、尿潴留以及其他原因的胃肠道或膀胱功能异常。因其不易被胆碱酯酶水解，所以作用时间较长。

氯醋甲胆碱是在乙酰胆碱的季铵氮原子的 β 位引入甲基而得的，具有选择性的 M 受体激动作用，而且不易被胆碱酯酶水解，其 S 构型异构体的作用与乙酰胆碱相当，而 R 构型异构体的作用仅为乙酰胆碱的 1/240，临床上其用于治疗青光眼。

思考题 9.1　试理解对乙酰胆碱结构改造的构效关系。

思考题 9.2　试比较卡巴胆碱、氯醋甲胆碱及氯贝胆碱的化学结构及作用特点。

毛果芸香碱（Pilocarpine，匹鲁卡品）为天然产物，其结构与乙酰胆碱及其结构改造物相差甚远，具有 M 受体激动作用，其硝酸盐供药用，制成的滴眼液用于治疗原发性青光眼。

M 受体广泛地分布在中枢和周围神经系统，近年来人们发现其有不同的亚型，其中 M_1 受体主要分布于大脑皮层、海马、纹状体和周围神经节，与传递神经元的兴奋冲动有关，参与大脑的多种功能，如唤醒、注意、情绪激动反应和运动功能的调节，特别是能调节记忆和学习方面的高级认识过程。随着人口的老龄化，老年痴呆症的发病率提高，研究结果表明，阿尔茨海默病（Alzheimer's Disease，AD）的认知减退归因于大脑皮层胆碱神经元的变性，其使中枢乙酰胆碱的释放明显降低，突触后 M_1 受体处于刺激不足的状态，因此选择性 M_1 受体激动剂被认为是较有前途的抗痴呆药物的主要类型之一。

毛果芸香碱（Pilocarpine）

化学名为 (3S，4R) - 3 - 乙基 - 4 - [（1 - 甲基咪唑基 - 5）甲基] - 3H - 二氢呋喃酮 - 2，是从芸香科植物毛果芸香（*Pilocarpus jaborandi*）的叶子中分离出的一种生物碱，本品也可用合成法制得。

本品为黏稠的油状液体或结晶，mp 约为 34 ℃，具吸湿性。$pK_1 = 7.15$（20 ℃），$pK_2 = 12.57$（20 ℃）。本品结构中有两个手性碳原子，具有旋光性，$[\alpha]_D^{18} +106°$（$c = 2$）。

由于本品的五元内酯环上的两个取代基处于顺式构型，空间位阻较大，本品不甚稳定，在加热或碱中温热时可迅速发生差向异构化，生成无活性的异毛果芸香碱，尤其在稀 NaOH 溶液中，可被水解开环，生成无活性的毛果芸香酸钠而溶解。

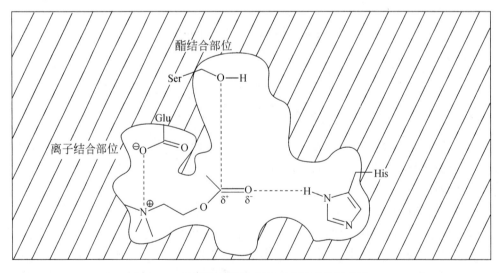

本品为 M 胆碱受体激动剂，临床上以其硝酸盐或盐酸盐供药用。本品具有缩小瞳孔、降低眼内压的作用，临床上主要用于缓解或消除青光眼的各种症状。

9.1.2 胆碱酯酶抑制剂

进入神经突触间隙的乙酰胆碱会被乙酰胆碱酯酶（AChE）迅速催化水解而失去活性，如图 9-1 所示。胆碱酯酶抑制剂又称为抗胆碱酯酶药，通过抑制 AChE，乙酰胆碱在突触处的浓度增高，从而增强并延长了乙酰胆碱的作用。由于该类药物不与胆碱受体直接作用，属于间接拟胆碱药，临床上主要用于治疗青光眼和重症肌无力症。有些乙酰胆碱酯酶抑制剂可用于治疗 AD。

图 9-1　乙酰胆碱酯酶水解乙酰胆碱的示意图

1. 乙酰胆碱酯酶水解乙酰胆碱的机理

乙酰胆碱酯酶上有阴离子结合部位和酯结合部位。酶的阴离子部位可能是由谷氨酸残基上的游离羧基构成，通过离子键和乙酰胆碱的季铵氮原子结合，而酶的酯结合部位包括组氨酸残基和丝氨酸残基，组氨酸残基上的咪唑基的质子和乙酰胆碱的酯羰基形成氢键，丝氨酸残基上的羟基对带有部分正电荷的酯羰基碳原子进行亲核进攻，生成乙酰胆碱－乙酰胆碱酯酶（ACh－AChE）过渡态，该过渡态不稳定，分解生成胆碱和乙酰化乙酰胆碱酯酶，后者无活性，可迅速水解，重新产生有活性的乙酰胆碱酯酶和乙酸。

$$AChE-Ser-OH + CH_3COOCH_2CH_2\overset{\oplus}{N}(CH_3)_3 \rightleftharpoons \left[\begin{array}{c} OH \\ | \\ CH_3-C-OCH_2CH_2\overset{\oplus}{N}(CH_3)_3 \\ | \\ O-Ser-AChE \end{array} \right]$$

Ach-AchE 过渡态

$$\longrightarrow HOCH_2CH_2\overset{\oplus}{N}(CH_3)_3 + CH_3\overset{O}{\overset{||}{C}}-O-Ser-AChE$$

胆碱   乙酰化乙酰胆碱酯酶

$$\longrightarrow AChE-Ser-OH + CH_3\overset{O}{\overset{||}{C}}-OH$$

乙酰胆碱酯酶   乙酸

思考题 9.3 试理解乙酰胆碱酯酶水解乙酰胆碱的过程。

临床上使用的乙酰胆碱酯酶抑制剂抑制乙酰胆碱酯酶的过程和乙酰胆碱酯酶水解乙酰胆碱的过程十分相似。如果所生成的乙酰化乙酰胆碱酶可以水解生成原来有活性的乙酰胆碱酯酶，则该胆碱酯酶抑制剂为可逆性的乙酰胆碱酯酶抑制剂。如果所生成的乙酰化乙酰胆碱酯酶水解过程十分缓慢，则在相当长的一段时间内会造成乙酰胆碱酯酶的全部抑制，使体内乙酰胆碱浓度长时间异常增高，引起支气管收缩，继之惊厥，最终导致死亡，这种不可逆的乙酰胆碱酯酶抑制剂（如有机磷毒药）对人体是非常有害的。

2. 可逆的胆碱酯酶抑制剂

毒扁豆碱（Physostigmine）是从西非洲出产的毒扁豆中提取的一种生物碱，是最早用于临床的可逆性胆碱酯酶抑制剂，其拟胆碱作用比乙酰胆碱大 300 倍，曾在临床上使用多年，用于青光眼的治疗。但由于天然资源有限，毒扁豆碱不易合成，水溶液很不稳定，而且毒性较大，现已少用。人们进行了合成代用品的研究。

毒扁豆碱

人们对毒扁豆碱进行结构改造发现，三环结构并不是必需的，可以用芳香胺代替，引入季铵离子可以增强其与胆碱酯酶的结合，同时可降低中枢作用。毒扁豆碱的酯基水解后，则失去抑酶活性，因此甲氨基甲酸酯部分是抑酶活性所必需的。由于 N－甲基氨基甲酸酯不够稳定，易水解，改成 N, N－二甲基氨基甲酸酯，则稳定性增加，其不易水解。因此，人们找到了疗效更好的合成代用品，有溴新斯的明（Neostigmine Bromide）、溴吡斯的明（Pyridostigmine Bromide）、苄吡溴铵（Benzpyrinium Bromide）等，它们均为可逆性胆碱酯酶抑制剂，临床上用于重症肌无力、手术后腹气胀及尿潴留等。

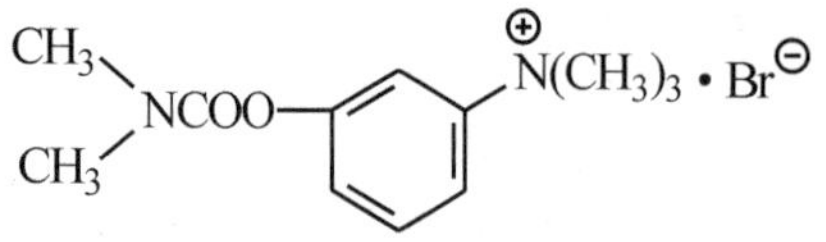

溴新斯的明

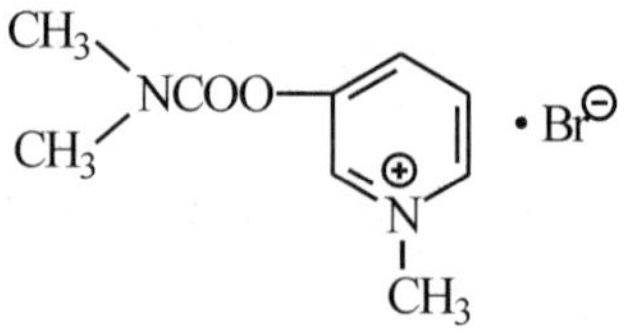

溴吡斯的明

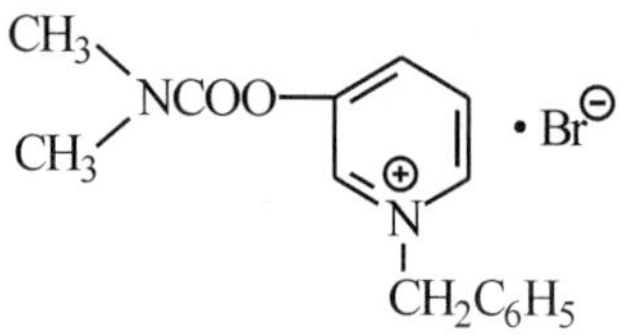

苄吡溴铵

加兰他敏（Galanthamine）是从石蒜科植物中提取的一种生物碱，临床上用其氢溴酸盐，其具有抗胆碱酯酶的作用，临床上主要用于治疗小儿麻痹症的后遗症、进行性肌营养不良症及重症肌无力等。由于其易透过血脑屏障，能明显抑制大脑皮层的胆碱酯酶，提高大脑皮层的乙酰胆碱浓度，改善认知能力和生活自理能力等，因此加兰他敏可用于治疗 AD。

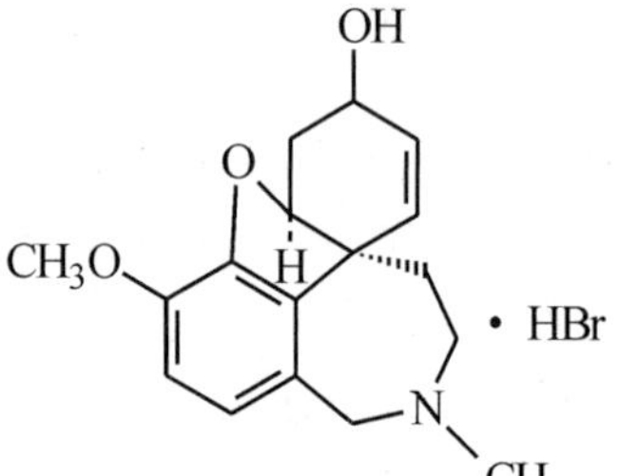

氢溴酸加兰他敏

开发新型的胆碱酯酶抑制剂就是寻找抗 AD 的研究热点，有许多新型的抗胆碱酯酶药被开发出来，仍属于可逆性胆碱酯酶抑制剂，用于治疗和减轻 AD 的某些症状。

他克林（Tacrine）为氨基吖啶类化合物，其抑制胆碱酯酶的强度比毒扁豆碱弱，但对 AD 症状有惊人的改善，1993 年被美国 FDA（Food and Drug Administration，食品药品监督管理局）批准，成为第一种用于治疗 AD 的药物，疗效肯定，但肝脏毒性较大。多奈哌齐（Donepezil）于 1997 年获 FDA 批准，成为第二种用于治疗 AD 的乙酰胆碱酯酶抑制剂，每日口服一次，用药方便，而且不引起肝毒性。利伐斯的明（Rivastigmine）是用于治疗 AD 的第三个乙酰胆碱酯酶抑制剂，于 2000 年上市，对乙酰胆碱酯酶和丁酰胆碱酯酶具有双重抑制作用，已成为治疗 AD 的主要药物之一，适用于轻、中度 AD 的治疗。

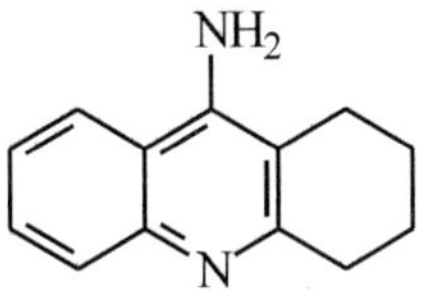

他克林

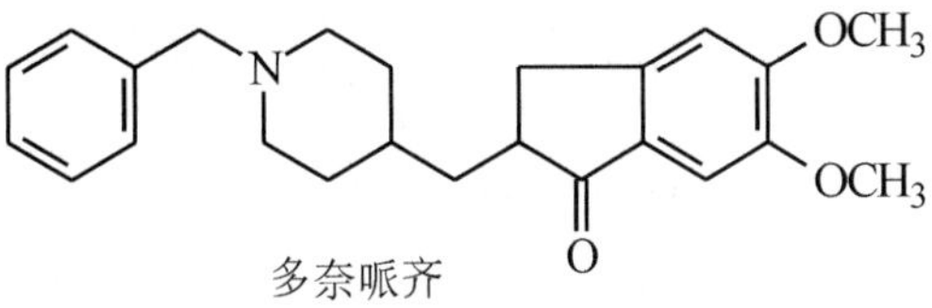

多奈哌齐

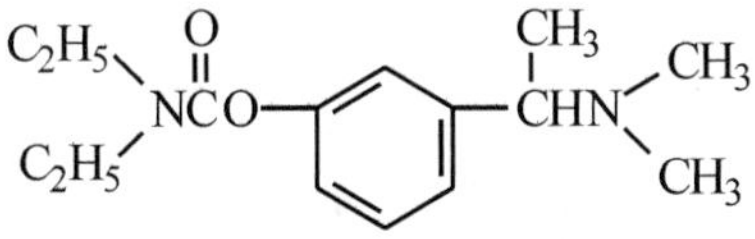

利伐斯的明

溴新斯的明（Neostigmine Bromide）

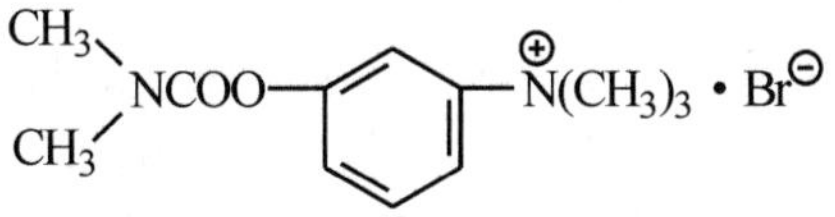

化学名为溴化 N，N，N-三甲基-3-[（二甲氨基）甲酰氧基] 苯铵。

本品为白色结晶性粉末，无臭，味苦，mp 为 171 ℃～176 ℃（分解）。本品有引湿性，在水中极易溶解，在乙醇和氯仿中易溶，在乙醚中几乎不溶。

本品在氢氧化钠溶液中加热水解，生成二甲氨基酚钠，再加入重氮苯磺酸试液，则生成红色的偶氮化合物。

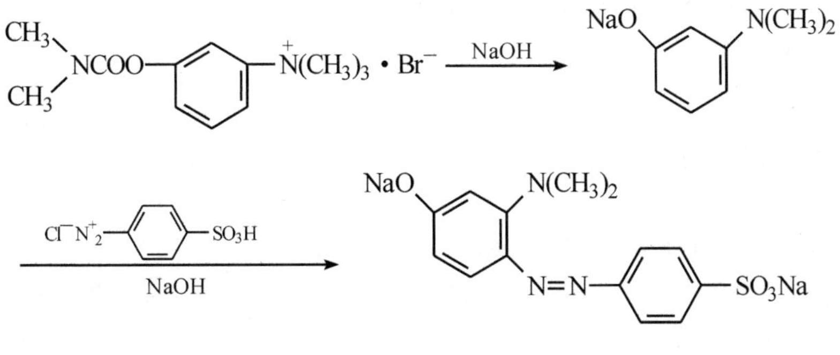

本品为季铵类化合物，口服后胃肠道难以吸收，非肠道给药后，迅速以原药和水解产物形式由尿道排出。

本品为可逆性的胆碱酯酶抑制剂，有兴奋平滑肌、骨骼肌的作用，由于结构中含季铵基团，其不易通过血脑屏障，临床上主要用于重症肌无力、手术后腹气胀及尿潴留等症。

盐酸多奈哌齐（Donepezil Hydrochloride）

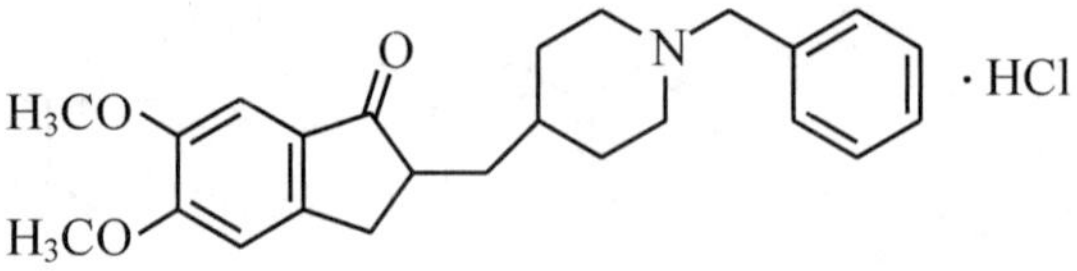

化学名为 2 -［（1 -苄基 -4 -哌啶基）-甲基］-5，6 -二甲氧基 -2，3 -二氢 -1*H* -茚酮盐酸盐。

本品为白色结晶性粉末，mp 为 207 ℃，在水中或氯仿中易溶，在乙醇中微溶，在乙酸乙酯中几乎不溶。

本品是苄基哌啶类衍生物，为高选择性、可逆的乙酰胆碱酯酶抑制剂，抑制乙酰胆碱酯酶活性的强度是抑制丁酰胆碱酯酶的 570 倍，具有很高的选择性。本品小剂量即可对脑内胆碱酯酶产生抑制作用，而对消化道和心脏的胆碱酯酶没有显著的抑制作用。本品对轻至中度 AD 的治疗显示，在为期超过 24 周的治疗中，有 60% ~80% 的患者认知和脑功能得到改善。持续治疗 2 年以上，治疗的 AD 患者精神量表评分持续高于未治疗者。与他克林相比，本品没有肝毒性，而且不良反应也较少，作用时间长，口服剂量低。

本品的合成以 5，6 -二甲氧基 -2，3 -二氢 -茚满酮和 1 -苄基哌啶 -4 -甲醛为原料，在甲醇钠作用下发生缩合反应，然后经 Pd/C 催化氢化以及盐酸化得到盐酸多奈哌齐。

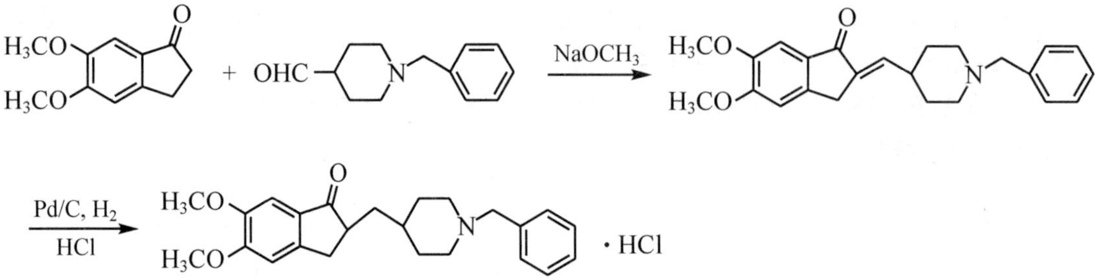

9.2　抗胆碱药

目前临床使用的抗胆碱药主要是阻断乙酰胆碱与胆碱受体的相互作用，即胆碱受体拮抗剂。根据药物的作用部位及对胆碱受体亚型选择性的不同，抗胆碱药可分为 M 胆碱受体拮抗剂和 N 胆碱受体拮抗剂。

9.2.1　M 胆碱受体拮抗剂

M 胆碱受体拮抗剂能可逆性阻断节后胆碱神经支配的效应器上的 M 受体，呈现散大瞳孔、加快心率、抑制腺体分泌、松弛支气管和胃肠道平滑肌等作用。临床上其主要用于解痉、止痛，也可用于扩瞳。

M 胆碱受体拮抗剂按结构可分为颠茄生物碱类 M 胆碱受体拮抗剂和合成类 M 胆碱受体

拮抗剂。

1. 颠茄生物碱类

颠茄生物碱是一类从茄科植物颠茄、曼陀罗、莨菪、东莨菪和唐古特莨菪等植物中提取的生物碱，其中在临床上使用的主要有阿托品（Atropine）、东莨菪碱（Scopolamine）、山莨菪碱（Anisodamine）和樟柳碱（Anisodine）等。

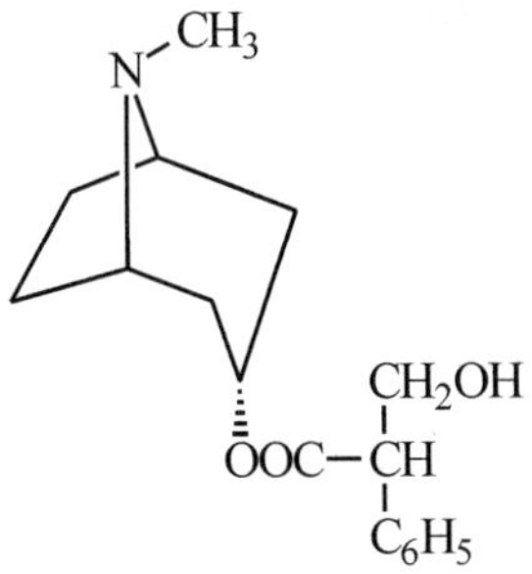

阿托品

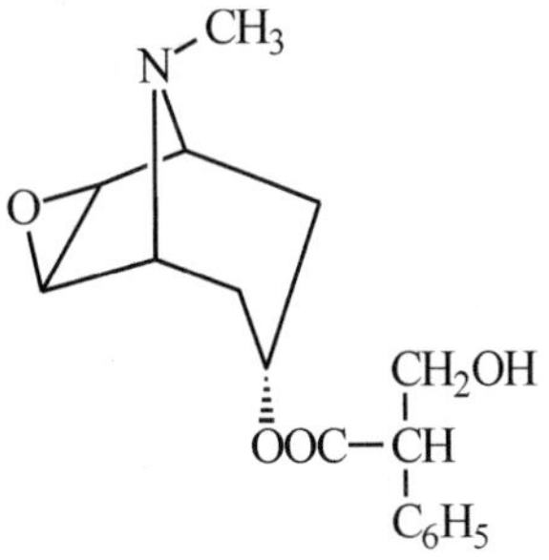

东莨菪碱

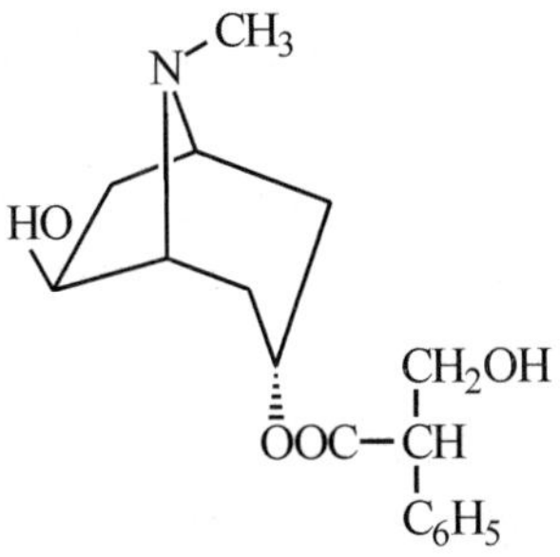

山莨菪碱

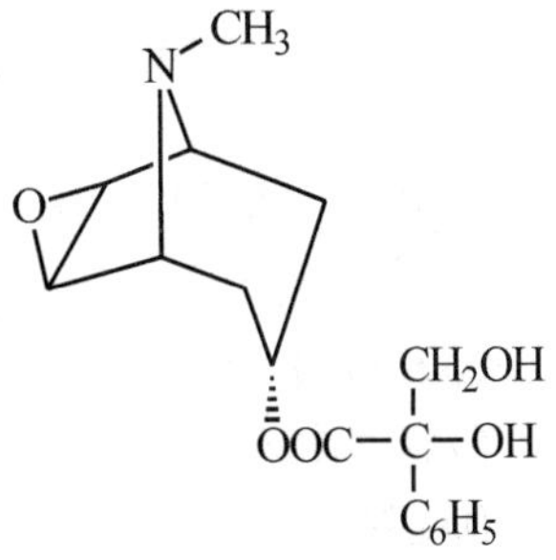

樟柳碱

阿托品是茄科植物中普遍存在的生物碱（-）莨菪碱的外消旋体，现已采用全合成法制备，临床用其硫酸盐，其主要用于治疗各种内脏绞痛等。

东莨菪碱是从分离莨菪碱后剩余的母液中分离得到的，为左旋体，临床上常用其氢溴酸盐，其解痉作用和阿托品类似，但对中枢神经的抑制作用、扩瞳及抑制腺体分泌的作用较阿托品强。

山莨菪碱和樟柳碱是我国学者从唐古特莨菪中分离得到的天然产物，均为左旋体，人工合成的山莨菪碱为外消旋体。山莨菪碱的作用弱于阿托品，但毒性较低，临床上适用于胃肠绞痛、感染性中毒休克、脑血管痉挛等症的治疗。樟柳碱的作用较阿托品弱，毒性亦较小，适用于血管性头痛、视网膜血管痉挛、震颤麻痹的治疗。

阿托品、东莨菪碱、山莨菪碱、樟柳碱的化学结构非常相似，均是由二环氨基醇（亦称莨菪醇）和莨菪酸所成的酯，所不同的只是6、7位氧桥，6位羟基或莨菪酸α位羟基的有无。东莨菪碱和樟柳碱的6、7位间有一个β取向的氧桥基团，山莨菪碱含有6β羟基，樟柳碱的莨菪酸部分多一个 α 位羟基。

研究表明，分子中氧桥和羟基的存在与否对药物的中枢作用有很大影响。氧桥的存在可增强分子的亲脂性，因而能使中枢作用增强，而羟基的存在使分子的极性增加，中枢作用减弱。东莨菪碱分子中有氧桥，中枢作用最强；樟柳碱虽也有氧桥，但其莨菪酸 α 位还有羟基，综合影响的结果是中枢作用弱于阿托品；山莨菪碱 6β 位多一个羟基，因此中枢作用最弱（东莨菪碱 > 阿托品 > 樟柳碱 > 山莨菪碱）。

硫酸阿托品（Atropine Sulphate）

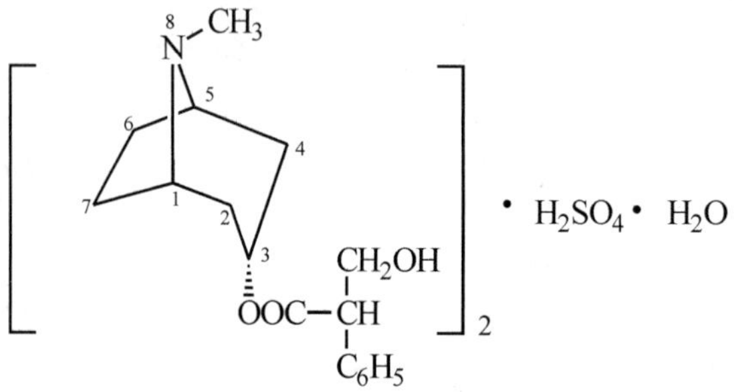

化学名为（±）–α–（羟甲基）苯乙酸–8–甲基–8–氮杂双环［3.2.1］–3–辛醇酯硫酸盐一水合物。

本品为无色结晶或白色结晶性粉末，无臭，味苦，mp 为 190 ℃ ~ 194 ℃，熔融时本品同时分解。本品极易溶于水，易溶于乙醇，在乙醚或氯仿中不溶。阿托品有较强的碱性，pK_b 为 4.35，可与硫酸形成稳定的中性盐，其水溶液呈中性。

本品分子中含有不对称碳原子，供临床使用的是外消旋体的阿托品。

本品分子中含有酯键，在弱酸性、近中性条件下较稳定，pH 为 3.5 ~ 4.0 时最稳定，而在碱性溶液中本品易被水解生成莨菪醇和消旋莨菪酸。因此在制备其注射液时，应注意调整溶液的 pH，加入适量氯化钠作稳定剂，采用中性硬质玻璃安瓿瓶，注意灭菌温度。

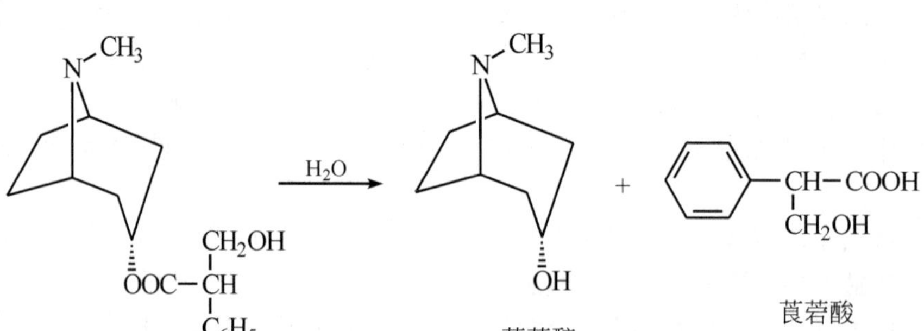

本品具有外周及中枢 M 胆碱受体拮抗作用，具有兴奋中枢神经、扩瞳、解痉和抑制腺体分泌等广泛的药理作用，副作用较多，临床上用于治疗各种内脏绞痛（如胃痛、肠绞痛、肾绞痛等）和扩瞳，还可用于有机磷农药中毒的解救。

氢溴酸东莨菪碱（Scopolamine Hydrobromide）

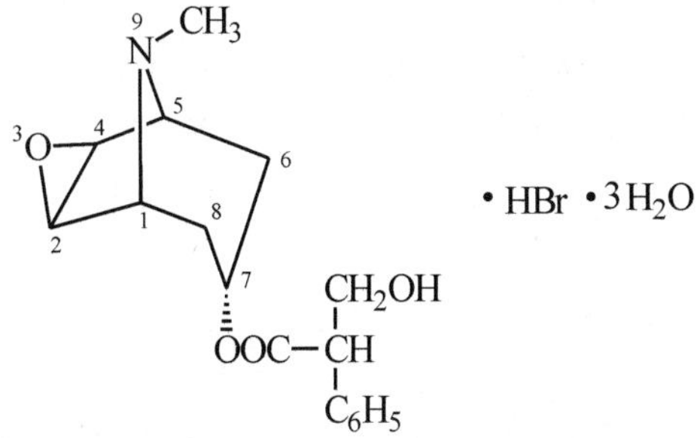

化学名为 [7(S) - (1α,2β,4β,5α,7β)] - α - (羟甲基) 苯乙酸 - 9 - 甲基 - 3 - 氧杂 - 9 - 氮杂三环 [3.3.1.0^{2,4}] - 7 - 壬醇酯氢溴酸盐三水化合物。

本品为无色结晶或白色结晶性粉末，无臭，味苦，微有风化性，mp 为 195 ℃ ~ 197 ℃，熔融时本品同时分解。本品在水中易溶，乙醇中溶解，氯仿中微溶，乙醚中不溶。本品具有左旋光性，$[\alpha]_D^{25}$ 为 - 9.0° ~ - 11.5°，遇碱液时易发生消旋化。由于东莨菪碱的碱性比阿托品弱，故其氢溴酸盐呈酸性。

本品分子中含有酯键，与稀酸或稀碱共热时，水解生成左旋莨菪酸和异东莨菪醇，而得不到东莨菪醇，原因是东莨菪醇分子中的 6，7 位间的三元氧环不稳定，发生异构化生成较稳定的异东莨菪醇。

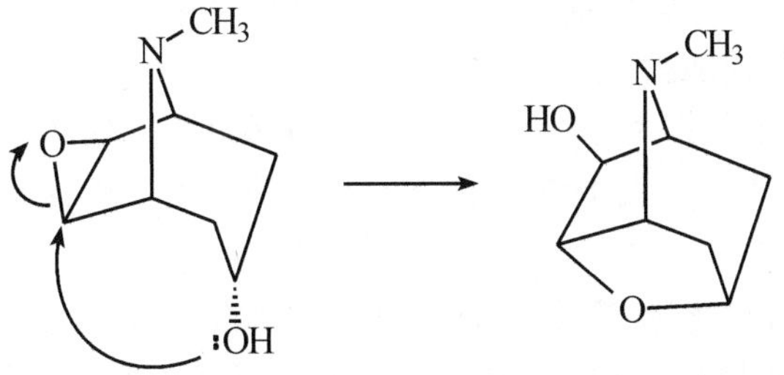

东莨菪醇　　　　　　　　　异东莨菪醇

本品为 M 胆碱受体拮抗剂，作用与阿托品相似，但对中枢神经系统有明显的抑制作用。临床上本品用作镇静药，用于全身麻醉前给药，还可用于晕动病、帕金森病、狂躁性精神病及有机磷农药中毒等。

丁溴东莨菪碱（Scopolamine Butylbromide）

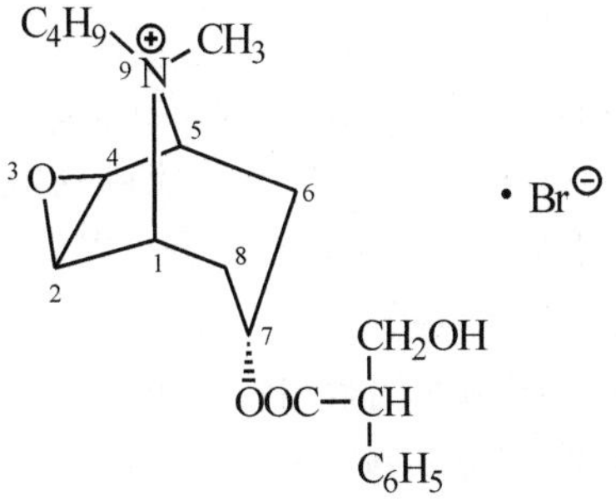

化学名为溴化［7(S)-(1α，2β，4β，5α，7β)]-α-（羟甲基）苯乙酸-9-甲基-9-正丁基-3-氧杂三环［3.3.1.0²'⁴]-7-壬醇酯。《药典》中的名称为溴化（1S，3S，5R，6R，7S，8S）-6，7-环氧-8-丁基-3-(S)-环氧托烷基托哌。

本品为白色或几乎白色结晶性粉末，无臭或几乎无臭，mp 为142 ℃~144 ℃。本品在水中或氯仿中易溶，在乙醇中略溶。本品具有左旋光性，$[\alpha]_D^{25}$ 为-18°~-20°。

本品与氢溴酸东莨菪碱的性质类似。

由于本品为季铵盐，故无中枢抑制作用，临床上用于治疗各种疾病引起的胃肠道痉挛、胆绞痛和肾绞痛等，还可作为胃肠道内窥镜检查的术前用药。

氢溴酸山莨菪碱（Anisodamine Hydrobromide）

化学名为α(S)-（羟甲基）苯乙酸-6β-羟基-1αH，5αH-8-甲基-8-氮杂双环［3.2.1]-3α-辛醇酯氢溴酸盐。

本品为白色结晶或结晶性粉末，无臭，mp 为176 ℃~181 ℃。本品在水中极易溶解，乙醇中易溶，丙酮中微溶。本品具有左旋光性，$[\alpha]_D^{25}$ 为-9°~-15°，人工合成品为消旋体。

本品是由山莨菪醇和左旋莨菪酸结合的酯，可被水解生成山莨菪醇和莨菪酸。

本品为 M 胆碱受体拮抗剂，作用与阿托品相似，具有明显的外周抗胆碱作用，中枢作用较弱，能解除平滑肌痉挛，抑制腺体分泌，扩大瞳孔，改善微循环等。临床上本品主要用于感染中毒性休克和解痉，也用于治疗脑血栓、脑血管痉挛、血管神经性头痛、血栓闭塞性脉管炎等。

2. 合成类

颠茄生物碱类抗胆碱药由于药理作用广泛，临床应用时常引起多种不良反应，如口干、视力模糊、心悸等。因此对阿托品进行结构改造，目的是寻找选择性高、作用强、毒性低的合成类抗胆碱药。

人们分析阿托品和乙酰胆碱的结构，发现两者很相似，都有氨基醇酯结构，只是阿托品的酰基部分带有较大取代基——苯基，这对 M 受体阻断功能十分重要。后来人们发现酯键并不是抗胆碱活性所必需的，可以去掉，而氨基部分可以是叔胺，也可以是季铵，因此人们设计合成了多种叔胺类和季铵类抗胆碱药。

（1）叔胺类。叔胺类 M 受体阻断剂的解痉作用较明显，同时也具有抑制胃酸分泌作用。该类药物品种较多，如贝那替秦（Benactyzine，又名胃复康）、苯海索（Benzhexol）、哌仑西平（Pirenzipine）等。

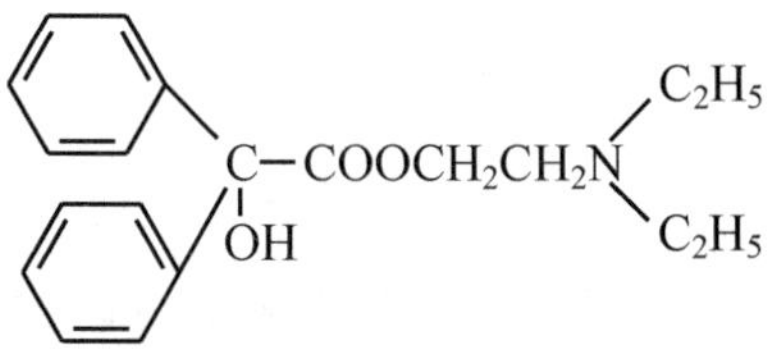

贝那替秦 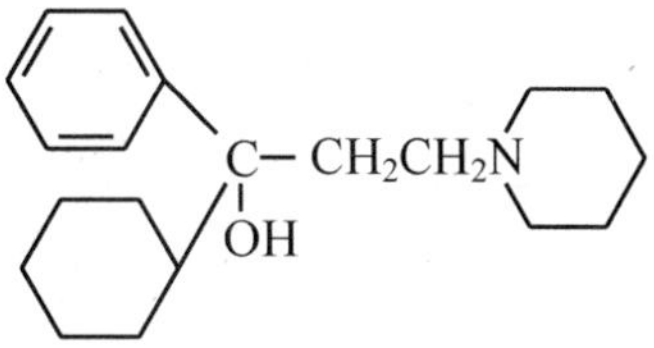　　　　　　　　苯海索 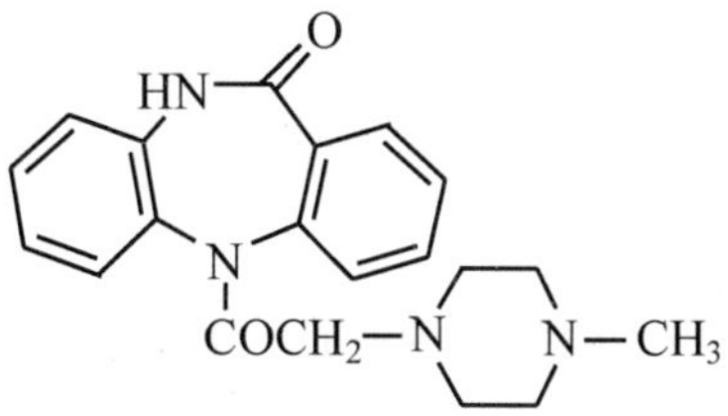　　　　　　　　哌仑西平

贝那替秦为取代苯乙酸酯衍生物，具有阿托品样的解痉作用，强度为阿托品的 1/5 ~ 1/4，也有抑制胃酸分泌作用，可用于胃酸过多症、胃和十二指肠溃疡病等，有出现妄想、幻觉、感觉迟钝等副作用。

苯海索属于双环丙醇胺类，没有酯的结构。因其疏水性大，更易进入中枢，为中枢性抗胆碱药，有抑制中枢内乙酰胆碱的作用，可治疗帕金森病引起的震颤、肌肉强直和运动功能障碍。

哌仑西平（Pirenzepine）是选择性 M_1 受体拮抗剂，为含内酰胺的三环化合物，属叔胺类。其可选择性地作用于胃黏膜的 M_1 受体，能显著抑制胃酸、胃蛋白酶的分泌，对胃及十二指肠溃疡疗效好，副作用较小。

（2）季铵类。季铵类药物因不易通过血脑屏障，所以对中枢副作用减少。该类药物对胃肠道平滑肌的解痉作用较强，并有不同程度的神经节阻断作用。季铵类药物有溴甲贝那替嗪（Benactyzine Methobromide）、格隆溴铵（Glycopyrronium Bromide）、奥芬溴铵（Oxyphenonium Bromide）、溴丙胺太林（Propantheline Bromide）等。

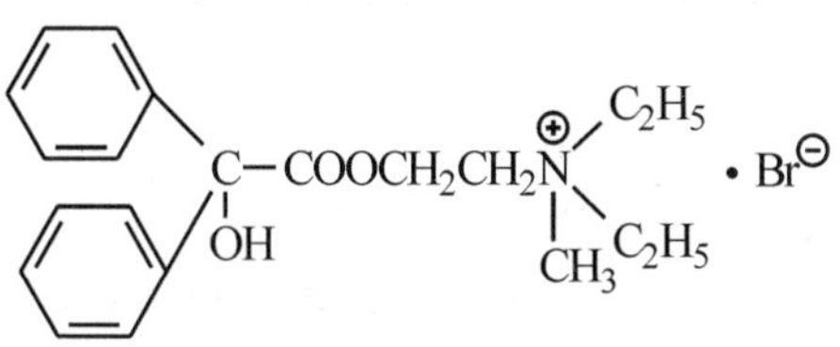

溴甲贝那替嗪 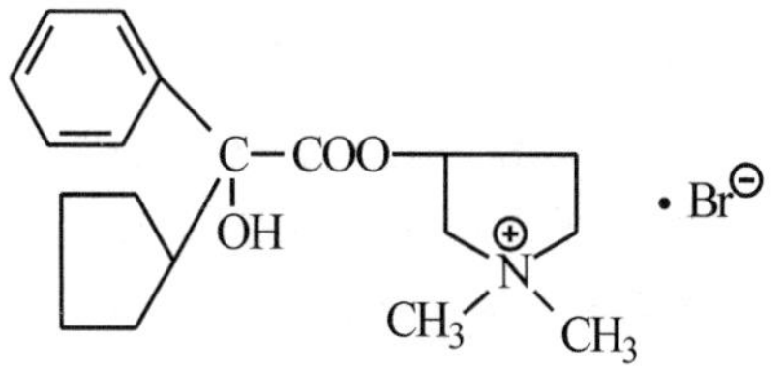　　　　　　　　　　　格隆溴铵

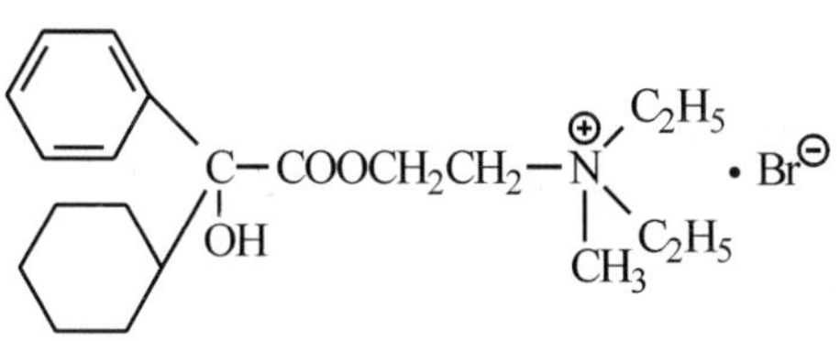

奥芬溴铵 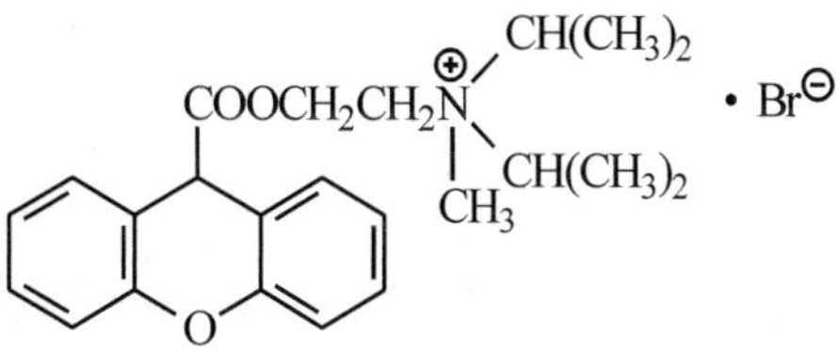　　　　　　　　　　　溴丙胺太林

3. 构效关系

M 胆碱受体拮抗剂的基本结构如下：

$$R_2-\underset{\underset{R_3}{|}}{\overset{\overset{R_1}{|}}{C}}-X-(CH_2)_n-\overset{\oplus}{N}\underset{R_6}{\overset{R_4}{\underset{}{-R_5}}}$$

（1）当 R_1 和 R_2 为碳环或杂环时，其可产生较强的 M 受体拮抗活性，两个环既可以相同，也可以不同，当两个环不同时常常活性更好。但环状基团不能太大，如 R_1 和 R_2 均为萘基时，则活性消失，这可能是由于立体位阻效应妨碍了药物和受体的结合。

（2）R_3 可以是 H，OH，CH_2OH 或 $CONH_2$。当 R_3 为 OH 或 CH_2OH 时，可通过形成氢键，其与受体结合增强，因此抗胆碱作用增强，所以多数 M 受体拮抗剂的 R_3 为 OH。

（3）多数抗胆碱药结构中的 X 为 COO，但酯基并不是抗胆碱活性所必需的，X 可以是 O 或去掉。

（4）氨基部位通常为季铵或叔胺结构，在生理 pH 条件下，N 上均带有正电荷，可与 M 受体的负离子部位结合，对形成药物 - 受体复合物起重要作用。当氨基部位为季铵时，药物不易透过血脑屏障，中枢副作用较小，外周作用强。当氨基部位为叔胺时，则药物亲脂性强，易透过血脑屏障，则中枢作用较强。N 上取代基通常为甲基、乙基、丙基或异丙基，它们也可以形成杂环。

（5）环取代基到氮原子之间的距离以 $n = 2$ 为最好，碳链长度一般为 $2 \sim 4$ 个碳原子，延长碳链，则活性下降或消失。

总之，M 胆碱受体拮抗剂的结构具有以下共同特点：

① 分子的一端为正离子基团，与受体的负离子部位结合。

② 分子的另一端为较大的环状基团，该基团可通过范德华力或疏水力与受体结合，阻断乙酰胆碱与受体的结合。

③ 两端由一定长度的结构单元（如酯基）相连接。

④ 分子中存在的羟基可以增强药物和受体的结合力。

思考题9.4 试比较阿托品、东莨菪碱、山莨菪碱及樟柳碱的化学结构，并说明这四种药物中枢作用强度的差异。

思考题9.5 试理解 M 胆碱受体拮抗剂的构效关系。

溴丙胺太林（Propantheline Bromide）

$$\text{COOCH}_2\text{CH}_2\overset{\oplus}{N}\begin{array}{l}\text{CH(CH}_3)_2\\ | \\ \text{CH}_3 \,\,\text{CH(CH}_3)_2\end{array} \cdot \text{Br}^{\ominus}$$

化学名为溴化 N - 甲基 - N - （1 - 甲基乙基）- N - ［2（$9H$ - 呫吨 - 9 - 甲酰氧基）乙

基〕-2-丙铵。

本品为白色或类白色结晶性粉末，无臭，味极苦，mp 为 157 ℃ ~164 ℃，熔融时同时分解。本品微有引湿性，在水、乙醇或氯仿中极易溶解，在乙醚中不溶。

本品分子中含有酯键，与氢氧化钠试液煮沸，则水解生成呫吨酸钠，用稀盐酸中和，析出呫吨酸固体，经稀乙醇重结晶后，mp 为 213 ℃ ~219 ℃。

呫吨酸钠　　　　　　　呫吨酸

本品为抗胆碱药，由于其为季铵化合物，不易透过血脑屏障，中枢副作用小，主要用于胃肠道痉挛、胃及十二指肠溃疡的治疗。

盐酸苯海索（Benzhexol Hydrochloride）

化学名为 1-环己基-1-苯基-3-（1-哌啶）丙醇盐酸盐。

本品为白色轻质结晶性粉末，无臭，味微苦，后有刺痛麻痹感，mp 为 250 ℃ ~256 ℃，熔融时本品同时分解。本品易溶于甲醇、乙醇或氯仿，微溶于水，在乙醚中不溶。本品饱和水溶液的 pH 为 5~6。

本品能阻断中枢神经系统和外周神经系统中的 M 胆碱受体，对前者有较好的选择性，对外周神经系统作用较弱，临床上主要用于治疗帕金森病和帕金森综合征，也可用于斜颈、颜面痉挛等，为老年人帕金森病的常用药。

9.2.2　N 胆碱受体拮抗剂

N 胆碱受体拮抗剂按照对受体亚型的选择性不同，可分为神经节 N_1 受体阻断剂和神经肌肉接头处 N_2 受体阻断剂，前者用作降压药（见第 10 章 心血管系统药物），后者可使骨骼肌松弛，临床上作为外周性肌松药，用于辅助麻醉。根据作用机理的不同，N_2 胆碱受体拮抗剂可分为非去极化型药物和去极化型药物两大类。

1. 非去极化型药物

非去极化型药物可和乙酰胆碱竞争性地与运动终板膜上 N_2 受体结合，结合后它们本身并不产生去极化作用，但能阻断乙酰胆碱的去极化作用，从而使骨骼肌松弛。此类药物又称为竞争性肌松药，临床上肌松药多数为此类。非去极化型药物按来源又可分为生物碱类和合成类两大类。

（1）生物碱类。最早用于临床的肌松药是1935年人们从南美洲产的防己科植物中提取出的有效成分右旋氯化筒箭毒碱（D - Tubocurarine Chloride），广泛用作肌松药和辅助麻醉药，但由于其有麻痹呼吸肌的危险，已少用。后来人们将筒箭毒碱用碘甲烷季铵化，得到碘二甲箭毒碱（Dimethyltubocurarine Iodide），为双季铵结构，肌松作用增加9倍，其为临床使用的肌松药。

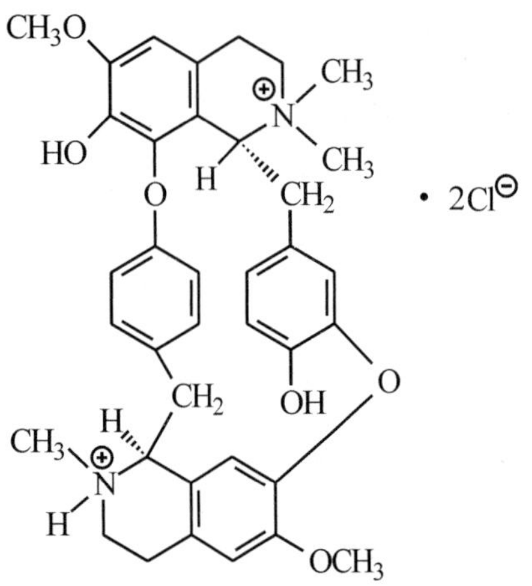

右旋氯化筒箭毒碱 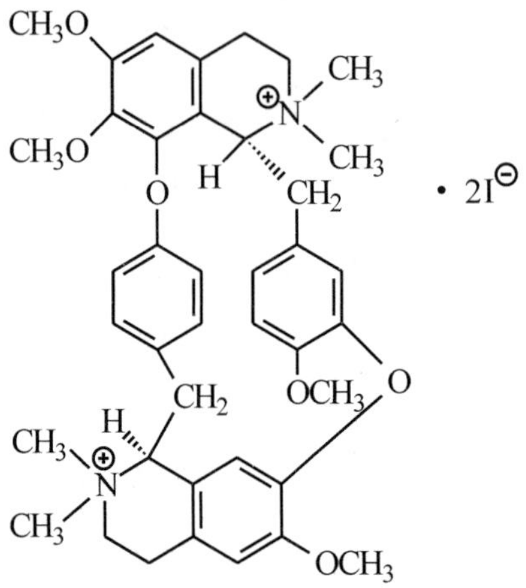　　　　　　　　　碘二甲箭毒碱

我国学者从防己科植物中发现了一些肌松作用良好的药物，包括左旋筒箭毒碱、粉防己碱（汉防己甲素）等，将它们分别季铵化，则得到氯二甲箭毒（Dimethyl - L - curine Dimethochloride，氯甲左箭毒，L - Tubocurarine Methchloride）和粉肌松（Tetrandrine Dimethiodide），均有很强的肌肉松弛作用。此外，从我国中草药锡生藤中分离出的锡生碱，经季铵化得到锡肌松（傣肌松，Cissampelosine Methiodide，Hayatine Methiodide），其作用与右旋筒箭毒碱相似，具有一定的镇痛作用。

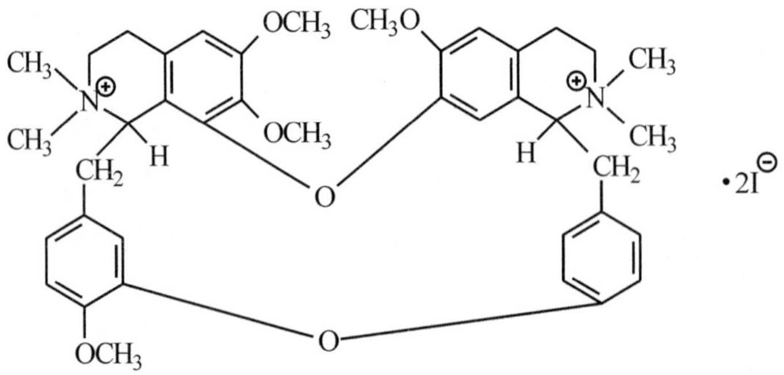

粉肌松

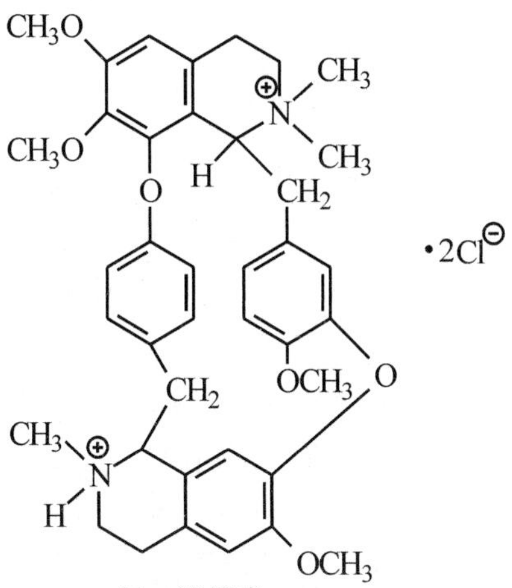

氯二甲箭毒

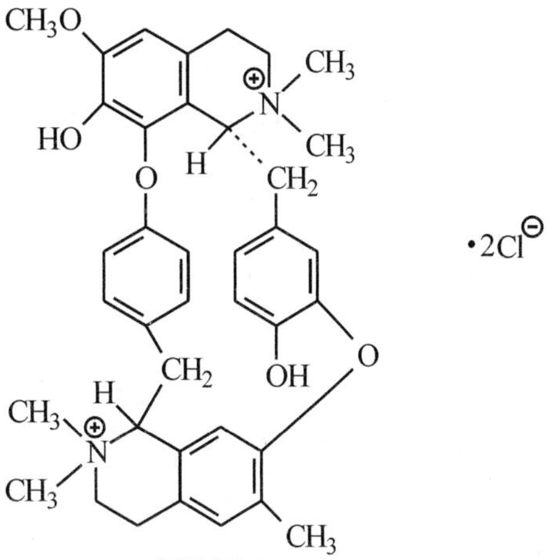

锡肌松

（2）合成类。由于植物资源有限，而且生物碱类有一定的副作用，因此人们寻找合成代用品。分析上述生物碱类肌松药的结构特点，它们均为双季胺结构，两个季铵氮原子相隔 10 ~ 12 个原子，而且多数还含有苄基四氢异喹啉的结构，因此人们设计并合成了一系列对称的 1 - 苄基四氢异喹啉类药物，如苯磺阿曲库铵（Atracurium Besylate）为双季铵类肌松药，其作用和右旋氯化筒箭毒碱相当，由于其在体内经霍夫曼（Hofmann）消除和酯代谢，当其以治疗剂量使用时，不影响心、肝、肾功能，副作用小，临床上主要用作全身麻醉的辅助药。临床使用的此类药物还有多库氯铵（Doxacurium Chloride），为一种强效、长效、起效慢的肌松药；米库氯铵（Mivacurium Chloride）是一种短效肌松药。两者均较安全。

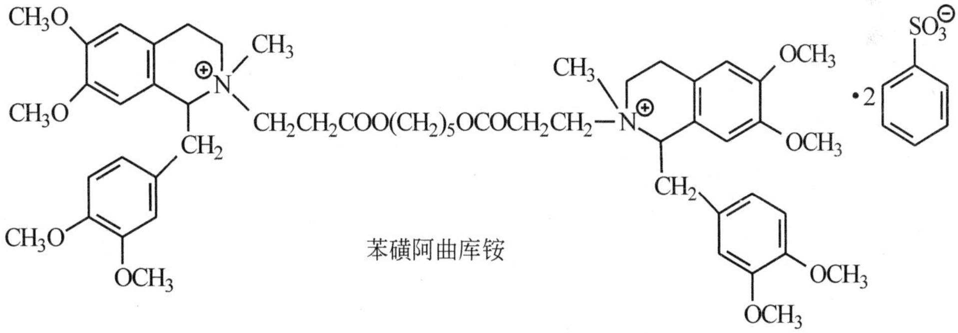

苯磺阿曲库铵

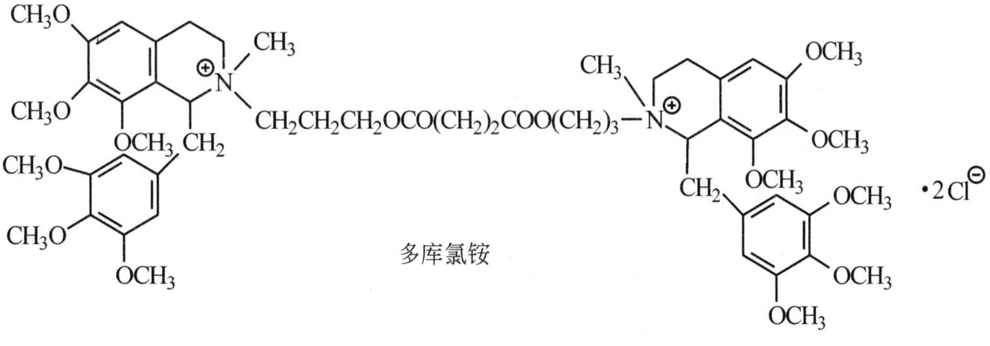

多库氯铵

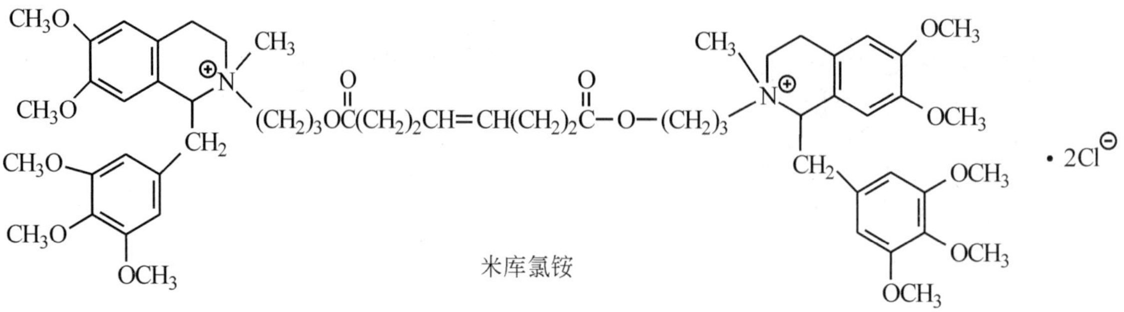

米库氯铵

在 20 世纪 60 年代初，人们发现一些具有雄甾烷母核的季铵生物碱具有肌肉松弛作用，经结构改造，得到泮库溴铵（Pancuronium Bromide），其肌松作用为氯化筒箭毒碱的 5 倍，起效快，持续时间长。之后此类药物如维库溴铵（Vecuronium Bromide）、哌库溴铵（Pipecuronium Bromide）等陆续问世。维库溴铵是泮库溴铵的单季铵盐，起效更快，维持时间长；哌库溴铵的持续时间适中，副作用较小，对心血管系统无不良反应。

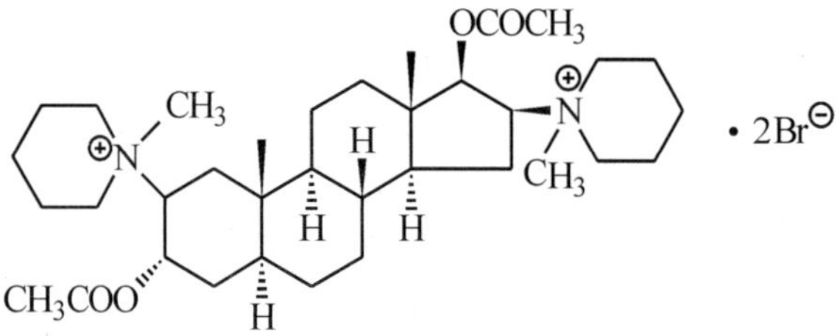

泮库溴铵

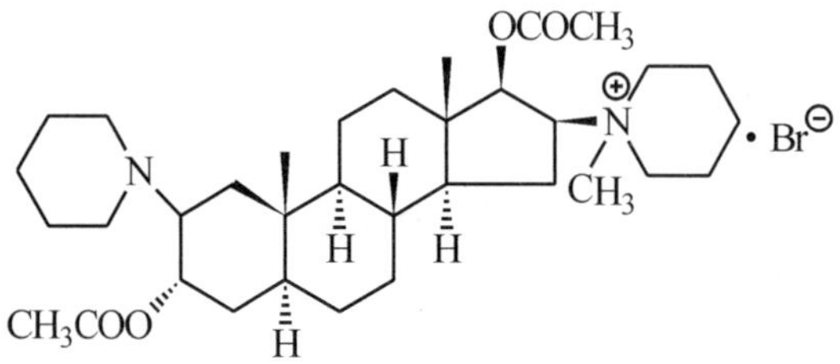

维库溴铵

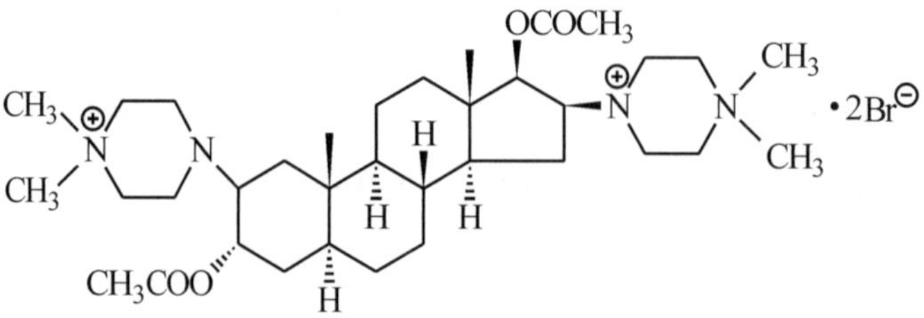

哌库溴铵

2. 去极化型药物

去极化型药物与骨骼肌运动终板膜上的 N_2 受体结合，激动受体，使终板膜及邻近细胞膜长时间去极化，从而使终板对乙酰胆碱的反应降低，导致骨骼肌松弛。抗胆碱酯酶药不仅不能对抗此类肌松药，反而能加强作用。

去极化型肌松药是通过对氯筒箭毒碱的构效关系的研究而设计的一系列结构较简单的双季铵化合物，其通式如下：

$$\overset{\ominus}{X}(CH_3)_3\overset{\oplus}{N}-(CH_2)_n-\overset{\oplus}{N}(CH_3)_3 \overset{\ominus}{X} \qquad X=Br \text{ 或 } Cl$$

两个季铵氮原子间的距离对肌松作用有重要影响，只有当 $n = 9 \sim 12$ 时，距离为 $1.3 \sim 1.5$ nm，该类药物才呈现箭毒样作用，如十烃溴铵（Decamethonium Bromide）曾用于临床，由于缺点较多，现已不用。后来人们发现碳链中的次甲基被氧或硫原子取代的双季铵化合物也有肌肉松弛作用，如氯琥珀胆碱（Succinylcholine Chloride），由于其结构中含有酯键，易被体内血浆中的胆碱酯酶水解而失活，持续时间短，其易于被控制。

$$(CH_3)_3\overset{\oplus}{N}(CH_2)_{10}\overset{\oplus}{N}(CH_3)_3 \cdot 2\overset{\ominus}{Br} \qquad \text{十烃溴铵}$$

$$\begin{array}{l} CH_2COOCH_2CH_2\overset{\oplus}{N}(CH_3)_3 \\ | \\ CH_2COOCH_2CH_2\overset{\oplus}{N}(CH_3)_3 \end{array} \cdot 2\overset{\ominus}{Cl} \qquad \text{氯琥珀胆碱}$$

溴己铵胆碱（Hexacarbacholine Bromide）对神经肌肉阻滞具有双重作用，起初发生短时间的去极化，继之发生较长时间的非去极化，作用缓慢而持久，其适合于心脏血管大手术，但有呼吸抑制副作用。

$$\begin{array}{l} NHCOOCH_2CH_2\overset{\oplus}{N}(CH_3)_3 \\ | \\ (CH_2)_6 \\ | \\ NHCOOCH_2CH_2\overset{\oplus}{N}(CH_3)_3 \end{array} \cdot 2\overset{\ominus}{Br}$$

溴己铵胆碱

氯琥珀胆碱（Succinylcholine chloride）

$$\begin{array}{l} CH_2COOCH_2CH_2\overset{\oplus}{N}(CH_3)_3 \\ | \\ CH_2COOCH_2CH_2\overset{\oplus}{N}(CH_3)_3 \end{array} \cdot 2\overset{\ominus}{Cl} \cdot 2H_2O$$

化学名为 2，2′ - [（1，4 - 二氧 - 1，4 - 亚丁基）双（氧）] 双 [N，N，N - 三甲基乙铵] 二氯化物二水合物。

本品为白色结晶性粉末，无臭，味咸，mp 为 157 ℃ ~ 163 ℃。本品有引湿性，极易溶于水，微溶于乙醇和氯仿，不溶于乙醚。本品水溶液呈酸性，pH 约为 4。

本品分子中有酯键，水溶液不稳定，易发生水解反应，pH 和温度是主要的影响因素。pH 为 3～5 时本品较稳定，pH 为 7.4 时缓慢水解，碱性条件下很快被水解。此外，温度升高，水解也加快。水解产物为一分子的琥珀酸和两分子的氯化胆碱。

$$\begin{array}{l} CH_2COOCH_2CH_2\overset{\oplus}{N}(CH_3)_3 \\ | \\ CH_2COOCH_2CH_2\overset{\oplus}{N}(CH_3)_3 \end{array} \cdot 2Cl^{\ominus} \xrightarrow{H_2O} \begin{array}{l} CH_2COOH \\ | \\ CH_2COOH \end{array} + 2\ HOCH_2CH_2\overset{\oplus}{N}(CH_3)_3 \cdot Cl^{\ominus}$$

本品为季铵类化合物，与氢氧化钠溶液一起加热时，发生霍夫曼消除反应，产生三甲胺的臭味。

本品为去极化型骨骼肌松弛药，起效快（1～1.5 min），持续时间较短，易于被控制。临床上本品用作全身麻醉的辅助药，但大剂量时可引起呼吸肌麻痹，而且不能用抗胆碱酯酶药对抗。

本章小结

1. 拟胆碱药可分为胆碱受体激动剂和胆碱酯酶抑制剂两种类型。

2. 胆碱受体激动剂包括由乙酰胆碱通过结构改造而得到的药物及一些天然的生物碱，临床上它们主要用于治疗青光眼。有一些 M_1 受体选择性激动剂，有可能成为抗痴呆药物。

3. 可逆的胆碱酯酶抑制剂包括天然的生物碱及其合成代用品，临床上它们主要用于治疗青光眼、重症肌无力、手术后腹气胀、尿潴留等。新型的抗胆碱酯酶药可用于治疗老年性痴呆症。

4. 抗胆碱药可分为 M 胆碱受体拮抗剂和 N 胆碱受体拮抗剂（又分为 N_1 胆碱受体拮抗剂和 N_2 胆碱受体拮抗剂），M 胆碱受体拮抗剂主要用于扩瞳、解痉止痛等，N_2 胆碱受体拮抗剂可用作外周性肌松药，用于辅助麻醉。

5. M 胆碱受体拮抗剂包括颠茄生物碱类和合成类，N_2 胆碱受体拮抗剂也分为生物碱类和合成类。

习　题

1. 胆碱受体可分为哪两类？受体的激动剂和拮抗剂的临床用途分别是什么？

2. 为什么内源性的乙酰胆碱不能成为临床上的治疗药物？

3. 试比较卡巴胆碱、氯贝胆碱及氯醋甲胆碱的化学结构，并说明三者的作用特点如何。

4. 试比较阿托品、东莨菪碱、山莨菪碱及樟柳碱的化学结构差异，并说明与中枢作用大小的关系。

5. 试简述 M 胆碱受体拮抗剂的构效关系。

6. 简述氯琥珀胆碱的结构特征和化学不稳定性的原因。

第 10 章

心血管系统药物

引言

    心血管系统疾病是一类严重危害人类生命和健康的常见病、多发病，其临床症状主要表现有高血压、高血脂、心绞痛、动脉粥样硬化、冠心病、低血压、心律失常、心力衰竭等。心血管系统药物（Cardiovascular Drugs）主要是作用于心脏或血管系统，通过不同的作用机理来调节心脏血液的总输出量，或改变循环系统各部分的血液分配，以改善和恢复心脏和血管的功能，该类药物是目前临床上各类药物中最庞大的一类。按照其作用的器官及用途的不同，心血管系统药物主要分为抗心绞痛药、抗高血压药、血脂调节药、抗心律失常药和强心药五类。

学习目标

你学完本章后应达到如下要求：

1. 熟悉抗心绞痛药的结构类型，掌握硝酸甘油、硝酸异山梨酯、硝苯地平、氨氯地平、地尔硫䓬、维拉帕米的结构、理化性质和临床应用特点。

2. 熟悉抗高血压药的作用机理，了解抗高血压药的发展，掌握抗高血压药物的分类，掌握利舍平、可乐定、卡托普利、依那普利、哌唑嗪、氯沙坦的结构、理化性质及临床应用特点。

3. 了解降血脂药的发展及类型，掌握吉非贝齐、洛伐他汀的结构、理化性质及临床应用特点。

4. 了解抗心律失常药的发展及分类，熟悉其作用机理及构效关系，掌握普鲁卡因胺、美西律、普萘洛尔、胺碘酮、普罗帕酮的结构、理化性质及临床应用特点。

5. 了解强心药的作用机理，了解氨力农、米力农的结构和应用。

6. 熟悉吉非贝齐的制备。

10.1　抗心绞痛药

    心绞痛是由心肌急剧的暂时性缺血和缺氧所引起的，是冠心病的常见病症。目前已知有效的抗心绞痛药物主要是通过降低心肌耗氧量而达到缓解和治疗的目的。根据化学结构和作用机理的不同，抗心绞痛药物可分为三类：硝酸酯及亚硝酸酯类、钙拮抗剂和 β - 受体拮抗剂。

10.1.1 硝酸酯及亚硝酸酯类

硝酸酯及亚硝酸酯类化合物是最早应用于临床的抗心绞痛药物。这些药物主要有硝酸甘油（Nitroglycerol）、戊四硝酯（Pentaerithrityl Tetranitrate）和硝酸异山梨酯（Isosorbide Dinitrate）等。

硝酸甘油　　　　　　　　戊四硝酯　　　　　　　　硝酸异山梨酯

血管内皮细胞能够释放扩血管物质——血管内皮舒张因子（Endotheliumderived Relaxing Factor，EDRF），即一氧化氮（NO），它从内皮细胞弥散到血管平滑肌细胞，激活鸟苷酸环化酶，增加 cGMP（Cyclic Guanosine Monophosphate，环磷酸鸟苷）含量，从而松弛血管平滑肌。硝基酯类扩血管药能在平滑肌细胞及血管内皮细胞中产生一氧化氮（NO）而舒张血管。但是，其连续使用后，体内"硝酸酯受体"中的巯基被耗竭，从而人体出现耐药性。因此，在应用硝酸酯类药物的同时，应给予能够保护体内硫醇基的化合物如 1，4 - 二巯基 - 3，3 - 丁二醇，人体就不易产生耐药性。硝酸酯类药物的作用比亚硝酸酯类药物强，这可能是由于前者较易被吸收。

硝酸甘油（Nitroglycerin）

化学名为 1，2，3 - 丙三醇三硝酸酯。

本品为浅黄色无嗅带甜味的油状液体，沸点（Boiling Point）为 145 ℃，在低温条件下本品可凝固成为两种固体形式：一种为稳定的双棱型晶体，mp 为 13.2 ℃；另一种为不稳定的三斜晶型，mp 为 2.2 ℃。本品溶于乙醇，混溶于热乙醇、丙酮、乙醚、冰乙酸、乙酸乙酯、苯、氯仿、苯酚，略溶于水。

本品有挥发性，也能吸收水分子后成塑胶状。因其具有爆炸性，故不宜以纯品放置和运输。

本品舌下含服后能通过口腔黏膜迅速被吸收，直接进入人体循环，可避免首过效应，血药浓度很快达峰值，1～2 min 起效，半衰期约为 42 min。本品在体内逐渐代谢生成 1，2 甘油二硝酸酯，1，3 甘油二硝酸酯，甘油单硝酸酯和甘油，这些代谢物均可经尿和胆汁排出体外。

本品可用于心绞痛发作时的急救，缓解症状。

硝酸异山梨酯（Isosorbide Dinitrate）

化学名为 1，4：3，6 - 二脱水 - D - 山梨醇 - 2，5 - 二硝酸酯。

本品为白色结晶性粉末，无臭；易溶于丙酮、氯仿，略溶于乙醇，微溶于水；mp 为 68 ℃ ~72 ℃。与其他硝酸酯类药物一样，本品具有爆炸性。本品的结晶有稳定型和不稳定型两种，药用的为稳定型。

本品在干燥状态下，室温放置 60 个月未发生变化，但在酸、碱溶液中硝酸酯容易水解。

本品口服后生物利用度仅为 3%，舌下含服给药，15 min 起效，可维持 5 h 左右。

本品为长效抗心绞痛药，临床上用于心绞痛、冠状循环功能不全、心肌梗死等的预防。

思考题 10.1　试比较硝酸甘油和硝酸异山梨酯的化学结构、作用特点和临床用途。

10.1.2　钙拮抗剂

钙离子是心肌和血管平滑肌兴奋 - 收缩偶联中的关键物质。钙拮抗剂（又称为钙通道阻滞剂）能抑制细胞外钙离子的内流，使心肌和血管平滑肌细胞内缺乏足够的钙离子，导致心肌收缩力减弱，心率减慢，同时血管松弛，血压下降，从而减少心肌耗氧量。

按照化学结构，钙拮抗剂可分为 1，4 - 二氢吡啶类、芳烷基胺类、苯并硫氮杂䓬类和其他类等。

1. 1，4 - 二氢吡啶类

1，4 - 二氢吡啶类药物是临床上应用最广泛、作用最强的一类钙拮抗剂，目前临床上应用的药物有二十余种。其中硝苯地平（硝苯啶，Nifedipine）具有较强的扩张血管作用，用于心绞痛、高血压的治疗；尼群地平（Nitrendipine）选择性地作用于外周血管，降压持续时间长；尼卡地平（Nicardipine）选择性地作用于脑血管和脑组织，亦可用于治疗轻、中度高血压；尼莫地平（Nimodipine）选择性地扩张脑血管和增加脑血流，为脑血管扩张药；非洛地平（Felodipine）对原发性高血压和充血性心衰有效；氨氯地平（Amlodipine）主要扩张外周血管，降低血管阻力，用于中度、轻度原发性高血压以及稳定型心绞痛。

硝苯地平

尼群地平

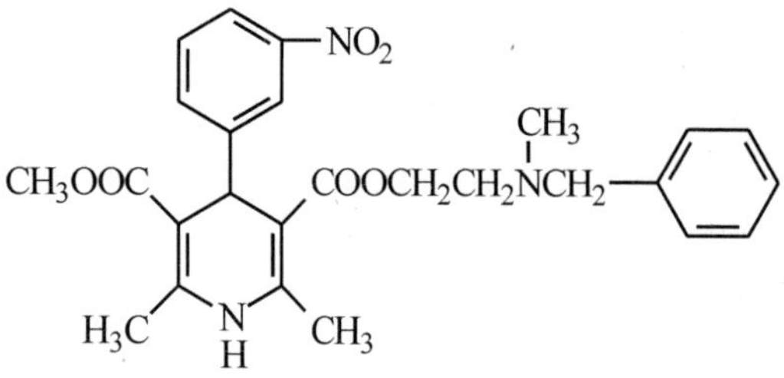

尼卡地平

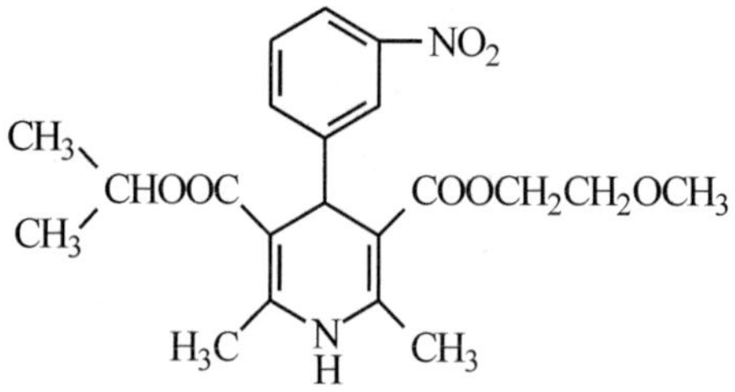

尼莫地平

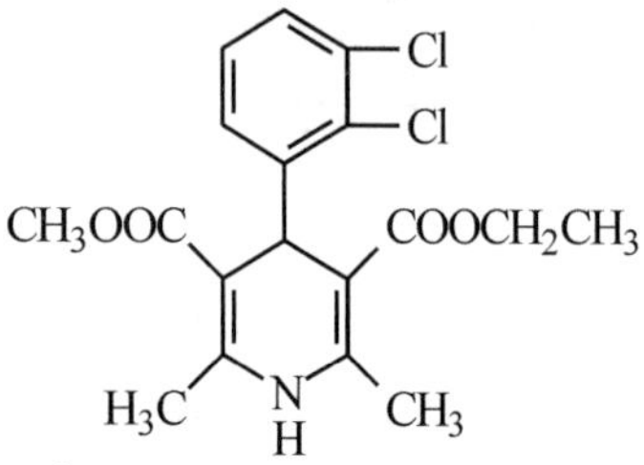

非洛地平

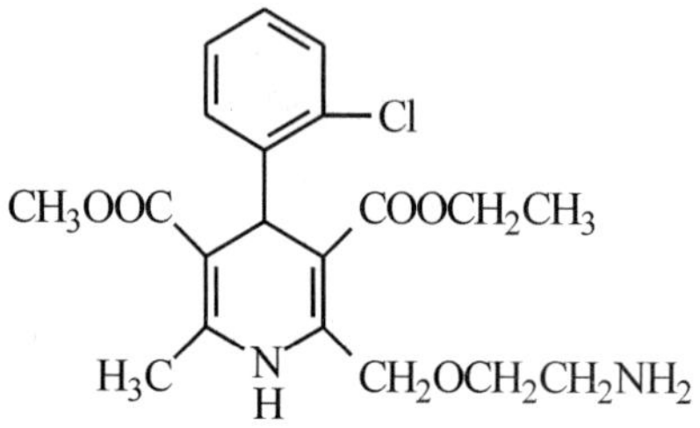

氨氯地平

硝苯地平 （Nifedipine）

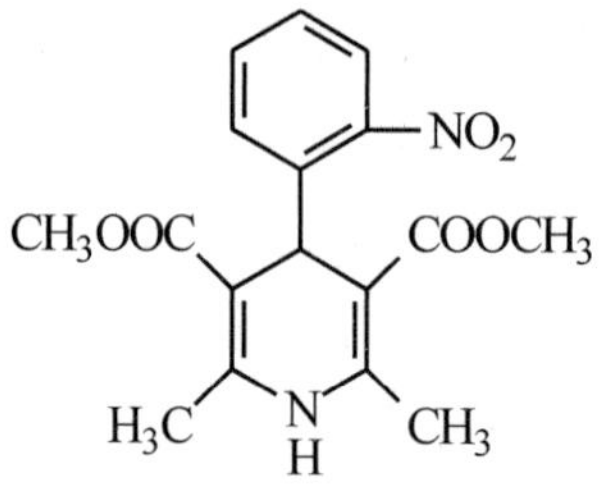

化学名为 1，4 - 二氢 - 2，6 - 二甲基 - 4 - （2 - 硝基苯基）- 3，5 - 吡啶二羧酸二甲酯。

本品为黄色结晶性粉末，无臭、无味；极易溶于丙酮、二氯甲烷和氯仿，溶于乙酸乙酯，微溶于甲醇、乙醇，几乎不溶于水。mp 为 172 ℃ ~ 174 ℃。

本品在光照和氧化剂存在条件下分别生成两种降解氧化产物，其中光催化氧化反应除了将二氢吡啶芳构化以外，还能将硝基转化成亚硝基。

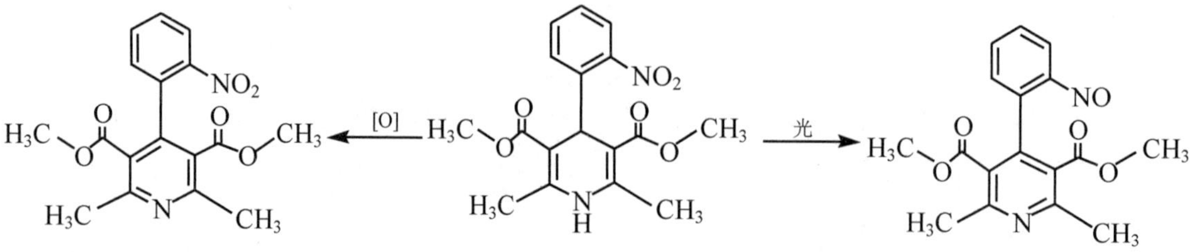

本品口服后吸收良好，有一定的首过效应，生物利用度可达到 45% ~65% ，经 10 min 生效，1~2 h 达最大效应，有效作用时间持续 12 h。本品经肝脏代谢，体内代谢物均无活性，80% 的代谢物由肾脏排泄。

本品的血管扩张作用强烈，临床上其用于预防和治疗冠心病、心绞痛，也适用于患有呼吸道阻塞性疾病的心绞痛病人，特别适用于冠状动脉痉挛所致的心绞痛。本品还可用于治疗原发性高血压、伴有急性肺水肿高血压以及急性高血压脑病，是治疗高血压急症的有效药物。其优点是降压较快，作用时间长，副作用较小。

苯磺酸氨氯地平 （Amlodipine）

化学名为 2 – [（2 – 氨基乙氧基）甲基] – 4 –（2 – 氯苯基）– 6 – 甲基 – 1，4 – 二氢吡啶二甲酸 – 3，5 – 二羧酸 – 3 – 乙酯 – 5 – 甲酯苯磺酸盐。

本品为白色结晶性粉末，溶于甲醇，微溶于水。mp 为 199 ℃ ~201 ℃ 。

本品的 1，4 – 二氢吡啶环上所连接的两个羧酸酯结构不同，2，6 位的取代基也不同，故 4 位碳原子为手性原子，其外消旋体和左旋体均在临床上被使用。

本品起效较慢，但作用时间较长。本品可直接舒张血管平滑肌，具有抗高血压作用；可扩张外周小动脉，使外周阻力降低，从而降低心肌耗氧量；另外可扩张缺血区的冠状动脉及冠状小动脉，使冠心病人的心肌供氧量增加。临床上本品可用于治疗高血压和缺血性心脏病。

本品的生物利用度近 100% ，其吸收不受食物影响，血药浓度稳定。本品主要在肝脏代谢，代谢物为氧化的吡啶衍生物，无药理活性。

思考题10.2　试比较硝苯地平、尼群地平、尼莫地平及氨氯地平的化学结构和作用特点。

2. 芳烷基胺类

这类药物主要有维拉帕米（Verapamil）、戈洛帕米（Gallopamil，加洛帕米）等。维拉帕米具有明显立体选择性，其 S 型异构体的负性肌力及平滑肌松弛和降压作用比 R 型异构体强。戈洛帕米对心肌和平滑肌的活性强于维拉帕米。

R=——H　维拉帕米
R=——OCH₃　戈洛帕米

盐酸维拉帕米（Verapamil Hydrochloride）

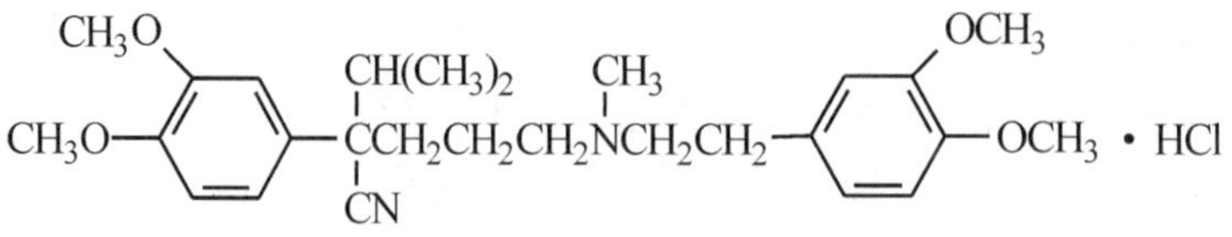

化学名为 5 -［(3，4 -二甲氧基苯乙基）甲氨基］- 2 -（3，4 -二甲氧基苯基）- 2 -异丙基戊腈盐酸盐，又名为异搏定。

本品为白色结晶性粉末，无臭；易溶于甲醇、乙醇、氯仿，溶于水；mp 为 140 ℃ ~ 145 ℃。

本品临床上用于抗心律失常及抗心绞痛。长期服用时，对肝和造血系统无影响，但可抑制心肌，诱发心衰。本品口服后完全被吸收，但存在首过效应，口服生物利用度仅为 10% ~35%，血浆蛋白结合率为 90%。本品主要经肝脏代谢，代谢物脱甲基维拉帕米的活性为原药的 20%。长期口服本品时，其代谢物浓度可超过原药浓度，而起主要治疗作用。

3. 苯并硫氮杂䓬类

苯并硫氮杂䓬类药物是一类高选择性的钙通道阻滞剂，临床上用于治疗包括变异性心绞痛在内的各种缺血性心脏病，也有减缓心率的作用。其代表药物为地尔硫䓬（Diltiazem）。

盐酸地尔硫䓬（Diltiazem Hydrochloride）

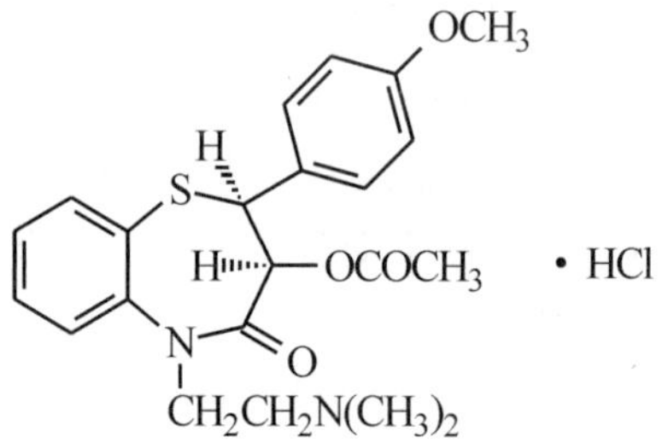

化学名为顺式（＋）- 3 -乙酰基 - 2，3 -二氢 - 5 -［2 -（二甲氨基）乙基］- 2 -（4 -甲氧苯基）- 1，5 -苯并硫氮杂䓬 - 4 -（5H）酮盐酸盐。

本品为白色或类白色结晶或结晶性粉末，无臭，味苦；易溶于水、甲醇、氯仿，不溶于乙醇、苯；mp 为 210 ℃ ~215 ℃。

本品分子结构中有两个手性碳原子，具有 4 种立体异构体，其中以顺式 - d - 异构体的活性最高，其为临床上使用的药物。

本品口服后几乎完全从胃肠道被吸收，但首过效应较大，导致生物利用度下降，为 25% -60%。本品主要代谢产物为脱乙酰基、N - 脱甲基和 O - 脱甲基的产物，去乙酰基地尔硫䓬保持了原药冠状血管扩张作用的 25% ~50%。

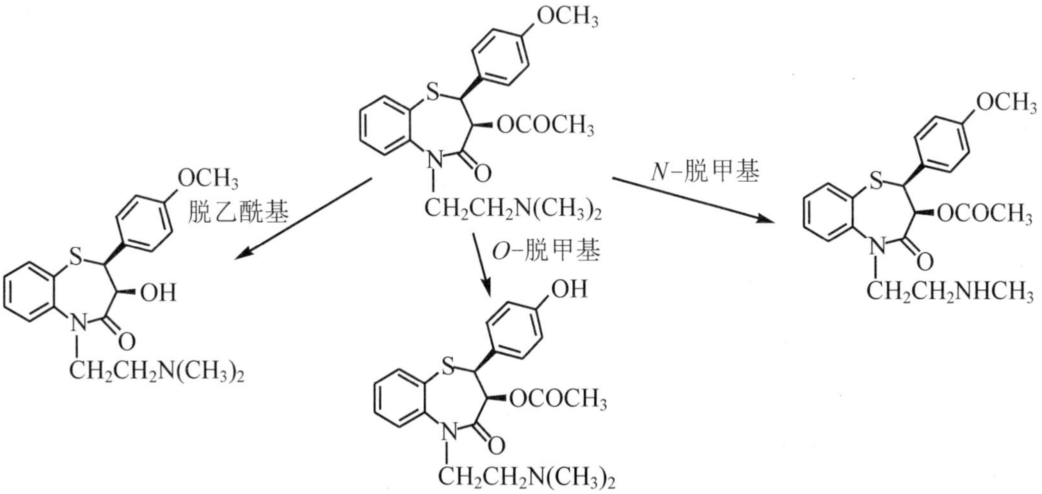

本品可扩张冠状动脉及外周血管，使冠脉流量增加和血压下降，临床上其用于室上性心律失常、典型心绞痛、变异型心绞痛等，还可用于降低血压。

4. 其他类

桂利嗪（Cinnarizine）属于二苯基哌嗪类钙拮抗剂，对血管平滑肌钙通道有选择性抑制作用，能显著改善脑循环和冠状循环，主要用于脑血栓形成、脑栓塞、脑动脉梗化、脑外伤后遗症等。

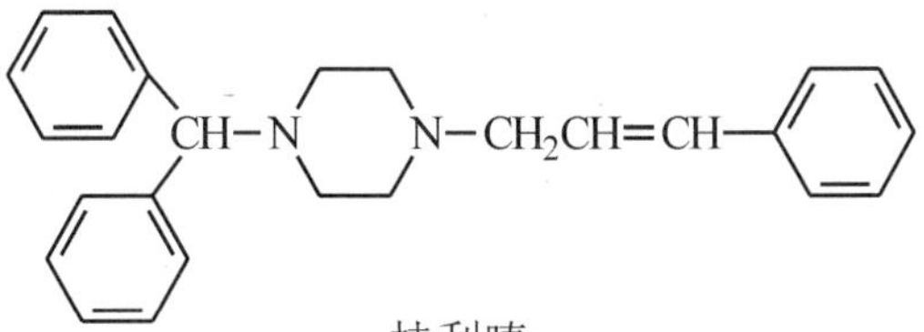

桂利嗪

10.1.3　β-受体拮抗剂

β-受体拮抗剂能阻断过多的儿茶酚胺，减慢心率，减小心肌收缩力，从而减少心肌耗氧量，缓解心绞痛。在"10.4 抗心律失常药"中将对其详细叙述。

10.2　抗高血压药

高血压是病理性的系统动脉血压升高，为常见的心血管疾病，其临床症状有头痛、头昏、心悸、失眠、心力衰竭、卒中、肾衰等，与冠心病和糖尿病关系密切。90% 以上的高血压病因不明，为原发性高血压。

血压的高低取决于循环血量、外周血管阻力和心输出量，主要通过交感神经和肾素-血管紧张素-醛固酮系统进行调节。抗高血压药物按其作用部位和作用机理可分为作用于中枢神经的药物、神经节阻断药、作用于神经末梢的药物、作用于肾素-血管紧张素-醛固酮系统（Renin-angiotensin – aldosterone System，RAAS）的药物、肾上腺素受体拮抗剂、作用于血管平滑肌的药物、利尿药、钙拮抗剂等，如图10-1所示。

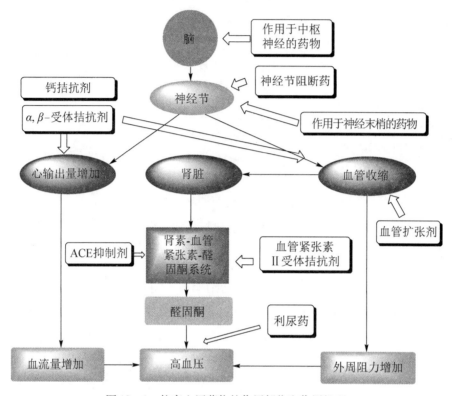

图10-1 抗高血压药物的作用部位和作用机理

10.2.1 作用于中枢神经系统的药物

这类药物主要是刺激中枢 α - 肾上腺素受体和其他受体后，抑制交感神经冲动的传出，导致血压下降。可乐定（Clonidine）是20世纪60年代发现的，其作用于中枢 α_2 受体，通过神经节减少外周交感神经末梢去甲肾上腺素的释放而产生降压作用。莫索尼定（Maxonidine）则选择性地作用于脑内咪唑啉受体，而产生降压作用，其疗效与可乐定相当，但没有可乐定样的副作用。

甲基多巴（Methyldopa）口服后被吸收，可通过血脑屏障，在脑内经脱羧酶代谢为甲基多巴胺，再经酪氨酸羟化酶转化为 α - 甲基 - N - 去甲肾上腺素，后者为有效的中枢 α 肾上腺素受体激动剂。

可乐定　　　　　　　莫索尼定　　　　　　　甲基多巴

盐酸可乐定（Clonidine Hydrochloride）

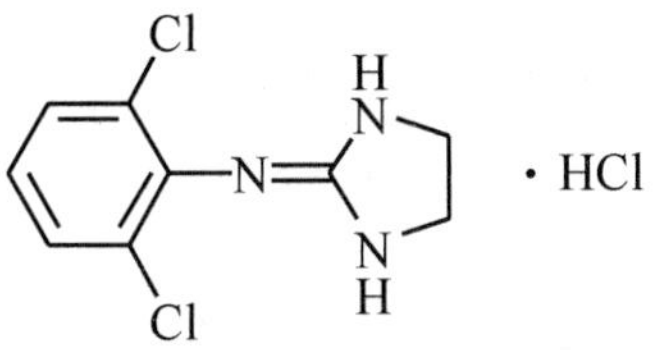

化学名为 N-（2，6-二氯苯基）-4，5-二氢-1H-咪唑-2-胺盐酸盐。

本品为白色结晶性粉末，无臭，略有甜味，mp 为 305 ℃。本品在水或乙醇中溶解，在氯仿中极微溶解，在乙醚中几乎不溶。可乐定分子有着亚胺型和氨基型两种互变异构体，主要以亚胺型形式存在。

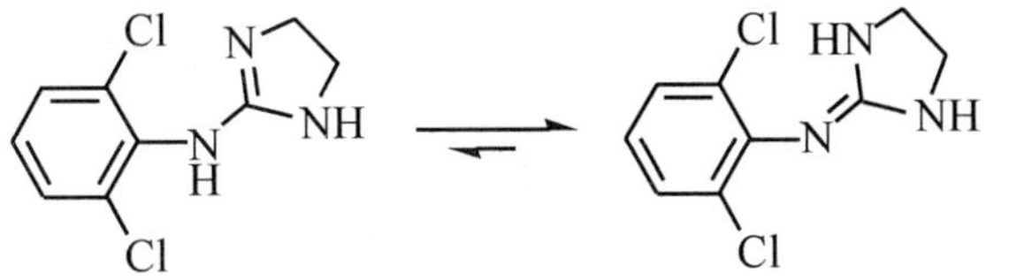

氨基型　　　　　　　　亚胺型

本品直接激动中枢 α_2 受体，使外周交感神经的张力降低，心率减慢，心输出量减少，外周阻力略有降低，从而导致血压下降，主要副作用为镇静、口干、嗜睡等。

本品口服后迅速被吸收，生物利用度达 95% 以上，服后 0.5 h 其产生降压作用，可维持 6 h。本品大部分在肝脏代谢，主要代谢物为无活性的 4-羟基可乐定，以及 4-羟基可乐定的葡萄糖醛酸酯和硫酸酯。

本品临床上主要用于原发性及继发性高血压，还可用作阿片成瘾患者的戒毒治疗。

10.2.2　神经节阻断药

神经节阻断药为早期的抗高血压药物，通过竞争性地抑制 N_1 胆碱受体，切断神经冲动的传导，引起血管舒张，血压下降，如美卡拉明（Mecamylamine，美加明）、六甲溴铵（Hexamethonium Bromide）等。此类药物作用强而可靠，但降压剧烈，一般用于高血压危象。

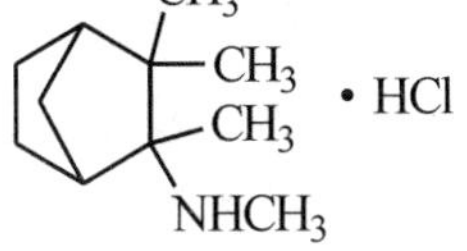

美卡拉明 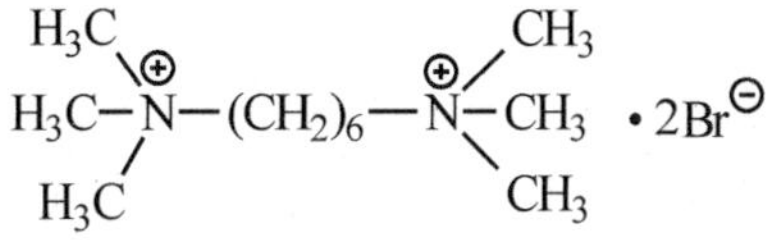　　　　　　　　　　　　六甲溴胺

10.2.3　作用于神经末梢的药物

利舍平（Reserpine）是从印度萝芙木植物中提取得到的生物碱，一方面能使交感神经末梢囊泡内的交感介质释放增加；另一方面又能阻止交感介质再摄入囊泡，使囊泡内的神经

递质逐渐减少而耗竭，交感神经冲动的传导受阻，从而其表现出降压作用，降压作用的特点是缓慢、温和而持久。

这类药物还有胍乙啶（Guanethidine），它的降压机理是将囊泡中的去甲肾上腺素置换出来，使其氧化破坏，并耗尽，降压作用较强，用于中度和重度舒张压高的高血压。

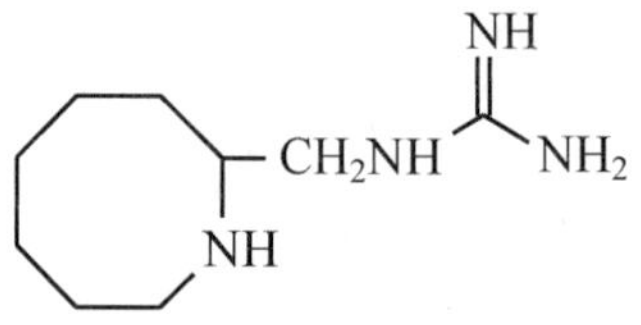

胍乙啶

利舍平（Reserpine）

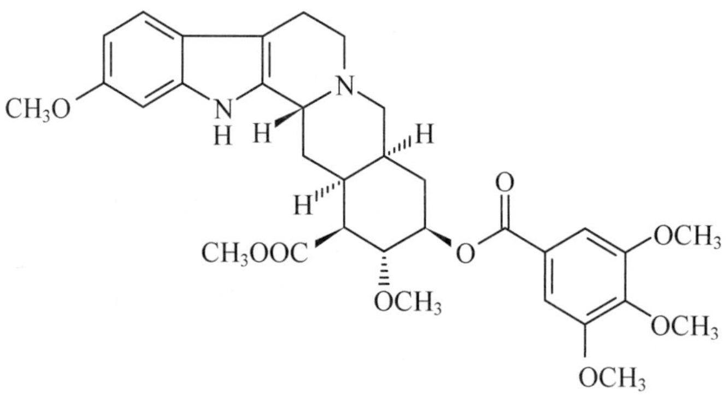

化学名为 11，17α－二甲氧基－18β－［（3，4，5－三甲氧基苯甲酰）氧］－3β，20α－育亨烷－16β－甲酸甲酯，又名为利血平。

本品为白色或淡黄色棱柱形结晶，易溶于氯仿、二氯甲烷、冰乙酸，溶于甲醇、乙醇，略溶于水；mp 为 264 ℃ ~ 265 ℃。

在光和热的影响下，利舍平的 3β－H 能发生差向异构化，生成无效的 3－异利舍平。

本品及其水溶液都比较稳定，最稳定的 pH 为 3.0。在酸、碱条件下的水溶液中其可发生水解，其中碱性条件下两个酯基断裂，本品生成利舍平酸。

本品在光和氧的作用下发生氧化，生成 3－去氢利舍平及 3，5－二烯利舍平。

本品用于治疗轻度至中度的早期高血压，作用缓慢、温和而持久。因有安定作用，故本品对老年患者和有精神病症状的患者尤为适宜。对严重和晚期病例，本品常与肼屈嗪、氢氯噻嗪（双氢氯噻嗪）等合用，以增加疗效。

思考题 10.3 利舍平的不稳定性如何？应如何保存？

10.2.4 作用于肾素–血管紧张素–醛固酮系统的药物

肾素–血管紧张素–醛固酮系统（RAAS）对调节人体血压具有重要作用，血浆内的血管紧张素原（14 肽）在肾素的催化下生成无升压活性的血管紧张素Ⅰ（Angiotensin Ⅰ，

A I，10 肽）。A I 在血管紧张素转化酶（Angiotensin Converting Enzyme，ACE）作用下，转变为血管紧张素 II（Angiotensin II，A II，8 肽），最后转化为血管紧张素 III 而灭活。A II 具有极强的血管收缩作用，并能促进去甲肾上腺素从神经末梢释放，从而引起血压的升高。

作用于 RAAS 的药物主要包括血管紧张素转化酶抑制剂（Angiotensin Converting Enzyme Inhibitors，ACEIs，又称 ACE 抑制剂）和血管紧张素 II（A II）受体拮抗剂。

1. 血管紧张素转化酶抑制剂

血管紧张素转化酶抑制剂（ACEIs）是发展较快的一类抗高血压药物，现已上市的有 20 多种，主要用于治疗高血压和充血性心衰，并具有疗效好、作用持久的特点。卡托普利（Captopril）是第一种用于临床的 ACEIs 类药物，由于其结构中存在巯基，常常伴有味觉消失和皮疹的副反应。阿拉普利（Alacepril）是卡托普利的前药，体内活性与后者相当，但体外活性仅有后者的万分之一。依那普利（Enalapril）、赖诺普利（Lisinopriol）和雷米普利（Ramipril）都是含双羧基的 ACEIs。依那普利属于前体药物，起效较慢，但作用持久；赖诺普利可用于原发性高血压和充血性心力衰竭；雷米普利也是前体药物，吸收后在肝内发生水解，生成活性代谢物，起效快，组织特异性高，作用持久，是一种高效、长效的抗高血压药。福辛普利（Fosinpril）是含膦酰基的 ACEIs 类药物，为前体药物，在体内转变为二元酸代谢物（福辛普利拉）而发挥作用，为长效的降压药物，经肝或肾双通道代谢而排泄，故其适用于肝或肾功能不全的高血压患者。

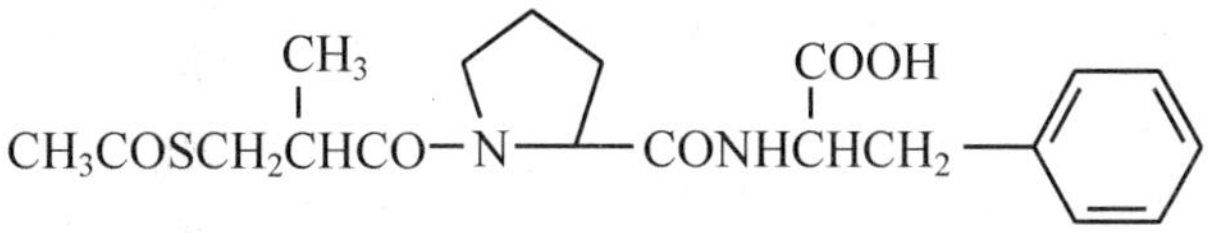

阿拉普利

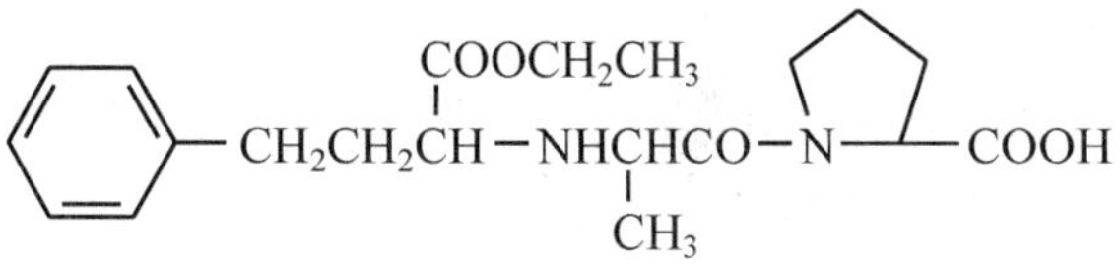

依那普利

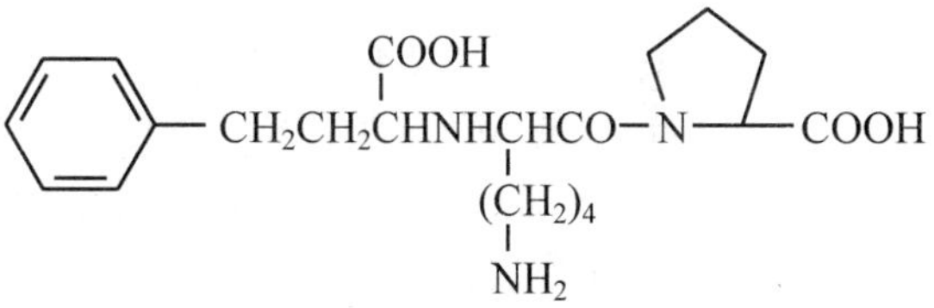

赖诺普利

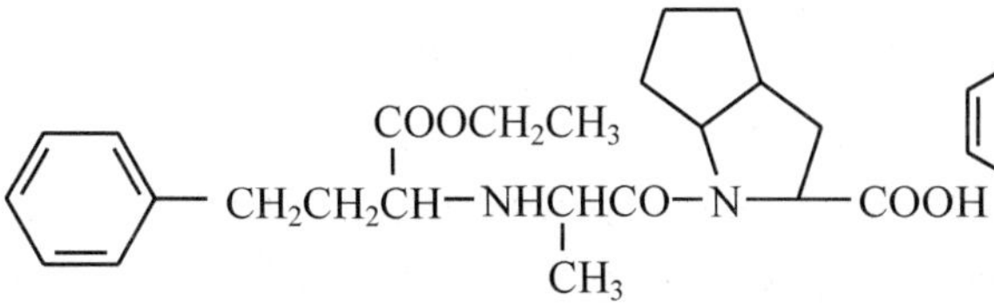

雷米普利

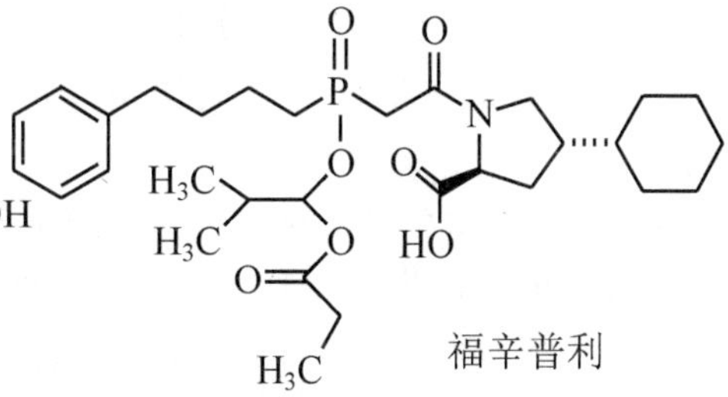

福辛普利

卡托普利（Captopril）

133

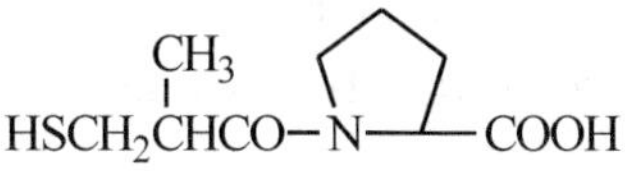

化学名为 1 - [（2S）- 3 - 巯基 - 2 - 甲基 - 丙酰] - L - 脯氨酸，又名为巯甲丙脯酸。

本品为白色或类白色结晶性粉末，无臭，有酸味；极易溶于甲醇，溶于无水乙醇、丙酮，略溶于水，不溶于己烷，难溶于乙醚；mp 为 103 ℃ ~ 106 ℃，或 mp 为 84 ℃ ~ 86 ℃，两者为同质异晶体的熔点；$[\alpha]_D$ 为 - 131°（$c = 2$，C_2H_5OH）。

本品分子中含有两个手性中心，药用的是 S,S - 异构体。

由于巯基的存在，本品易被氧化，能够发生二聚反应而形成二硫键，体内有 40% ~ 50% 的药物以原药形式排泄，而剩下的以二硫聚合体或卡托普利 - 半胱氨酸二硫化物形式排泄。

本品对各型高血压均有明显的降压作用，可同时扩张小动脉和小静脉，并可减轻心脏负荷，改善心脏功能，而心率无明显变化；本品能增加肾血流，但不影响肾小球滤过率。

马来酸依那普利（Enalapril Maleate）

化学名为（S）- 1 - [N -（1 - 乙氧羰基 - 3 - 苯丙基）- L - 丙氨酰] - L - 脯氨酸马来酸盐。

本品为白色结晶粉末，无臭；易溶于水，微溶于乙腈；mp 为 143 ℃ ~ 144.5 ℃；$[\alpha]_D$ 为 - 42.2°（$c = 1$，CH_3OH）。

本品结构中有三个手性中心，故呈现旋光性。

本品为长效的 ACEIs 类药物，为前体药物，口服给药后在体内水解为依那普利拉，强烈抑制 ACE，降低血管中 A Ⅱ 的含量，使全身血管舒张，起到降压作用。

本品可用于原发性、肾性、肾血管性、恶性高血压。

2. 血管紧张素 Ⅱ 受体拮抗剂

ACEIs 的降压作用虽然很好，但由于 ACE 作用广泛，在减少血管紧张素 Ⅱ 生成的同时，也抑制了缓激肽、脑啡肽等生物活性肽的灭活，会产生咳嗽、血管神经性水肿等副作用。

血管紧张素 Ⅱ 受体拮抗剂（又称 A Ⅱ 拮抗剂）可拮抗血管紧张素 Ⅱ 与受体的作用，可以中止血管紧张素 Ⅱ 的缩血管作用，同时不会影响 ACE 阻断与其他底物的作用。氯沙坦（Losartan）作为第一种血管紧张素 Ⅱ 受体拮抗剂类抗高血压药于 1995 年应用于临床，它具有口服、高效、选择性好等特点，而没有 ACEIs 的副作用。近年来，该类药物得到了很大的发展，现已有若干种药物应用于临床。缬沙坦（Valsartan）是第一种不含咪唑环的血管紧张素 Ⅱ 受体拮抗剂，其降压作用稍强于氯沙坦；厄贝沙坦（Irbesartan）为螺环化合物，与受体的亲和力是氯沙坦的 10 倍；替米沙坦（Telmisartan）结构中含有苯并咪唑环，提高了与受体的疏水结合能力，从而提高了药效。

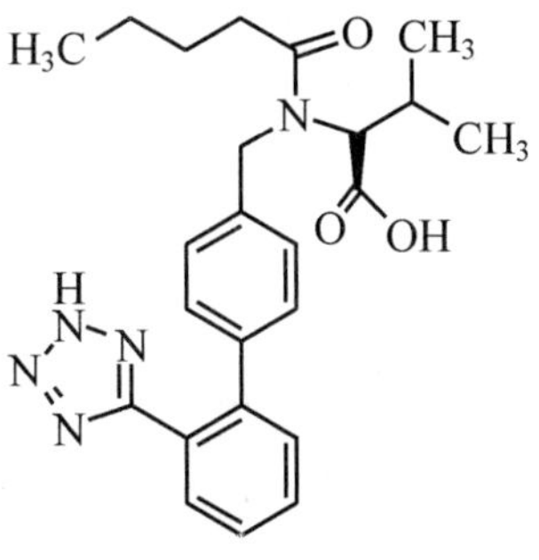

缬沙坦

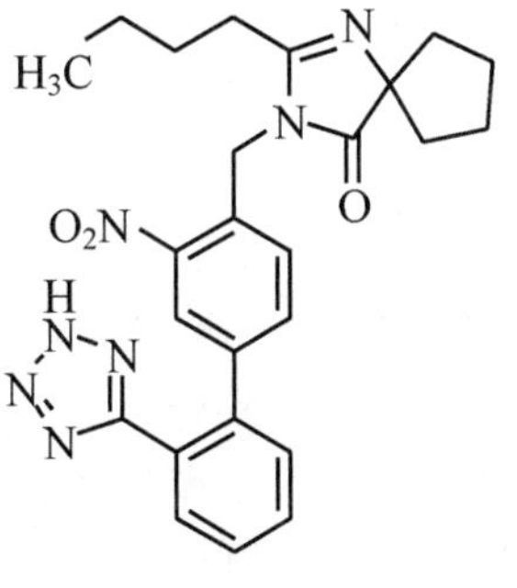

厄贝沙坦

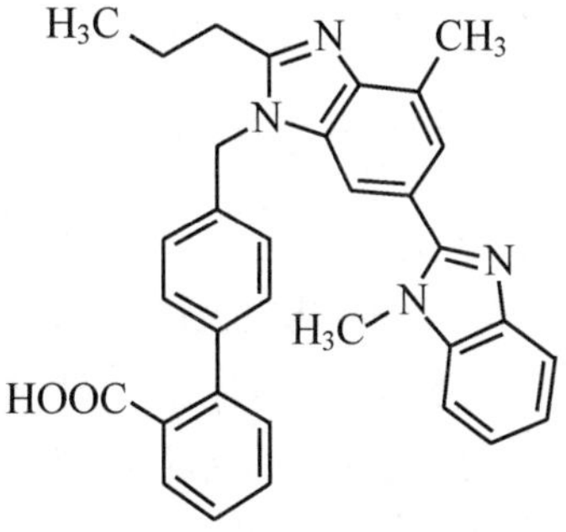

替米沙坦

氯沙坦（Losartan）

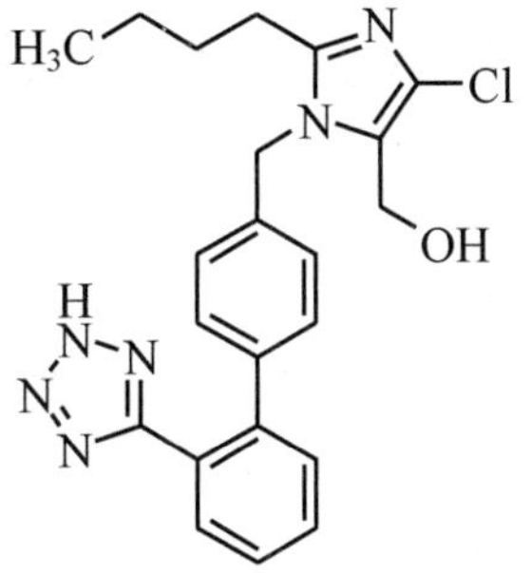

化学名为［2 - 丁基 - 4 - 氯 - 1 - ［［4 - ［2 - (2*H* - 1, 2, 3, 4 - 四唑 - 5 - 基) 苯基］苯基］甲基］- 1*H* 咪唑 - 5 - 基］甲醇。

本品为淡黄色结晶，mp 为 183.5 ℃ ~ 184.5 ℃，为中等强度的酸，其 pK_a 为 5 ~ 6，能与钾离子成盐。

本品是 1995 年上市的第一种血管紧张素 Ⅱ 受体拮抗剂，由德国默克（Merck）公司开发，能特异性拮抗血管紧张素 Ⅱ 受体，阻断血管紧张素 Ⅱ 所致的动脉血管收缩、交感神经兴奋和压力感受器敏感性增加等效应，使收缩压和舒张压均下降。

本品在胃肠道可迅速被吸收，生物利用度为 35%，约 14% 的氯沙坦发生氧化代谢，氧化产物的作用是氯沙坦的 10 ~ 14 倍。服用本品所引起的心血管效应归因于母体药物和其代谢物的联合作用。

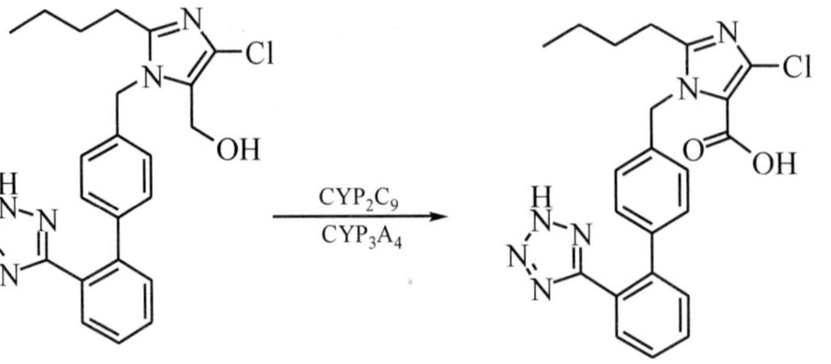

本品降压作用类似于 ACE 抑制剂，但干咳等副作用降低。

10.2.5 肾上腺素受体拮抗剂

1. α_1-受体拮抗剂

肾上腺素 α_1-受体拮抗剂通过阻断儿茶酚胺的缩血管作用而降低血压，哌唑嗪（Prazosin）是第一种被发现的选择性 α_1-受体拮抗剂，后来相继有特拉唑嗪（Terazosin）、多沙唑嗪（Doxazosin）等用于临床，特拉唑嗪对 α_1-受体的亲和力是哌唑嗪的 1/2，但半衰期长，每日只需服用 1 次，临床上用于治疗高血压和良性前列腺增生导致的排尿困难。多沙唑嗪对 α_1-受体的亲和力是哌唑嗪的 1/10，但半衰期更长，适应证与特拉唑嗪类似。

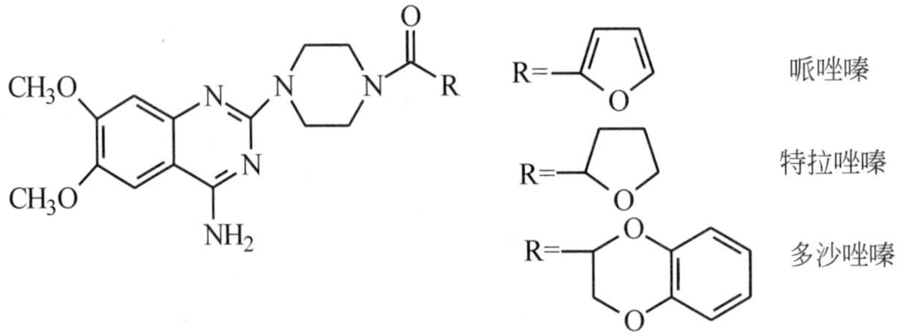

2. β-受体拮抗剂

该类药物将在本章 10.4.4 节中介绍。

盐酸哌唑嗪（Prazosin Hydrochloride）

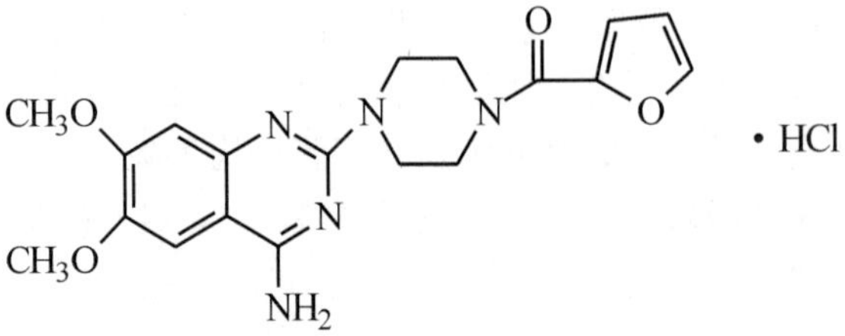

化学名为 1 - (4 - 氨基 - 6，7 - 二甲氧基 - 2 - 喹唑啉基) - 4 - (2 - 呋喃甲酰) 哌嗪盐酸盐。

本品为白色或类白色结晶性粉末，无臭，味苦；微溶于乙醇，几乎不溶于水。mp 为 277 ℃ ~ 280 ℃。

本品是第一种选择性突触后 α_1 - 受体拮抗剂，能显著扩张小动脉，使外周血管阻力降低，用来治疗轻、中度高血压，与 β - 受体拮抗剂或利尿药合用效果更好。本品还可用于中、重度慢性充血性心力衰竭及心肌梗死后心力衰竭的治疗。

10.2.6　作用于血管平滑肌的药物

这类药物直接松弛血管平滑肌，扩张外周小动脉血管，降低外周阻力，使血压降低。早期应用临床的肼屈嗪（Hydralazine）具有中等强度的降压作用，其特点为舒张压下降较显著，并能增加血流量。布屈嗪（Budralazine）是肼屈嗪的衍生物，用于原发性高血压，与肼屈嗪相比，作用时间长，对心脏的刺激作用弱。

米诺地尔（Minoxidil）又名为长压定，为前体药物，本身无药理活性，但在胃肠道被收吸收后，在肝脏中代谢生成活性代谢物米诺地尔硫酸酯，从而发挥降压作用。米诺地尔的副作用之一为多毛症，已有将米诺地尔作为治疗男性脱发外用药的报道。

肼屈嗪　　　　　　　布屈嗪　　　　　　　米诺地尔

10.2.7　利尿药

利尿药为传统的降压药，其通过利尿作用，减少血容量，而达到降低血压的效果。对该类药物第 6 章 6.2 节中已介绍。

10.2.8　钙拮抗剂

钙拮抗剂对高血压有很好的治疗效果，临床实践证明其疗效超过 β - 受体拮抗剂，如氨氯地平的降压作用稳定而持久。（详细内容见本章10.1.2节）

思考题 10.4　试总结抗高血压药的类型，并各举一例药物说明。

10.3　血脂调节药

血浆中的脂质包括胆固醇、胆固醇酯、甘油三酯和磷脂等，通常它们与载脂蛋白结合，以水溶性的脂蛋白形式存在。最常见的脂蛋白有乳糜微粒（Chylomicron, CM）、极低密度脂蛋白（Very Low Density Lipoprotein, VLDL）、中密度脂蛋白（Intermediate Density Lipoprotein，IDL）、低密度脂蛋白（Low Density Lipoprotein，LDL）和高密度脂蛋白（High Density Lipoprotein，HDL）。当机体脂质代谢紊乱、血脂长期升高后，血脂及其分解产物会逐渐沉积于动脉血管内膜，继而内膜纤维组织增生，形成斑块，使血管局部增厚，弹性减小，导致血管堵塞，以至于产生动脉粥样硬化和冠心病。血脂调节药通过不同的途径降低致动脉粥样硬化的 CM、LDL、VLDL 等脂蛋白，或升高抗动脉粥样硬化的 HDL，以纠正脂质代谢紊乱，预防动脉粥样硬化及降低冠心病的发病率和死亡率。

10.3.1　烟酸类

1955 年阿特休尔（Altschul）等人发现，大剂量的烟酸可降低人体胆固醇、甘油三酯的水平，临床上用于高脂血症的治疗，但具有面部潮红、皮肤瘙痒和胃肠不适等副作用。烟酸的作用机理：一方面其能抑制脂肪组织的脂解，使游离脂肪酸的来源减少，从而减少肝脏合成甘油三酯和 VLDL 的释放；另一方面能直接抑制肝脏中 VLDL 和胆固醇的生物合成。

临床常用的烟酸衍生物有烟酸肌醇酯（Inositol Nicotinate）及烟酸戊四醇酯（Niceritrol）等，它们为前体药物，进入人体内分解释放出烟酸后而发挥作用，克服了烟酸的副作用，且作用时间延长。

烟酸肌醇酯　　　　　　　　烟酸戊四醇酯

10.3.2　苯氧乙酸类

自 1962 年第一种苯氧乙酸类血脂调节药氯贝丁酯（安妥明，Clofibrate）问世以来，现已有 30 多种此类药物应用于临床，主要有非诺贝特（Fenofibrate）、苄氯贝特（Beclobrate）等，这些药物的结构与甲状腺素分子相似，可竞争性地与白蛋白结合，释放出甲状腺素，促进胆固醇分解代谢，使 VLDL 和 LDL 降低，并使 HDL 升高。这些药物是比氯贝丁酯更优的一类降脂药物。吉非贝齐（Gemfibrozil）是 1982 年上市的血脂调节药，其结构为非卤代的苯氧戊酸衍生物，其特点是能显著降低甘油三酯和总胆固醇，主要是降低 VLDL，对 LDL 则影响较小，还可升高 HDL。

氯贝丁酯　　　　　　　　　　　　　　非诺贝特

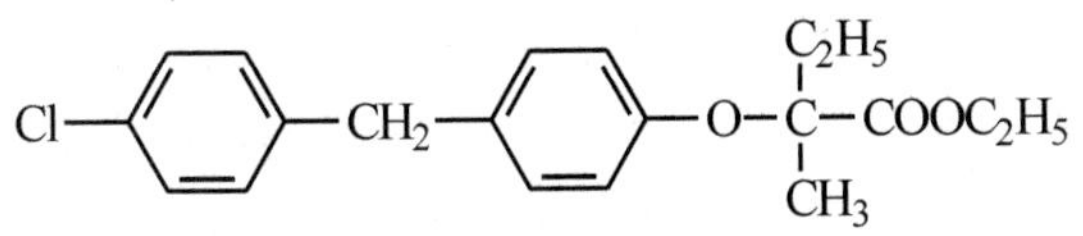

苄氯贝特 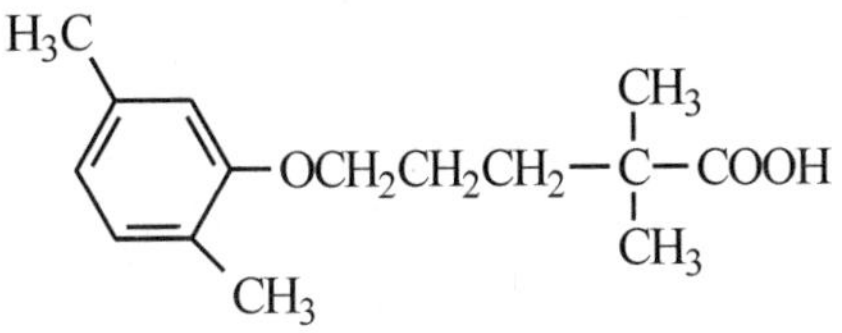   吉非贝齐

吉非贝齐（Gemfibrozil）

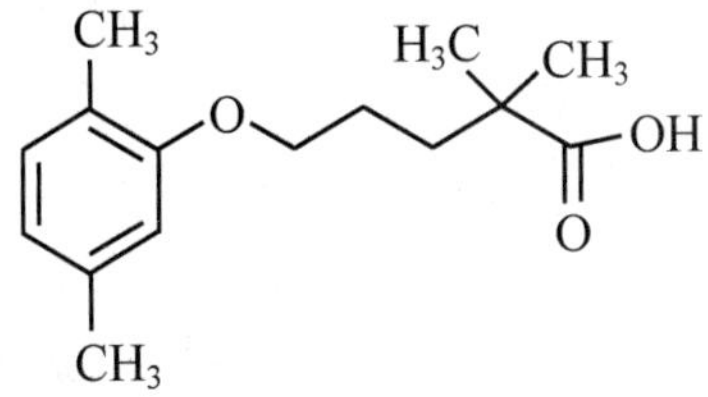

化学名为 5 - (2, 5 - 二甲基苯氧基) - 2, 2 - 二甲基戊酸, 又名为吉非罗齐。

本品为白色结晶或结晶性固体; 在丙酮或己烷中易溶, 在甲醇、乙醇和氯仿中溶解, 几乎不溶于水和酸性溶液, 可溶于碱性溶液; mp 为 58 ℃ ~ 61 ℃。

本品口服后吸收迅速并完全, 1 ~ 2 h 血药浓度达到峰值。进入体内后可被代谢, 主要是苯环和其上的甲基的氧化代谢, 甲基被氧化为羟甲基和羧基及苯环被羟基化, 本品约 70% 以葡萄糖醛酸结合物或代谢物的形式经肾排泄。

本品可降低总胆固醇和甘油三酯的水平, 减少冠心病的发病概率, 特别适用于以 VLDL - 胆固醇、LDL - 胆固醇及甘油三酯的水平升高的高脂血症及糖尿病引起的高血脂。

本品的合成如下:

以 1 - (2, 5 - 二甲基苯氧基) - 3 - 溴丙烷与 2 - 甲基丙二酸二乙酯为原料, 在乙醇钠存在下发生烃化反应, 经氢氧化钠水解脱羧后, 再与碘甲烷发生甲基化反应, 最后与盐酸成盐可制得本品。

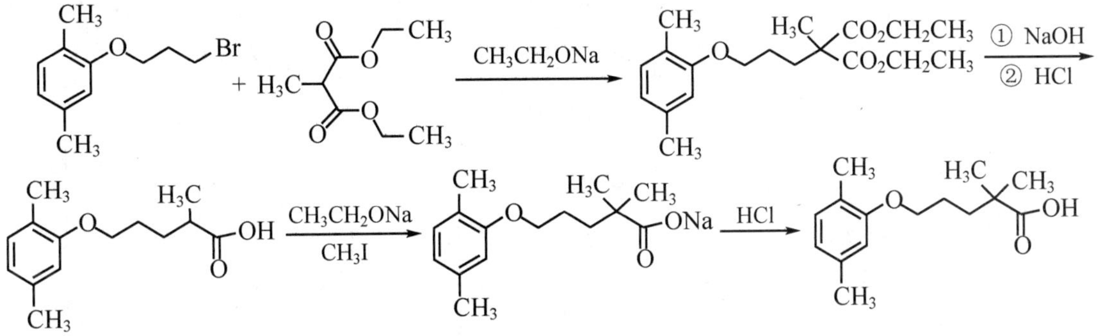

10.3.3 羟甲戊二酰辅酶 A 还原酶抑制剂

羟甲戊二酰辅酶 A (3 - hydroxy - 3 - methylglutaryl Coenzyme A , HMG - CoA) 还原酶是肝脏中胆固醇合成的限速酶, 他汀类药物 (Statins) 可选择性地分布于肝脏, 竞争性地抑制 HMG - CoA 还原酶的活性, 从而限制了内源性胆固醇的生物合成; 同时通过降低胆固醇的

浓度，以触发肝脏低密度脂蛋白（LDL）受体表达的增加，加快血浆中低密度脂蛋白（LDL）、中密度脂蛋白（IDL）和极低密度脂蛋白（VLDL）被大量摄入肝脏，导致 LDL 及 IDL 的血浆浓度降低，并减少富含甘油三酯的脂蛋白的分泌；另外，它还可通过非脂类机理调节内皮功能、炎症效应、斑块稳定性及血栓的形成来发挥抗动脉粥样硬化的作用。他汀类药物是目前临床上用于预防、治疗高脂血症及冠心病的优良药物。

Merck 公司于 1987 年开发上市了第一种他汀类药物洛伐他汀（Lovastatin，它是从红曲霉菌和土曲霉菌中分离得到的天然的 HMG－CoA）还原酶抑制剂。次年，该公司又上市了第二种他汀类药物辛伐他汀（Simvastatin），它是半合成的洛伐他汀结构类似物。二者都是具有内酯结构的疏水性前体药物，它们在肝脏内经酶的水解生成 β－羟基酸的活性形式而发挥药效。普伐他汀钠（Pravastatin sodium）是由 Sankyo 和 Bristol－Myers Squibb 公司于 1989年联合开发上市的第三种他汀类药物，其内酯环打开，形成钠盐，具有更大的亲水性，减少药物进入亲脂性细胞，对肝组织具有更好的选择性，副作用降低。洛伐他汀、辛伐他汀和普伐他汀钠都属于第一代他汀类药物。

第二代他汀类药物是在第一代他汀类药的基础之上进行结构简化的全合成化合物。氟伐他汀钠（Fluvastatin sodium）是 Sandoz 公司于 1994 年上市的第一种全合成的他汀类药物，此后一系列新的全合成他汀类药物被发现并用于临床。阿托伐他汀钙（Atorvastatin Calcium）临床上可用于原发性高胆固醇血症，也可用于冠心病和脑卒中的防治；瑞舒伐他汀钙（Rosuvastatin Calcium）可显著降低 LDL 胆固醇的量，显著增加 HDL 胆固醇的量，并可降低总胆固醇和甘油三酯，临床上可用于原发性高胆固醇血症等。

洛伐他汀　　　　　　辛伐他汀　　　　　　普伐他汀钠

氟伐他汀钠　　　　　阿托伐他汀钙　　　　瑞舒伐他汀钙

洛伐他汀（Lovastatin）

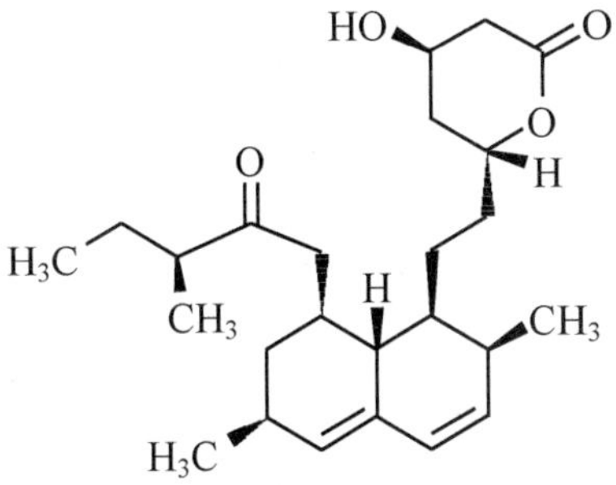

化学名为（1S，3R，7S，8S，8αR）-8-[2-[(2R，4R)-4-羟基-6-氧恶烷-2-基]乙基]-3，7-二甲基-1，2，3，7，8，8α-六氢萘-1-基（2S）-2-甲基丁酸酯。

本品为白色或类白色结晶性粉末，mp 为 174.5 ℃，在水中几乎不溶，易溶于氯仿、二甲基甲酰胺、丙酮、乙腈，略溶于甲醇、乙醇、异丙醇、丁醇等，$[\alpha]_D^{25}$ 为 +32.3°（乙腈）。

本品固体在贮存过程中，其六元内酯环上的羟基会发生氧化反应，生成二酮吡喃衍生物；在水溶液中，特别在酸或碱水溶液中，内酯环能迅速水解，产生羟基酸。

本品为无活性的前体药物，在体内六元内酯环打开并生成羟基酸后，可有效地抑制 HMG – CoA 还原酶。

本品为天然的他汀类药物，对原发性高胆固醇血症具有显著疗效，耐受性良好，无严重不良反应。

思考题 10.5　苯氧乙酸类和他汀类降血脂药的特点有何不同？

10.3.4　其他类型

某些强碱性阴离子树脂与胆汁酸结合，阻止胆汁酸的肠肝循环，由于这些树脂不被吸收，其可使络合的胆汁酸随粪便排出，使胆汁酸的排出量增加 3～15 倍，加速了肝脏胆固醇的代谢。临床应用的树脂主要有考来烯胺（消胆胺）和考来替泊（降胆宁）。

10.4　抗心律失常药

心脏的活动是有一定的自律性、应激性和传导性的。心律失常是由不正常冲动的形成及传导障碍所致的，临床表现有心动过速型、心动过缓型和传导阻滞型等。心动过缓型、传导阻滞型可用阿托品或异丙肾上腺素治疗。这里介绍的抗心律失常药主要用于心动过速型的治疗。

抗心律失常药，根据药物作用机理可分为如下四类：

Ⅰ类抗心律失常药，即钠通道阻滞剂。这类药又可以分为三种，I_A 类即膜稳定剂，通过与心肌细胞膜上的钠通道蛋白相结合，使钠通道变窄或关闭，阻止钠离子内流。I_B 类，轻度阻滞钠通道，使复极化时间缩短，提高颤动阈值。I_C 类，明显阻滞钠通道，使传导减慢。

Ⅱ类抗心律失常药，即 β-受体拮抗剂，能竞争性地与 β-肾上腺素受体结合，产生拮抗肾上腺素或β-受体激动剂的效应。

Ⅲ类抗心律失常药，即钾通道阻滞剂（延长动作电位时程的药物）。

Ⅳ类抗心律失常药，即钙通道阻滞剂，具有抑制钙离子内流、降低心脏舒张自动去极化速率而使窦房结冲动减慢的作用。

10.4.1　钠通道阻滞剂

1. I_A类抗心律失常药

奎尼丁（Quinidine）是最早发现并应用于临床的I_A类抗心律失常药，主要用于治疗阵发性心动过速、心房颤动和早搏。普鲁卡因胺（Procainamide）的作用与奎尼丁相似，但更为安全，可口服或注射给药。

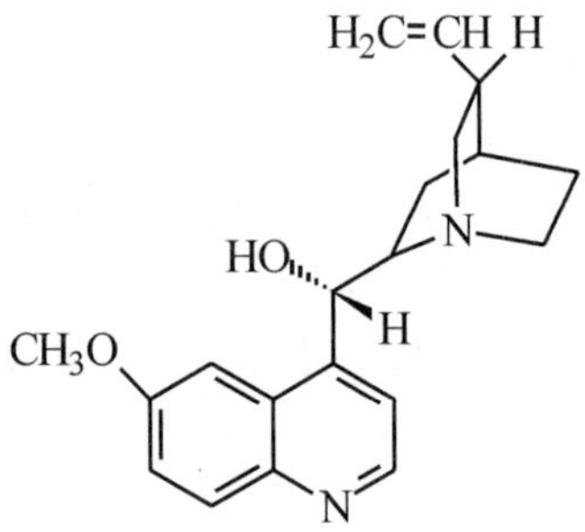

奎尼丁

普鲁卡因胺（Procainamide）

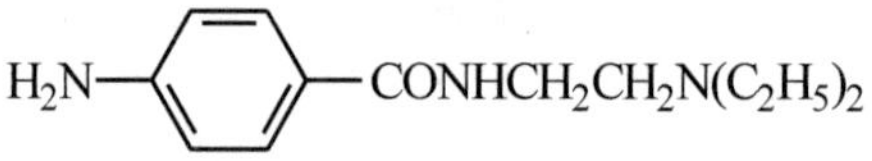

化学名为4-氨基-N-[2-（二乙氨基）乙基]-苯甲酰胺。临床上常用其盐酸盐。

本品为白色或淡黄色结晶性粉末，无臭，有引湿性；易溶于水，溶于乙醇，微溶于氯仿；mp为165 ℃~169 ℃。

本品用于治疗阵发性心动过速、频发早搏（对室性早搏疗效较好）、心房颤动和心房扑动、室性心动过速等。临床常用的制剂有片剂、注射剂。

2. I_B类抗心律失常药

常用的I_B类药物有利多卡因（Lidocaine）、妥卡尼（Tocainide，妥卡胺）以及美西律（Mexiletin）等。利多卡因为局麻药，可用于治疗各种室性心律失常，是一个安全有效的药物。

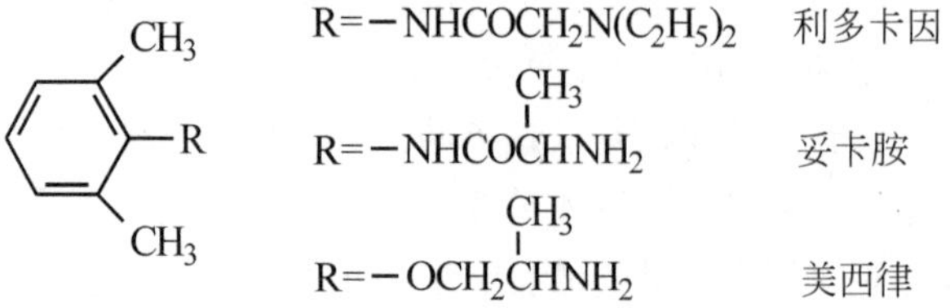

盐酸美西律 （Mexiletine Hydrochloride）

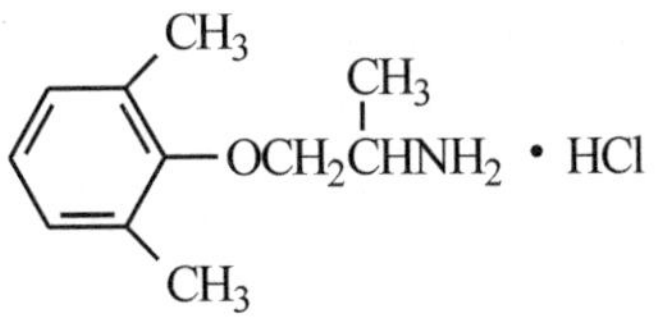

化学名为 1 - （2，6 - 二甲基苯氧基）- 2 - 丙胺盐酸盐。

本品为白色或类白色结晶性粉末，几乎无臭，味苦，易溶于水或乙醇；mp 为 200 ℃ ~ 204 ℃。

本品为局麻型抗心律失常药，作用与利多卡因相似，适用于各种情况引起的室性心律失常，如室性早搏、心动过速、心室纤颤，特别适应于急性心肌梗死和洋地黄引起的心律失常。

3. I_C 类抗心律失常药

氟卡尼 （Flecainide） 具有良好的疗效及耐受性。恩卡尼 （Encainide） 适用于连续性心动过速。普罗帕酮 （Propafenone） 对心肌传导细胞有局部麻醉作用和膜稳定作用，还有一定程度的 β - 受体阻滞活性和钙拮抗活性，适用于室性和室上性心律失常。

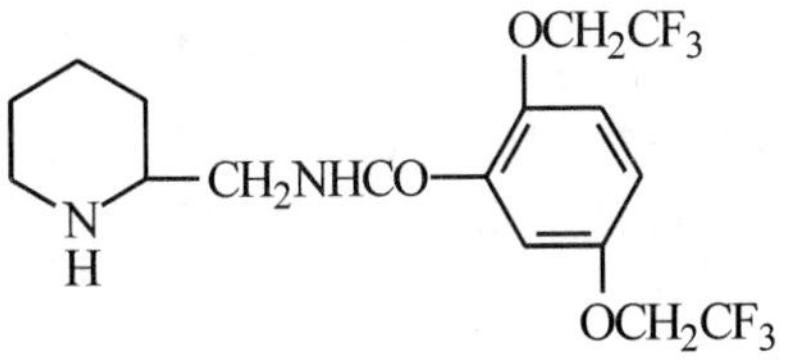

氟卡尼

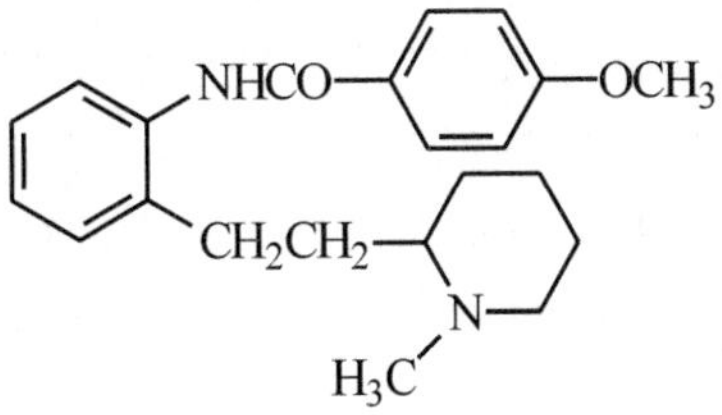

恩卡尼

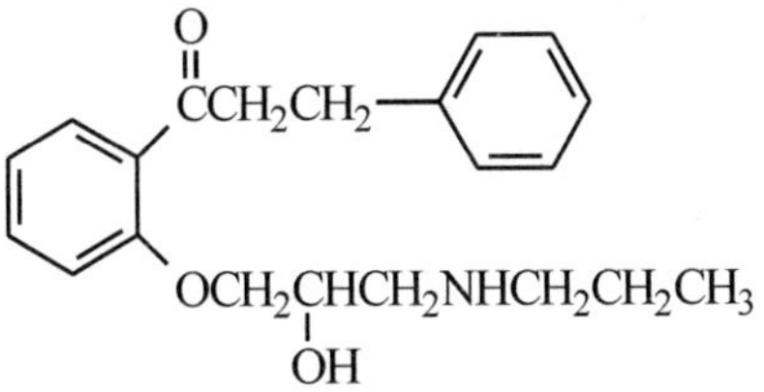

普罗帕酮

盐酸普罗帕酮 （Propafenone Hydrochloride）

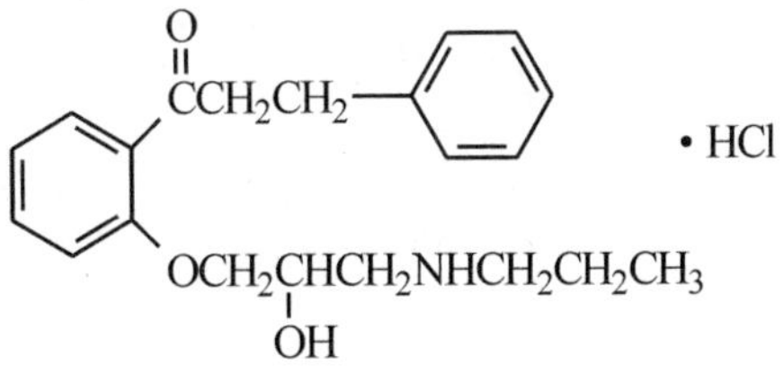

化学名为 $1-[2-[2-羟基-3-（丙氨基）-丙氧基]苯基]-3-苯基-1-丙酮盐酸盐。

本品为白色结晶性粉末，无臭，味苦；mp 为 171 ℃～174 ℃；溶于甲醇、乙醇、四氯化碳和热水，微溶于冷水，不溶于乙醚。

本品为钠通道阻滞剂，具有抗心律失常作用。因其结构中含有 β - 受体拮抗剂的结构片段，所以其有一定程度的 β - 受体拮抗活性，此外尚有微弱的钙离子通道拮抗作用。

本品口服后吸收完全，肝内代谢迅速，代谢产物为 5 - 羟基普罗帕酮和 N - 去丙基普罗帕酮，两者均有抗心律失常作用。

本品在临床上用于预防和治疗室性或室上性异位搏动和心动过速、预激综合征等。本品可与奎尼丁或普鲁卡因胺合用，耐受性良好。

10.4.2　钙通道阻滞剂

许多钙通道阻滞剂是抗心律失常药中的良药，具体药物已经在抗心绞痛药物（见本书 10.1.2 节）中介绍。临床上常用的是维拉帕米（Verapamil）、地尔硫草（Diltiazem）等。

10.4.3　钾通道阻滞剂

钾通道阻滞剂也称为Ⅲ类抗心律失常药物，可选择性作用于心肌延迟整流钾通道，延长动作电位时程，从而减慢心率。胺碘酮（Amiodarone）是该类药物的代表药物，属于苯并呋喃衍生物，主要作用是延长房室结、心房和心室肌纤维的动作电位时程及有效不应期，并减慢传导，对其他抗心律失常药无效的顽固性阵发性心动过速常有较好的疗效。此外同类药物还有索他洛尔（Sotalol）和多非利特（Dofetilide）等。

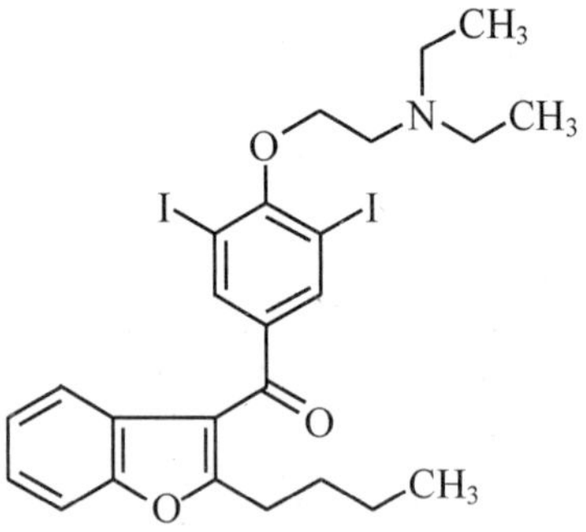

胺碘酮

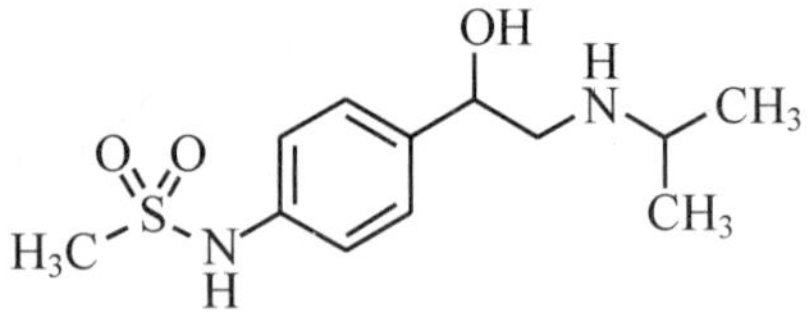

索他洛尔

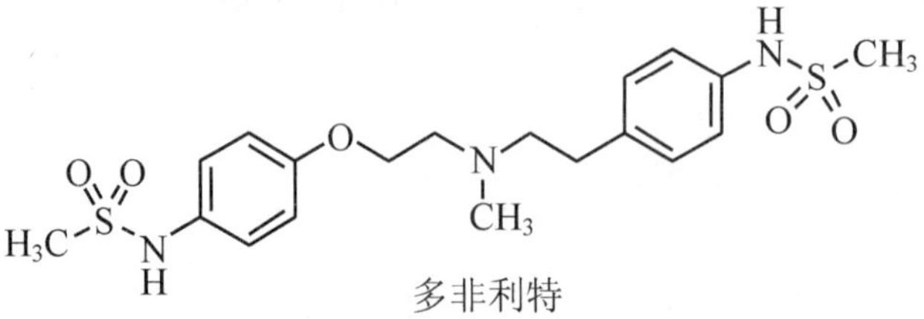

多非利特

盐酸胺碘酮（Amiodarone Hydrochloride）

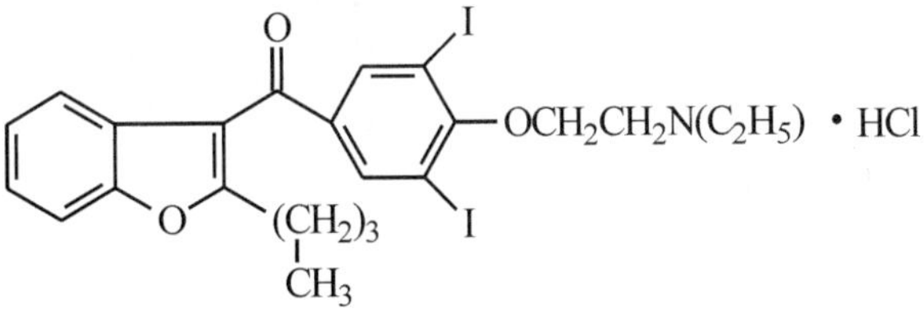

化学名为（2 - 丁基 - 3 - 苯并呋喃基）[4 - [2 - （二乙氨基）乙氧基] - 3，5 - 二碘苯基] 甲酮盐酸盐。

本品为白色或类白色结晶粉末，无臭，无味。本品易溶于氯仿、甲醇，溶于乙醇，微溶于丙酮、四氯化碳、乙醚，难溶于水。其 pK_a 为 6.56（25 ℃），mp 为 156 ℃ ~ 158 ℃。

本品固态较为稳定，但其应避光密闭贮藏，在水溶液中可发生不同程度的降解，在有机溶液中的稳定性比水溶液中好。

本品口服吸收慢，起效极慢，一周左右才出现作用，体内分布广，主要代谢物为去乙基胺碘酮，也有类似的药理作用。

本品可延长房室结、心房肌和心室肌的动作电位时程和有效不应期，此外还有抗颤动及扩张冠状动脉的作用。

本品在 20 世纪 60 年代用于治疗心绞痛，70 年代用于治疗心律失常，为广谱抗心律失常药物，对其他抗心律失常药无效的顽固性阵发性心动过速有效。

10.4.4　β - 受体拮抗剂

β - 受体拮抗剂是 20 世纪 60 年代发展起来的一类药物，可竞争性地与 β - 受体结合而产生拮抗内源性神经递质或 β - 受体激动剂的效应，其作用主要包括对心脏兴奋的抑制作用和对支气管及血管平滑肌的舒张作用，使心率减慢、心收缩力减弱、心输出量减少、心肌耗氧量下降，还能延缓心房和房室结的传导。临床上 β - 受体拮抗剂用于治疗心律失常，缓解心绞痛以及降低血压等，是一类应用较为广泛的心血管疾病治疗药。

绝大多数 β - 受体拮抗剂都具有 β - 受体激动剂异丙肾上腺素分子的基本骨架。其化学结构可分为苯乙醇胺类和芳氧丙醇胺类两种结构类型，大部分 β - 受体拮抗剂具有芳氧丙醇胺结构。

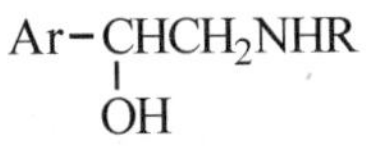

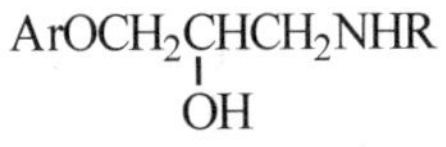

按照对 $β_1$ - 受体和 $β_2$ - 受体的亲和力分类，β - 受体拮抗剂可分如下两大类：

1. 非选择性 β - 受体拮抗剂

能同时拮抗 $β_1$ - 受体和 $β_2$ - 受体的非选择性 β - 受体拮抗剂又称为一般 β - 受体拮抗剂，会产生拮抗 $β_2$ - 受体带来的副作用。普萘洛尔（Propranolol）是对异丙肾上腺素结构改造得到的 β - 受体拮抗剂，最早用于临床，对 $β_1$ - 受体和 $β_2$ - 受体均有拮抗作用，临床上用于心绞痛、心律失常和高血压的治疗，但有较强的抑制心肌收缩力和引起支气管痉挛及哮喘的副作用。同类药物还有纳多洛尔（Nadolol）、索他洛尔（Sotalol）等。

普萘洛尔   纳多洛尔   索他洛尔

2. 选择性 β_1 - 受体拮抗剂

选择性 β_1 - 受体拮抗剂对 β_1 - 受体具有较高的选择性，副作用少，在心血管疾病治疗上有其优越性。阿替洛尔（Atenolol）是选择性较高的 β_1 - 受体拮抗剂，对血管和支气管的作用很小，较少发生支气管痉挛，其适宜于哮喘病人使用，能有效地治疗心绞痛、高血压和心律失常，降压作用出现较快，作用持久。

同类的药物还有倍他洛尔（Betaxolol）、美托洛尔（Metoprolol）、艾司洛尔（Esmolol）、比索洛尔（Bisoprolol）等，这些药物均为芳氧丙醇胺类，在苯环的4位上都有取代基。倍他洛尔的 β_1 - 受体拮抗作用为普萘洛尔的4倍，能显著降低血压和减慢心率，抑制心肌作用较轻，药用其盐酸盐，每天给药一次，其可控制血压与心率达24 h；美托洛尔药用其酒石酸盐，抑制 β_1 - 受体的强度与普萘洛尔相仿，但拮抗 β_2 - 受体的作用比普萘洛尔弱，只有普萘洛尔的1/100～1/50，临床上其用于治疗心绞痛、心律失常和高血压等；比索洛尔是选择性较高的 β_1 - 受体拮抗剂之一，为强效、长效的 β_1 - 受体拮抗剂，其作用为普萘洛尔的4倍；艾司洛尔的结构中含有酯的侧链，易被酯酶水解，血浆内半衰期约为10 min，是一种超短作用的 β_1 - 受体拮抗剂，静脉滴注给药，一旦发生副作用，可立即撤药，其适用于治疗室上性快速心律失常、不稳定型心绞痛、心肌梗死等。

阿替洛尔   倍他洛尔

美托洛尔   艾司洛尔

比索洛尔

β-受体拮抗剂的构效关系如下：

（1）按基本结构不同，β-受体拮抗剂可分为苯乙醇胺类和芳氧丙醇胺类两种类型。

（2）芳香环及环上的取代基的结构要求不甚严格，芳香环可以是苯、萘、芳杂环和稠环等，环上的取代基可以是吸电子基，也可以是推电子基。芳香环和环上取代基的位置与β-受体拮抗作用的选择性有一定关系。苯环对位取代的化合物，通常对β_1-受体具有较好的选择性。

（3）侧链氨基上的取代基，常为仲胺结构，其中以异丙基或叔丁基取代效果最好。

盐酸普萘洛尔（Propranolol Hydrochloride）

化学名为 1-异丙氨基-3-（1-萘氧基）-2-丙醇盐酸盐，又名心得安。

本品为白色或类白色结晶性粉末；无臭，味微甜后苦，mp 为 161 ℃～165 ℃。本品在水或乙醇中溶解，在氯仿中微溶。本品 1% 水溶液的 pH 为 5.0～6.5。本品在稀酸中易分解，在碱性溶液中较稳定。

本品可使心率减慢，心肌收缩力减弱，心输出量减少，心肌耗氧量下降，能降低心肌自律性，还可使血压下降。临床上本品用于预防心绞痛，治疗心律失常，对心输出量高的高血压治疗尤为适宜。

本品游离碱的亲脂性较大，易透过血脑屏障而产生中枢效应，有较强的抑制心肌收缩力和引起支气管痉挛及哮喘的副作用。本品主要在肝脏中代谢，因此肝损害的病人应慎用。

思考题 10.6 试简述 β-受体拮抗剂的构效关系。

10.5　强心药

心衰是一种心肌收缩力减弱的疾病，症状是心输出量明显不足而心脏血容量有所增加，故又称为充血性心力衰竭；其结果可致血压、肾血流降低，严重时会发展成下肢水肿、肺水肿以及肾衰竭。

强心药又称正性肌力药，它可以加强心肌的收缩力，在临床上主要用于治疗心力衰竭。临床上的强心药分为：① 强心苷类；② 磷酸二酯酶抑制剂；③ β-受体激动剂；④ 钙增敏剂。

10.5.1　强心苷类

强心苷存在于许多有毒的植物体内，小剂量使用时有强心作用，能使心肌收缩作用加强；但大剂量使用时则能使心脏中毒而停止跳动。

临床上使用的强心苷类药物的种类很多，其中的主要药物品种有洋地黄毒苷（Digitoxin）和地高辛（Digoxin）。它们的主要缺点是安全范围小、作用不够强，排泄慢，易于积蓄中毒等。强心苷类药物主要是通过抑制膜结合的 Na^+，K^+ – ATP 酶的活性而发挥作用。

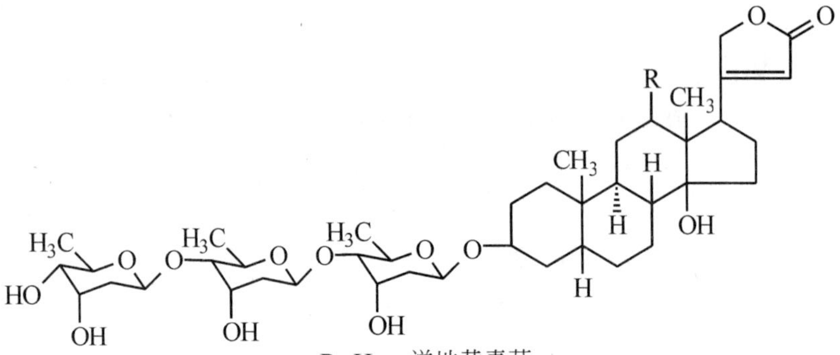

R=H　洋地黄毒苷
R=OH　地高辛

10.5.2　磷酸二酯酶抑制剂

磷酸二酯酶抑制剂（Phosphodiesterase Inhibitor，PDEI）是一类带有正性肌力作用和血管扩张作用的抗心力衰竭药。它们通过选择性地抑制磷酸二酯酶（Phosphodiesterase，PDE），使 cAMP（Cyclic Adenosine Monophosphate，环磷酸腺苷）水平增高，增加细胞内钙离子的浓度而发挥正性肌力作用。

第一种在临床上应用的此类药物是氨力农（Amrinone），主要用于对强心苷、利尿剂和血管扩张治疗无效的严重心力衰竭，但副作用较多，主要为血小板下降，肝酶异常，心律失常及严重低血压等，因此其临床应用受到限制。米力农（Mirinone）是氨力农的类似物，对磷酸二酯酶 – Ⅲ（PDE – Ⅲ）的选择性更高，强心活性为氨力农的 10 ~ 20 倍，不良反应较少，且口服有效。

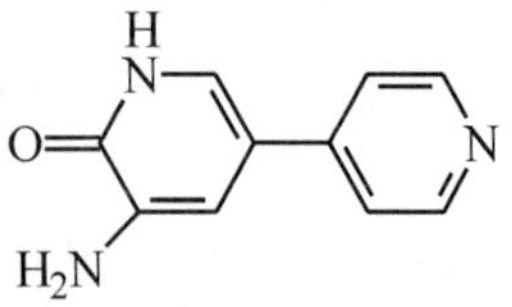

氨力农 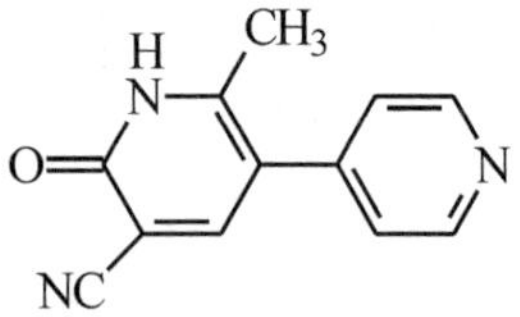　　　　　　　　　　　　　　米力农

10.5.3　β – 受体激动剂

β – 受体激动剂多巴胺有强心利尿的作用，其衍生物多巴酚丁胺（Dobutamine）为心脏 β_1 – 受体选择性激动剂，能激活腺苷环化酶，使 ATP 转化为 cAMP，促进钙离子进

入心肌细胞膜，从而增强心肌收缩力，增加心输出量，用于治疗心衰，但作用时间短，口服无效。

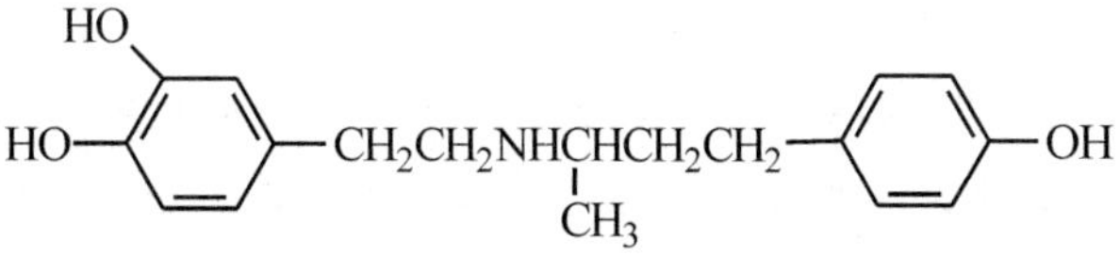

多巴酚丁胺

10.5.4　钙增敏剂

钙增敏剂可以增强肌纤维丝对钙离子的敏感性，在不增加钙离子浓度的情况下，可增强心肌收缩力，从而避免了钙离子过多所致的心律失常和心肌细胞损害。其代表药物有伊索马唑（Isomazole）、匹莫苯（Pimobendan）等。

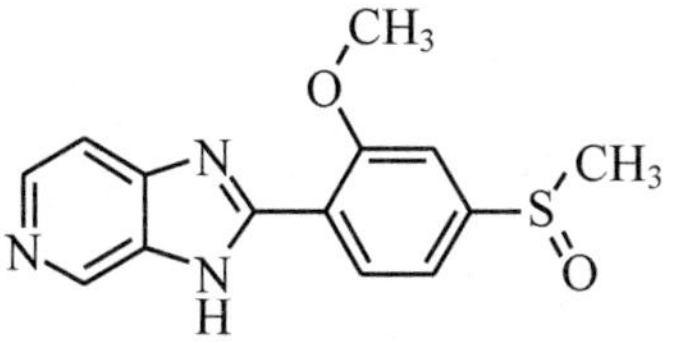

伊索马唑 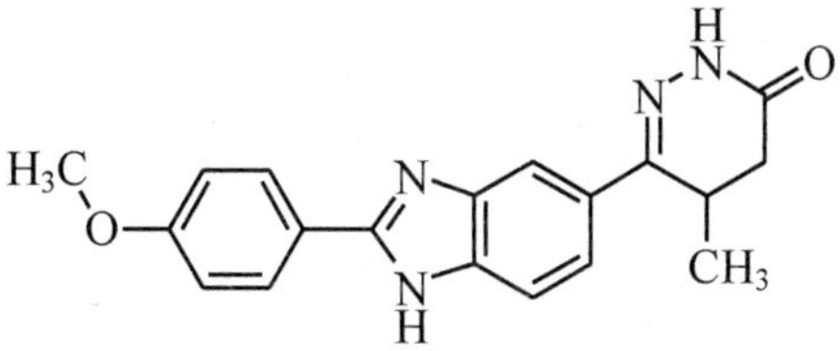　　　　　　　　　　　　　匹莫苯

本章小结

1. 心血管系统药物分为抗心绞痛药、抗高血压药、血脂调节药、抗心律失常药和强心药五类。

2. 羟甲戊二酰辅酶 A 还原酶抑制剂（又称他汀类血脂调节药）是一类新型血脂调节药，主要降低胆固醇水平。

3. 抗心律失常药主要分为四类：钠通道阻滞剂（Ⅰ类）；β - 受体拮抗剂（Ⅱ类）；钾通道阻滞剂（Ⅲ类）；钙通道阻滞剂（Ⅳ类）。

4. 抗高血压药是临床常用药物，根据药物作用部位不同，主要分为八大类，其中 ACE 抑制剂及血管紧张素Ⅱ受体拮抗剂、钙拮抗剂是目前最常用的抗高血压药物。

5. 钙拮抗剂、β - 受体拮抗剂、血管紧张素转化酶抑制剂（ACEIs）、AⅡ受体拮抗剂、磷酸二酯酶抑制剂及羟甲戊二酰辅酶 A 还原酶抑制剂是心血管药物的重要药物。

习　题

1. 抗高血压药可分为几大类？试各举一例药物。

2. 试述新型抗高血压药物的研究方向。

3. 血脂调节药物按结构可分为几大类？各举一例药物，并简述血脂调节药物的研究方向。

4. 抗心律失常药可分为几大类？各举一例药物。

5. 说明钙拮抗剂、β-受体拮抗剂、血管紧张素转化酶抑制剂（ACEIs）及羟甲戊二酰辅酶 A 还原酶抑制剂的主要临床用途。对每例举出两种药物并写出其药名及化学结构。

第11章

抗菌药和抗病毒药

引言

    自从化学治疗剂被发现以来，抗菌药（Antimicrobial Drugs）及抗病毒药（Antiviral Drugs）得以迅速发展，它们是一类能抑制或杀灭病原微生物的药物。本章将讨论磺胺类药物及抗菌增效剂、喹诺酮类抗菌药、抗结核病药、抗真菌药物及抗病毒药。第12章将讨论抗生素类药物。

学习目标

你学完本章后应达到如下的要求：

1. 掌握磺胺类药物的命名，了解磺胺类药物的构效关系及作用机理，掌握磺胺嘧啶、磺胺甲噁唑、甲氧苄啶的结构、性质及应用。

2. 了解喹诺酮类抗菌药的发展，理解其构效关系及作用机理，掌握诺氟沙星、环丙沙星、氧氟沙星的结构、化学名、性质及应用。

3. 了解抗结核病药的发展，掌握对氨基水杨酸钠、异烟肼、盐酸乙胺丁醇、利福平的结构、化学名、性质及应用。

4. 了解抗真菌药的分类，理解灰黄霉素、两性霉素B、咪康唑、氟康唑、氟胞嘧啶的结构及应用。

5. 了解抗病毒药的发展及结构类型，理解阿昔洛韦、利巴韦林的结构和应用。

11.1 磺胺类药物及抗菌增效剂

    磺胺类药物（Antimicrobial sulfonamides）主要是对氨基苯磺酰胺的衍生物，其发现和应用开创了化学治疗的新纪元，使死亡率很高的细菌性传染疾病如脑膜炎、肺炎等得到了控制。抗生素的发展及喹诺酮类抗菌药物的出现虽使磺胺类药物在化学治疗中所占地位有所下降，但磺胺类药物仍有其独特的优点，如疗效确切、性质稳定、使用方便、价格低廉等，故在化疗药中仍占有一定的地位。此外，其作用机理的阐明开辟了一条从代谢拮抗来寻找新药的途径，对药物化学的发展起了重要的作用。

11.1.1 磺胺类药物的发展

    磺胺类药物是从偶氮染料发展而来的。对氨基苯磺酰胺（Sulfanilamide，又称磺胺）早在1908年就被合成，但当时其仅作为合成偶氮染料的中间体。1932年德国生物化学家多马克（Domagk）发现一种偶氮染料百浪多息（Prontosil）对链球菌和葡萄球菌有很好的抑制作用，从此偶氮染料受到了人们的重视。

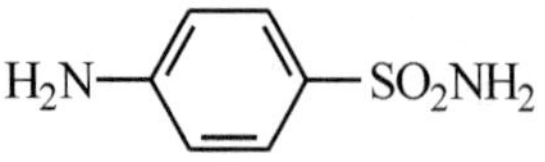

对氨基苯磺酰胺 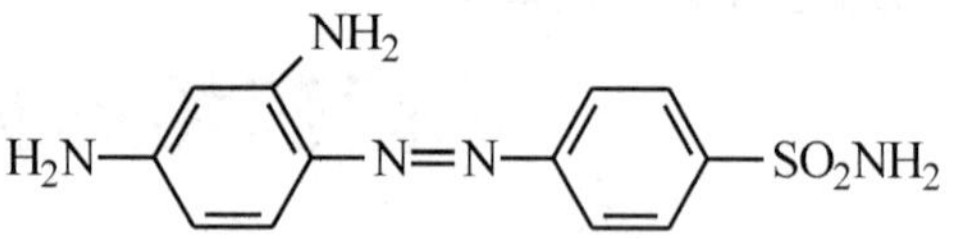   百浪多息

当时人们认为偶氮基团是染料的生色基团，也是抑菌作用的生效基团。但研究结果表明，只有具有磺酰胺基的偶氮染料才有抗链球菌的作用，而没有磺酰胺基的偶氮染料则无效，从而证明偶氮基团并非生效基团。

后来人们发现百浪多息在体外无效，在体内经代谢后分解为对氨基苯磺酰胺才产生抗菌作用，而对氨基苯磺酰胺在体内及体外均有抑菌作用，由此人们确定了对氨基苯磺酰胺是这类药物显效的基本结构，合成了一系列对氨基苯磺酰胺的衍生物。

磺胺类药物的研究工作发展极为迅速，从发现、应用到作用机理学说的建立，只用了短短十几年的时间。从 1935—1946 年人们共合成了 5 500 多种化合物，有 20 多种化合物在临床上使用，如磺胺醋酰（Sulfacetamide，SA）、磺胺吡啶（Sulfapyridine，SP）、磺胺噻唑（Sulfathiazole，ST）、磺胺嘧啶（Sulfadiazine，SD）等。在此期间，人们还建立了磺胺类药物的作用机理学说。

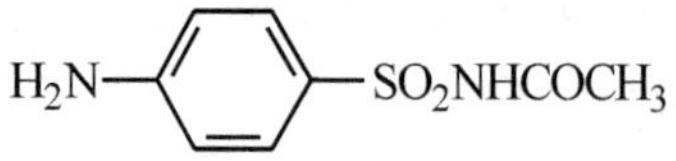

磺胺醋酰 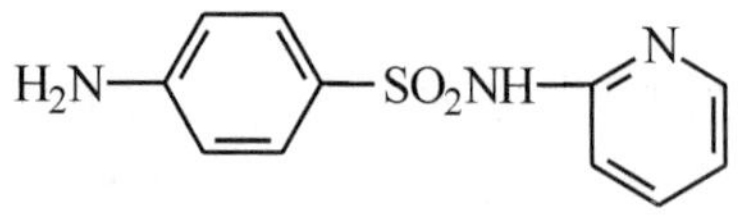   磺胺吡啶

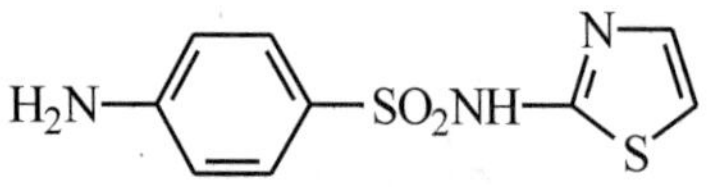

磺胺噻唑 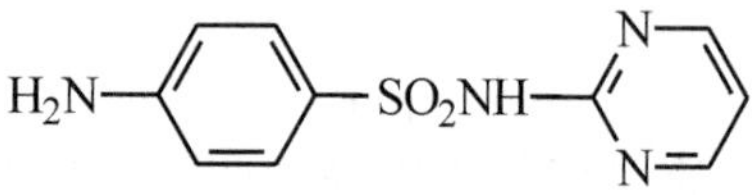   磺胺嘧啶

1940 年青霉素在临床上应用后，磺胺类药物的研究发展受到一些影响。但随着青霉素缺点的暴露，如不稳定性、过敏性、耐药性等，磺胺类药物的研究再度受到关注，在这一个时期，人们主要寻找中长效磺胺类药物，如磺胺甲噁唑（Sulfamethoxazole，SMZ，半衰期 11 h）、磺胺多辛（Sulfadoxine，周效磺胺，半衰期 150 h）等。此外人们还发现了磺胺增效剂。

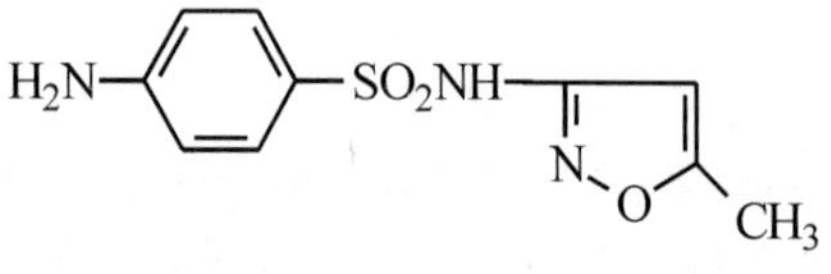

磺胺甲噁唑 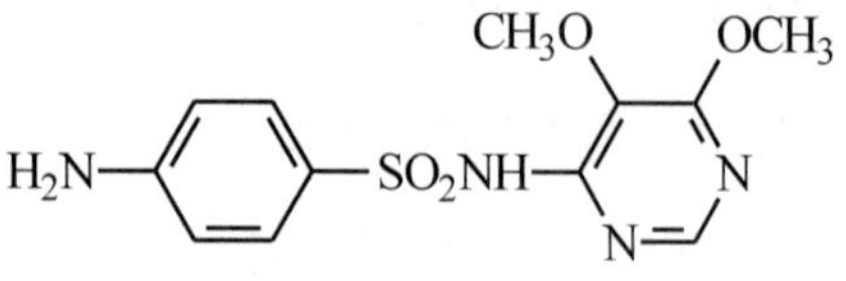   磺胺多辛

虽然后来磺胺类药物的研究速度放慢，但仍有少数优良药物被发现并用于临床，如磺胺乙基胞嘧啶（Sulfa – 1 – ethyl – cytosine）和柳氮磺胺吡啶（Salazosulfapyridine）。

磺胺乙基胞嘧啶

柳氮磺胺吡啶

11.1.2 磺胺类药物的构效关系

1948 年挪塞（Northey）通过对大量磺胺类化合物的结构与活性的研究，总结出化学结构和抑菌活性的关系：

$$H_2N \rule{1em}{0.4pt} \rule[0.4ex]{1em}{0.4pt} SO_2NHR$$

（1）对氨基苯磺酰胺基是必需的基本结构，即苯环上的氨基与磺酰胺基必须处于对位，而邻位或间位异构体无抑菌活性。

（2）芳伯氨基上的取代基对抑菌活性有较大的影响，多数磺胺药没有取代基，有取代基者必须在体内易被酶分解或还原为游离的氨基才有效，如 RCONH—、—R—N ═N—、—NO$_2$ 等，否则无效。

（3）磺酰胺基单取代可使抑菌作用增强，以杂环取代时抑菌作用明显增强，而双取代化合物一般会使活性丧失。

（4）苯环被其他芳环取代或在苯环上引入其他基团，抑菌活性降低或丧失。

11.1.3 磺胺类药物的作用机理

关于磺胺类药物的作用机理有许多学说，其中以伍德 – 费尔兹（Wood – Fields）学说为人们公认和接受，并且被实验所证实。该学说认为磺胺类药物能与细菌生长所必需的对氨基苯甲酸（p – aminobenzoic Acid，PABA）产生竞争性拮抗，干扰细菌的酶系统对PABA 的利用。PABA 是叶酸（Folic Acid）的组成部分，而叶酸是微生物生长的必要物质。在二氢蝶酸合成酶的催化下，PABA 与二氢蝶啶焦磷酸酯（ Dihydropteridine Phosphate）及谷氨酸（Glutamic Acid）或二氢蝶啶焦磷酸酯与对氨基苯甲酰谷氨酸（p – aminobenzoylglutamic Acid）合成二氢叶酸（Dihydrofolic Acid，FAH$_2$），再在二氢叶酸还原酶的作用下生成四氢叶酸（Tetrahydrofolic Acid，FAH$_4$），四氢叶酸进一步合成辅酶 F，为DNA（Deoxyribo Nucleic Acid，脱氧核糖核酸）合成中所必需的嘌呤、嘧啶碱基的合成提供一个碳单位。

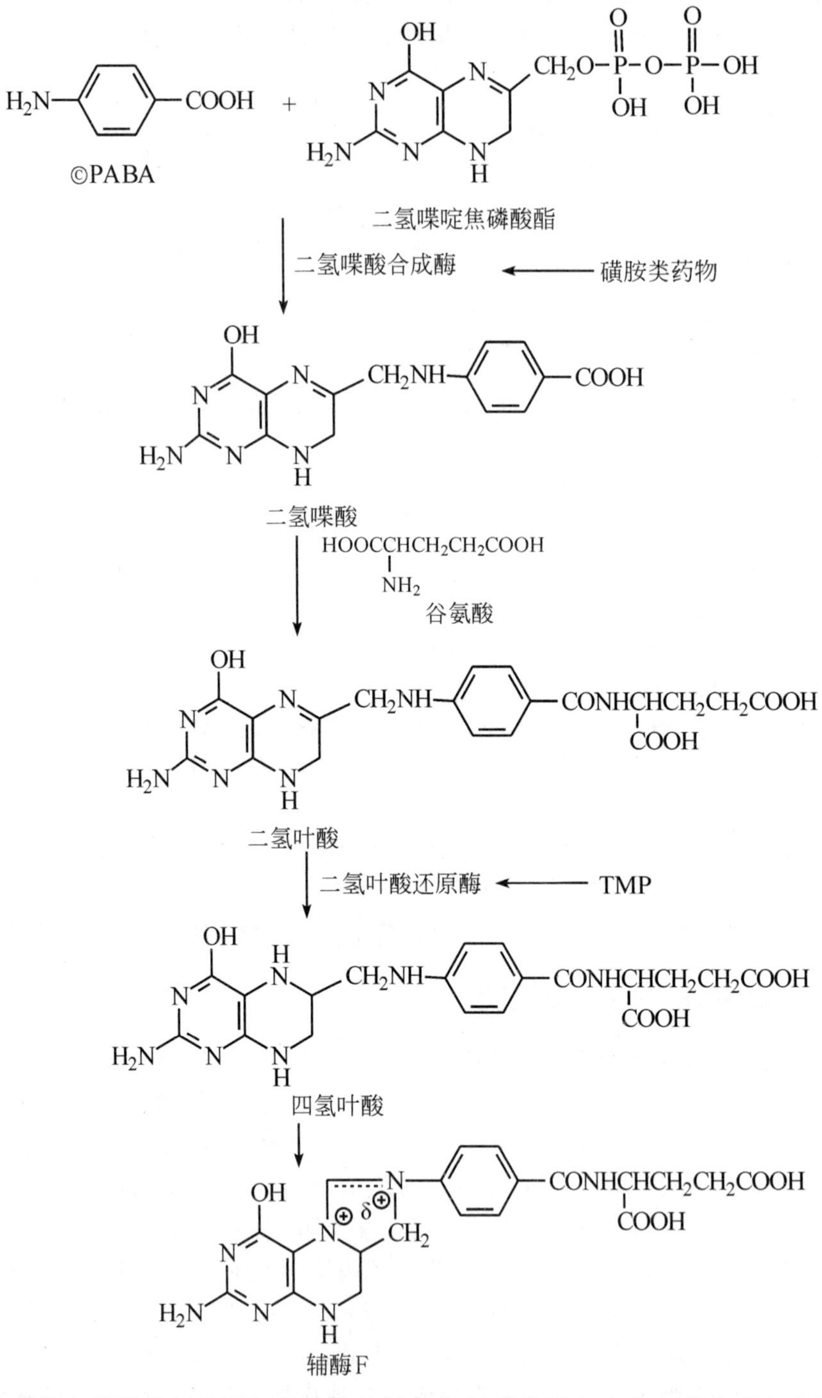

©PABA

二氢喋啶焦磷酸酯

二氢喋酸合成酶 ← 磺胺类药物

二氢喋酸

HOOCCHCH$_2$CH$_2$COOH
　　　|
　　NH$_2$

谷氨酸

二氢叶酸

二氢叶酸还原酶 ← TMP

四氢叶酸

辅酶F

磺胺类药物之所以能与 PABA 竞争性拮抗是由于其分子大小和电荷分布与 PABA 极为相似。PABA 离子的长度是 0.67 nm，宽度是 0.23 nm，磺胺类药物分子中的对氨基苯磺酰胺基部分的长度是 0.69 nm，宽度是 0.24 nm，两者的长度及宽度几乎相等。经分子轨道方法计算，两者的表观电荷分布也极为相似，如图 11－1 所示。

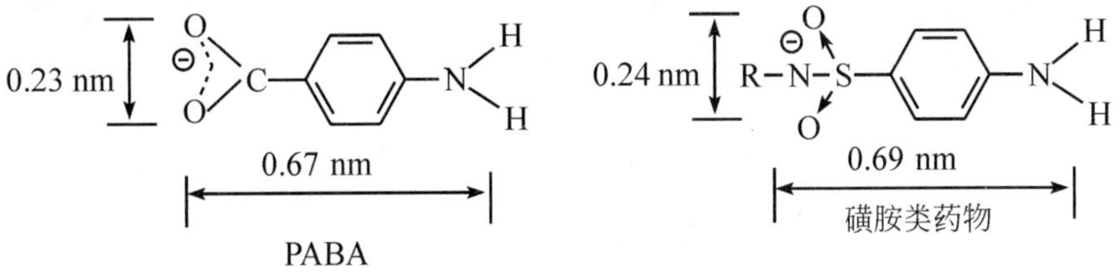

图 11－1　PABA 和磺胺类药物的分子结构

伍德－费尔兹学说提出了代谢拮抗的概念，所谓代谢拮抗就是设计与生物体内基本代谢物的结构有某种程度相似的化合物，使之竞争性地与特定的酶相作用，干扰基本代谢物的被利用，从而干扰生物大分子的合成；或以伪代谢物的身份掺入生物大分子的合成中，形成伪生物大分子，导致致死合成（Lethal Synthesis），从而影响细胞的生长。代谢拮抗的概念已广泛应用于抗菌、抗疟及抗肿瘤等药物的设计中，开辟了从代谢拮抗寻找新药的途径。

思考题 11.1　试了解磺胺类药物的发展过程。

思考题 11.2　试理解代谢拮抗的概念，磺胺类药物是如何通过拮抗细菌的正常代谢而发挥作用的？

11.1.4　抗菌增效剂

抗菌增效剂（Antibacterial Synergists）是一类与某类抗菌药物配伍使用时，可以特定的机理增强该类抗菌药物活性的药物。目前临床上使用的抗菌增效剂不多，增效原理亦各不相同，一般一种抗菌增效剂只能对某类特定的抗菌药物增效，而不能广泛地对各类抗菌药物起增效作用。

一类抗菌增效剂为甲氧苄啶（Trimethoprim，TMP），它是在研究抗疟药的过程中发现的药物，能可逆性地抑制二氢叶酸还原酶，阻碍二氢叶酸还原为四氢叶酸，影响辅酶 F 的形成，从而影响微生物 DNA、RNA 及蛋白质的合成，抑制微生物的生长繁殖。甲氧苄啶对革兰阳性菌和阴性菌具有广泛的抑制作用。

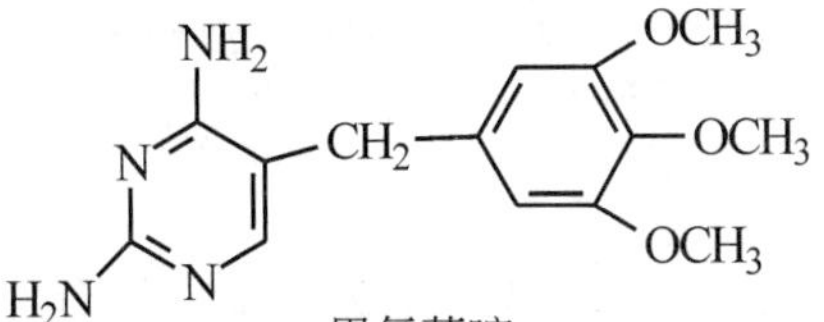

甲氧苄啶

甲氧苄啶和磺胺类药物共同使用时，磺胺类药物通过抑制二氢叶酸合成酶，阻断二氢叶酸的合成，而甲氧苄啶抑制二氢叶酸还原酶，阻断二氢叶酸还原成四氢叶酸，二者合用时可使细菌体内的四氢叶酸合成受到双重阻断，产生协同抗菌作用，使抗菌作用增强数倍至数十倍，故 TMP 称为磺胺增效剂。后来发现 TMP 与四环素合用时也可增强抗菌作用。

另一类抗菌增效剂为 β－内酰胺酶抑制剂，如克拉维酸（Clavulanic Acid）等，与 β－内酰胺类抗生素如青霉素类、头孢菌素类合用，可以显著增强抗菌作用，详见第 12 章 抗生素中的有关内容。

丙磺舒（Probenecid）的抗菌增效机理与以上两类增效剂完全不同，与青霉素合用时可以降低青霉素的排泄速度，提高其在血液中的浓度，从而增强青霉素的抗菌作用。

$$HOOC - C_6H_4 - SO_2N \begin{cases} CH_2CH_2CH_3 \\ CH_2CH_2CH_3 \end{cases}$$

丙磺舒

磺胺嘧啶（Sulfadiazine）

$$H_2N - C_6H_4 - SO_2NH - \text{（嘧啶-2-基）}$$

化学名为 4 – 氨基 – N –（嘧啶 – 2 – 基）苯磺酰胺。

本品为白色结晶或粉末，无臭，无味，遇光后颜色渐变暗，mp 为 255 ℃ ~ 256℃。本品微溶于乙醇或丙酮，不溶于乙醚和氯仿。本品为两性化合物，在稀盐酸及强碱中溶解。

本品的钠盐水溶液能吸收空气中的二氧化碳，析出磺胺嘧啶沉淀。本品在脑脊髓液中浓度较高，对预防和治疗流行性脑炎有突出的作用。

本品与硝酸银溶液反应生成磺胺嘧啶银（Sulfadiazinum Argenticum），具有抗菌作用和收敛作用，可用于烧伤、烫伤创面的抗感染，对绿脓杆菌也有抑制作用。

$$H_2N - C_6H_4 - SO_2N \overset{\text{（嘧啶基）}}{\underset{Ag}{|}}$$

磺胺嘧啶银

磺胺甲噁唑（Sulfamethoxazole，SMZ）

$$H_2N - C_6H_4 - SO_2NH - \text{（异噁唑基）} - CH_3$$

化学名为 4 – 氨基 – N –（5 – 甲基 – 3 – 异噁唑基）苯磺酰胺，又名为磺胺甲基异噁唑、新诺明（Sinomin）。

本品为白色结晶性粉末，无臭，味微苦，mp 为 168 ℃ ~ 172 ℃。本品几乎不溶于水，氯仿和乙醚，略溶于乙醇，易溶于丙酮。本品为两性化合物，在稀盐酸、氢氧化钠试液和氨试液中易溶。

本品具有芳伯氨基，会发生重氮化 – 偶合反应，生成橙红色沉淀。

本品含有磺酰氨基，显弱酸性，其钠盐和硫酸铜反应生成草绿色沉淀，与硝酸银反应生成白色银盐沉淀。

本品半衰期为 11 h，抗菌谱较广，常与抗菌增效剂甲氧苄啶（TMP）合用，组成复方新诺明，即将 SMZ 和 TMP 按 5∶1 比例配伍，其抗菌作用可增强数倍至数十倍。临床上本品主要用于泌尿道和呼吸道感染、伤寒及布氏杆菌病等。

甲氧苄啶（Trimethoprim，TMP）

化学名为 5-[(3，4，5-三甲氧苯基)-甲基]嘧啶-2，4-二胺，又名为甲氧苄氨嘧啶。

本品为白色或类白色结晶性粉末，无臭，味苦，mp 为 199 ℃～203 ℃。本品在氯仿中略溶，在乙醇或丙酮中微溶，在水中几乎不溶，在冰醋酸中易溶。

本品为广谱抗菌药，对革兰阳性菌和革兰阴性菌具有广泛的抑制作用，与磺胺类药物及四环素、庆大霉素等抗生素合用时有明显的增效作用。

本品常与 SMZ 或磺胺嘧啶合用，治疗呼吸道感染、尿路感染、肠道感染、脑膜炎和败血症等，也可以与长效磺胺（如磺胺多辛）合用，用于耐药恶性疟的防治。

11.2 喹诺酮类抗菌药

喹诺酮类药物（Quinolone Antimicrobial Agents）是一类新型的合成抗菌药，至今已开发或正在开发的有 50 多种，已成为仅次于头孢菌素的抗菌药物，有的品种的抗菌作用和疗效可与优良的头孢菌素相媲美。

11.2.1 喹诺酮类抗菌药的发展概况

自从 1962 年人们发现具有新结构类型的抗菌药萘啶酸（Nalidixic Acid）以来，经过近六十年的发展，现已合成并进行药理筛选的喹诺酮类化合物已达数十万个，从中开发出十几种最常用的药物。

喹诺酮抗菌药的发展大体上可分为三个阶段：第一阶段（1962—1969 年）人们发现了萘啶酸、奥索利酸（Oxolinic Acid）、吡咯酸（Piromidic Acid）等第一代药物，其抗菌谱窄，对大多数革兰阴性菌具有中等活性，对革兰阳性菌和绿脓杆菌几乎无作用，易产生耐药性，在体内易被代谢，作用时间短，中枢副作用较大，现临床上已少用。第二阶段（1970—1977 年）出现了吡哌酸（Pipemidic Acid）、西诺沙星（Cinoxacin）等第二代药物，除对革兰阴性菌有较强活性外，对革兰阳性菌和绿脓杆菌也有作用，不易产生耐药性，副作用较少，在体内较稳定，药物以原形从尿中排出。临床上它们主要用于泌尿道、肠道及耳鼻喉感染。第三阶段（1978 年以后）出现了一系列氟代喹诺酮药物，如诺氟沙星（Norfloxacin）、环丙沙星

（Ciprofloxacin）、氧氟沙星（Ofloxacin）等，抗菌谱广，除对革兰阳性菌和阴性菌有作用外，对支原体、衣原体、军团菌及分支菌也有作用，抗菌作用强，体内分布广，耐药性低，毒副作用小，为目前最常用的合成抗菌药。临床上它们广泛用于泌尿道、肠道、呼吸道等各种感染，这些药物被称为第三代喹诺酮类药物。

11.2.2 喹诺酮类药物的分类

按母环结构特征，喹酮类药物可分为萘啶羧酸类（Naphthyridinic Acid）、噌啉羧酸类（Cinnolinic Acid）、吡啶并嘧啶羧酸类（Pyridopyrimidinic Acid）和喹啉羧酸类（Quinolinic Acid）。在这四类结构中，喹啉羧酸类药物最多、发展最快。

（1）属于萘啶羧酸类的药物有萘啶酸、依诺沙星（Enoxacin）和妥舒氟沙星（Tosufloxacin）。

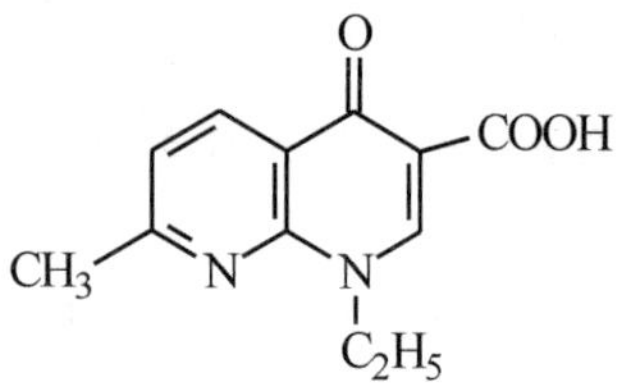

萘啶酸 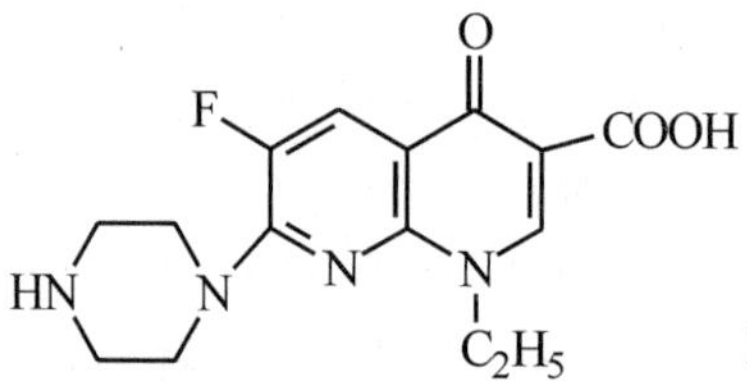　　　　　　　　　依诺沙星 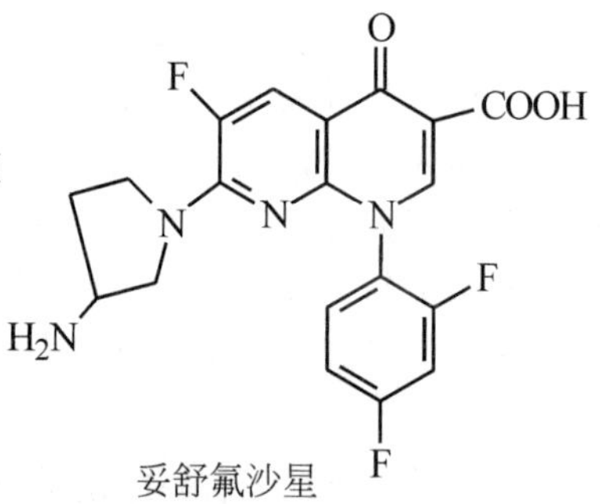　　　　　　　　　妥舒氟沙星

（2）属于噌啉羧酸类的药物仅有西诺沙星。

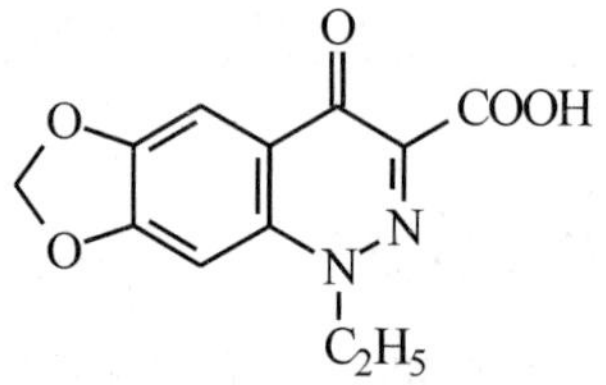

西诺沙星

（3）属于吡啶并嘧啶类的药物有吡咯酸和吡哌酸。

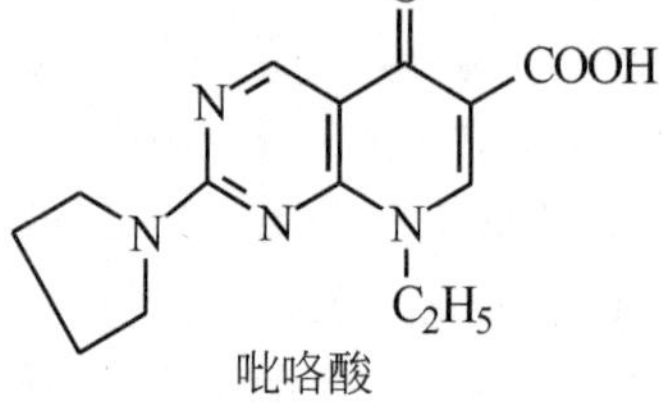

吡咯酸 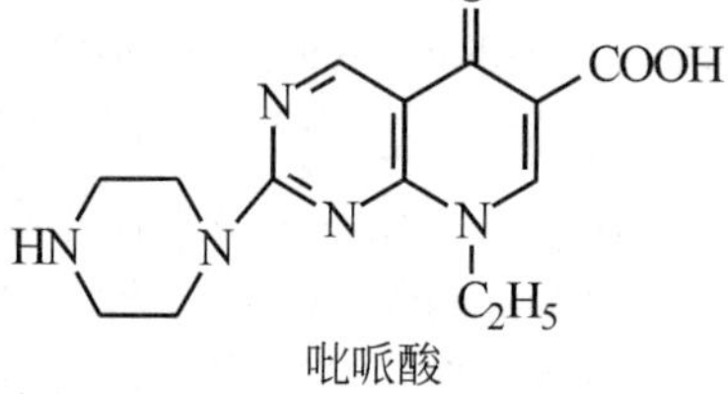　　　　　　　　　吡哌酸

（4）属于喹啉羧酸类的药物有很多，多为第三代药物，如诺氟沙星、环丙沙星、哌氟沙星（Pefloxacin）、氧氟沙星、洛美沙星（Lomefloxacin）、司帕沙星（Sparfloxacin）等。这

些药物抗菌谱广，抗菌作用强，口服后吸收好，体内分布广，血药浓度高，临床应用十分广泛。

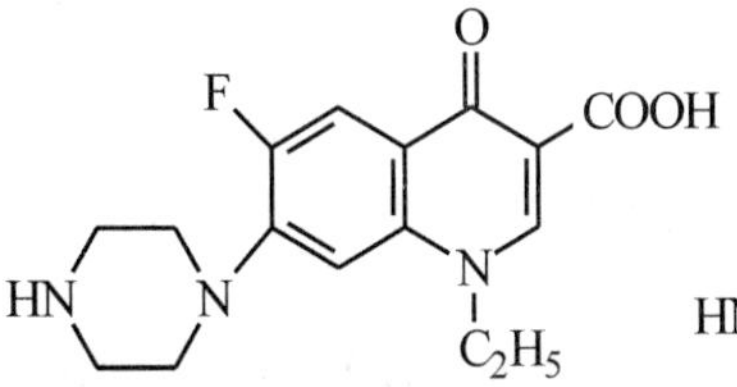

诺氟沙星 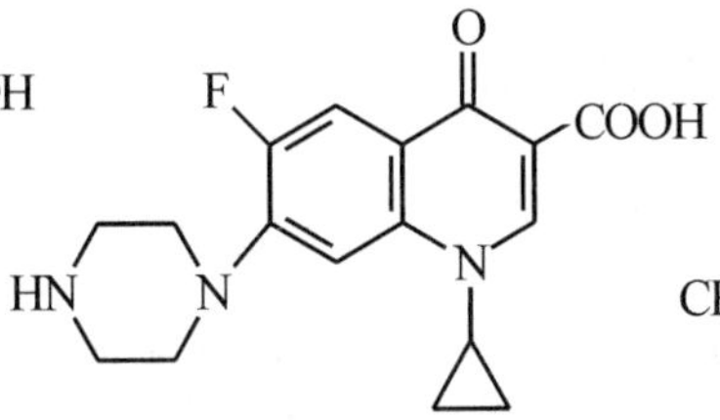　　　　　　　　　　环丙沙星 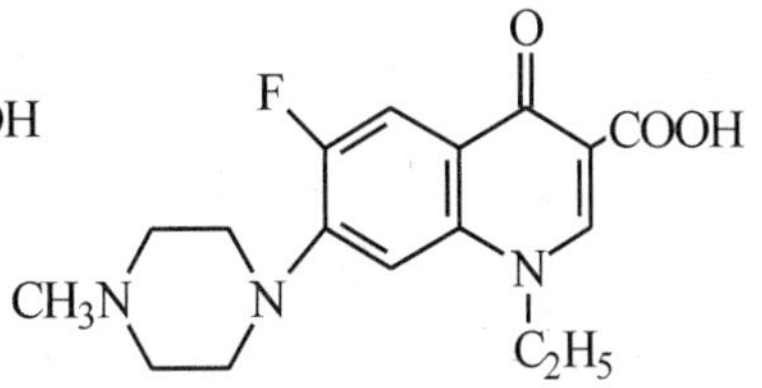　　　　　　　　　　哌氟沙星

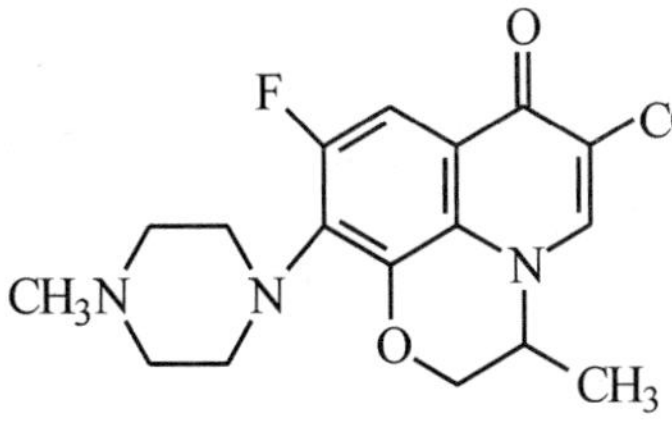

氧氟沙星 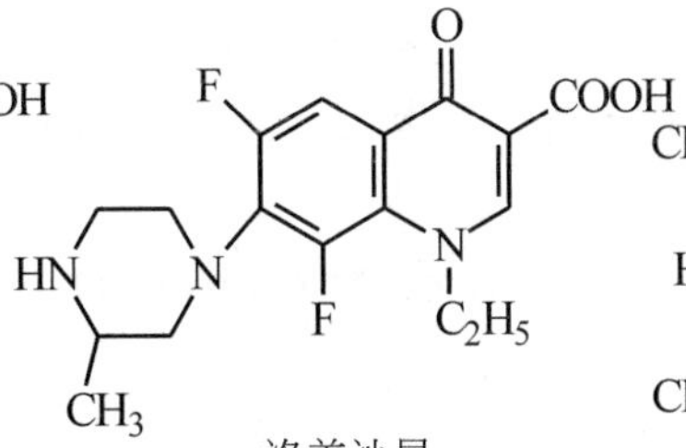　　　　　　　　　　洛美沙星 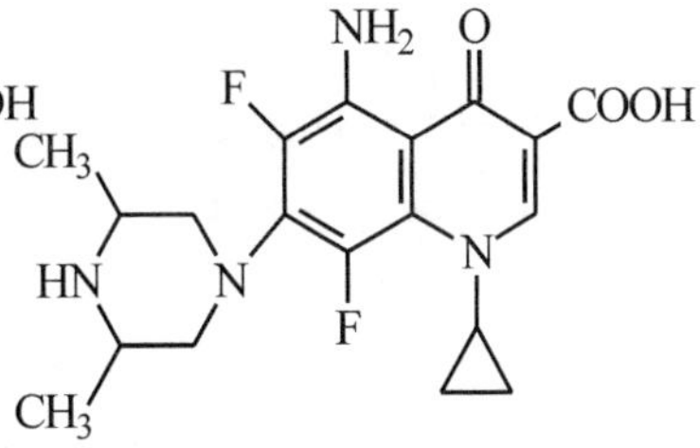　　　　　　　　　　司帕沙星

思考题 11.3　试了解喹诺酮类药物的发展概况。

思考题 11.4　喹诺酮类药物按化学结构可分为哪几类？各举一例代表药物。

11.2.3　喹诺酮类药物的构效关系

通过对喹诺酮类药物的结构和生物活性的研究，可将其构效关系总结如下：

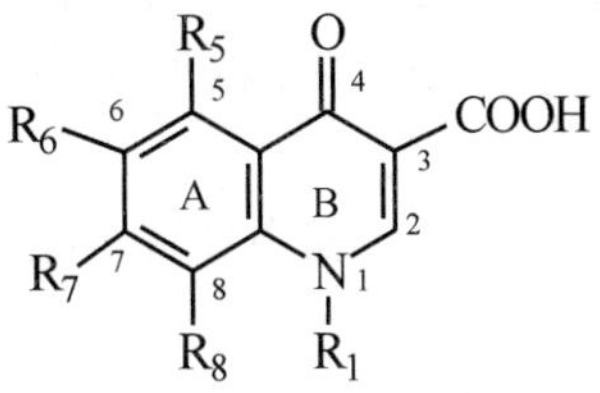

（1）A 环是抗菌作用的必需结构，变化小；而 B 环可做较大改变，可以是苯环、吡啶环、嘧啶环等。

（2）3 位—COOH 和 4 位—C ＝O 是药效必不可少的部分，被其他取代基取代时活性消失。

（3）1 位取代基对抗菌活性影响较大，可以为脂肪烃基和芳烃基。若为脂肪烃基，以乙基或与乙基体积相近的取代基为好；若为脂环烃基，以环丙基最好；若为芳烃基，可以是苯基或其他芳香基。

（4）5 位取代基以氨基为最好，活性最强。

（5）6、7、8 位的取代基变化范围较大。若 8 位取代基为甲氧基时，光毒性减少。6、8 位分别或同时引入氟原子，抗菌活性增大，7 位引入五元或六元杂环，抗菌活性明显增强，以哌嗪基为最好。

11.2.4　喹诺酮类药物的作用机理

喹诺酮类药物通过抑制 DNA 螺旋酶（DNA Gyrase）而影响 DNA 的正常形态与功能，干扰 DNA 的复制而导致细菌死亡。

DNA 螺旋酶是由 2 个 A 亚单位与 2 个 B 亚单位组成的具有四叠体结构的蛋白，细菌在合成 DNA 过程中，DNA 螺旋酶的 A 亚单位将染色体 DNA 正超螺旋的一条单链（后链）切开，接着 B 亚单位使 DNA 的前链后移，A 亚单位再将切口封住，形成负超螺旋。喹诺酮类药并不直接与 DNA 螺旋酶结合，而与 DNA 双链中非配对碱基结合，抑制 DNA 螺旋酶的 A 亚单位，使 DNA 超螺旋结构不能封口，DNA 单链暴露，导致 mRNA 与蛋白质合成失控，最后细菌死亡。喹诺酮类抗菌作用的强弱主要取决于药物与 DNA 螺旋酶的亲和性以及细菌细胞外膜对药物的通透性。

诺氟沙星 （Norfloxacin）

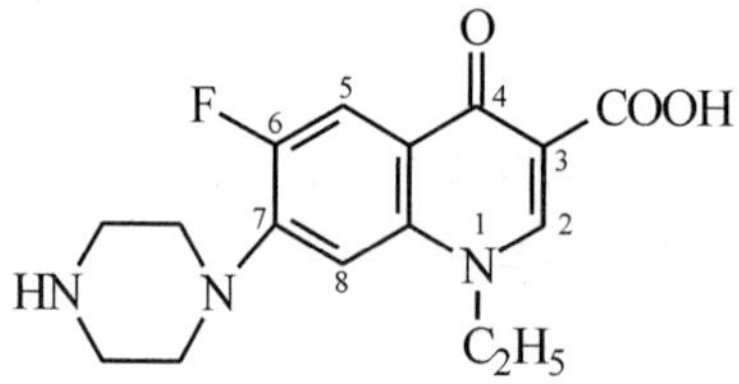

化学名为 1－乙基－6－氟－4－氧代－1，4－二氢－7－（1－哌嗪基）－3－喹啉羧酸，又名为氟哌酸。

本品为白色或淡黄色结晶性粉末，无臭，味微苦，在空气中能吸收水分，遇光后颜色渐变深，mp 为 218 ℃～224 ℃。本品在二甲基甲酰胺中略溶，在水或乙醇中微溶，在乙酸、盐酸或氢氧化钠溶液中易溶。

本品在室温下相对稳定，但在光照下会发生分解，我们可检出如下分解产物：

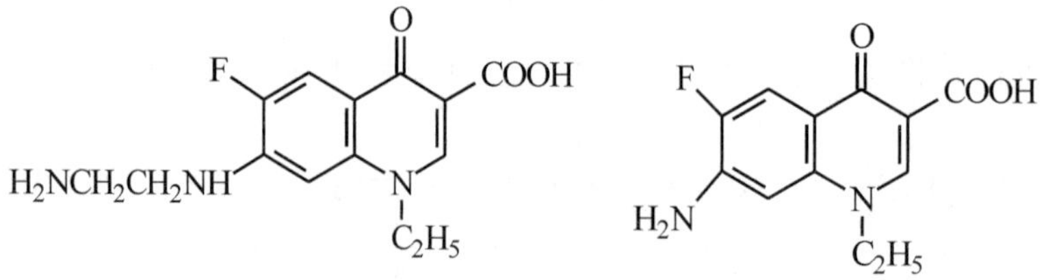

本品结构中 3 位为—COOH、4 位为—C＝O，极易和金属离子如钙、镁、铁等的离子形成螯合物，这不仅会降低药物的抗菌活性，而且会使体内的金属离子流失，因此本品不宜和含钙、铁等的食物或药品同时服用，而且老人和儿童也不宜多用。

本品为最早用于临床的第三代喹诺酮类药物，临床主要用于治疗尿道、胃肠道及盆腔的感染，也可用于耳鼻喉、皮肤及软组织的感染。

环丙沙星（Ciprofloxacin）

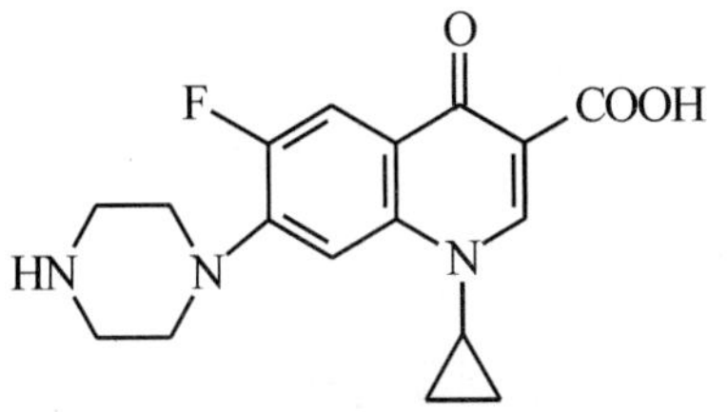

化学名为 1 - 环丙基 - 6 - 氟 - 1，4 - 二氢 - 4 - 氧代 - 7 - （1 - 哌嗪基）- 3 - 喹啉羧酸，又名为环丙氟哌酸。

本品的游离碱为微黄色或黄色的结晶粉末，几乎不溶于水或乙醇，溶于冰乙酸或稀酸中，mp 为 255 ℃ ~257 ℃。药用本品的盐酸盐，其为白色或类白色结晶性粉末，味苦，mp 为 308 ℃ ~310 ℃。

本品稳定性好，室温保存 5 年未见异常。本品在 0.05 mol/L 盐酸中，90 ℃ 加热或长时间光照后，可检出脱羧产物和哌嗪开环分解产物：

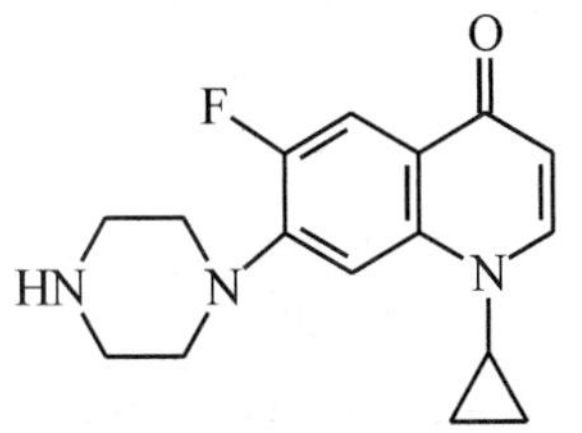

脱羧产物

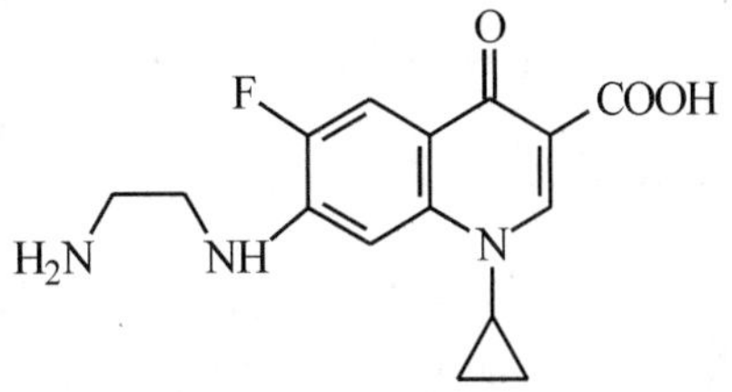

哌嗪开环分解产物

本品抗菌谱和诺氟沙星相似，但对肠杆菌、绿脓杆菌、流感嗜血杆菌、淋球菌、链球菌、军团菌、金黄色葡萄球菌、脆弱拟杆菌的作用明显优于头孢菌素和氨基糖苷类抗生素，临床上广泛用于以上致病菌所致的呼吸系统、泌尿系统、消化系统、皮肤、软组织、耳鼻喉等部位的感染。本品有口服制剂、针剂等多种剂型。

氧氟沙星（Ofloxacin）

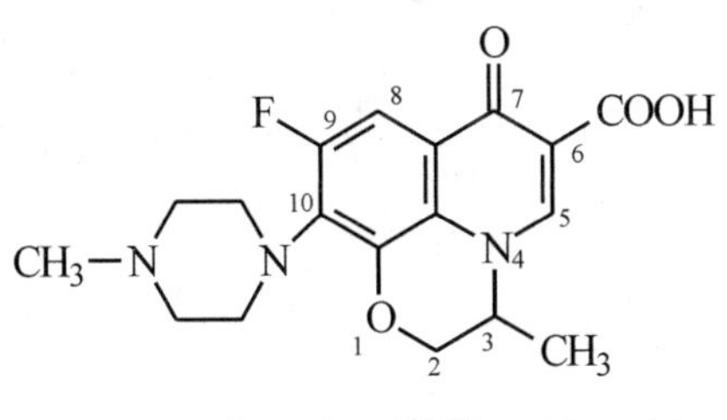

化学名为（±）9 - 氟 - 2，3 - 二氢 - 3 - 甲基 - 10 - （4 - 甲基 - 1 - 哌嗪基）- 7 - 氧

代 – 7H – 吡啶并 [1, 2, 3 – de] – 1, 4 – 苯并噁嗪 – 6 – 羧酸，又名为氟嗪酸。

本品为黄色或灰黄色结晶性粉末，无臭，有苦味。本品微溶于水、乙醇、丙酮、甲醇，极易溶于冰乙酸。

本品临床上主要用于革兰阴性菌所致的呼吸系统、泌尿系统、消化系统、生殖系统的感染等，亦可用于免疫损伤病人的预防感染。

左氧氟沙星（Levofloxacin）是氧氟沙星的左旋异构体，已于 1993 年上市。与氧氟沙星相比，左氧氟沙星具有以下优点：

① 活性是氧氟沙星的 2 倍；

② 水溶性是氧氟沙星的 8 倍，更易制成注射剂；

③ 毒副作用小，其为已上市的喹诺酮类抗菌药中副作用最小的。

左氧氟沙星在临床上主要用于革兰阴性菌所致的呼吸系统、泌尿系统、消化系统、生殖系统感染等，亦可用于免疫损伤病人的预防感染。

11.3 抗结核病药

抗结核病药是能抑制结核分枝杆菌，并用于治疗结核病和防止结核病传播的药物。按化学结构抗结核病药可分为抗生素类抗结核病药和合成类抗结核病药。这些药物用于临床已有五六十年，目前仍为重要的抗结核病药物。

11.3.1 抗生素类抗结核病药

抗生素类抗结核病药主要有链霉素（Streptomycin）类、利福霉素（Rifamycins）类等。

硫酸链霉素是第一种成功应用于临床的抗结核病药，通过与结核杆菌核蛋白 30S 亚基结合，结核杆菌蛋白质的合成受到抑制，临床上其用于治疗各种结核病，对急、慢性浸润性肺结核有很好的疗效。缺点是结核杆菌对其易产生耐药性，对第八对脑神经有显著的损害，严重时病人可产生眩晕、耳聋等。此外，其对肾脏也有毒性。为了克服耐药性，链霉素常与对氨基水杨酸钠或异烟肼合用。

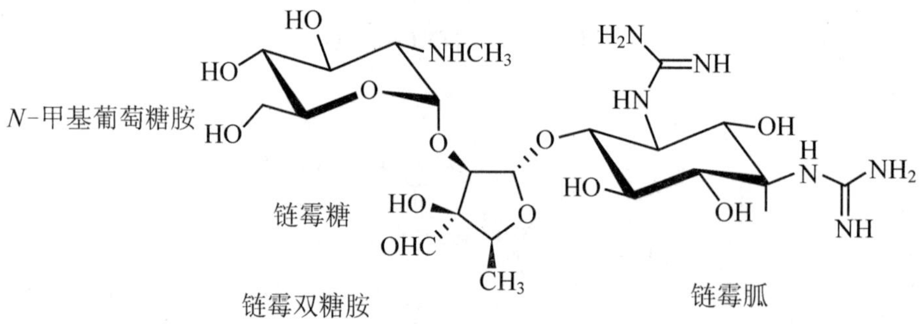

链霉素

利福霉素（Rifamycin）是由链丝菌发酵产生的抗生素，其化学结构为 27 个原子组成的大环内酰胺。天然的利福霉素稳定性差，抗菌活性不强，因此其不能直接用于临床。临床上使用的利福霉素类药物主要是其半合成衍生物，有利福平（Rifampicin）、利福定（Rifandin）和利福喷汀（Rifapentine，利福喷汀）。

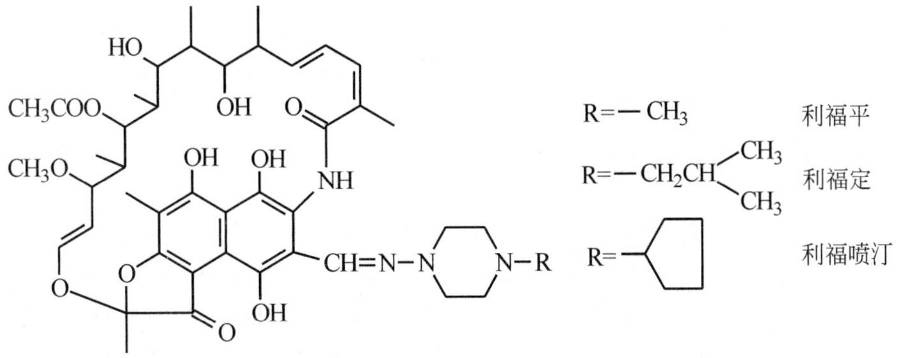

利福平（又称甲哌利福霉素）是当前在临床上广泛使用的抗结核病药物之一，其抗结核活性比利福霉素强 32 倍，缺点是细菌对其耐药性出现较快。利福定（又称异丁基哌嗪利福霉素）的抗菌谱与利福平相似，对结核杆菌和麻风杆菌有良好的抗菌活性，口服吸收好，毒性低。利福喷汀的抗菌谱也与利福平相似，但抗结核杆菌作用比利福平强 2 ~ 10 倍。

此外，卡那霉素（Kanamycin）、紫霉素（Viomycin）、卷曲霉素（Capreomycin）等也有抗结核杆菌作用。

利福平（Rifampicin）

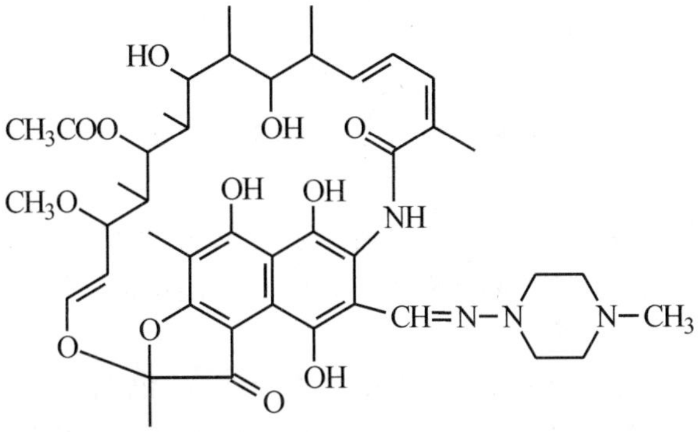

化学名为 3 -［［（4 - 甲基 - 1 - 哌嗪基）亚氨基］甲基］利福霉素。

本品为鲜红或暗红色结晶性粉末，无臭，无味，mp 为 240 ℃（分解）。本品在氯仿中易溶，在甲醇中溶解，在水中几乎不溶。其 1% 水混悬液的 pH 为 4 ~ 6.5。

本品遇光后易变质，水溶液中其易被氧化而损失效价。由于本品分子中含有 1, 4 - 萘二酚结构，在碱性条件下易氧化成醌型化合物，而且在强酸中其醛缩氨基哌嗪易在 C=N 处分解，因此本品酸度应为 pH = 4 ~ 6.5。

本品能与分枝杆菌敏感菌 DNA 的依赖性 RNA 聚合酶形成稳定的复合物，抑制该酶的活性，导致 RNA 合成受到阻断。

本品在肠道中被迅速吸收，由于食物会干扰这种吸收，因此本品应空腹服用。由于本品的代谢物具有显色基团，因此尿液、粪便、唾液、泪液、痰液及汗液常呈橘红色。

本品是目前临床上广泛使用的抗结核病药物，为了减少耐药性的发生，一般不单独应用，常与异烟肼、乙胺丁醇合用。

11.3.2　合成抗结核病药

1944 年人们发现苯甲酸和水杨酸能促进结核杆菌的呼吸，从抗代谢学说出发，于 1946 年发现了对结核杆菌有选择性抑制作用的对氨基水杨酸钠（Sodium p – Aminosalicylate），其作用机理和磺胺相似，与对氨基苯甲酸（PABA）竞争性地拮抗，抑制结核杆菌四氢叶酸的合成。1952 年人们偶然发现了对结核杆菌显强大的抑制和杀灭作用的异烟肼（Isoniazid），成为抗结核病的首选药物之一。另一高效的合成抗结核病药物盐酸乙胺丁醇（Ethambutol Hydrochloride）于 1962 年用于临床。

$$CONHNH_2$$

$$CH_3CH_2CHNHCH_2CH_2NHCHCH_2CH_3$$
$$CH_2OH \qquad CH_2OH \cdot 2HCl$$

异烟肼　　　　　　　　　　　　　　盐酸乙胺丁醇

对氨基水杨酸钠（Sodium p – Aminosalicylate）

$$H_2N\text{—}\overset{OH}{\underset{}{\bigcirc}}\text{—}COONa \cdot 2H_2O$$

化学名为 4 – 氨基 – 2 – 羟基苯甲酸钠二水合物，又名为 PAS – Na。

本品为白色或类白色结晶或结晶性粉末，无臭，味甜带咸。本品在水中易溶，乙醇中略溶，乙醚中不溶。

本品在酸性下较易脱羧，生成间氨基苯酚，在中性或偏碱性时脱羧较慢。

本品水溶液不稳定，露置日光中或遇热时颜色逐渐变深，原因是本品先脱羧生成间氨基苯酚，再被氧化生成棕色的间苯醌化合物。

本品对结核杆菌有选择性抑制作用，但无杀菌作用，易产生耐药性，多与链霉素、异烟肼等合用，可增加疗效，减少耐药性。

异烟肼（Isoniazid）

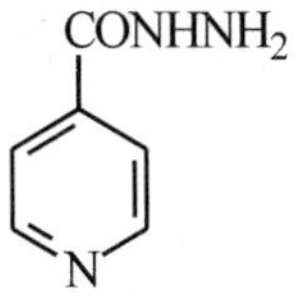

化学名为 4－吡啶甲酰肼，又名为雷米封。

本品为无色结晶或白色结晶性粉末，无臭，味微甜后苦，mp 为 170 ℃～173 ℃。本品遇光后逐渐变质。本品在水中易溶，在乙醇中微溶，在乙醚中极微溶。

本品含有肼基，与香草醛缩合，生成淡黄色异烟腙，mp 为 228 ℃～229 ℃，而且肼基具有还原性，与氨制硝酸银试液作用，即被氧化生成异烟酸铵，并有黑色的金属银生成。

本品具有很强的还原性，可被溴、碘、硝酸和溴酸钾等氧化剂氧化，生成异烟酸，并放出氮气。

本品可与铜离子、铁离子、锌离子等金属离子络合，形成有色的螯合物。例如，与铜离子在酸性条件下生成单分子螯合物，显红色，在 pH 为 7.5 时形成双分子螯合物。

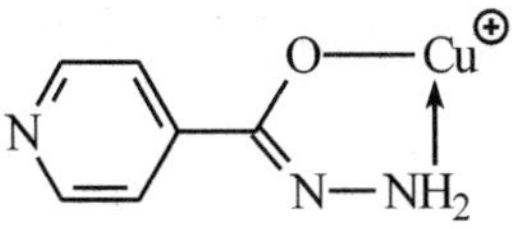

单分子螯合物

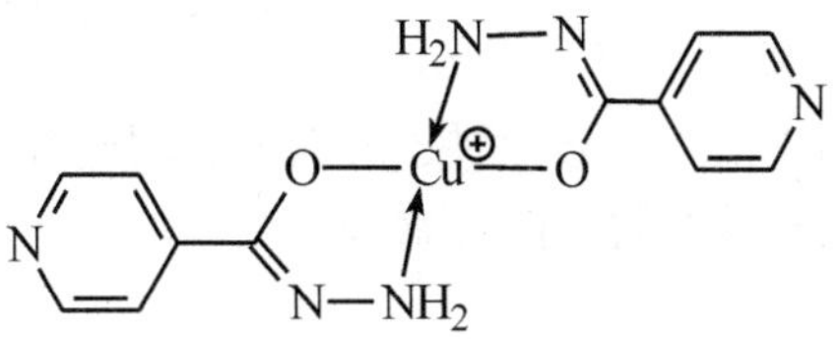

双分子螯合物

微量金属离子的存在可使异烟肼溶液变色，故配制时应避免本品与金属器皿接触。

本品受光、重金属、温度、pH 等因素影响而变质，分解出游离肼，使毒性增大，所以变质后的本品不可再供药用。

本品口服后迅速被吸收，食物可以干扰和延误吸收，因此应空腹使用。

本品为临床常用的抗结核病药，疗效好，用量小。本品可与链霉素、卡那霉素和对氨基水杨酸钠合用，可减少耐药性的产生。

盐酸乙胺丁醇（Ethambutol Hydrochloride）

$$CH_3CH_2CH(CH_2OH)NHCH_2CH_2NHCH(CH_2OH)CH_2CH_3 \cdot 2HCl$$

化学名为（2*R*，2*R*′）－（＋）－2，2′－（1，2－乙二基二亚氨基）－双－1－丁醇二盐酸盐。

本品为白色结晶性粉末，无臭或几乎无臭，mp 为 199 ℃～204 ℃，熔融时本品同时分解。本品略有引湿性，极易溶于水，略溶于乙醇，极微溶于氯仿，几乎不溶于乙醚。

本品含有对称结构的两个手性碳原子，有三个旋光异构体，右旋体的活性最强，是左旋体的 200~500 倍，是内消旋体的 12 倍，其右旋体可作药用。

本品的氢氧化钠溶液与硫酸铜试液反应，生成深蓝色的络合物，此反应可用于鉴别。

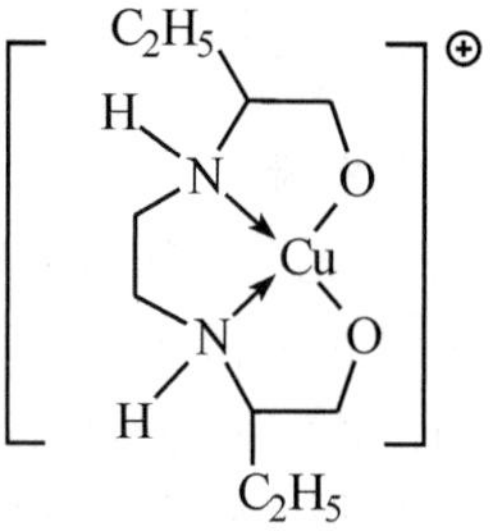

本品在体内大部分以原型被排泄，少部分被氧化代谢生成醛和酸的衍生物，它们基本上没有活性。

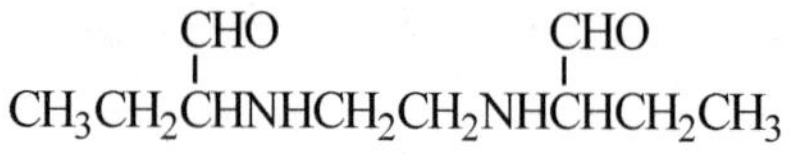

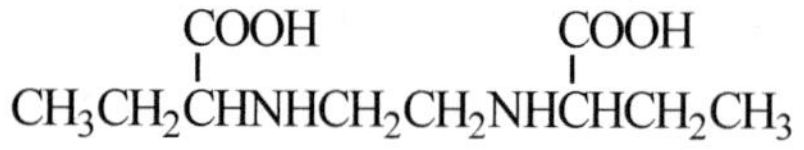

本品主要用于治疗对异烟肼、链霉素有耐药性的结核杆菌所引起的各种类型的肺结核及肺外结核，多数与异烟肼、链霉素合用。

11.4 抗真菌药

真菌感染疾病是危害人类健康的疾病之一。按真菌感染机体的部位，真菌感染可分为浅表真菌感染和深部真菌感染。前者主要侵犯皮肤、毛发、指甲等部位，为一类常见病和多发病，占真菌患者的 90%。后者主要侵犯内脏器官并引起炎症，危害较大。由于抗生素的滥用、皮质激素等免疫抑制药物的使用，以及器官移植、艾滋病等，机体对真菌的抵抗力降低，深部真菌感染明显增加，因此对抗真菌药物的研究与开发日益受到重视，也取得了很大的进展，尤以抗深部真菌病的药物更为显著。

临床上使用的抗真菌药物从来源上可分为抗生素类抗真菌药及合成类抗真菌药两大类。

11.4.1 抗生素类抗真菌药

抗生素类抗真菌药可分为非多烯类和多烯类。非多烯类主要用于浅表真菌感染，主要有灰黄霉素（Griseofulvin）和西卡宁（Siccanin，癣可宁）。多烯类抗真菌抗生素结构中含有 4~7 个共轭双键，如两性霉素 B（Amphotericin B）、制霉菌素（Nystatin）等，主要对深部真菌感染有效。

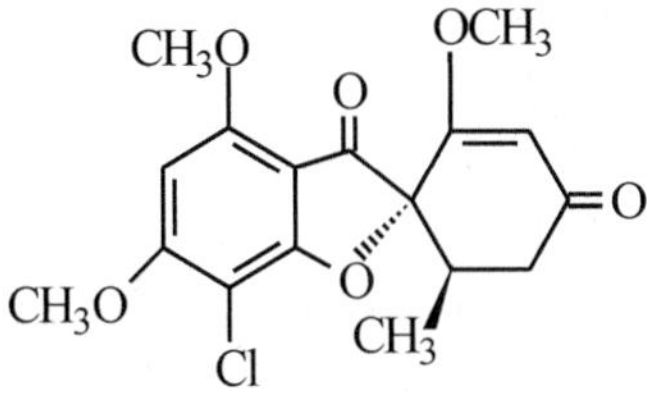

灰黄霉素

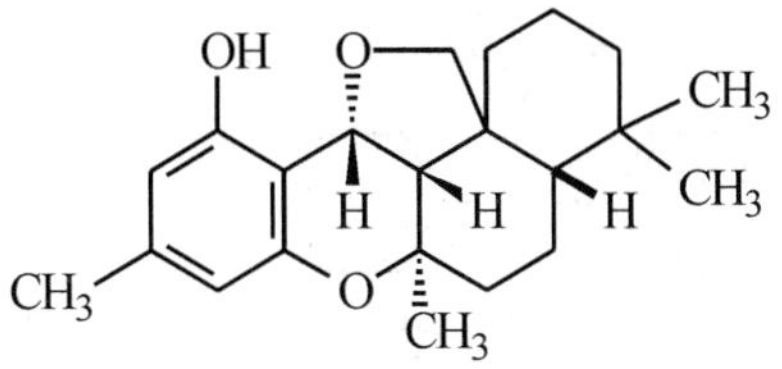

癣可宁

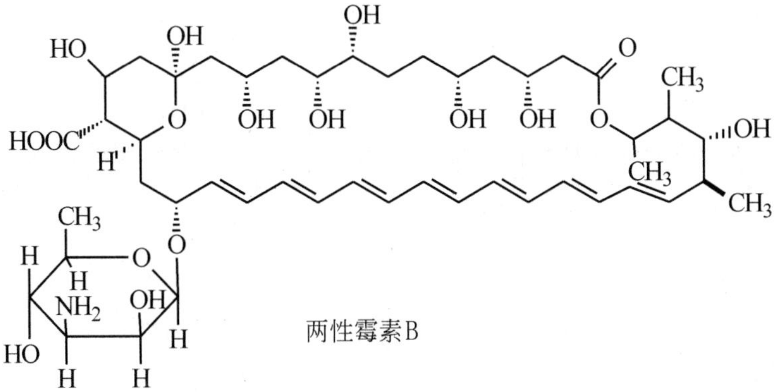

两性霉素B

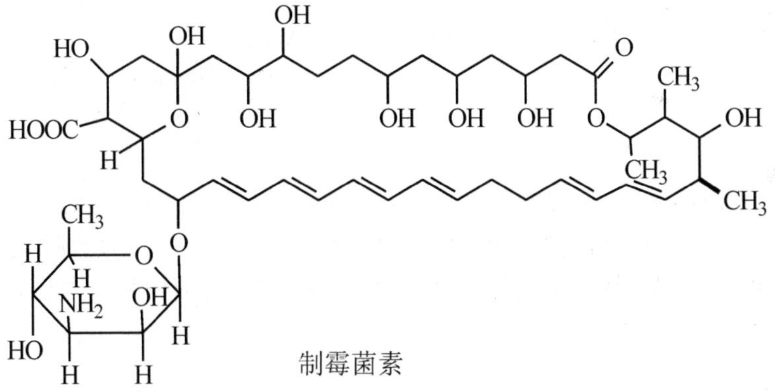

制霉菌素

多烯类抗生素通过与真菌细胞膜上的甾醇结合，损伤细胞膜，通透性增加，导致真菌细胞内钾离子、核苷酸和氨基酸等外漏，破坏了正常代谢而发生抑菌作用。

11.4.2　合成类抗真菌药

20 世纪 60 年代末克霉唑（Clotrimazole）的发现，推动了唑类抗真菌药物的迅速发展，如益康唑（Econazole）、噻康唑（Tioconazole）、咪康唑（Miconazole）、硫康唑（Sulconazole）、酮康唑（Ketoconazole）等。这一类药物的化学结构相似，为咪唑类化合物，它们均为广谱抗真菌药，既可用于治疗皮肤真菌感染，也可口服治疗深部真菌感染。

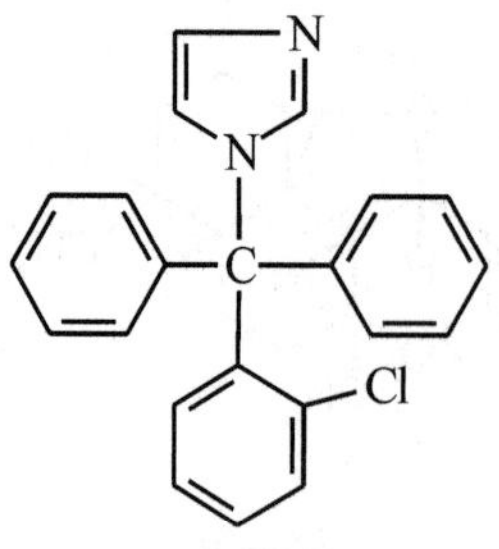

克霉唑

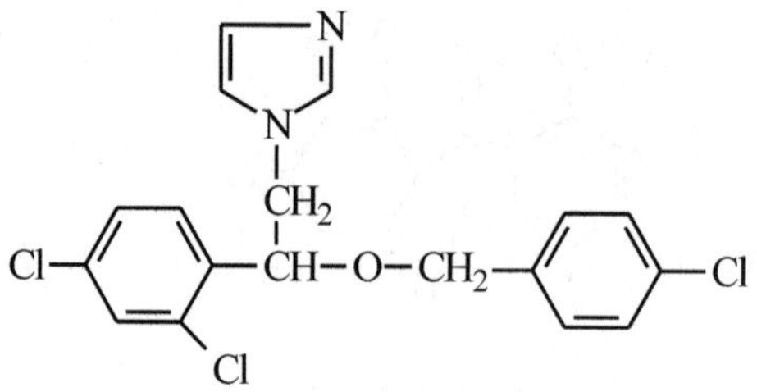

益康唑

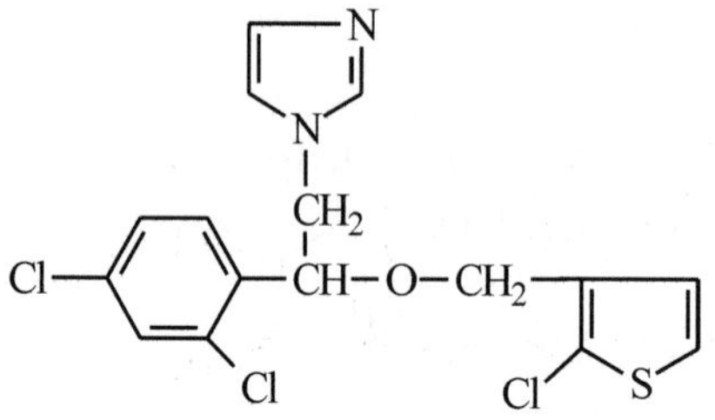

噻康唑

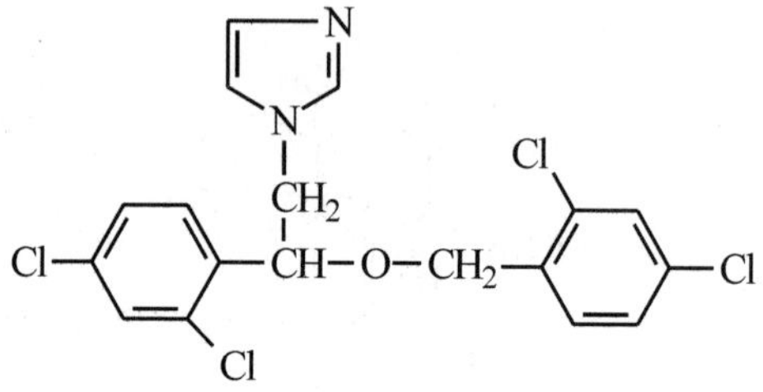

咪康唑

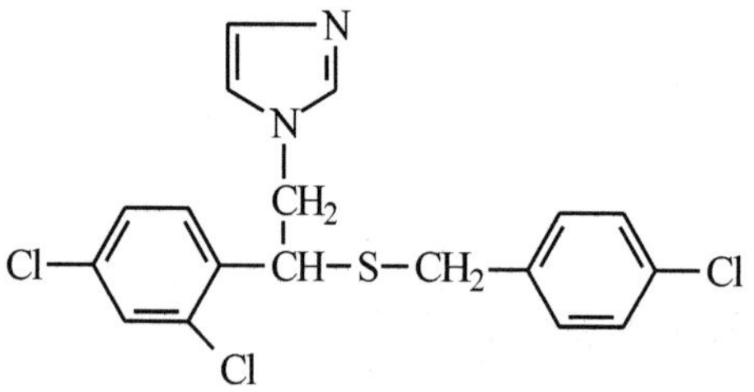

硫康唑

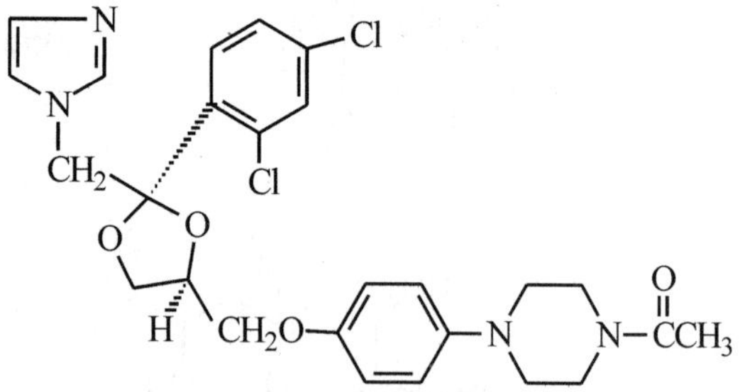

酮康唑

伊曲康唑（Itraconazole）和氟康唑（Fluconazole）为三唑类抗真菌药。伊曲康唑和酮康唑的结构类似，用三氮唑环代替了咪唑环，为广谱抗真菌药，体内体外抗真菌作用比酮康唑强。氟康唑可以口服，生物利用度近 100%，抗真菌谱广，副作用小，已成为该类抗真菌药中最引人注目的品种。

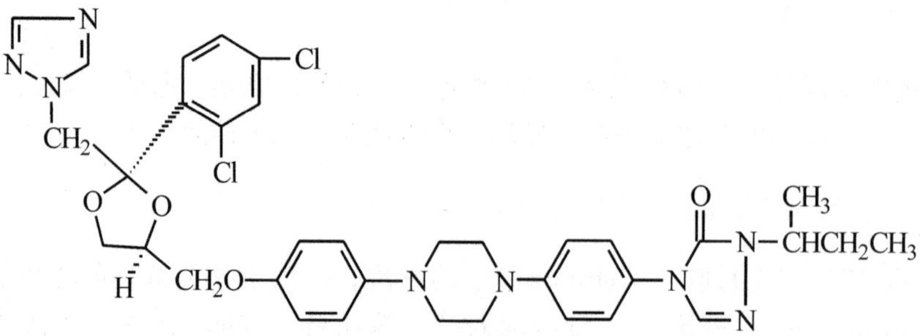

伊曲康唑

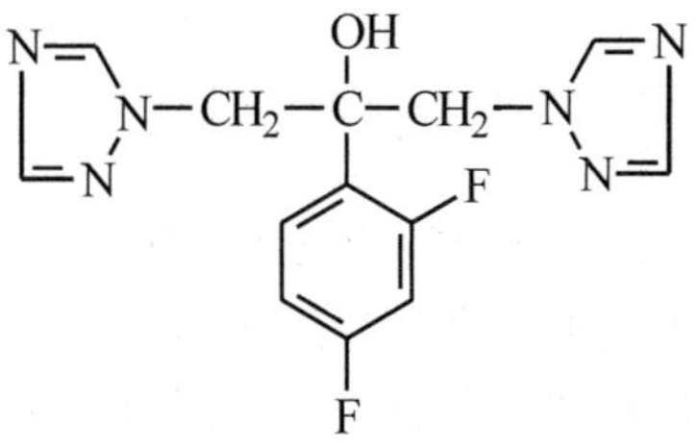

氟康唑

另一类新型抗真菌药为烯丙胺型化合物。萘替芬（Naftifine）是 1981 年发现的药物，具有较高的抗真菌活性，局部外用治疗皮肤癣菌的效果优于益康唑。随后人们又发现了抗菌谱更广、抗菌作用更强、毒性低的特比萘酚（Terbinafine）和布替萘芬（Butenafine）。

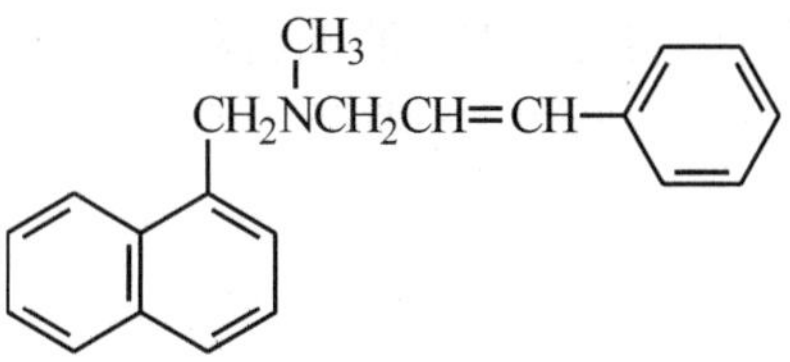

萘替芬

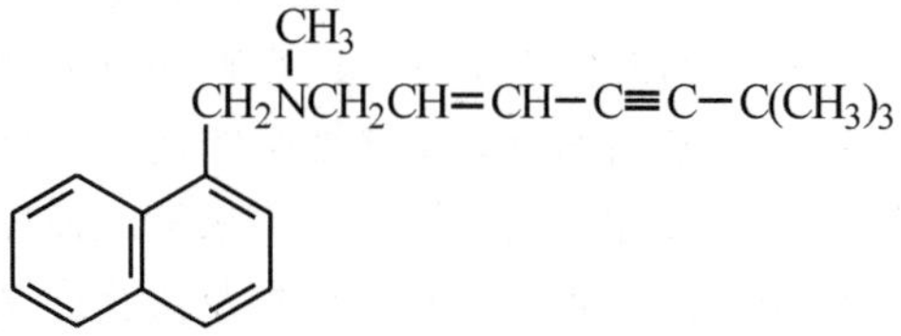

特比萘芬

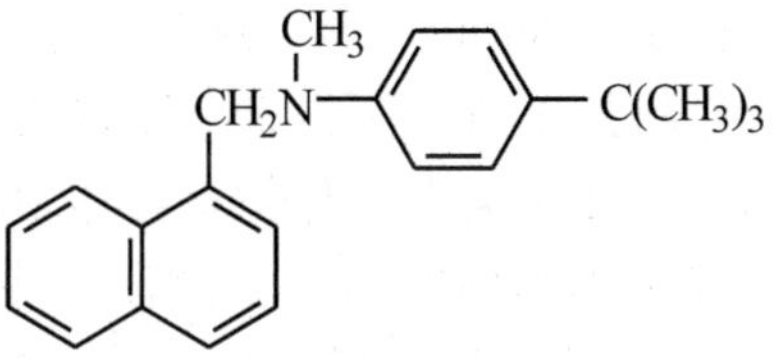

布替萘芬

5 - 氟胞嘧啶（5 - Flucytosine）是一种具有抗白血病作用的氟代嘧啶衍生物，也具有抗真菌作用，其抗菌谱仅限于念珠菌、隐球菌、分枝孢子菌、曲霉菌的敏感属。单独使用时，耐药性明显增加，其一般与两性霉素 B 合用。

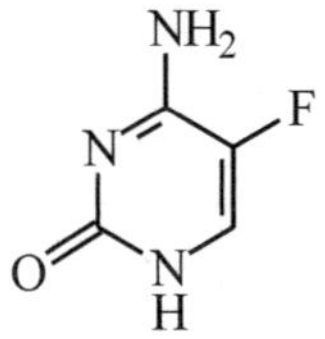

5-氟胞嘧啶

思考题 11.5　试比较常用的几种抗结核病药物的作用特点。

思考题 11.6　试了解合成类抗真菌药的发展。

11.5　抗病毒药

病毒性感染疾病是严重危害人类健康的传染病，据不完全统计，在人类传染病中，病毒性疾病高达 60% ~65% 。最常见的由病毒引起的疾病有流行性感冒、麻疹、腮腺炎、水痘、小儿麻痹症、病毒性肝炎、脊髓灰质炎、狂犬病、流行性出血热和疱疹病毒引起的各种疾病。近年来，由冠状病毒引发的重症急性呼吸道综合征（Severe Acute Respiratory Syndrome Coronavirus，SARS，非典型肺炎）、新型冠状病毒肺炎（Corona Virus Disease 2019，COVID – 19）给人们的生命安全带来了极大的威胁。

病毒是病原微生物中最小的一种，以核酸（DNA 或 RNA）为核心，外部被一个蛋白质衣壳所包裹。病毒没有自己的代谢系统，必须寄生在宿主活细胞内，利用宿主细胞的代谢系统进行繁殖。病毒在宿主细胞内的增殖称为复制。

抗病毒药的作用主要通过影响病毒复制周期的某个环节而实现，理想的抗病毒药应只干扰病毒的复制而不影响正常细胞的代谢。但是目前大多数抗病毒药物在发挥治疗作用时，对人体也产生毒性，这是抗病毒药物发展速度较慢的原因。

抗病毒药主要分为非核苷类及核苷类两类。

11.5.1　非核苷类

盐酸金刚烷胺（Amantadine Hydrochloride）为一种对称的三环状胺，可以抑制病毒穿入宿主细胞，并影响病毒的脱壳，抑制其繁殖，在临床上能有效地预防和治疗各种 A 型流感病毒的感染。在流感流行期采用本品作预防药，保护率可达 50% ~79%，对已发病者，如果在 48 h 内给药，盐酸金刚烷胺能有效地治疗由于 A 型流感病毒引起的呼吸道症状。盐酸金刚烷胺的抗病毒谱较窄，除用于亚洲 A 型流感的预防外，对 B 型流感病毒，风疹病毒、麻疹病毒、流行性腮腺炎病毒及单纯疱疹病毒感染均无效。由于口服吸收后其能通过血脑屏障，会引起中枢神经系统的毒副反应，如头痛、失眠、兴奋、震颤等。

盐酸金刚乙胺（Rimantadine Hydrochloride）是盐酸金刚烷胺的类似物，对 A 型流感病毒的作用强于盐酸金刚烷胺，而且对中枢神经系统的副作用也比较低。

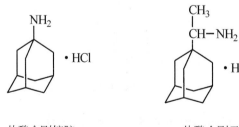

盐酸金刚烷胺　　　　　　　盐酸金刚乙胺

11.5.2　核苷类

核苷类抗病毒药物是基于代谢拮抗原理设计的药物，在抗病毒药物中占有相当重要的地位。

碘苷（Idoxuridine，疱疹净）是第一种临床应用的核苷类抗病毒药物，由于其毒副作用（骨髓抑制，胃肠道反应）较大，仅局部用于治疗单纯疱疹性病毒所致的角膜炎，现在临床上少用。三氟胸苷（Trifluridine）的水溶性较大，可配成 1% 的滴眼剂，用于眼部疱疹病毒的感染，对碘苷无效的病例有较好的疗效。阿糖胞苷（Cytarabine）治疗眼带状疱疹和单疱疹病毒角膜炎的效果较好，此外，还用作抗肿瘤药物。

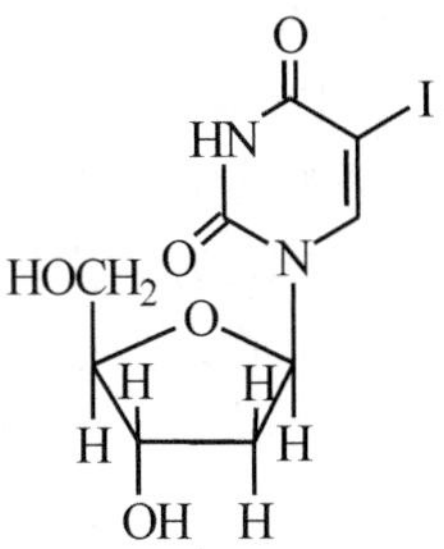

碘苷 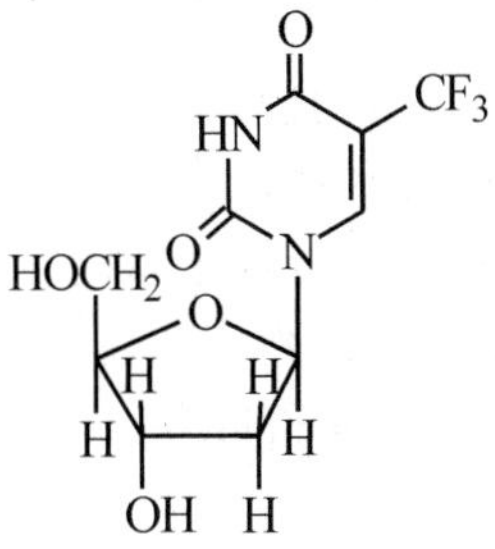　　　　　　　三氟胸苷 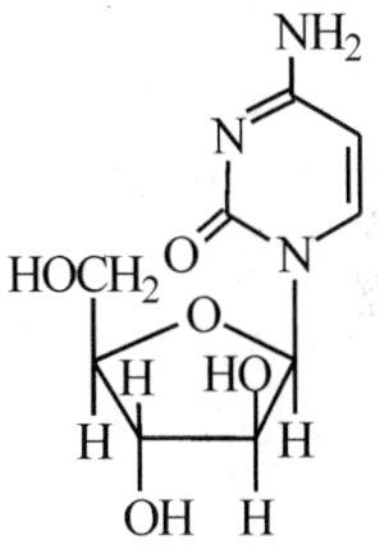　　　　　　　阿糖胞苷

三氮唑核苷（Ribavirin，病毒唑，利巴韦林）为广谱抗病毒药，体内和体外的实验表明，其对 RNA 病毒和 DNA 病毒都有活性，可用于治疗麻疹、水痘、腮腺炎及流感病毒 A 和流感病毒 B 引起的流行性感冒等，还可抑制人类免疫缺陷病毒（Human Immunodeficiency Virus，HIV）感染者出现的艾滋病前期症状。阿糖腺苷（Vidarabine）是第一种用于治疗致死性疱疹脑炎和免疫缺陷病人感染带状疱疹的药物，我国已将其用于治疗病毒性乙型肝炎。叠氮胸苷（Zidovudine，齐多夫定）是第一种抗 HIV 的药物，在临床上治疗艾滋病和与艾滋病有关的疾病，但毒副作用较大。司他夫啶（Stavudine）也是一种抗 HIV 的药物，对 HIV 的逆转录酶有抑制作用，适用于对齐多夫定不能耐受或治疗无效的艾滋病及其相关综合征。

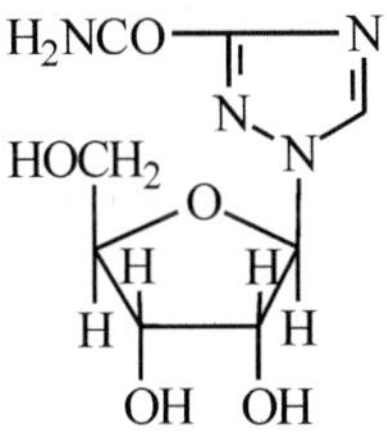

三氮唑核苷 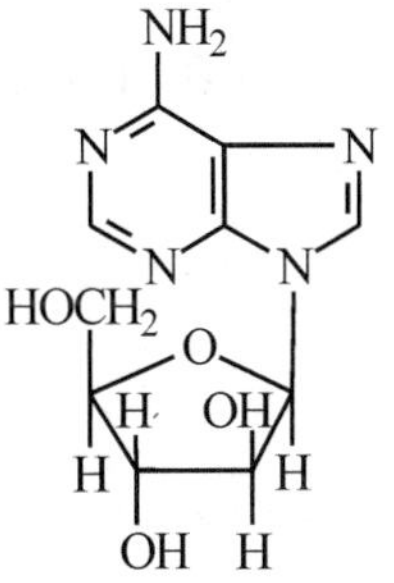　　　　　　　　　阿糖腺苷

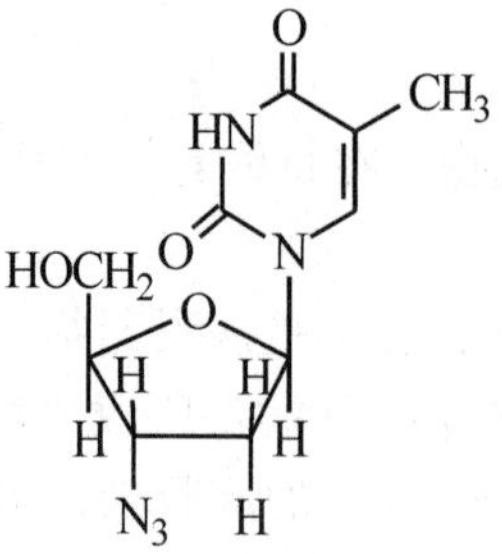

叠氮胸苷

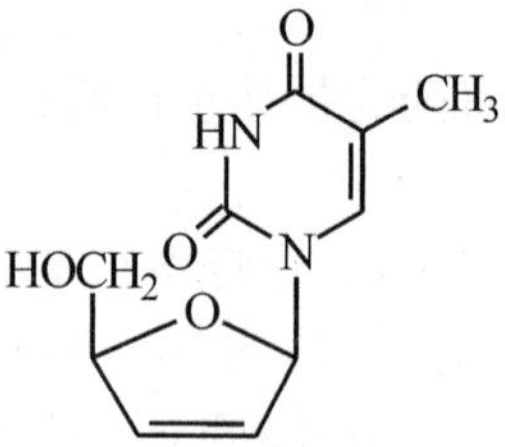

司他夫啶

思考题 11.7 核苷类抗病毒药是根据代谢拮抗原理设计的药物，试将几种核苷类药物和正常核苷的化学结构进行比较，说明他们有何相同之处和不同之处。

开环核苷类是一类新型结构的非糖苷核苷类似物。阿昔洛韦（Aciclovir，无环鸟苷）是第一种用于临床的开环核苷类抗病毒药物，为广谱抗病毒药，对疱疹病毒有高度选择性，主要用于疱疹性角膜炎、生殖器疱疹、全身性带状疱疹和疱疹性脑炎的治疗，为抗疱疹病毒的首选药物，也可用于治疗乙型肝炎。此类药物还有更昔洛韦（Ganciclovir，丙氧鸟苷）、泛昔洛韦（Famciclovir）和喷昔洛韦（Penciclovir）等。

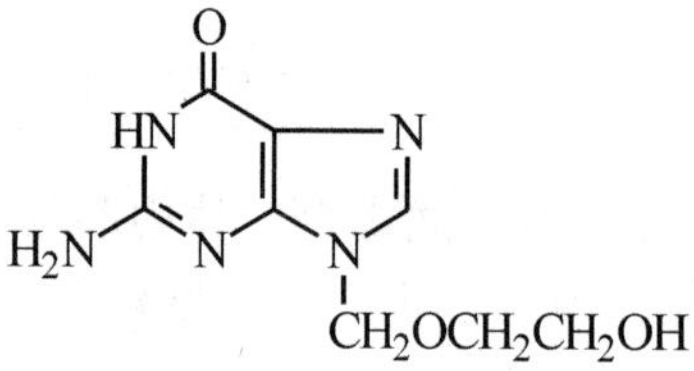

阿昔洛韦

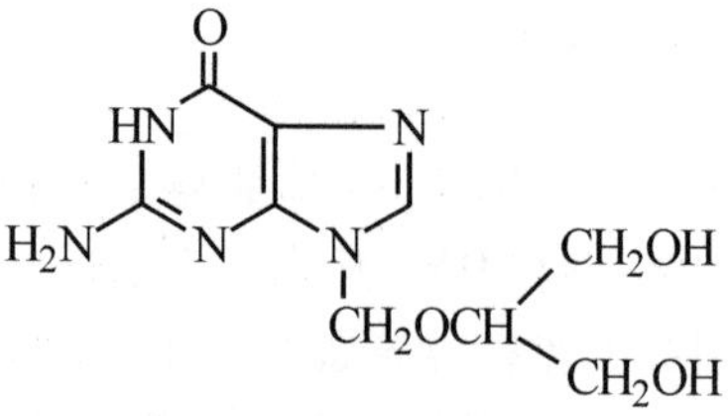

更昔洛韦

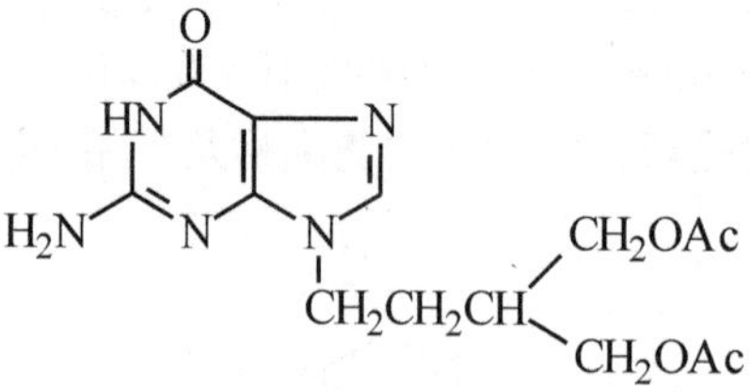

泛昔洛韦

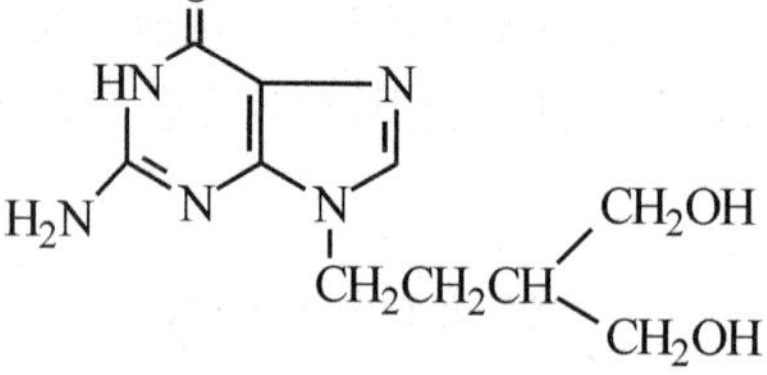

喷昔洛韦

本章小结

1. 本章内容主要包括磺胺类药物及抗菌增效剂、喹诺酮类抗菌药、抗结核病药、抗真菌药物及抗病毒药。

2. 磺胺类药物是最早应用于临床的化学治疗剂，其作用机理是代谢拮抗学说，为新药寻找开辟了新的途径和方法。本章介绍了该类药物的发展、构效关系和作用机理等。

3. 喹诺酮药物发展很快，主要为喹啉羧酸类化合物（沙星类药物），现广泛用于临床。本章介绍了该类药物的发展概况、分类、构效关系及作用机理。

4. 抗结核病药物可分为抗生素类和合成类两大类，用于临床已多年，至今仍是结核病治疗的常用药物。

5. 抗真菌药和抗病毒药近年来发展也很快，出现了一批新结构类型的药物，如唑类抗真菌药，以及核苷类、开环核苷类抗病毒药。

习　题

1. 试简述磺胺类药物的作用机理及构效关系。
2. 何谓抗菌增效剂？说明 SMZ 常和 TMP 组成复方制剂使用的原因。
3. 什么是代谢拮抗？举例说明代谢拮抗原理在药物设计中的应用。
4. 简述喹诺酮类药物的发展过程及每个阶段药物的作用特点。
5. 试述喹诺酮类药物的构效关系。
6. 写出三例目前临床上常用的喹诺酮药物的名称及化学结构。
7. 抗结核病药异烟肼有哪些理化性质？
8. 试述唑类抗真菌药的进展及主要临床用途，举出三例药物，写出其名称及化学结构。
9. 抗病毒药物主要分为几类？各举两例药物，写出其名称、结构及临床用途。

第 12 章

抗 生 素

引言

　　抗生素（Antibiotics）是某些微生物的代谢产物及其半合成的类似物，在小剂量的情况下能抑制微生物的生长和存活，而对宿主不会产生严重的毒性。在临床应用上，大多数抗生素能抑制病原菌的生长，用于治疗大多数细菌感染性疾病。除抗感染的作用外，某些抗生素还具有抗肿瘤活性，用于肿瘤的化学治疗；有些抗生素还具有免疫抑制和刺激植物生长的作用。

　　抗生素的主要来源是生物合成（发酵），其也可以通过化学全合成和半合成方法制得。半合成抗生素是在生物合成抗生素的基础上发展起来的，旨在增加稳定性，降低毒副作用，扩大抗菌谱，减少耐药性，改善生物利用度和提高治疗效力。半合成抗生素在抗生素的研究方面已得到较大的发展，相关的研究已取得显著的成果。

　　抗生素按化学结构特征可分为：β - 内酰胺抗生素、四环素类抗生素、氨基糖苷类抗生素、大环内酯类抗生素、氯霉素等。

学习目标

你学完本章后应达到如下要求：

1. 掌握 β - 内酰胺抗生素，理解氨基糖苷类、大环内酯类抗生素的结构特点。

2. 掌握青霉素、阿莫西林、头孢氨苄等药物的结构、化学名、性质和应用；理解哌拉西林、阿奇霉素、氯霉素等药物的结构和应用。

3. 了解 β - 内酰胺类、四环素类抗生素的发展。

　　每一种抗生素都有其自身特有的作用机理，本章所涉及的作用机理主要有以下两种：

　　（1）干扰细菌细胞壁的合成。细菌都有细胞壁，青霉素类或头孢菌素类可抑制 D - 丙氨酸多肽转移酶，从而抑制 D - 丙氨酸介入细菌细胞壁的合成，使细菌不能生长繁殖。

　　（2）影响细菌蛋白质的合成。四环素类、氨基糖苷类、大环内酯类、氯霉素等抑制蛋白合成酶，使细菌合成蛋白质的起始阶段受阻而杀死细菌。

12.1 β-内酰胺抗生素

12.1.1 β-内酰胺抗生素的结构、分类和发展

β-内酰胺抗生素是指分子中含有由四个原子环合组成的β-内酰胺环的抗生素。β-内酰胺环是该类抗生素发挥生物活性的必需基团。在与细菌作用时，β-内酰胺环开环与细菌发生酰化作用，抑制细菌的生长。同时由于β-内酰胺环是由四个原子组成的，分子张力比较大，其化学性质不稳定，易发生开环，从而失活。β-内酰胺抗生素有如下几类：

青霉素类
X=-H或-OCH₃

头孢菌素类
X=-H或-OCH₃

碳青霉烯类

青霉烯类

氧青霉烷类

单环β-内酰胺类

根据β-内酰胺环是否连接有其他杂环以及所连接杂环的化学结构，β-内酰胺抗生素又可分为青霉素类、头孢菌素类以及非典型的β-内酰胺抗生素类。非典型的β-内酰胺抗生素主要有碳青霉烯类、青霉烯类、氧青霉烷类和单环β-内酰胺类（主要为诺卡菌素类）。

上述天然抗生素的类似结构，都具有一个四元的β-内酰胺环。除诺卡菌素类为单环外，β-内酰胺环通过氮原子和邻近的第三个碳原子与第二个杂环相稠合。β-内酰胺抗生素（除诺卡霉素 A 外）共有的结构特征：一是在与氮相邻的碳原子上（2 位或 3 位）连有一个羧基；二是青霉素、头孢菌素、诺卡菌素的β-内酰胺环氮原子的 3 位有一个酰胺基。

1929 年弗莱明（Fleming）发现青霉素，使人们认识到从微生物中寻找生物活性化合物的重要性。1940 年青霉素作为药品上市，开创了抗生素药物的新纪元。20 世纪 60 年代以后在青霉素使用过程中，其逐渐暴露了一些缺点，如不稳定性、耐药性等，由于这些缺点以及用药要求提高，对新型半合成抗生素的研制引起人们极大的关注。1959 年从青霉素发酵液中分离得到 6-氨基青霉烷酸（6-aminopenicilanic Acid，6-APA），它是青霉素族抗生素的基本结构，6-APA 本身制菌效力低，但为半合成青霉素提供了重要的原料。后来头孢菌素 C 的发现，以及从头孢菌素 C 获得 7-氨基头孢烷酸（7-aminocephalosporanic Acid，7-ACA）的成功，加上可以从 6-APA 合成 7-ADCA（7-aminodesacetoxycephalosporanic

Acid，7 - 氨基去乙酰氧基头孢烷酸），为新一代半合成青霉素及头孢菌素的研究和开发提供了必要的基础。一大批抗生素出现了，例如，氨苄西林、阿莫西林、头孢噻吩、头孢克洛、头孢曲松（头孢三嗪）等半合成 β - 内酰胺抗生素。1981 年单环 β - 内酰胺抗生素氨曲南问世，它是第一种用于临床的单环 β - 内酰胺抗生素，对革兰阴性菌作用强，并对一些 β - 内酰胺酶稳定，不良反应少，与青霉素及头孢菌素的交叉过敏反应发生率低，临床效果好。

6-APA　　　　　　　　　7-ACA　　　　　　　　　7-ADCA

思考题 12. 1　试从 β - 内酰胺抗生素的结构特征出发，简述各类药物的结构特点。

思考题 12. 2　根据 β - 内酰胺抗生素的结构分类，写出 6 - 氨基青霉烷酸（6 - APA）和 7 - 氨基头孢烷酸（7 - ACA）的化学结构。

12. 1. 2　青霉素及半合成青霉素类

青霉素（Benzylpenicillin）

化学名为（2S，5R，6R）- 3，3 - 二甲基 - 6 - （2 - 苯乙酰氨基）- 7 - 氧代 - 4 - 硫杂 - 1 - 氮杂双环 ［3. 2. 0］ 庚烷 - 2 - 甲酸，又称为苄青霉素、青霉素 G。

游离的青霉素是一种有机酸（pK_a 为 2. 65 ~ 2. 70），不溶于水，可溶于有机溶剂（醋酸丁酯）。临床上常用其钠盐或钾盐，以增强其水溶性。青霉素的钾盐或钠盐为白色结晶性粉末，其水溶液在室温下不稳定而易分解。因此，在临床上通常用青霉素钠盐或钾盐的粉针剂，注射前用注射用水现配现用。

青霉素是第一种用于临床的抗生素，是霉菌属的青霉菌（*Penicillium notatum*）所产生的一类抗生素，天然的青霉素共有 7 种，以青霉素 G 和青霉素 V 的效用较好。

青霉素类化合物的母核是由 β - 内酰胺环和五元的氢化噻唑环并合而成，两个环的张力都比较大，另外青霉素结构中 β - 内酰胺环中羰基和氮原子的孤对电子不能共轭，易受到亲核性或亲电性试剂的进攻，使 β - 内酰胺环破裂，进而使青霉素失效或产生药效。在碱性条件下，或在某些酶（如 β - 内酰胺酶）的作用下，碱性基团或酶中亲核性基团向 β - 内酰胺环进攻，生成青霉酸（Penicillic Acid）；青霉素遇到胺和醇时，胺和醇也同样会向 β - 内酰胺环进攻，生成青霉酰胺和青霉酸酯。青霉素在酸性条件下不稳定，发生的反应比较复杂。在稀酸溶液中（pH 为 4.0）室温条件下，侧链上羰基氧原子上的孤对电子作为亲核试剂进攻 β – 内酰胺环，经重排生成青霉二酸（Penillic Acid）；在强酸并加热条件下，发生裂解，生成青霉胺和青霉醛酸（Penaldic Acid）。从临床角度来看，青霉素不能经口服给药，因胃酸会使酰胺基的侧链水解和 β – 内酰胺环开环，使青霉素失去活性。其只能通过注射给药。青霉素也不能和酸性药物一起使用。

青霉酸

青霉二酸

青霉胺

青霉醛酸

思考题 12.3　青霉素临床使用时，不能口服，也不能和酸性药物一起混合使用，请说明理由。

青霉素及所有 β – 内酰胺类抗生素的作用机理是抑制细菌细胞壁的合成。细胞壁的主要成分是黏肽，是包裹在微生物细胞外面的一层刚性结构，它决定着微生物细胞的形状，保护其不因内部高渗透压而破裂。β – 内酰胺类抗生素抑制细菌细胞壁合成中的黏肽转肽酶，从而阻碍细胞壁的形成，导致细菌死亡。细胞壁是细菌细胞所特有的，而哺乳动物细胞无细胞壁，因而 β – 内酰胺抗生素对哺乳动物无影响，其作用具有较高的选择性。此外，革兰阳性菌（G^+）的细胞壁黏肽含量比革兰阴性菌（G^-）高，因此青霉素一般对革兰阳性菌的活性比较高，这也是其抗菌谱比较窄的问题。

青霉素的钠盐或钾盐经注射给药后，能够被快速吸收，同时也很快以游离酸的形式经肾脏排出，在血清中的半衰期只有 30 min，为了延长青霉素在体内的作用时间，可将青霉素和丙磺舒（Probenecid）合用，以降低青霉素的排泄速度；也可将青霉素和分子量较大的胺制成难溶性盐，维持血中有效浓度在较长的时间，如普鲁卡因青霉素（Procaine Benzylpenicillin）和苄星青霉素（Bicillin）；也可将青霉素的羧基酯化，使青霉素在体内缓慢释放。

青霉素临床上主要用于革兰阳性菌，如链球菌、葡萄球菌、肺炎球菌等所引起的全身或严重的局部感染。但是青霉素及一些 β – 内酰胺抗生素在临床使用时，对某些病人易引起过敏反应，严重时会导致死亡。β – 内酰胺抗生素的过敏原有外源性和内源性两类，外源性过敏原主要来自 β – 内酰胺抗生素在生物合成时带入的残留量的蛋白多肽类杂质；内源性过敏原可能来自生产、贮存和使用过程中 β – 内酰胺环开环后自身聚合而生成的高分子聚合物。

另外，β－内酰胺抗生素在临床使用中常发生交叉过敏反应，人们认为青霉素中过敏原的主要抗原决定簇是青霉噻唑基，由于不同侧链的青霉素都能形成相同结构的抗原决定簇青霉噻唑基，因此青霉素类抗生素之间能发生强烈的交叉过敏反应。由于青霉素易产生严重的过敏反应，在临床应用中其必须严格按要求进行皮试后再进行使用。

青霉素在长期临床应用中，充分暴露出许多缺点：对酸不稳定，只能注射给药，不能口服；抗菌谱比较狭窄，对革兰阳性菌效果比对革兰阴性菌的效果好，在使用过程中，细菌逐渐产生一些分解酶，使细菌产生耐药性；有严重的过敏性反应。为了克服青霉素的诸多缺点，自 20 世纪 50 年代开始，人们对青霉素进行结构修饰，合成出数以万计的半合成青霉素衍生物，找到了一些临床效果较好的可口服、广谱、耐酶的半合成青霉素，取得一些重大进展。

耐酸的半合成青霉素：在天然青霉素 V 的侧链结构中，由于引入电负性的氧原子，从而阻止了侧链羰基电子向 β－内酰胺环的转移，增加了对酸的稳定性。青霉素 V 在酸性溶液中，比青霉素 G 稳定，不易被胃酸破坏，可供口服。青霉素 V 的发现，使人们对耐酸青霉素的结构特征有了较为充分的认识。在这类耐酸的半合成青霉素衍生物结构中，6 位侧链的 α 碳上都具有吸电性的取代基。耐酸青霉素有非奈西林（Phenethicillin）、阿度西林（Azido-cillin）。

耐青霉素酶的半合成青霉素：伴随青霉素的广泛使用，对该抗生素不敏感的葡萄球菌出现了，这是由葡萄球菌产生了所谓的 β－内酰胺酶或青霉素酶，使青霉素被分解而失活所导致的。甲氧西林（Meticillin）是第一种用于临床的耐酶青霉素。但甲氧西林对酸不稳定，不能口服给药，必须大剂量地注射给药才能保持活性，抗菌活性较低。另外随着临床的广泛使用，耐甲氧西林的金黄色葡萄球菌出现了。苯唑西林（Oxacillin）是以苯基异噁唑环取代甲氧西林的甲氧基苯环，这是耐酶青霉素的一大进展。

广谱的半合成青霉素：广谱的半合成青霉素的发现源自对天然青霉素 N 的研究。青霉素对革兰阳性菌的作用比较强，对革兰阴性菌的效用较差。在研究过程中，人们从头孢霉菌发酵液中分离得到青霉素 N（Penicillin N），其侧链含有 D－α－氨基己二酸单酰胺基。青霉素 N 对革兰阳性菌的作用远低于青霉素，但对革兰阴性菌的效用则优于青霉素。进一步的研究表明，青霉素 N 的侧链氨基是抑制革兰阴性菌活性的重要基团。在此基础上，人们设计并合成了一系列侧链带有氨基的半合成青霉素，从中发现活性较好的氨苄西林（Ampicil-lin）和阿莫西林（Amoxicillin）。

青霉素 V   青霉素 N

一些耐酸、耐酶、广谱的半合成青霉素衍生物见表 12 – 1。

表 12 – 1 一些耐酸、耐酶、广谱的半合成青霉素衍生物

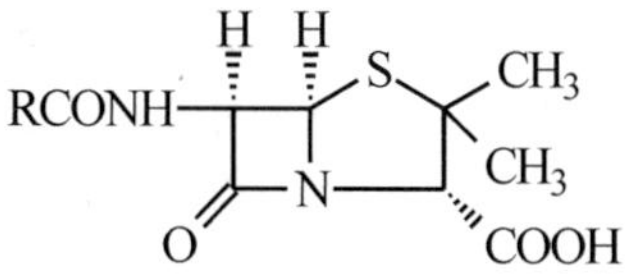

名　　称	R	特　　点
非奈西林 （Phenethicillin）		耐酸、口服后吸收良好，血药浓度均比青霉素 V 高，持续时间亦比青霉素 V 长
阿度西林 （Azidocillin）		耐酸，口服后吸收比青霉素 V 强，抗菌谱和青霉素 V 相似，但对流感嗜血杆菌的活性更强
甲氧西林（Meticillin）	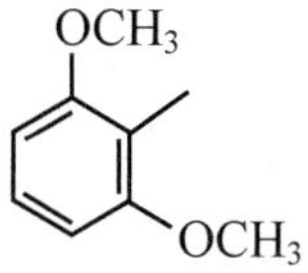	第一种用于临床的耐酶青霉素。但甲氧西林对酸不稳定，不能口服给药，必须大剂量地注射给药才能保持活性，抗菌活性较低
苯唑西林（Oxacillin）	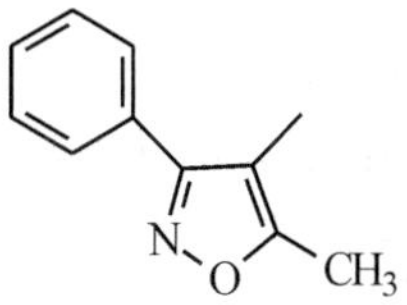	不仅耐酶，还耐酸，抗菌作用也比较强。可通过口服和注射给药，但在血清中半衰期比较短。主要用于耐青霉素 G 的金黄色葡萄球菌和表皮葡萄球菌的周围感染
萘夫西林（Nafcillin）	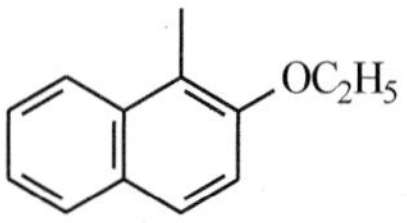	对酸稳定，对耐青霉素 G 的金黄色葡萄球菌的作用比甲氧西林强 3 倍
氯唑西林 （Cloxacillin）	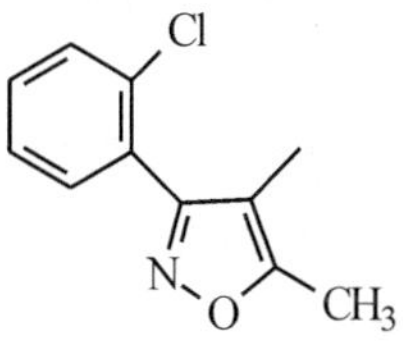	抗菌作用与苯唑西林相似，血药浓度比苯唑西林高，对金黄色葡萄球菌的作用是苯唑西林的 2 倍
氟氯西林 （Flucloxacillin）	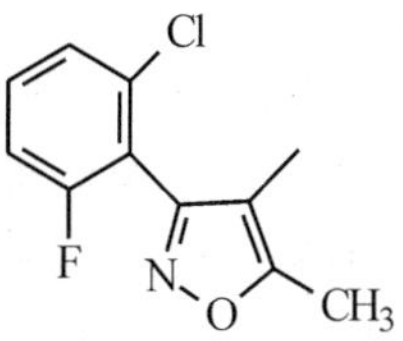	口服后胃肠道吸收好，血药浓度高，可维持 4 h。对耐药金黄色葡萄球菌的作用是苯唑西林类药物中活性最强的

续表

名　称	R	特　点
羧苄西林 (Carbenicillin, Geopen)		临床上用其消旋体双钠盐，其主要用于绿脓杆菌、大肠杆菌等引起的感染，口服后不吸收，必须注射给药，毒性较低，体内分布广
磺苄西林 (Sulbenicillin, Sulfocillin)		用 D（−）和 L（＋）混合物（3∶1）的双钠盐，抗菌活性近似羧苄西林，其主要用于绿脓杆菌的感染。口服后不吸收，须注射给药

氨苄西林（Ampicillin）

化学名为（2S，5R，6R）−3，3−二甲基−6−[（R）−（−）−2−氨基−2−苯基乙酰氨基]−7−氧代−4−硫杂−1−氮杂双环［3.2.0］庚烷−2−甲酸三水合物。

氨苄西林有无水物和三水合物两种形式，市售的是三水合物。二者均微溶于水，但在42 ℃以下无水物在水中的溶解行为比三水合物好。三水合物为白色结晶性粉末，味微苦，在水中微溶，在氯仿、乙醇、乙醚或不挥发油中不溶。为使用方便，通常将其制成钠盐，即氨苄西林钠供注射使用。氨苄西林钠为白色或类白色的粉末或结晶，无臭或微臭，味微苦，有引湿性；易溶于水，略溶于乙醇，不溶于乙醚。

本品的侧链为苯甘氨酸，有一个手性碳原子，临床上用其右旋体，其构型为 R 构型。氨苄西林三水合物的 $[\alpha]_D^{26}$ 为 ＋289°（c ＝1，pH 为 8.0 缓冲液），氨苄西林钠的 $[\alpha]_D^{20}$ 为 ＋209°（c ＝0.2，H_2O）。

本品的水溶液不太稳定，一方面会发生青霉素的各种分解反应，另一方面在室温放置24 h 可生成无抗菌活性的聚合物。主要原因是侧链中游离的氨基具有亲核性，可以直接进攻 β−内酰胺环的羰基，使 β−内酰胺开环发生聚合反应。凡是含有游离氨基侧链的 β−内酰胺抗生素（参见阿莫西林）都会发生类似的聚合反应。

氨苄西林具有 α−氨基酸性质，与茚三酮试液作用显紫色，加热后显红色；本品还具有肽键结构，可发生双缩脲反应而开环，使碱性酒石酸铜还原而显紫色。

本品为第一种用于临床的广谱青霉素，主要用于肠球菌、痢疾杆菌、伤寒杆菌、大肠杆菌和流感杆菌等引起的感染，如呼吸道感染、心内膜炎、脑膜炎、败血症和伤寒等。

阿莫西林 （**Amoxicillin**）

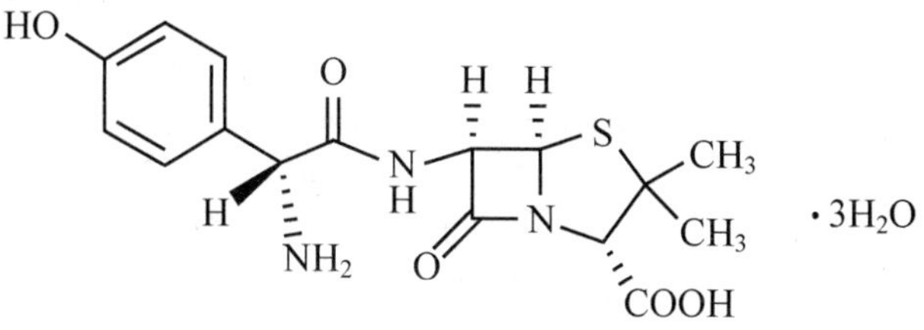

化学名为（2S，5R，6R）-3，3-二甲基-6-[（R）-（-）-2-氨基-2-（4-羟基苯基）乙酰氨基]-7-氧代-4-硫杂-1-氮杂双环［3.2.0］庚烷-2-甲酸三水合物，又名为羟氨苄青霉素。

本品为白色或类白色结晶性粉末，味微苦，微溶于水，不溶于乙醇。其在水中（1 mg/mL）的比旋度为 +290°~310°。

和氨苄西林一样，侧链中引入手性碳 R 构型，为右旋体。

本品的结构中含有酸性的羧基、弱酸性的酚羟基、碱性的氨基，其 pK_a 分别为 2.7、7.4 和 9.6。本品 0.5% 水溶液的 pH 为 3.5～5.5。本品的水溶液在 pH 为 6 时比较稳定。

和氨苄西林一样，阿莫西林也会发生青霉素的降解反应和氨苄西林的聚合反应，而且聚合反应的速度比氨苄西林快 4.2 倍。氨苄西林和阿莫西林的水溶液中含有磷酸盐、山梨醇、硫酸锌、二乙醇胺等时会发生分子内成环反应，生成 2，5-吡嗪二酮。

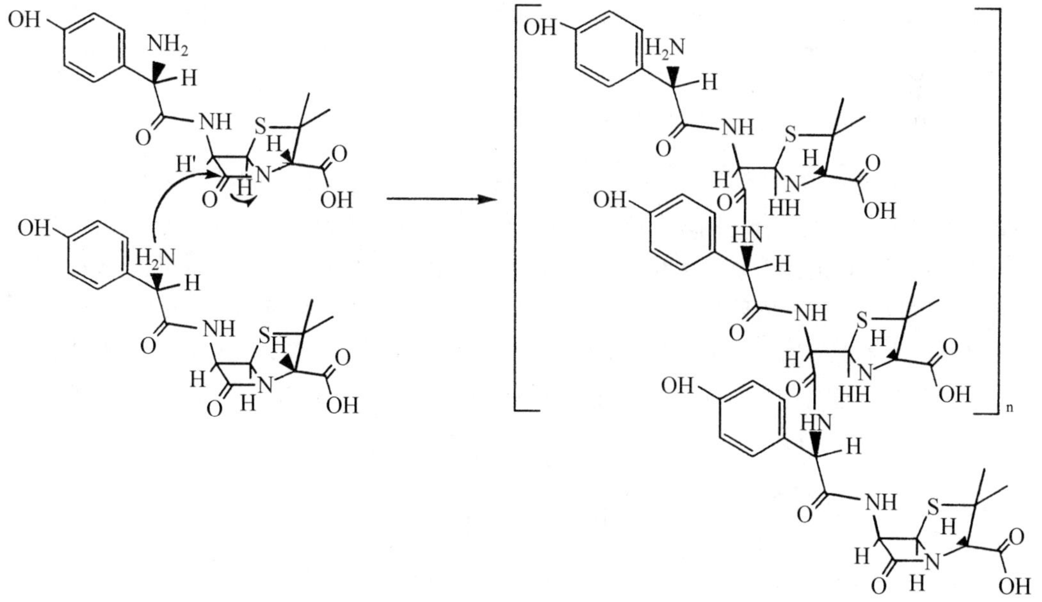

本品的抗菌谱与氨苄西林相同，临床上主要用于敏感菌所致的泌尿系统、呼吸系统、胆道等的感染，口服后吸收较好。

哌拉西林（Piperacillin）

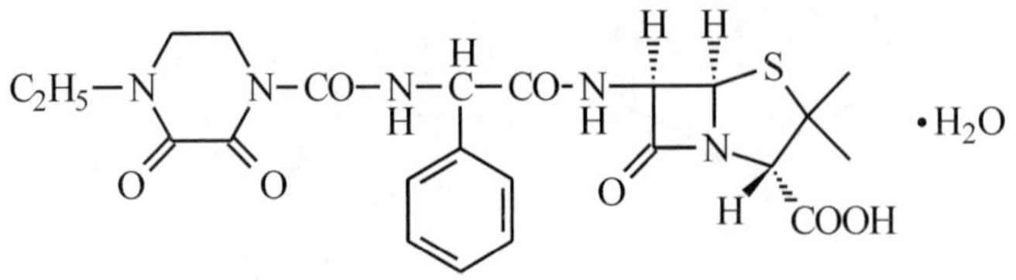

化学名为（2S，5R，6R）-6-[（2R）-[（4-乙基-2,3-二氧代哌嗪-1-甲酰基）氨基]-2-苯基乙酰氨基]-3,3-二甲基-7-氧代-4-硫杂-1-氮杂双环[3.2.0]庚烷-2-羧酸一水合物，又名为氧哌嗪青霉素。

本品为白色结晶性粉末，无臭，略有引湿性；易溶于甲醇，溶于无水醇和丙酮，极微溶于水。临床上常用其钠盐——哌拉西林钠，为白色或类白色粉末，无臭，极易引湿。其极易溶于水和甲醇，溶于无水乙醇，不溶于丙酮。10%水溶液的pH为5.0～7.0，钠盐在水中（10 mg/mL）的比旋度为+175°～+190°。

本品实际为氨苄西林的衍生物，在苯甘氨酸的α-氨基上引入极性较大的基团可以改变其抗菌谱，具有抗假单孢菌活性。

本品对绿脓杆菌、变形杆菌、肺炎杆菌等作用强，用于上述细菌引起的感染。

思考题12.4 氨苄西林、阿莫西林、哌拉西林都含有具有手性中心的苯甘氨酸侧链，其手性中心具有何种立体构型？

思考题12.5 氨苄西林、阿莫西林的水溶液易产生聚合反应，请说明其产生的原因和如何尽量避免。

12.1.3 头孢菌素及半合成头孢菌素类

头孢菌素C是由与青霉素近缘的头孢菌属真菌所产生的天然头孢菌素之一。母核为氢化噻嗪与β-内酰胺环并合的稠环，侧链为亲水性的D-α-氨基己二单酰胺基。头孢菌素的抗菌效力比较低，可能是由亲水性的D-α-氨基己二酰胺基侧链所致的。头孢菌素对酸都比较稳定，可以口服，但口服后吸收差，毒性比较小，与青霉素很少有或无交叉过敏反应。头孢菌素能抑制产生青霉素酶的金黄色葡萄球菌，对革兰阴性菌具有活性，已引起人们的注意。因此，对头孢菌素C进行结构改造，旨在提高其抗菌能力，扩大抗菌谱，其已有较大的进展。

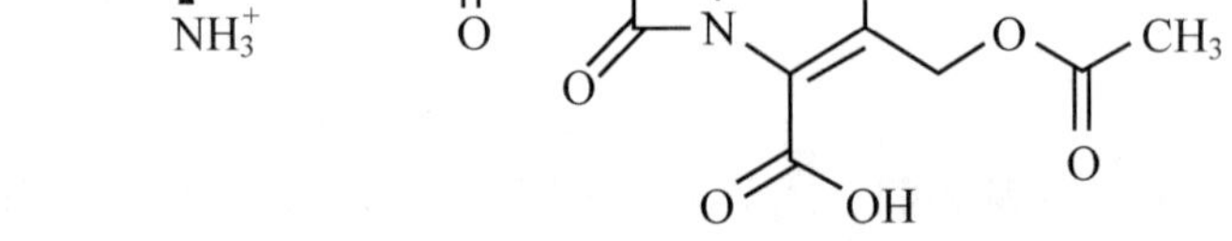

头孢菌素C

从头孢菌素的结构出发，可进行结构改造的位置有四处：Ⅰ.7 - 酰胺基部分；Ⅱ.7 - α 氢原子；Ⅲ. 环中的硫原子；Ⅳ.3 - 位取代基。从结构改造的结果来看，一般来讲，Ⅰ 是抗菌谱的决定性基团；Ⅱ 能影响对 β - 内酰胺酶的稳定性；Ⅲ 对抗菌效力有影响；Ⅳ 能影响抗生素效力和药物动力学的性质。与青霉素相比，头孢菌素类药物的可修饰部位比较多。上市的半合成头孢菌素药物也比较多。

头孢菌素在发展过程中，按发明年代的先后和抗菌性能的不同，可将其划分为一、二、三、四代。第一代头孢菌素是 20 世纪 60 年代初开始上市的。从抗菌性能来说，对第一代头孢菌素敏感的菌主要有 β - 溶血性链球菌和其他链球菌（包括肺炎链球菌）、葡萄球菌、流感嗜血杆菌、大肠杆菌、克雷伯杆菌、奇异变形杆菌、沙门菌、志贺菌等。不同品种的头孢菌素可以有各自的抗菌特点。但是第一代头孢菌素对革兰阴性菌的 β - 内酰胺酶的抵抗力较弱，因此，革兰阴性菌对第一代头孢菌素较易产生耐药性。

第二代头孢菌素对革兰阳性菌的抗菌效能与第一代相近或较低，而对革兰阴性菌的作用较为优异。其主要特点为：抗酶性能强，可用于对第一代头孢菌素产生耐药性的一些革兰阴性菌；抗菌谱广，较第一代头孢菌素有所扩大，对奈瑟菌、部分吲哚阳性变形杆菌、部分肠杆菌属均有效。

第三代头孢菌素对革兰阳性菌的抗菌效能普遍低于第一代（个别品种相近），对革兰阴性菌的作用较第二代头孢菌素更为优越。抗菌谱扩大，对绿脓杆菌、沙雷杆菌、不动杆菌等有效；耐酶性能强，可用于对第一代或第二代头孢菌素耐药的一些革兰阴性菌株。

第四代头孢菌素具有较低的 β - 内酰胺酶亲和性与诱导性，可通过革兰阴性菌外膜孔道迅速扩散到细菌间质并维持高浓度，对青霉素结合蛋白的亲和力强。因此，其表现出更强的抗菌活性，尤其是对金黄色葡萄球菌等革兰阳性菌，并且对 β - 内酰胺酶（尤其是超广谱质粒酶和染色体酶）稳定，穿透力强。

头孢氨苄（Cefalexin）

化学名为（6R,7R）-3-甲基-7-[（R）-2-氨基-2-苯基乙酰氨基]-8-氧代-5-硫杂-1-氮杂双环［4.2.0］辛-2-烯-2-羧酸一水合物，又称为先锋霉素Ⅳ、头孢力新。

本品为白色或乳黄色结晶性粉末，微臭，在水中微溶，在乙醇、氯仿或乙醚中不溶。其pK$_a$为2.5、5.2和7.3，水溶液的pH为3.5～5.5。头孢氨苄在固态时比较稳定，其水溶液在pH为8.5以下较为稳定，但在9以上则迅速被破坏。

从青霉素的结构改造中人们得到了许多非常有益的经验，将这些成功的经验用于头孢菌素的研究，从而得到了许多新的半合成头孢菌素化合物。氨苄西林、阿莫西林侧链的苯甘氨酸是一个很好的半合成β-内酰胺化合物侧链。将苯甘氨酸和7-ACA相接后，得到第一种用于口服的半合成头孢菌素头孢甘氨。

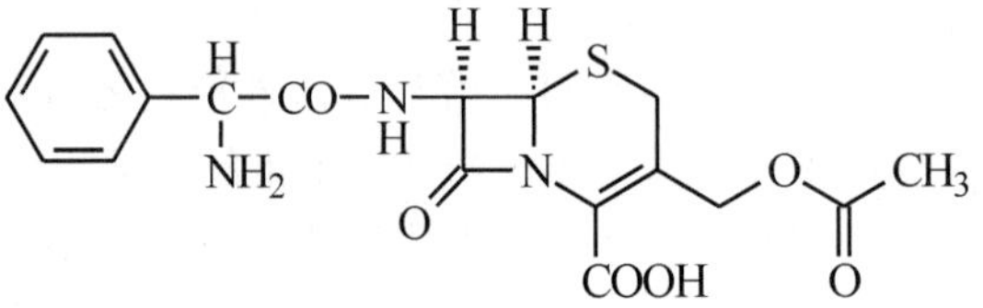

头孢甘氨

头孢甘氨能够抑制绝大多数革兰阳性菌、奈瑟菌、大肠杆菌及奇异变形杆菌，但常常需要使用较高浓度。头孢甘氨在体内易迅速代谢转化成活性很差的去乙酰氧基代谢产物，因此其在临床上已不再使用。

根据头孢甘氨易代谢失活的特点，将C-3位的乙酰氧基甲基换成甲基，从而得到头孢氨苄。由于头孢氨苄无C-3的乙酰氧基，比头孢甘氨更稳定，且口服后吸收较好。头孢氨苄对革兰阳性菌效果较好，对革兰阴性菌效果较差，临床上主要用于敏感菌所致的呼吸道、泌尿道、皮肤和软组织、生殖器官等部位的感染治疗。

本品在干燥状态下稳定，受热、强碱、强酸和紫外线均能使其分解。

头孢羟氨苄（Cefadroxil）

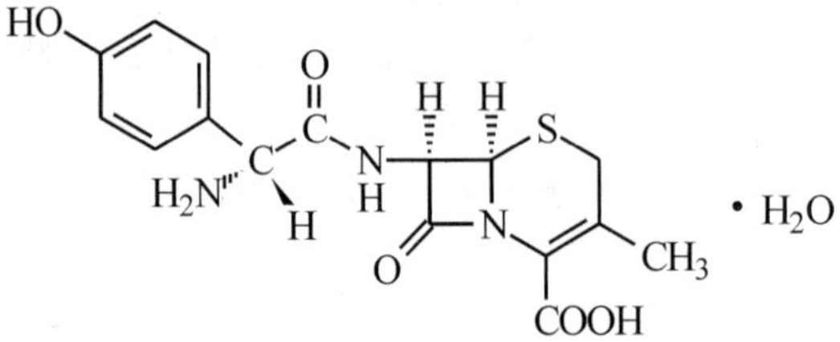

化学名为（6R,7R）-3-甲基-7-[（R）-2-氨基-2-（4-羟基苯基）乙酰氨基]-8-氧代-5-硫杂-1-氮杂双环［4.2.0］辛-2-烯-2-羧酸一水合物。

本品为白色或类白色结晶性粉末，有特异性臭味。本品在水中微溶，在乙醇氯仿及乙醚中几乎不溶。其5%水溶液的pH为4～6。

本品为头孢氨苄的同类品，抗菌谱极为相似。本品临床上用于呼吸道、泌尿道、咽部等部位的敏感菌感染，可口服。

头孢拉定 （Cefradine）

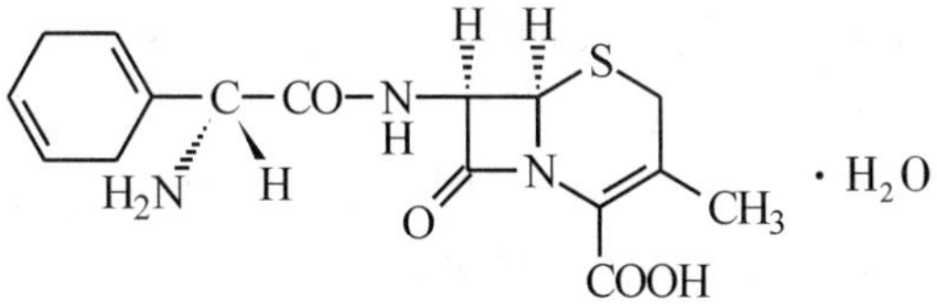

化学名为（6R,7R）-7-[（2R）-2-氨基-2-（1,4-环己二烯基）乙酰氨基]-3-甲基-8-氧代-5-硫杂-1-氮杂双环[4.2.0]辛-2-烯-2-羧酸一水合物，又称为先锋霉素Ⅵ、头孢环己烯。

本品为白色或类白色结晶性粉末，微臭。本品在水中略溶，在乙醇、氯仿及乙醚中几乎不溶。本品的 pK_a 为 2.5 和 7.3，1% 水溶液的 pH 为 3.5~6。在碱性物质存在时，游离酸容易溶解。

本品可视为头孢氨苄的部分氢化的衍生物，与头孢氨苄有类似的抗菌活性和药代动力学性质。本品在体内很少与蛋白结合，几乎以原型从肾脏排出，被推荐用于由敏感菌引起的非并发性尿道和上呼吸道感染。

头孢呋辛钠 （Cefuroxime Sodium）

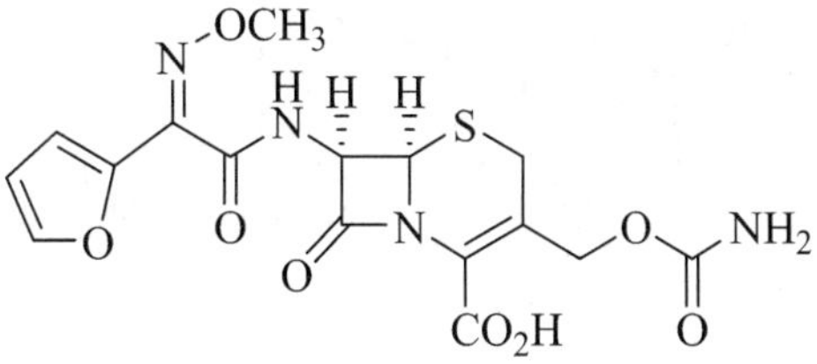

化学名为（6R,7R）-3-[（氨甲酰氧基）甲基]-7-[（2Z）（呋喃-2-基）-2-（甲氧亚氨基）乙酰氨基]-8-氧代-5-硫杂-1-氮杂双环[4.2.0]辛-2-烯-2-羧酸钠盐，又称为头孢呋肟。

头孢呋辛是第一种在 7 位侧链上引入甲氧肟基取代基的药物，甲氧肟基的甲氧基可占据靠近 β-内酰胺羰基的位置，阻止酶分子对 β-内酰胺环的接近。

本品为第二代头孢菌素，对革兰阳性菌的抗菌作用低于或接近于第一代头孢菌素，有较好的耐革兰阴性菌的 β-内酰胺酶的性能。本品在临床上用于下呼吸道、泌尿道皮肤等感染。

头孢噻肟钠 （Cefotaxime Sodium）

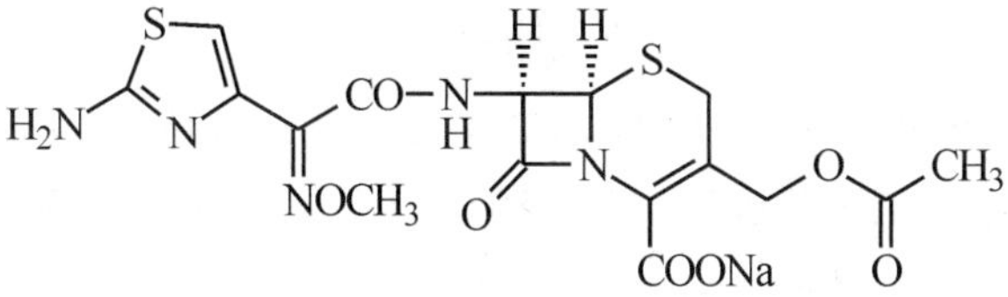

化学名为（6R，7R）-3-[（乙酰氧基）甲基]-7-[（2Z）-2-（2-氨基噻唑-4-基）-2-（甲氧亚氨基）乙酰氨基]-8-氧代-5-硫杂-1-氮杂双环［4.2.0］辛-2-烯-2-羧酸钠盐，又称头孢噻肟、头孢氨噻肟。

头孢噻肟属于第三代头孢菌素的衍生物。在其7位的侧链上，α位是顺式的甲氧肟基，而其β位是2-氨基噻唑基团。头孢菌素衍生物的构效关系研究表明，甲氧肟基对β-内酰胺酶有高度的稳定作用。而2-氨基噻唑基团可以增加药物与细菌青霉素结合蛋白的亲和力，这两个有效基团的结合使该药物具有耐酶和广谱的特点。

头孢噻肟对革兰阴性菌（包括大肠杆菌、沙门菌、克雷伯菌、肠杆菌、柠檬酸杆菌、奇异变形杆菌、吲哚阳性变形杆菌和流感杆菌等）的抗菌活性高于第一代、第二代头孢菌素，尤其对肠杆菌作用强。其对大多数厌氧菌有强效抑制作用，用于治疗敏感细菌引起的败血症、化脓性脑膜炎，以及呼吸道、泌尿道、胆道、骨和关节、皮肤和软组织、腹腔、消化道、五官、生殖器等部位的感染。此外其可用于免疫功能低下、抗体细胞减少等防御功能低下的感染性疾病的治疗。

头孢噻肟结构中的甲氧肟基通常是顺式构型，顺式异构体的抗菌活性是反式异构体的40~100倍。在光照的情况下，顺式异构体会向反式异构体转化，其钠盐水溶液在紫外光照射下45 min后有50%转化为反式异构体，4 h后，转化率可达到95%。因此，本品通常需避光保存，在临用前加注射水溶解后立即使用。

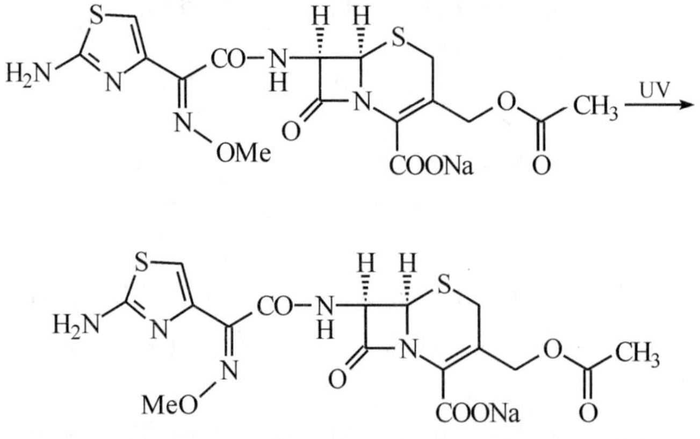

头孢他啶（**Ceftazidime**）

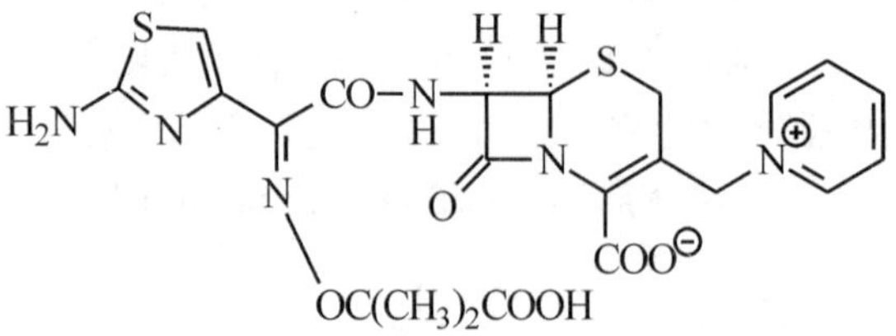

化学名为1-[[（6R，7R）-7-[（2Z）-2-（2-氨基噻唑-4-基）-2-[（1-羧基-1-甲基乙氧基）亚氨基]乙酰氨基]-2-羧酸盐基-8-氧代-5-硫杂-1-氮杂双环［4.2.0]辛-2-烯-3-基]甲基]吡啶-1-鎓。

本品属于耐 β - 内酰胺酶第三代头孢菌素的衍生物，其结构中的 7 位侧链上的 2 - 甲基丙酸肟取代基具有抗 β - 内酰胺酶的作用，3 位的吡啶鎓基具有两性离子的性质。对绿脓杆菌的作用强，超过其他 β - 内酰胺类和氨基糖苷类抗生素。临床上本品用于革兰阴性菌的敏感菌株所致的下呼吸道感染。

头孢哌酮钠 （Cefoperazone Sodium）

化学名为（6R，7R）- 7 - ［（2R）- 2 -（4 - 乙基 - 2，3 - 二氧代哌嗪 - 1 - 羰酰基）氨基］- 2 -（4 - 羟基苯基）乙酰氨基］- 3 - ｛［（1 - 甲基 - 1H - 1，2，3，4 - 四唑 - 5 - 基）硫基］甲基｝- 8 - 氧代 - 5 - 硫杂 - 1 - 氮杂双环［4.2.0］辛 - 2 - 烯 - 2 - 羧酸钠盐，又称为头孢氧哌唑，先锋必。

本品为白色或类白色结晶性粉末，无臭，有引湿性。本品在水中易溶，在甲醇中略溶，在乙醇中极微溶解，在丙酮和醋酸乙酯中不溶。

本品为半合成的第三代头孢菌素，抗菌活性与头孢噻肟相似，对绿脓杆菌的作用较强。临床上本品用于各种敏感菌所致的呼吸道、泌尿道、腹膜、胸膜、皮肤和软组织、骨和关节、五官等部位的感染，还可用败血症和脑膜炎等。本品注射给药。

思考题 12.6 第二代和第三代头孢菌素药物结构的 7 位都有一个甲氧基肟取代基，对抗菌作用有何影响？

思考题 12.7 为什么将头孢甘氨 C - 3 位的乙酰氧基换成甲基得到的头孢氨苄对代谢更稳定，可口服？

12.2 四环素类抗生素

四环素类抗生素是由放线菌产生的一类广谱抗生素（金霉素、土霉素、四环素等）及半合成抗生素，其结构均为菲烷的基本骨架。

1948 年人们由金色链丝菌（Streptomyces auraofaciens）的培养液中分离出金霉素（Chlortetracycline），1950 年从土壤中皲裂链丝菌（Streptomyces rimosus）培养液中分离出土霉素（Oxytetracycline），1953 年在研究金霉素和土霉素结构时发现，若将金霉素进行催化氢化脱去氯原子，可得到四环素（Tetracycline）。

金霉素因毒性大，只作外用。四环素及土霉素由于抗菌谱广，在临床上曾被广泛应用。近年来，由于细菌对四环素类药物耐药性增强，该类药物对肝脏毒性相对较大，以及儿童使用后会产生"四环素牙"等，临床上已经少用。但其作为兽药及饲料添加剂仍在大量使用。

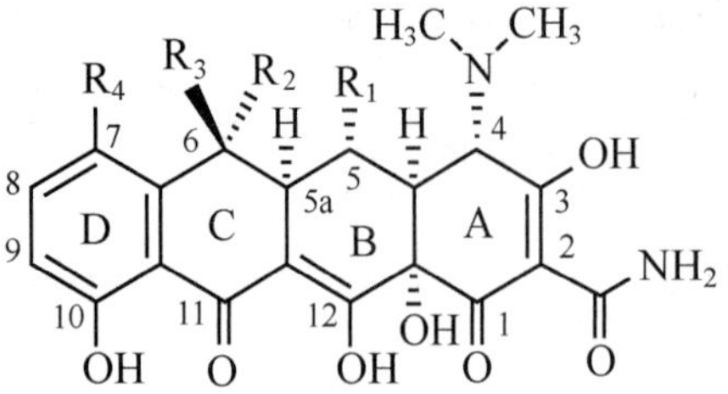

	R₁	R₂	R₃	R₄
金霉素	H	OH	CH₃	Cl
土霉素	OH	OH	CH₃	H
四环素	H	CH₃	OH	H
多烯霉素	OH	H	CH₃	H
米诺环素	H	H	H	N(CH₃)₂
甲烯土霉素	OH	=CH₂	=CH₂	H

四环素类抗生素为两性化合物，能溶于碱性或酸性溶液中。在酸性、中性及碱性溶液中此类抗生素均不够稳定。其原因有两个方面：一是在酸性溶液中，C_6上的醇羟基和C_{5a}的氢发生反式消去反应，生成橙黄色脱水物；二是在酸性条件下C_4上的二甲氨基易发生差向异构化。在碱性条件下此类抗生素也不稳定，C 环破裂，生成具有内酯结构的异构体，从而其丧失活性。

四环素类药物分子中含有许多羟基、烯醇羟基及羧基，在近中性条件下此类药物分子能与多种金属离子形成不溶性螯合物。其与钙或镁离子形成不溶性的钙盐或镁盐，与铁离子形成红色络合物；与铝离子形成黄色络合物。这不仅给临床上制备合适的溶液带来不便，而且会干扰口服时的血药浓度。由于四环素类药物能与钙离子形成络合物，在体内该络合物呈黄色沉积在骨骼和牙齿上，小儿服用会发生牙齿变黄色，孕妇服用后其产儿可能发生牙齿变色、骨骼生长抑制。因此此类药物对小儿和孕妇应慎用或禁用。

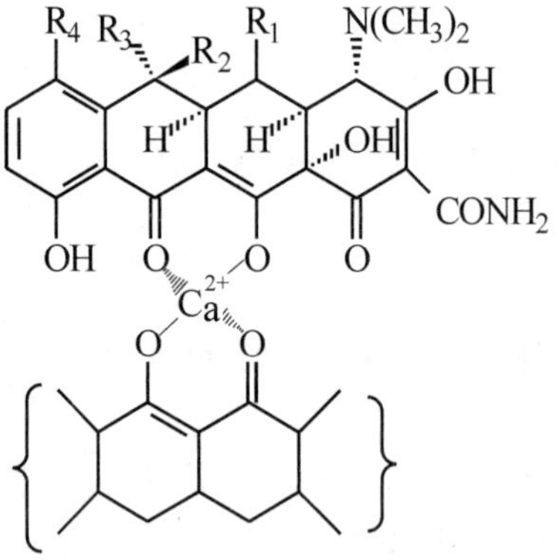

四环素类药物与钙离子形成的络合物

四环素（Tetracycline）

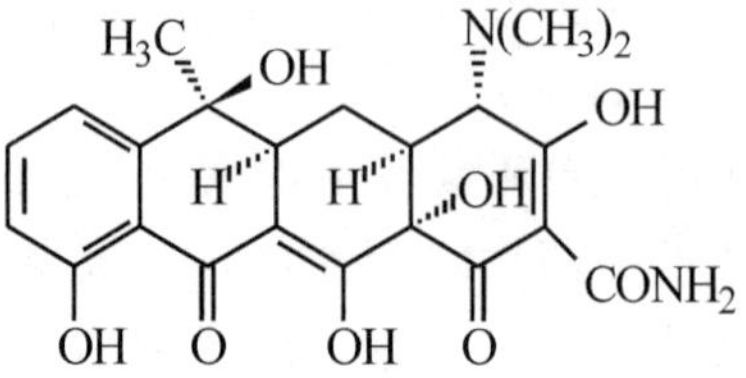

本品为淡黄色结晶性粉末，无臭，$[\alpha]_D^{25}$ 为 $-239°$（1% 的甲醇溶液），极微溶于水，微溶于乙醇，易溶于稀酸稀碱中。盐酸四环素为黄色无臭的结晶粉末，有引湿性，易溶于水，微溶于乙醇，不溶于氯仿和乙醚，在空气中稳定，遇日光后颜色可变深。

本品为广谱抗生素，用于各种革兰阴性及革兰阳性菌引起的感染，对某些立克次体、过滤性病毒和原虫也有作用。

四环素类抗生素为广谱抗生素，各药物抗菌谱基本相似，用于各种革兰阳性和革兰阴性菌引起的感染，对某些立克次体、滤过性病毒和原虫也有作用；临床上最常用的是四环素。但细菌对这类抗生素耐药现象比较严重，毒副作用也比较多，临床应用受到一定的限制。在此基础上人们对四环素类抗生素进行结构修饰，一方面以增强其在酸性、碱性条件下的稳定性，另一方面解决这类抗生素的耐药问题。

盐酸多西环素（Doxycycline Hydrochloride）

本品为多西环素的盐酸盐半乙醇半水合物，又称为强力霉素、脱氧土霉素。

本品是半合成四环素类抗生素，在土霉素的基础上脱去 C_6 的羟基而得，由于脱去 C_6 的羟基，四环素类的稳定性大大增加。

本品抗菌谱广，对革兰阳性球菌和革兰阴性杆菌都有效，抗菌作用比四环素强约 10 倍，对四环素耐药菌仍有效。本品主要用于呼吸道感染、慢性支气管炎、肺炎和泌尿系统感染等，也可用于治疗斑疹伤寒、恙虫病和支原体肺炎。

其他半合成的四环素类抗生素还有美他环素（甲烯土霉素）和盐酸米诺环素，米诺环素分子中 C_5 和 C_6 无羟基存在，不能形成脱水产物，其为一种长效、高效的半合成四环素，抗菌谱与四环素相同，在四环素类抗生素中是抗菌作用最强的。它们对四环素耐药的金葡菌、链球菌和大肠杆菌仍有效；临床上用于治疗尿道、胃肠道、呼吸道和妇科感染；对脓皮病、骨髓炎和眼耳喉局部感染也有效。这些半合成四环素类抗生素抗菌活性高于四环素和土霉素，耐药菌株少，胃肠吸收好，用药量少，不良反应轻，因而它们有取代天然四环素类的趋势。

这类半合成四环素类抗生素的作用方式是抑制敏感菌株的蛋白质合成，导致细菌死亡。其中包括对细胞壁和呼吸系统生物合成的抑制。现人们认为其主要作用于核糖体，抗生素分子与核糖体结合，阻止酰胺化的 t–RNA 接近核糖体的作用部位，使细菌正常蛋白质的合成受到干扰。

思考题 12.8 四环素类药物在酸性和碱性条件下不稳定，分解后产生何种产物？

思考题 12.9 为什么四环素类抗生素不能和牛奶等富含金属离子的食物一起食用？

12.3 氨基糖苷类抗生素

氨基糖苷类抗生素是由链霉菌、小单孢菌和细菌所产生的具有氨基糖苷结构的抗生素。1944 年人们从链霉菌中分离出了第一种氨基糖苷抗生素即链霉素，它除对革兰阳性菌有抑制作用外，对多数革兰阴性菌也有良好的效果。尤其与青霉素或头孢菌联合用药可取得良好的协同作用。但终因其对耳的毒性而使用受到限制。后来虽它由双氢链霉素代替，但这并未从根本上解决问题。随着对氨基糖苷类抗生素的关注，人们希望寻找出毒性更小的新抗生素，发现了卡那霉素、庆大霉素、新霉素等十多种天然抗生素，它们对结核杆菌的活性很小，但对革兰阴性杆菌有强的抗菌活性，临床上已被广泛应用。

氨基糖苷类抗生素的分子结构由两部分组成，它们是由一个氨基环醇通过苷键形式与氨基糖分子（一个或多个）或氨基糖（单糖分子）结合而成的。如链霉素中链霉胍是氨基环醇部分，链霉双糖胺是氨基糖部分，链霉双糖胺由链霉糖与 N–甲基葡萄糖胺组成。

链霉素

氨基糖苷类抗生素均表现出碱性，市售产品为硫酸盐，有良好的水溶性。这类抗生素的分子中有多个羟基，亲水性好，亲脂性很差，口服后吸收不足给药量的 10% ；它们性质稳定，在 pH 为 2～11 时，稳定性好，不因酸碱而水解、重排等，可配制成水溶液保存使用。氨基糖苷类抗生素分子中糖部分有多个不对称碳原子，故它们均具有旋光性。

天然氨基糖苷类抗生素除链霉素外，其他产品多数为以一种组分为主体的多组分的混合物，如卡那霉素中以卡那霉素 A 为主体（含 98%），含有少量卡那霉素 B 和 C。庆大霉素是 C_1、$C_{1\alpha}$ 和 C_2 三种组分的混合物，三者均有活性，抗菌活性相似。新霉素由新霉素 A、B 和 C 组成，组分 B 为药效成分，组分 A 是由 B、C 降解而成的，称新霉胺，商品以新霉素 B 为主，同时控制新霉素 A 和 C 的含量。

氨基糖苷类抗生素与血清蛋白结合率低，绝大多数在体内不代谢失活，以原药形式经肾小球滤过排出，会对肾脏产生毒性。除肾毒性外，本类抗生素的另一个较大的毒性，主要是损害第八对颅脑神经，引起不可逆性耳聋，尤其对儿童毒性更大。

细菌产生的钝化酶（磷酸转移酶、核苷转移酶、乙酰转移酶）是这类抗生素产生耐药性的重要原因。

卡那霉素（Kanamycin）

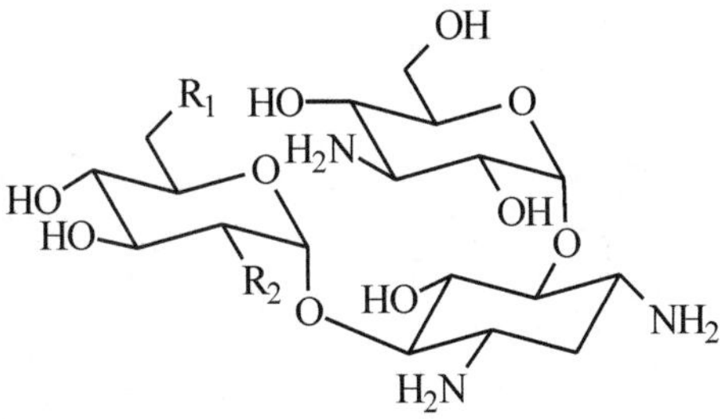

A: R₁=NH₂, R₂=OH
B: R₁=NH₂, R₂=NH₂
C: R₁=OH, R₂=NH₂

卡那霉素是由链霉菌（*Strepiomyces kanamyceticus*）所产生的抗生素，是由 A、B、C 三种组分组成的混合物，市售的卡那霉素以卡那霉素 A 为主（含 98%），含有少量卡那霉素 B 和 C。卡那霉素的化学结构含有两个氨基糖和一个氨基醇，具有碱性，临床上用其硫酸盐，通常将其制成单硫酸盐或硫酸盐，这是因为硫酸盐水溶性比较高、对化学和热稳定。其水溶液的 pH 为 2.0～11.0，对酸和碱稳定。由于卡那霉素的碱性，卡那霉素和青霉素不能溶解于同一溶液中使用，否则会导致失活。

本品用于治疗敏感菌所致的肠道感染及肠道手术前准备，并有减少肠道细菌产生的氨的作用。

卡那霉素在使用的过程中，带有 *R* – 因子的革兰阴性菌能产生各种酶，使这类抗生素钝化。为了克服耐药性，人们将卡那霉素分子内特定的羟基、氨基进行化学改造，制备和寻找对耐药菌有效的半合成药物。

阿米卡星（Amikacin）

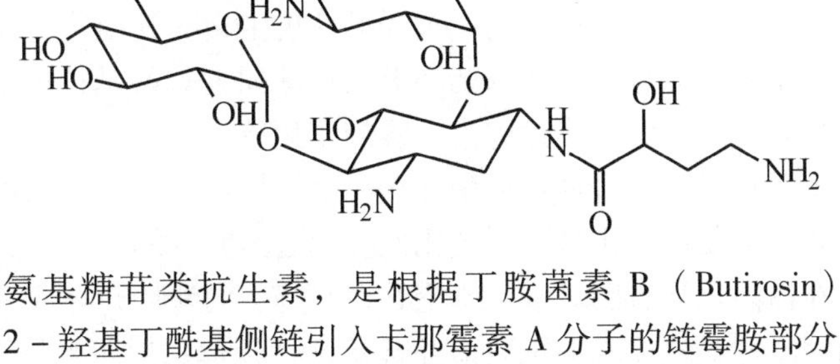

本品为半合成氨基糖苷类抗生素，是根据丁胺菌素 B（Butirosin）结构的启示，将 L（－）－4－氨基－2－羟基丁酰基侧链引入卡那霉素 A 分子的链霉胺部分，即得本品。该侧链若用 DL（±）型或 D（＋）型取代，所得产物的活性大大降低，DL（±）型外消旋体的活性为 L（－）型的一半。

本品为白色或类白色结晶性粉末，几乎无臭，无味。本品在水中易溶，在乙醇中几乎不溶。其比旋度为 +97°～+105°，mp 为 203 ℃～204 ℃。临床上用其硫酸盐。

本品与蒽酮的硫酸溶液反应显蓝紫色。在碱性条件下本品与硝酸钴溶液反应即产生紫蓝色絮状沉淀。本品与茚三酮显颜色反应。

本品主要适用于对卡那霉素或庆大霉素耐药的革兰阴性菌所致的尿路、下呼吸道、生殖系统等部位的感染，以及败血症等。

庆大霉素（Gentamicin）

庆大霉素是小单孢菌（*Micromonospora puspusa*）产生的抗生素混合物。庆大霉素 C_1、$C_{1\alpha}$ 和 C_2 都是由脱氧链霉胺和紫素胺、加罗胺缩合而成的苷，三者抗菌活性和毒性相似。

临床上用其硫酸盐。本品为白色或类白色结晶性粉末，无臭、有引湿性。本品在水中易溶，在乙醇、乙醚、丙酮或氯仿中不溶。其 4% 水溶液的 pH 为 4.0 ~ 6.0。

本品为广谱的抗生素，临床上主要用于绿脓杆菌或某些耐药阴性菌引起的感染和败血症、尿路感染、脑膜炎和烧伤感染。

庆大霉素也会被耐药菌产生的酶所失活，但肾毒性和听觉毒性比卡那霉素小。

思考题 12.10 氨基糖苷类抗生素最严重的毒副反应是什么？临床应用时应注意什么问题？

思考题 12.11 氨基糖苷类抗生素有哪些化学性质？

12.4 大环内酯类抗生素

大环内酯类抗生素是由链霉菌产生的一类弱碱性抗生素，其结构特征为分子中含有一个内酯结构的十四元或十六元大环。它由内酯环上的羟基和去氧氨基糖或 6 - 去氧糖缩合成的碱性苷。这类药物主要有红霉素、麦迪霉素、螺旋霉素等。

大环内酯类抗生素在微生物合成过程中往往产生结构近似、性质相仿的多种成分。当菌种或生产工艺不同时，常使产品中各成分的比例有明显不同，影响产品的质量，这类抗生素对酸、碱不稳定，在体内也易被酶分解，不论苷键水解、内酯环开环或脱去酰基，都可使其丧失或降低抗菌活性。这类抗生素的抗菌谱和抗菌活性近似，对革兰阳性菌和某些阴性菌、支原体等有较强的作用；与临床常用的其他抗生素之间无交叉耐药性，但细菌对同类药物仍可产生耐药性；毒性较低，无严重不良反应。

红霉素（Erythromycin）

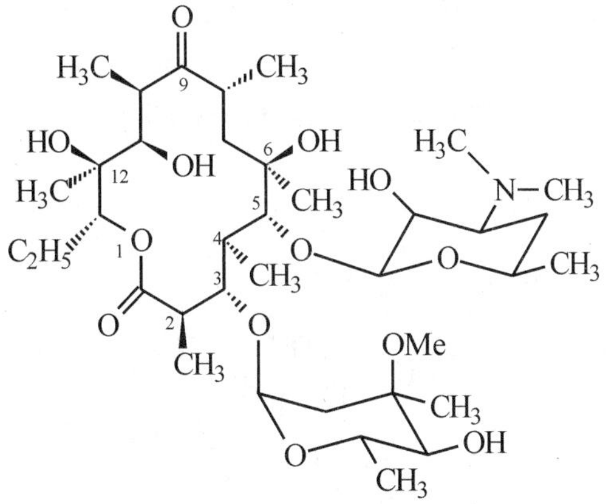

红霉素是由红色链丝菌（*Streptomyces erythreus*）产生的抗生素，包括红霉素 A、B 和 C。红霉素 A 为抗菌的主要成分。

本品为白色或类白色的结晶或粉末，无臭，味苦，微有引湿性。本品在甲醇、乙醇或丙酮中易溶，在水中极微溶解，在 25 ℃时，每 1 mL 水中可溶本品约 1 mg，其饱和水溶液对石蕊试纸呈中性或弱碱性反应，与酸易成盐。本品比旋度为 -71°～-78°。

红霉素对各种革兰阳性菌有很强的抗菌作用，对革兰阴性百日咳杆菌、流感杆菌、淋球菌、脑膜炎球菌等亦有效，而对大多数肠道革兰阴性杆菌则无活性。红霉素为耐药的金黄色葡萄球菌和溶血性链球菌引起的感染的首选药物。

红霉素内酯环为 14 原子的大环，在酸性条件下不稳定，易发生分子内的脱水环合，形成无活性的降解产物。

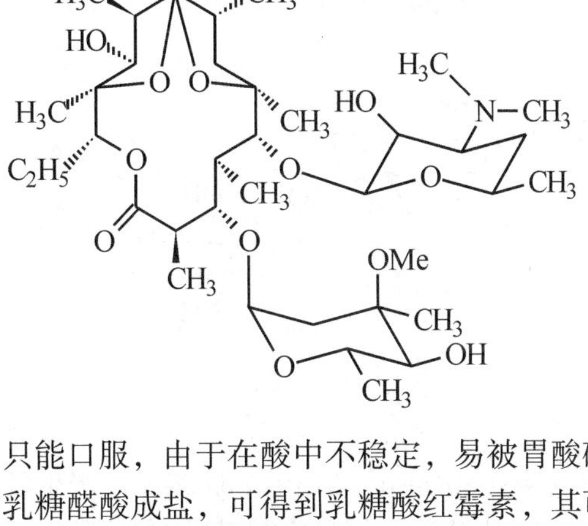

红霉素水溶性较小，只能口服，由于在酸中不稳定，易被胃酸破坏。为了增加其在水中的溶解性，用红霉素碱与乳糖醛酸成盐，可得到乳糖酸红霉素，其可供注射使用。为了增强红霉素的稳定性和水溶性，在 5 位的氨基糖 2″氧原子上制成各种酯的衍生物，如琥乙红霉素，在水中几乎不溶，在体内水解后释放出红霉素而起作用。因其无味，且在胃中稳定，可制成不同的口服剂型，供儿童和成人应用。

由于红霉素对酸不稳定，口服后生物利用度差，有时甚至是零。因此，人们研究红霉素半合成衍生物，得到一系列新的药物，如罗红霉素、克拉红霉素、阿奇霉素（阿齐霉素）等。

阿奇霉素 （Azithromycin）

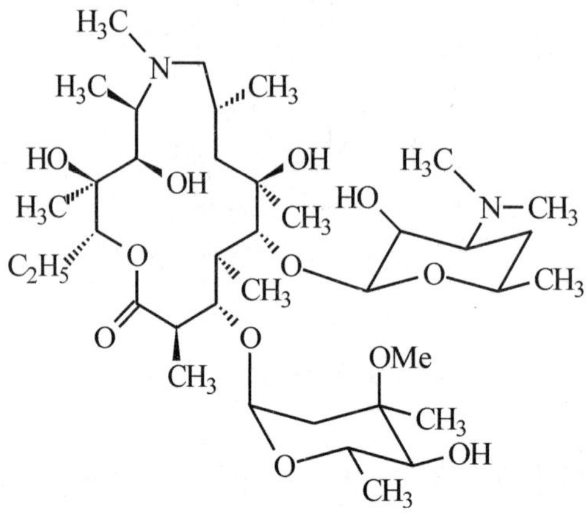

阿奇霉素是在红霉素大环内酯 C_9 和 C_{10} 之间插入 N – 甲基，同时 C_9 羰基还原为次甲基的扩环衍生物，为 15 元环的化合物。这样的结构改造，去除了 9 位酮羰基，使其对酸稳定；同时增加了脂溶性，其产生了独特的药代动力学性质，其半衰期比红霉素长，对组织有较强的渗透性。阿奇霉素对代谢稳定，在体内不会被代谢生成其他物质，也不与细胞色素 P450 作用，不会产生药物的相互作用。

本品对流感杆菌等某些革兰阴性菌的抗菌活性比克拉红霉素和红霉素强，临床上用于敏感微生物所致的呼吸道、皮肤和软组织感染。

麦迪霉素 （Midecamycin）

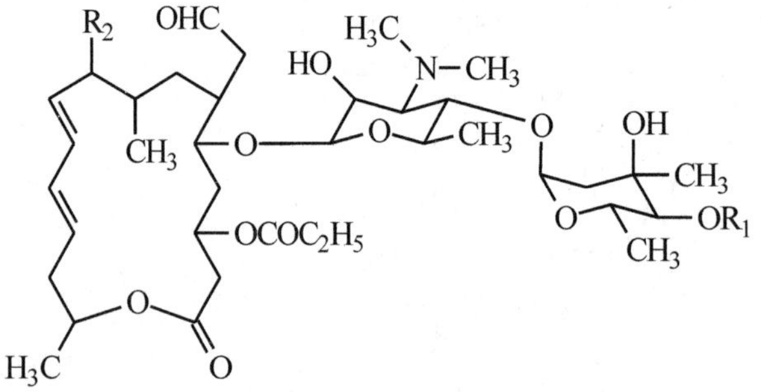

	R_1	R_2
A_1	$-COC_2H_5,$	OH
A_2	$-COC_3H_7,$	OH
A_3	$-COC_2H_5,$	$=O$
A_4	$-COC_3H_7,$	$=O$

麦迪霉素是由米加链霉菌（*Streptomyces mycasofaciens*）产生的抗生素，含麦迪霉素 A_1，A_2，A_3 和 A_4 四种成分，以 A_1 成分为主。麦迪霉素属于 16 元环内酯的母核结构，与碳霉胺糖和碳霉糖结合成碱性苷，性状比较稳定。与酒石酸成盐后可溶于水，配制成静脉滴注制

剂，供临床使用。麦迪霉素对革兰阳性菌、奈瑟菌和支原体有较好的抗菌作用。其主要用于治疗敏感菌所致的呼吸道感染和皮肤软组织感染。将麦迪霉素和醋酐反应后得到醋酸麦迪霉素（Acetyl Midecamycin，乙酰麦迪霉素），其可以改善大环内酯抗生素所特有的苦味，而且吸收好，可长时间维持高的组织浓度，因而具有很好的抗菌力，此外还减轻了肝毒性等副作用，使用范围广。

麦白霉素（Meleumycin）是由国内菌种得到的一种多组分大环内酯抗生素，其主要成分含麦迪霉素 A_1（约40%），柱晶白霉素 A_6 及其他组分。其用途同麦迪霉素。

交沙霉素（Josamycin）

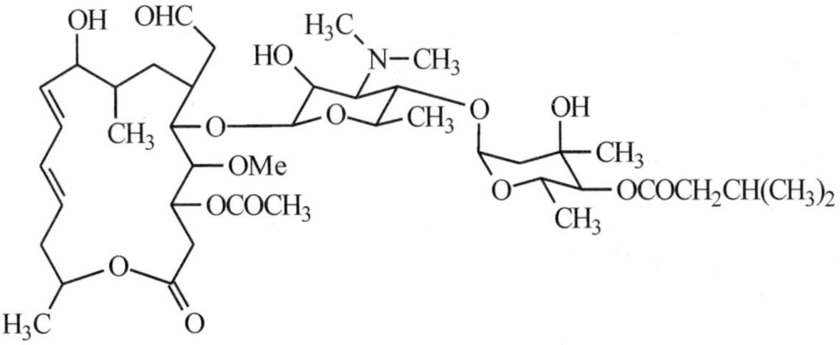

本品是链霉菌（*Streptomyces narbonensis var. josamyceticus*）所产生的一种大环内酯类抗生素，药用品为游离碱。抗菌性能与红霉素相近。

本品为白色或微黄白色结晶性粉末，无臭、味苦，极易溶于乙醇、乙醚、氯仿中，极微溶于水、石油醚中。

临床上本品应用于敏感菌所致的口咽部、呼吸道、肺等部位的感染。

螺旋霉素（Spiramycin）

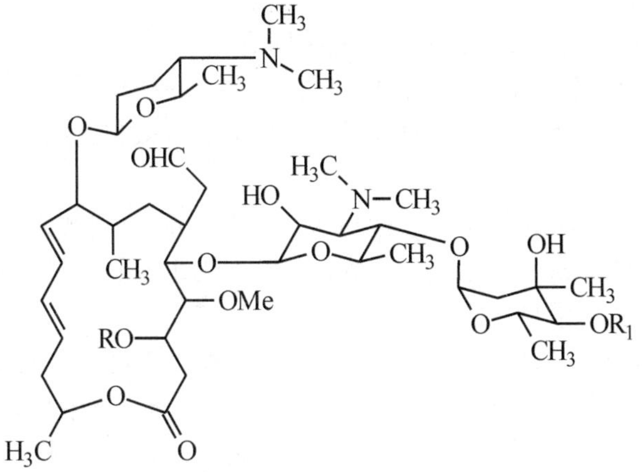

	R	R_1
I	H	H
II	—COCH₃	H
III	—COC₂H₅	H
IV	H	—COCH₃
V	—COCH₃	—COCH₃
VI	—COC₃H₇	—COCH₃

螺旋霉素是由螺旋杆菌新种（*Streptomyces spiramyceticus* sp.）产生的抗生素，含有螺

旋霉素Ⅰ、Ⅱ、Ⅲ三种成分，以Ⅱ和Ⅲ成分为主。国外菌种生产的螺旋霉素以Ⅰ为主，国产螺旋霉素以Ⅱ和Ⅲ为主。螺旋霉素是碱性的大环内酯抗生素，味苦，口服后吸收不好，进入体内后，有一部分水解脱去碳霉糖而变成活性很低的新螺旋霉素，然后进一步水解失活。

为了增加螺旋霉素的稳定性和口服后的吸收程度，对螺旋霉素的不同位置的羟基酰化所得的衍生物可以影响其抗菌活性和稳定性。乙酰螺旋霉素是对螺旋霉素三种成分（Ⅳ～Ⅵ）乙酰化的产物。国外商品以4″-单乙酰化合物为主，国内的乙酰螺旋霉素是以3″，4″-双乙酰化物为主。乙酰螺旋霉素体外抗菌活性比螺旋霉素弱，但对酸稳定，口服后吸收比螺旋霉素好，在胃肠道吸收后其脱去乙酰基变为螺旋霉素后发挥作用。

螺旋霉素和乙酰螺旋霉素抗菌谱相同，对革兰阳性菌和奈瑟菌有良好的抗菌作用，主要用于治疗呼吸道感染，皮肤、软组织感染、肺炎、丹毒等。

思考题 12.12 对红霉素进行结构改造的目的是什么？

思考题 12.13 大环内酯类抗生素有哪些化学性质？

12.5 氯霉素类抗生素

氯霉素（Chloramphenicol）

$$O_2N- \bigcirc -\underset{\underset{OH}{|}\ \underset{H}{|}}{\overset{\overset{H}{|}\ \overset{NHCOCHCl_2}{|}}{C-C}}-CH_2OH$$

化学名为2，2-二氯-N-[（1R，2R）-1，3-二羟基-1-（4-硝基苯基）丙-2-基]乙酰胺。

氯霉素于1947年由委内瑞拉链霉菌（*Streptomyces venezuelae*）的培养滤液中得到，确立分子结构后，次年人们即用化学方法合成，并将其应用于临床。氯霉素的化学结构中含有对硝基苯基、丙二醇及二氯乙酰氨基，后者与抗菌活性有关。

本品含有两个手性碳原子，存在四个旋光异构体。其中仅1R，2R（-）或D（-）苏阿糖型有抗菌活性，为临床使用的氯霉素。氯霉素的外消旋体又称为合霉素，疗效仅为氯霉素的一半。

本品为白色或微带黄绿色的针状、长片状结晶或结晶性粉末，味苦，mp为149℃～152℃。本品在甲醇、乙醇、丙酮或丙二醇中易溶，在水中微溶。本品在无水乙醇中呈右旋性，比旋度为+18.5°～+21.5°；在醋酸乙酯中呈左旋性，比旋度为-25.5°。

本品性质稳定，能耐热，在干燥状态下可保持抗菌活性5年以上，水溶液可冷藏几个月，煮沸5 h对抗菌活性亦无影响。本品在中性、弱酸性（pH为4.5～7.5）条件下较稳定，但在强碱性（pH为9以上）或强酸性（pH为2以下）溶液中，都可引起水解，水解生成1-对硝基苯基-2-氨基-1，3-丙二醇。

$$O_2N- \text{苯环} -\underset{OH}{\underset{H}{C}}-\underset{H}{\underset{NH_2}{C}}-CH_2OH$$

氯霉素对革兰阴性及阳性菌都有抑制作用，但对前者的效力强于后者。临床上其主要用于治疗伤寒、副伤寒、斑疹伤寒等。氯霉素对其他如百日咳、砂眼、细菌性痢疾及尿道感染等也有疗效。但若长期和多次应用氯霉素，可损害骨髓的造血功能，引起再生障碍性贫血。甲砜霉素（Thiamphenicol）为合成的氯霉素类似物。将氯霉素中的硝基用强吸电子基甲砜基取代，可得甲砜霉素，抗菌活性增强。其抗菌谱与氯霉素基本相似，但抗菌作用较强。临床上其用于呼吸道感染、尿路感染、败血症、脑炎和伤寒等，副反应较少。混旋体与左旋体的抗菌作用基本一致。

$$CH_3SO_2- \text{苯环} -\underset{OH}{\underset{H}{C}}-\underset{H}{\underset{NHCOCHCl_2}{C}}-CH_2OH$$

甲砜霉素

思考题 12.14 氯霉素类抗生素有两个手性碳原子，四个旋光异构体，其中哪一个旋光异构体活性最强？

思考题 12.15 比较氯霉素和甲砜霉素的化学结构，试解释两者所引起的抗菌活性的差别。

本章小结

1. β－内酰胺抗生素分子中含有由四个原子环组成的β－内酰胺环，该环是β－内酰胺抗生素发挥生物活性的必需基团，因其环张力比较大，所以化学性质不稳定，易发生开环，从而导致其失活。

2. 青霉素在临床应用中，充分暴露出许多缺点：不能口服、抗菌谱比较狭窄、细菌逐渐产生耐药性；有严重的过敏性反应。为了克服青霉素的诸多缺点，人们对青霉素进行结构修饰，合成可口服、广谱、耐酶的半合成青霉素。

3. 头孢菌素是由四元的β－内酰胺环和六元的噻嗪环相拼合的结构组成的抗生素，其环张力比青霉素小，化学稳定性也比青霉素高，临床常用作口服。

4. 四环素类抗生素 6 位的羟基是引起药物不稳定的主要部位，对其结构改造主要集中在这一部位。大环内酯类抗生素由于在酸性条件下 9 位的羰基易与 6 位及 12 位的羟基发生脱水反应，引起降解而失去活性，对其结构改造集中在 6 位和 9 位。

5. 氨基糖苷类抗生素临床出现的问题是细菌产生分解酶，使其失活，对其结构改造就是试图阻止酶对其分解。

6. 大环内酯类抗生素结构中含有一个十四元或十六元大环内酯结构，它通过内酯环上的羟基和去氧氨基糖或 6 - 去氧糖缩合成碱性苷，对酸、碱都不稳定。

7. 氯霉素类药物有两个手性中心，四个旋光异构体，仅其中一个异构体有活性。

习　题

1. 写出青霉素在酸、碱、β - 内酰胺酶作用下生成的分解产物。

2. 为减少青霉素的代谢速度，可采取哪些措施？与哪些药物一起使用？

3. 临床中使用青霉素和半合成青霉素应注意哪些问题？

4. 试简述 β - 内酰胺抗生素的抗菌活性和其化学结构之间的关系。

5. 解释四环素类药物和大环内酯类抗生素在哪些化学条件下会发生分解而失活？

6. 氨基糖苷类抗生素的碱性基团对药物的应用和药代动力学有哪些影响？

7. 红霉素的结构改造是根据其结构中哪些缺点进行的？

8. 为什么氯霉素临床上用其光学纯的化合物？

第 13 章

抗肿瘤药物

引言

　　恶性肿瘤是一种严重威胁人类健康的常见病和多发病,人类由恶性肿瘤引起的死亡率居所有疾病死亡率的第二位,仅次于心脑血管疾病,在我国已跃居首位。肿瘤的治疗方法有手术治疗、放射治疗和药物治疗(化学治疗),但在很大程度上仍以化学治疗为主。

　　抗肿瘤药(Antineoplastic Drugs)是指抗恶性肿瘤的药物,又称抗癌药。自从1943年氮芥用于治疗恶性淋巴瘤后,几十年来化学治疗已经有了很大的进展,能成功地治愈病人或明显地延长病人的生命,因此抗肿瘤药物在肿瘤治疗中占有越来越重要的地位。随着肿瘤病因学、致癌因素、癌变过程和药物作用机理等的深入研究,人们将会不断发现新的抗肿瘤药物。

　　根据作用原理和来源,现有的抗肿瘤药物可分为烷化剂、抗代谢药物、抗肿瘤天然药物(包括抗肿瘤抗生素、抗肿瘤植物药有效成分及其半合成衍生物)、金属配合物抗肿瘤药物及新型分子靶向抗肿瘤药物等。

学习目标

你学完本章后应达到如下要求:
1. 了解抗肿瘤药物的发展。
2. 掌握烷化剂类抗肿瘤药物的结构类型,理解其作用机理。
3. 理解抗代谢抗肿瘤药物的设计原理,了解其发展。
4. 掌握环磷酰胺、塞替哌、卡莫司汀、洛莫司汀、氟尿嘧啶、阿糖胞苷、巯嘌呤、甲氨蝶呤、顺铂及卡铂的结构、化学名、性质及应用,了解苯丁酸氮芥、美法仑、异环磷酰胺、二溴卫矛醇、放线菌素D、丝裂霉素C、阿霉素、米托蒽醌、长春新碱、紫杉醇、甲磺酸伊马替尼的结构及应用。

13.1　烷化剂

　　烷化剂(Alkylating Agents)是抗肿瘤药物中使用得最早的药物,也是非常重要的一类药物。这类药物在体内能形成缺电子的活泼中间体或其他具有活泼的亲电性基团的化合物,进而与生物大分子(主要是DNA)中含有丰富电子的基团(如氨基、巯基、羟基、羧基等)发生共价结合,使其丧失活性或使DNA分子发生断裂,从而抑制恶性肿瘤细胞的生长。

烷化剂属于细胞毒类药物，其选择性差，在抑制和毒害增生活跃的肿瘤细胞的同时，对其他增生较快的正常细胞（如骨髓细胞、肠上皮细胞、毛发细胞和生殖细胞等）也产生抑制作用，因而人体会产生许多严重的副反应，如恶心、呕吐、骨髓抑制、脱发等。

按化学结构，目前临床上使用的烷化剂可分为氮芥类、乙撑亚胺类、甲磺酸酯及多元醇类、亚硝基脲类等。

13.1.1　氮芥类

氮芥类药物的发现源于第二次世界大战期间使用的一种毒气——芥子气，后来人们发现其对淋巴癌有治疗作用，但由于毒性太大，其不能药用。在此基础上，人们研发出氮芥类药物。

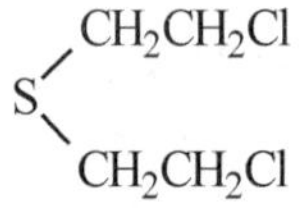

芥子气 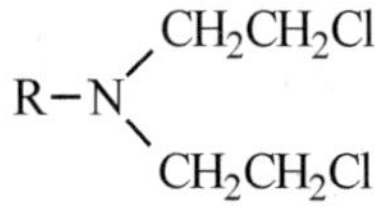　　　　　　　　　　　氮芥类药物

氮芥类药物的结构是由两部分组成的，通式中的双 $-\beta-$ 氯乙氨基部分（氮芥基）称为烷基化部分，是抗肿瘤活性的功能基，R 为载体部分，主要影响药物在体内的吸收、分布等药代动力学性质，也会影响药物的选择性、抗肿瘤活性及毒性。因此，选择不同的载体，可以达到提高药物的选择性和疗效、降低毒性的目的，这对氮芥类药物的设计具有重要的意义。

1. 氮芥类药物的作用机理

氮芥类药物的作用历程与载体结构有关。当载体部分为脂肪烃基时，称为脂肪氮芥。脂肪氮芥的氮原子的碱性比较强，在游离状态和生理 pH（7.4）时，其易亲核进攻 $\beta-$ 碳原子，使 $\beta-$ 氯原子离去，生成高度活泼的乙撑亚胺离子，该离子为亲电性的强烷化剂，极易与细胞成分中的亲核中心起烷化作用。

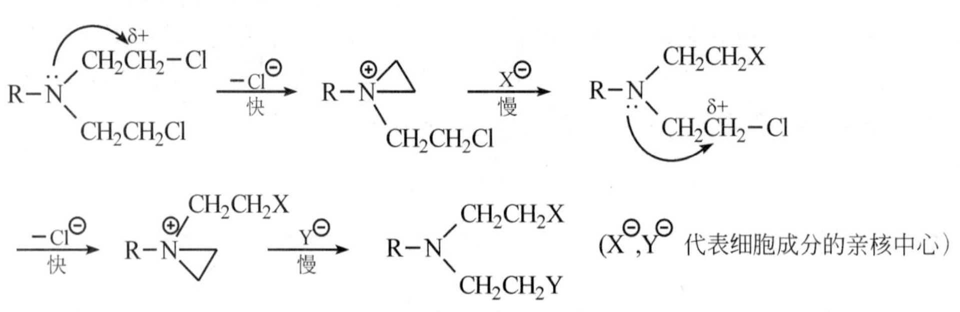

脂肪氮芥的烷化历程是双分子亲核（Nucleophilic）取代（Substitution）反应（SN₂），反应速率取决于烷化剂和亲核中心的浓度。脂肪氮芥属强烷化剂，抗肿瘤活性强，但毒性也较大。

当载体部分为芳香基时，称为芳香氮芥。由于氮原子上的孤对电子和苯环产生共轭作用，减弱了氮原子的碱性，其作用机理也发生了改变，芳香氮芥不像脂肪氮芥那样很快形成稳定的环状乙撑亚胺离子，而是先失去氯原子并生成碳正离子中间体，再与亲核中心作用。其烷化历程为单分子亲核取代反应（SN_1），反应速率取决于烷化剂的浓度。

$$Ar-N\begin{matrix}CH_2CH_2Cl \\ CH_2CH_2Cl\end{matrix} \xrightarrow[\text{慢}]{-Cl^\ominus} Ar-N\begin{matrix}CH_2CH_2^\oplus \\ CH_2CH_2Cl\end{matrix} \xrightarrow[\text{快}]{X^\ominus} Ar-N\begin{matrix}CH_2CH_2X \\ CH_2CH_2Cl\end{matrix}$$

$$\xrightarrow[\text{慢}]{-Cl^\ominus} Ar-N\begin{matrix}CH_2CH_2X \\ CH_2CH_2^\oplus\end{matrix} \xrightarrow[\text{快}]{Y^\ominus} Ar-N\begin{matrix}CH_2CH_2X \\ CH_2CH_2Y\end{matrix}$$

与脂肪氮芥相比，芳香氮芥的氮原子碱性较弱，烷基化能力也比较低，因此抗肿瘤活性比脂肪氮芥弱，毒性也比脂肪氮芥低。

通过其他方式使氮原子上的电子云密度降低（如载体 R 为某些吸电子基团时），同样可以使抗肿瘤活性和毒副作用降低。

2. 氮芥类药物的发展

根据载体结构的不同，氮芥类药物可分为脂肪氮芥、芳香氮芥、氨基酸氮芥、甾类氮芥及杂环氮芥等。

盐酸氮芥（Chlormethine Hydrochloride）是最早用于临床的抗肿瘤药物，为脂肪氮芥，其只对淋巴瘤有效，对其他肿瘤如肺癌、肝癌、胃癌等无效，选择性差，毒副作用大，而且其不能口服。为了降低毒性，人们将载体换成芳香烃，从而得到芳香氮芥如苯丁酸氮芥（Chlorambucil，瘤可宁），其毒副作用降低，主要用于治疗慢性淋巴细胞白血病，临床上用其钠盐，可口服给药。

$$CH_3-N\begin{matrix}CH_2CH_2Cl \\ CH_2CH_2Cl\end{matrix} \cdot HCl$$

$$\begin{matrix}ClCH_2CH_2 \\ ClCH_2CH_2\end{matrix}N-\bigcirc-CH_2CH_2CH_2COOH$$

盐酸氮芥　　　　　　　　　　　　　　苯丁酸氮芥

为了提高氮芥类药物的活性和降低其毒性，人们将载体换成氨基酸、嘧啶碱基等，希望能够增加药物在肿瘤部位的浓度，从而增加药物的疗效，如以苯丙氨酸为载体的美法仑（Melphalan，米尔法兰，溶肉瘤素）和以尿嘧啶为载体的乌拉莫司汀（Uramustine）。虽然增加药物对肿瘤部位的选择性的设想未获得成功，但是美法仑仍广泛应用于临床，其对卵巢癌、乳腺癌、淋巴肉瘤和多发性骨髓癌等有较好的疗效，其选择性仍不高。我国研究者将美法仑的 -NH₂进行甲酰化，得到氮甲（Formylmerphalan，甲酰溶肉瘤素），其适应证与美法仑基本相同，但毒性低于美法仑，而且可口服给药，而美法仑须注射给药。在美法仑分子和氮甲分子中都有一个手性碳原子，存在两个旋光异构体，左旋体的活性强于右旋体，临床使用的为外消旋体。

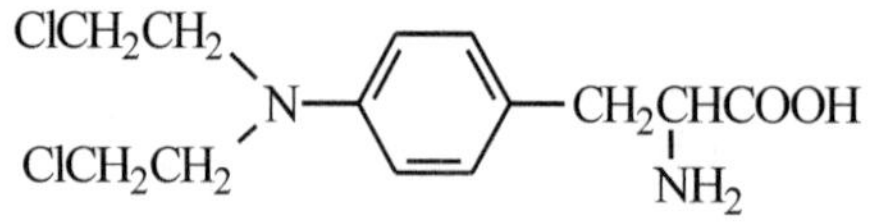

美法仑

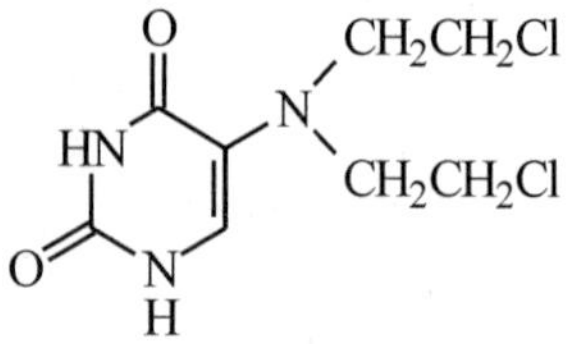

乌拉莫司汀

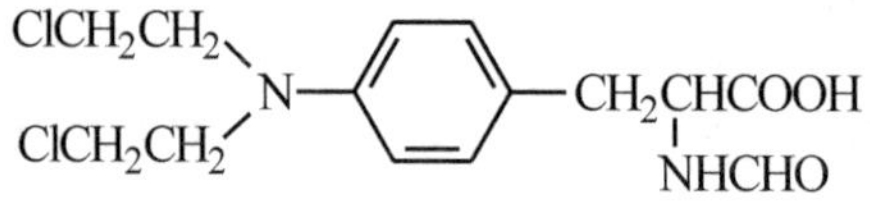

氮甲

由于某些肿瘤细胞中存在甾体激素的受体，用甾体激素作为载体，使药物具有烷化剂和激素的双重作用，同时可增加药物对肿瘤组织的选择性，如泼尼莫司汀（Prednimustine）是由氢化泼尼松的 C_{21} 羟基和苯丁酸氮芥的羧基形成酯而得的，临床上其用于治疗恶性淋巴瘤和慢性淋巴细胞型白血病，选择性好，毒性比苯丁酸氮芥小。

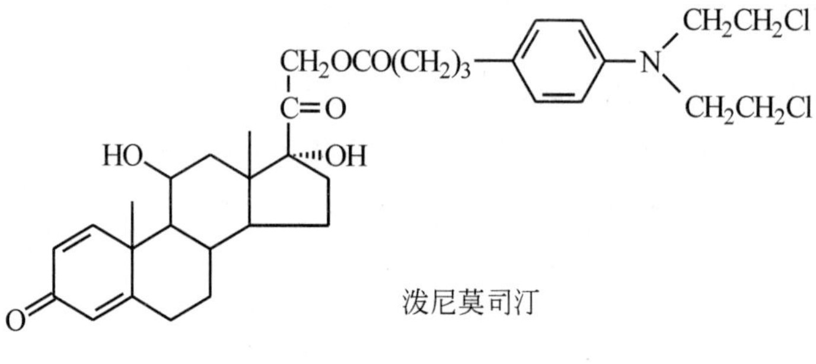

泼尼莫司汀

为了提高氮芥类的选择性，降低其毒性，运用前体药物原理来设计药物，可以得到环磷酰胺（Cyclophosphamide）和异环磷酰胺（Ifosfamide），两者在体外无抗肿瘤活性，在体内经酶代谢活化后可发挥作用，毒性比其他氮芥类药物小。环磷酰胺的抗瘤谱较广，为临床常用药物，异环磷酰胺比环磷酰胺的治疗指数高，毒性小，临床上其用于乳腺癌、肺癌、恶性淋巴瘤及卵巢癌的治疗。

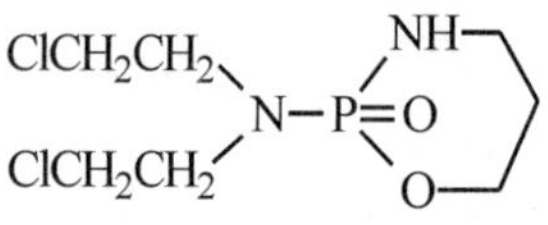

环磷酰胺

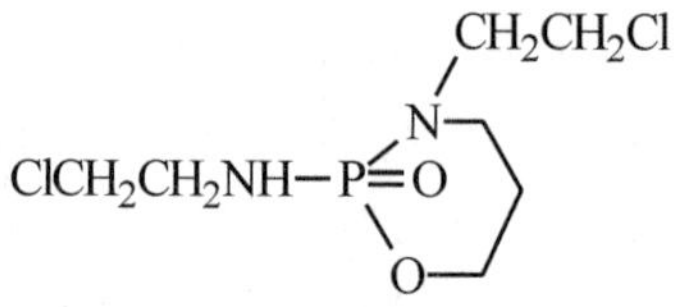

异环磷酰胺

思考题 13.1　试从氮芥类药物的作用机理思考：为什么芳香氮芥比脂肪氮芥的抗肿瘤活性弱，毒性也低？

思考题 13.2　根据载体的不同，氮芥类烷化剂可分为哪几类？各举一例代表药物。

13.1.2　乙撑亚胺类

氮芥类药物尤其是脂肪氮芥类药物是通过转变为乙撑亚胺活性中间体而发挥作用的，因此人们合成了一系列乙撑亚胺的衍生物。最早用于临床的是三乙撑亚胺（Triethylene Melamine），其治疗作用和毒性与盐酸氮芥相似，目前在临床上已很少使用。六甲嘧胺（Hexamethylmelamine）的化学结构和三乙撑亚胺极为相似，但其不属于烷化剂，其作用机理是干扰肿瘤细胞核酸的合成。六甲嘧胺的抗瘤谱较广，可用于治疗肺癌、卵巢癌、恶性淋巴瘤、乳腺癌等。

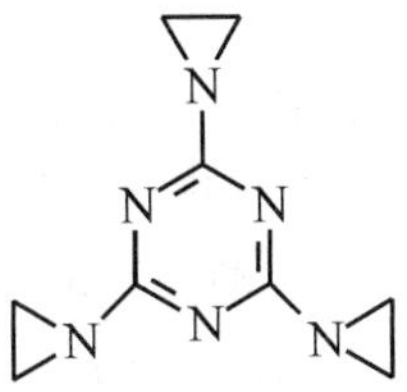

三乙撑亚胺 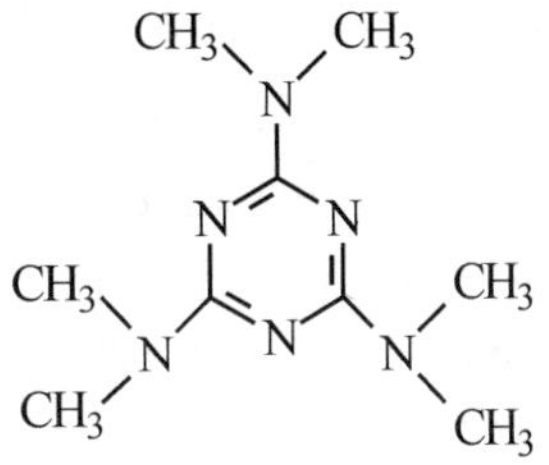　　　　　　　　　　　　　　六甲嘧胺

为了降低乙撑亚胺的反应性，在氮原子上用吸电子基团取代，以达到降低其毒性的目的。用于临床的药物主要有替哌（Tepa）和塞替哌（Thiotepa）。替哌主要用于治疗白血病，塞替哌是治疗膀胱癌的首选药物。

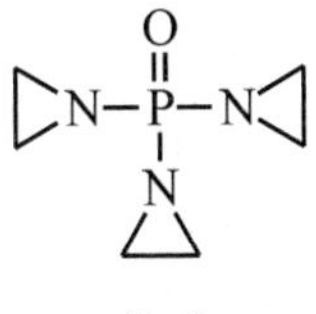

替哌 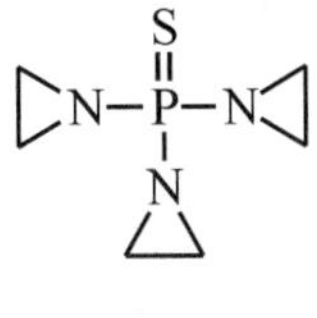　　　　　　　　　　　　　　　　　塞替哌

13.1.3　甲磺酸酯及多元醇类

甲磺酸酯及多元醇类属于非氮芥类烷化剂。

甲磺酸酯是较好的离去基团，生成的碳正离子具有烷化作用，可与 DNA 中的鸟嘌呤结合，产生分子内交联，从而使肿瘤细胞死亡。如白消安（Busulfan，马利兰），临床上其对慢性粒细胞白血病的疗效显著，主要不良反应为消化道反应及骨髓抑制。

$$CH_2CH_2OSO_2CH_3$$
$$|$$
$$CH_2CH_2OSO_2CH_3$$

白消安

用作抗肿瘤药的多元醇类药物主要是卤代多元醇，如二溴甘露醇（Dibromomannitol）和二溴卫矛醇（Dibromodulcitol），两者在体内都脱去溴化氢形成环氧化物而产生烷化作用。二溴甘露醇主要用于治疗慢性粒细胞型白血病，二溴卫矛醇的抗瘤谱较广，对某些实体瘤如胃癌、肺癌、结直肠癌、乳腺癌等有一定的疗效。

$$BrCH_2-\overset{\overset{\displaystyle OH}{|}}{\underset{\underset{\displaystyle H}{|}}{C}}-\overset{\overset{\displaystyle OH}{|}}{\underset{\underset{\displaystyle H}{|}}{C}}-\overset{\overset{\displaystyle H}{|}}{\underset{\underset{\displaystyle OH}{|}}{C}}-\overset{\overset{\displaystyle H}{|}}{\underset{\underset{\displaystyle OH}{|}}{C}}-CH_2Br$$

二溴甘露醇

$$BrCH_2-\overset{\overset{\displaystyle OH}{|}}{\underset{\underset{\displaystyle H}{|}}{C}}-\overset{\overset{\displaystyle H}{|}}{\underset{\underset{\displaystyle OH}{|}}{C}}-\overset{\overset{\displaystyle H}{|}}{\underset{\underset{\displaystyle OH}{|}}{C}}-\overset{\overset{\displaystyle OH}{|}}{\underset{\underset{\displaystyle H}{|}}{C}}-CH_2Br$$

二溴卫矛醇

13.1.4 亚硝基脲类

亚硝基脲类具有 β - 氯乙基亚硝基脲的结构特征，具有广谱的抗肿瘤活性，该类药物具有较强的亲脂性，易通过血脑屏障进入脑脊液中，因此，其适用于脑瘤和其他中枢神经系统肿瘤的治疗，其主要副作用为迟发性和累积性的骨髓抑制。亚硝基脲类药物结构中 N - 亚硝基的存在，使得该氮原子和邻近羰基之间的键变得不稳定，在生理 pH 条件下，其分解生成亲电性的基团，对 DNA 进行烷基化而发挥抗肿瘤活性。临床使用的药物有卡莫司汀（Carmustine，BCNU，卡氮芥）、洛莫司汀（Lomustine，CCNU，环己亚硝脲）、尼莫司汀（Nimustine，ACNU）等。

卡莫司汀对脑瘤的治疗效果较好，洛莫司汀对脑瘤的疗效不及卡莫司汀，但对霍奇金淋巴瘤、肺癌及若干转移性肿瘤的疗效优于卡莫司汀。尼莫司汀为水溶性的亚硝基脲类药物，临床上用其盐酸盐，能缓解脑瘤、消化道肿瘤、肺癌、恶性淋巴瘤和慢性白血病，骨髓抑制和胃肠道反应较轻。

思考题 13.3 试总结烷化剂类抗肿瘤药物的结构类型。

环磷酰胺（Cyclophosphamide）

化学名为 N，N – 双 – （β – 氯乙基） – N' – （3 – 羟丙基）磷酰二胺内酯一水合物，又名为癌得星（Endoxan，Cytoxan）。

本品为白色结晶或结晶性粉末（失去结晶水即液化），无臭，味微苦，mp 为 49 ℃ ~ 53 ℃。本品可溶于水，2% 水溶液的 pH 为 4.0 ~ 6.0。

本品水溶液不稳定，易水解生成下列两种不溶于水的产物，遇热更易分解。因此本品应在溶解后短期内使用。

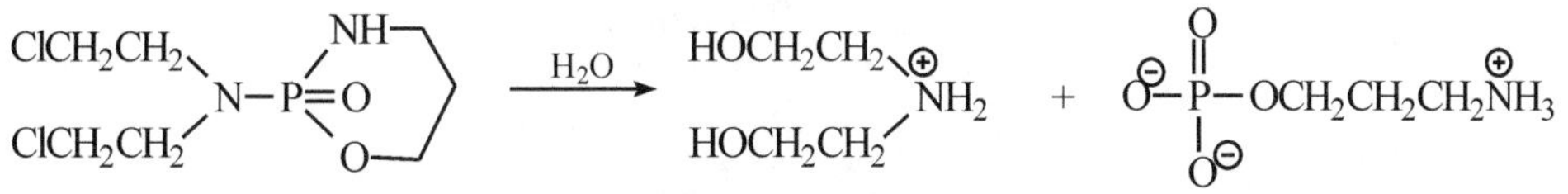

本品分子中氮芥基连在吸电子的磷酰基上，降低了氮原子的亲核性，因此本品在体外几乎无抗肿瘤活性，进入体内经肝脏活化发挥作用。本品在肝脏内被氧化生成 4 – 羟基环磷酰胺，通过互变异构生成开环的醛基化合物，两者在正常组织中分别经酶促反应进一步氧化为无毒的代谢产物 4 – 酮基环磷酰胺和羧基化合物，所以它们对正常组织一般无影响。而肿瘤组织中因缺乏正常组织所具有的酶，不能进行上述转化，而是经 β – 消除 ［逆迈克尔（Michael）加成反应］生成丙烯醛、磷酰氮芥及去甲氮芥，三者都是较强的烷化剂。

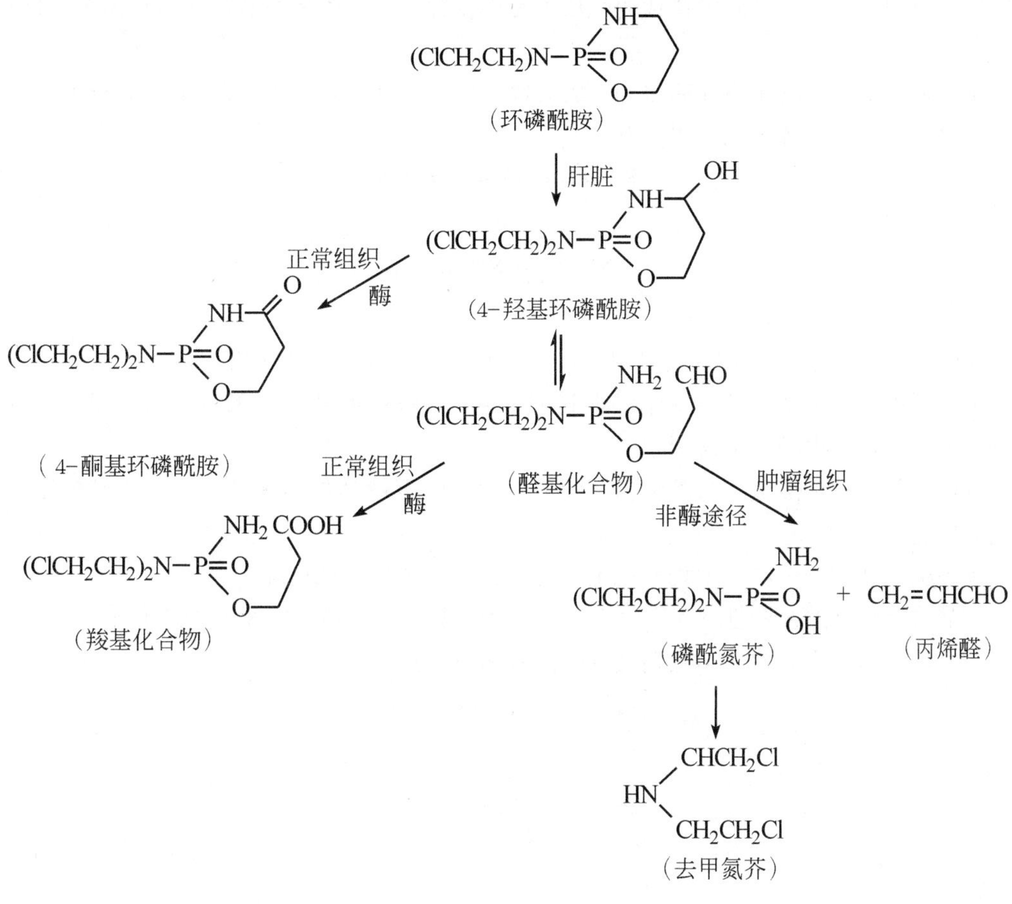

虽然磷酰氮芥的氮芥基也连在吸电子的磷酰基上，但是羟基在生理 pH 条件可解离成氧负离子，从而降低了磷酰基对氮原子的吸电子作用，因此磷酰氮芥具有较强的烷化能力。

本品的抗瘤谱较广，主要用于恶性淋巴瘤、急性淋巴细胞白血病、多发性骨髓瘤、肺癌、神经母细胞瘤等，对乳腺癌、卵巢癌、鼻咽癌也有效，毒性比其他氮芥类药物小。

思考题 13.4 试从环磷酰胺在正常组织及肿瘤组织中的代谢过程分析为什么其毒性比其他氮芥类药物小。

塞替哌（Thiotepa）

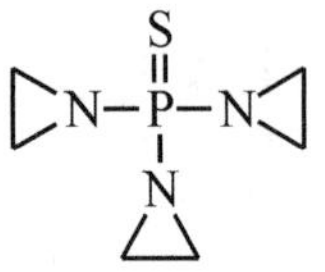

化学名为三（1 - 氮杂环丙基）硫代磷酰胺。

本品为白色结晶性粉末，无臭或几乎无臭，mp 为 52 ℃~57 ℃。本品易溶于水、乙醇、氯仿和乙醚中，略溶于石油醚中。

本品对酸不稳定，不能口服，在胃肠道吸收较差，须通过静脉注射给药。本品进入体内后迅速分布到全身，在肝脏中被代谢生成替哌而发挥作用，因此塞替哌可认为是替哌的前体药物。

本品临床上主要用于治疗卵巢癌、乳腺癌、膀胱癌和消化道癌，是治疗膀胱癌的首选药物，可直接注射到膀胱中，效果最好。

卡莫司汀（Carmustine）

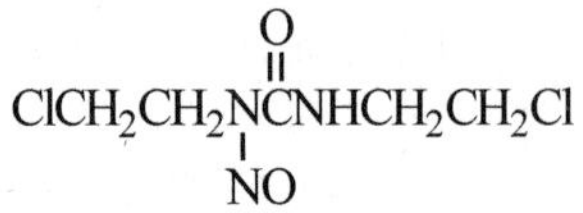

化学名为 1，3 - 双 - （2 - 氯乙基）- 1 - 亚硝基脲，又名为卡氮芥。

本品为无色或微黄色结晶或结晶性粉末，无臭，mp 为 30 ℃~32 ℃，熔融时本品同时分解。溶于乙醇或甲醇，不溶于水。

本品的氢氧化钠溶液加入酚酞指示液后，用硝酸溶液滴加至无色，再加入硝酸银溶液，则生成白色沉淀。

本品在酸性和碱性溶液中均不稳定，分解放出氮气和二氧化碳。

本品具有较强的亲脂性，主要用于脑瘤及中枢神经系统肿瘤，对恶性淋巴瘤、多发性骨髓瘤、急性白血病也有效，与其他抗肿瘤药合用可增强疗效。

洛莫司汀（Lomustine）

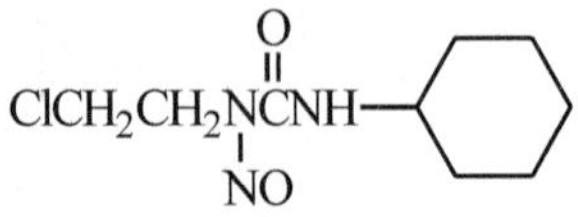

化学名为 N' – 环己基 – N – (β – 氯乙基) – N – 亚硝基脲，又名为环己亚硝脲。

本品为淡黄色结晶性粉末，无臭，mp 为 88 ℃ ~ 91 ℃。本品易溶于氯仿，溶于乙醇或四氯化碳，略溶于环己烷，在水中几乎不溶。

本品中加入二氧化锰，混匀，加硫酸湿润，缓缓加热即产生氯气，能使湿润的碘化钾淀粉试纸显蓝色。

本品的乙醇溶液，加入 1% 磺胺的稀盐酸溶液，加热后冷却，加入碱性 β – 萘酚试液，即显橙红色。

本品临床上主要用于霍奇金淋巴瘤、肺癌及若干转移性肿瘤的治疗，疗效比卡莫司汀强，但对脑瘤的疗效不及卡莫司汀。

13.2　抗代谢药物

抗代谢药物（Antimetabolic drugs）通过对 DNA 合成中所需的叶酸、嘌呤、嘧啶及嘧啶核苷进行干扰，从而抑制肿瘤细胞生存和复制所必需的代谢途径，导致肿瘤细胞死亡。

抗代谢药物是利用代谢拮抗原理（见本书 11.1.3 磺胺类药物的作用机理）设计的抗肿瘤药物，与正常代谢物（叶酸、嘌呤、嘧啶等）的结构很相似，通常是利用生物电子等排原理将正常代谢物的结构做细微的改变而得的。

抗代谢药物在肿瘤的化学治疗上占有重要的地位，也是肿瘤化疗常用的药物。目前尚未发现肿瘤细胞有独特的代谢途径，但是由于正常细胞与肿瘤细胞的生长分数不同，所以抗代谢药物能更多地杀灭肿瘤细胞，而对正常细胞的影响较小，但对一些增殖较快的正常组织如骨髓、消化道黏膜等也呈现一定的毒性。

抗代谢药物的抗瘤谱比其他抗肿瘤药物窄，临床上多数用于治疗白血病，但对某些实体瘤也有效。

常用的抗代谢药物有嘧啶拮抗物、嘌呤拮抗物、叶酸拮抗物等。

13.2.1　嘧啶拮抗物

嘧啶拮抗物主要有尿嘧啶衍生物和胞嘧啶衍生物。

1. 尿嘧啶衍生物

尿嘧啶是体内正常的嘧啶碱基，其掺入肿瘤组织的速度比其他嘧啶快，利用生物电子等排原理，以氟原子代替尿嘧啶 5 位上的氢原子，可以得到氟尿嘧啶（Fluorouracil）。

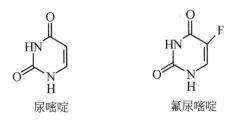

尿嘧啶　　　　　　　氟尿嘧啶

由于氟尿嘧啶和尿嘧啶的化学结构非常相似，在代谢过程中氟尿嘧啶能在分子水平代替正常代谢物尿嘧啶，抑制了胸腺嘧啶合成酶，从而干扰了 DNA 的合成，导致肿瘤细胞死亡。氟尿嘧啶的抗瘤谱比较广，是治疗实体肿瘤的首选药物，疗效确切，但毒性较大。

近年来，为了提高疗效和降低毒性，人们研制了大量的氟尿嘧啶的衍生物，如替加氟（Tegafur）和卡莫氟（Carmofur），两者均是氟尿嘧啶的前体药物，在体内转化为氟尿嘧啶而发挥作用，毒性较低。

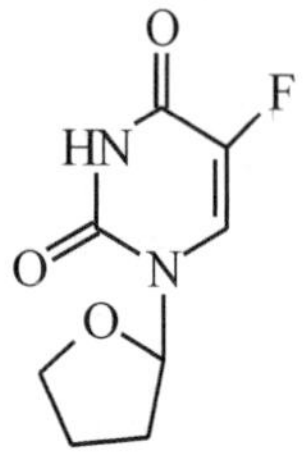

替加氟 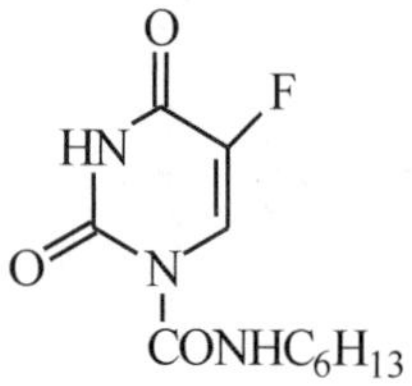　　　　　　　　　　　卡莫氟

2. 胞嘧啶衍生物

阿糖胞苷（Cytarabine Hydrochloride）为胞嘧啶衍生物，与正常代谢物胞苷的化学结构极为相似，在体内转化为有活性的三磷酸阿糖胞苷，抑制 DNA 多聚酶并少量掺入 DNA 中，从而阻止 DNA 的合成，抑制肿瘤细胞的生长，临床上其主要用于治疗急性粒细胞白血病。

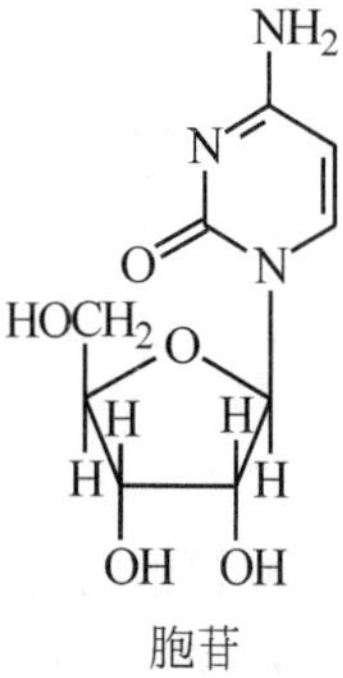

胞苷 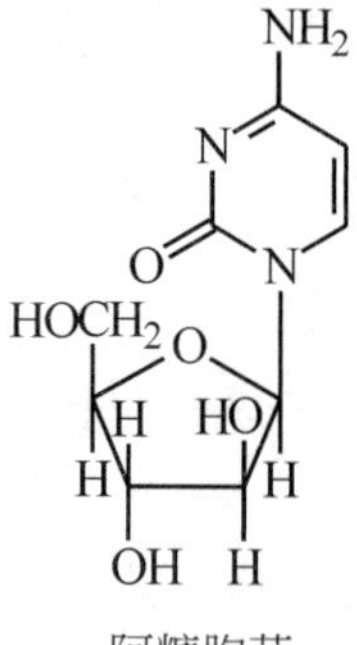　　　　　　　　　　　阿糖胞苷

阿糖胞苷在体内会迅速被肝脏的胞嘧啶脱氨酶进行脱氨代谢，生成无活性的尿嘧啶阿糖胞苷。为了减少阿糖胞苷在体内脱氨代谢失活，将其结构中的氨基用羧酸酰化，如依诺他滨（Enocitabine）和棕榈酰阿糖胞苷（N‑Palmitoyl‑Arac），在体内代谢为阿糖胞苷而发挥作用，抗肿瘤作用比阿糖胞苷强而持久。

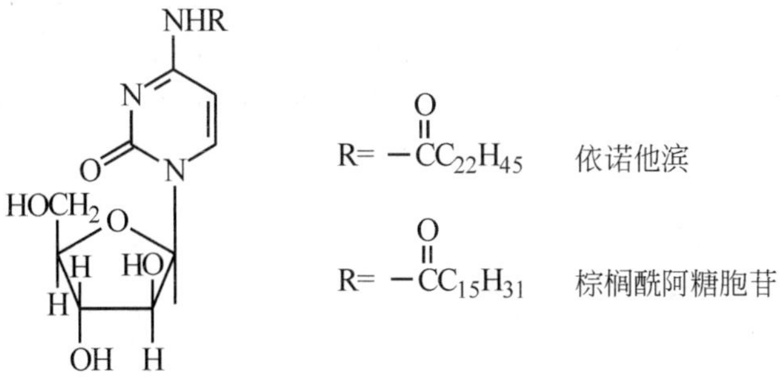

R= $-\overset{O}{\overset{\|}{C}}C_{22}H_{45}$　依诺他滨

R= $-\overset{O}{\overset{\|}{C}}C_{15}H_{31}$　棕榈酰阿糖胞苷

环胞苷（Cyclocytidine，安西他滨）为合成阿糖胞苷的中间体，体内代谢速度比阿糖胞苷慢，作用时间长，副作用较轻，可用于各类急性白血病的治疗，亦可用于治疗单疱疹病毒角膜炎和虹膜炎。氮杂胞苷（Azacitidine）的化学结构也和胞苷非常相似，在体内转化为氮杂胞嘧啶核苷酸并掺入 RNA 和 DNA 中，形成非功能性的氮杂 RNA 和 DNA，从而影响核酸的转录过程，抑制 DNA 和蛋白质的合成，临床上其主要用于治疗急性粒细胞白血病。

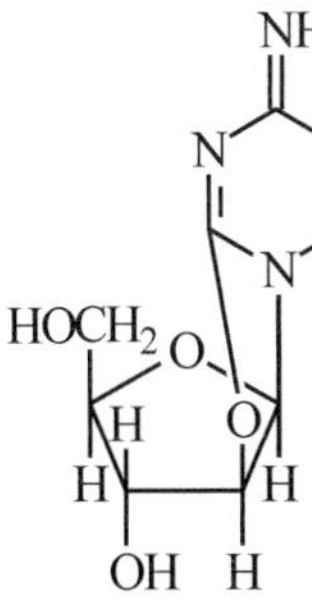

环胞苷 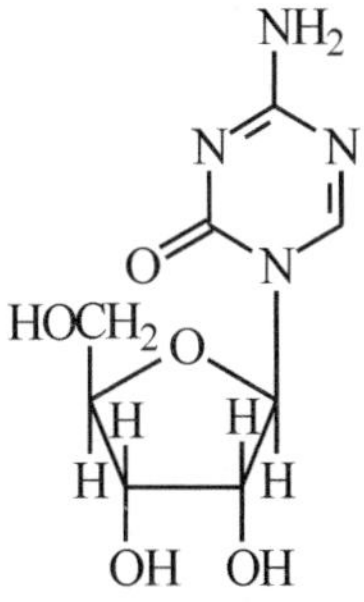　　　　　　　　　氮杂胞苷

13.2.2　嘌呤拮抗物

腺嘌呤和鸟嘌呤是 DNA 和 RNA 的重要组分，次黄嘌呤是腺嘌呤和鸟嘌呤生物合成的重要中间体。

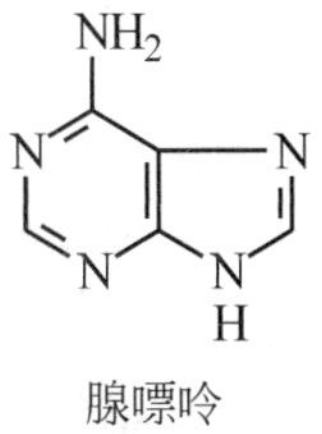

腺嘌呤 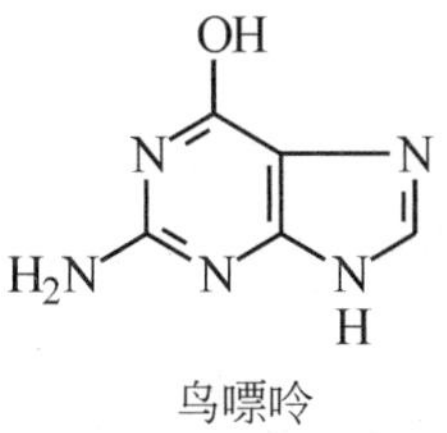　　　　　　　　鸟嘌呤 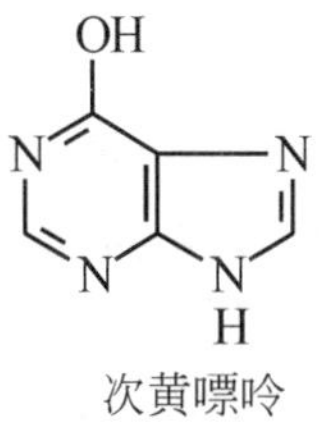　　　　　　　　次黄嘌呤

嘌呤类拮抗物主要是次黄嘌呤和鸟嘌呤的衍生物。巯嘌呤（Mercaptopurine，6 - MP）为嘌呤类抗代谢物，其结构与次黄嘌呤非常相似，在体内转变为活性的 6 - 硫代次黄嘌呤核苷酸，抑制腺酰琥珀酸合成酶，阻止次黄嘌呤核苷酸转变为腺苷酸，从而抑制 DNA 和 RNA

的合成，临床上其主要用于各种急性白血病的治疗，但是其水溶性较差，显效慢。后来人们合成了其水溶性的衍生物磺巯嘌呤钠（Sulfomercaprine Sodium，溶癌呤），为巯嘌呤的前体药物，在体内遇酸或巯基化合物均易分解成巯嘌呤而发挥作用，由于肿瘤组织的 pH 比正常组织低，而且巯基化合物的含量也比较高，因此该药对肿瘤组织可能有一定的选择性。

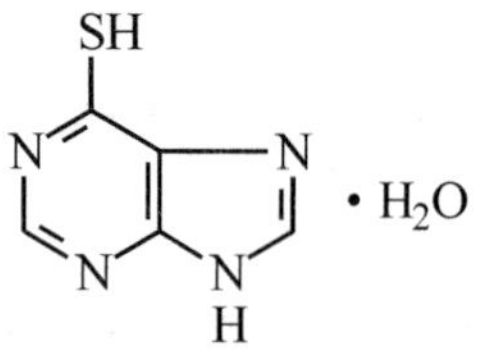

巯嘌呤 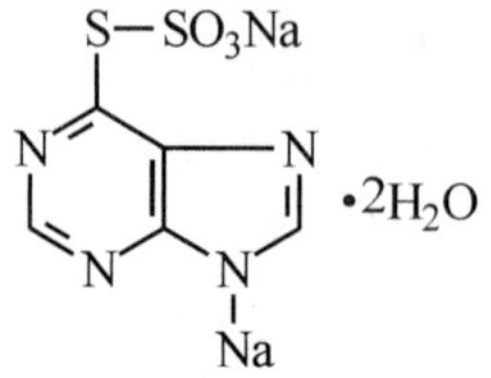   磺巯嘌呤钠

硫鸟嘌呤（Thioguanine，6 - TG）为鸟嘌呤的衍生物，在体内转化为硫代鸟嘌呤核苷酸，阻止嘌呤核苷酸的相互转换，从而影响 DNA 和 RNA 的合成。临床上其主要用于治疗各种类型的白血病，与阿糖胞苷合用，可提高疗效。

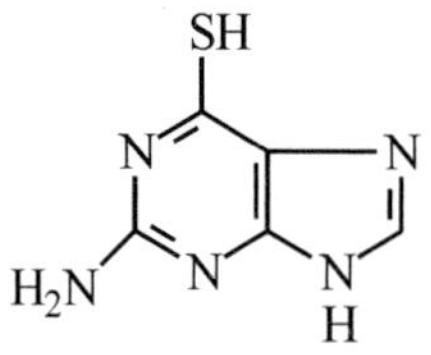

硫鸟嘌呤

13.2.3　叶酸拮抗物

叶酸（Folic Acid）是核酸合成所需的代谢物，也是红细胞发育生长的重要因子，临床上其可用作抗贫血药。当体内叶酸缺乏时，白细胞减少，因此叶酸拮抗物可用于缓解急性白血病。

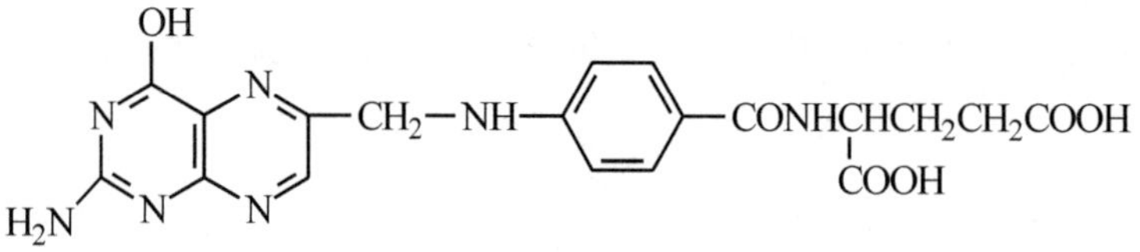

叶酸

氨基蝶呤（Aminopterin）和甲氨蝶呤（Methotrexate）均是叶酸的衍生物，在结构上与叶酸差别很小，两者通过抑制二氢叶酸还原酶，影响核酸的合成，从而起到抗肿瘤作用。

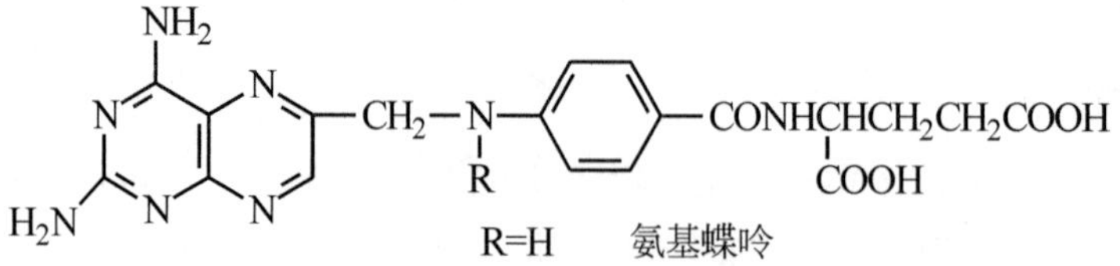

R=H　　氨基蝶呤
R=CH₃　甲氨蝶呤

氨基蝶呤曾用于白血病,现主要用于治疗银屑病。甲氨蝶呤和二氢叶酸还原酶的亲和力比二氢叶酸强 1 000 倍,使二氢叶酸不能转化为四氢叶酸,从而影响辅酶 F 的生成,最终抑制 DNA 和 RNA 的合成,阻止肿瘤细胞的生长,临床上主要用于治疗急性白血病等。

思考题 13.5　氟尿嘧啶为什么是一种有效的抗肿瘤药物?它是根据什么原理设计出来的?

思考题 13.6　抗代谢抗肿瘤药物主要分为哪几类?各举一例代表药物,写出其化学结构,并与正常代谢物的化学结构进行比较。

氟尿嘧啶 (Fluorouracil)

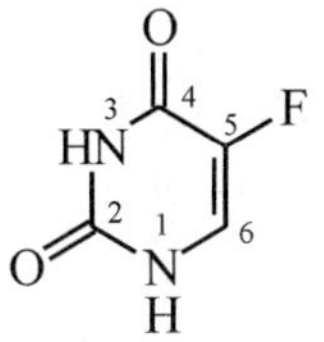

化学名为 5 - 氟 - 2,4(1H,3H) - 嘧啶二酮,又名为 5 - 氟尿嘧啶 (5 - Fu)。

本品为白色或类白色结晶或结晶性粉末,mp 为 281 ℃ ~ 284 ℃ (分解)。本品略溶于水,微溶于乙醇,不溶于氯仿,可溶于稀盐酸或氢氧化钠溶液。

本品在空气及水溶液中都非常稳定,在亚硫酸钠水溶液中较不稳定。首先亚硫酸根离子在氟尿嘧啶的 $C_{5\sim6}$ 双键上进行加成,形成 5 - 氟 - 5,6 - 二氢 - 6 - 磺酸尿嘧啶。该中间体不稳定,可消去 SO_3H 或 F 分别生成氟尿嘧啶和 6 - 磺酸基尿嘧啶;若在强碱中,则该中间体开环,最后生成 α - 氟 - β - 脲丙烯酸和氟丙醛酸。

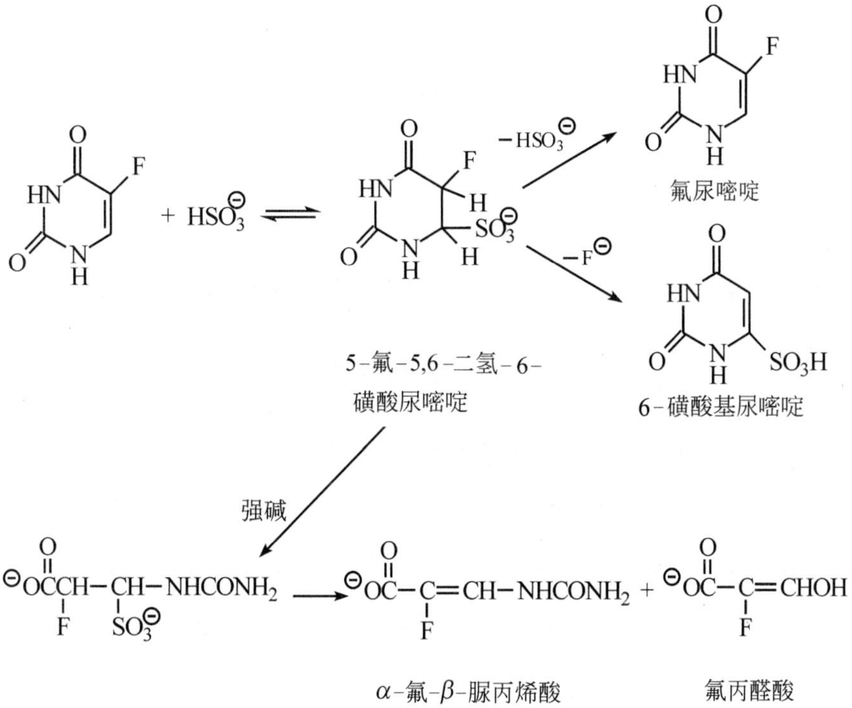

本品为尿嘧啶衍生物，抗瘤谱较广，对绒毛膜上皮癌及恶性葡萄胎有显著疗效，对结肠癌、直肠癌、胃癌、乳腺癌、头颈部癌等有效，是治疗实体肿瘤的首选药物。

<h3 style="text-align:center">盐酸阿糖胞苷（Cytarabine Hydrochloride）</h3>

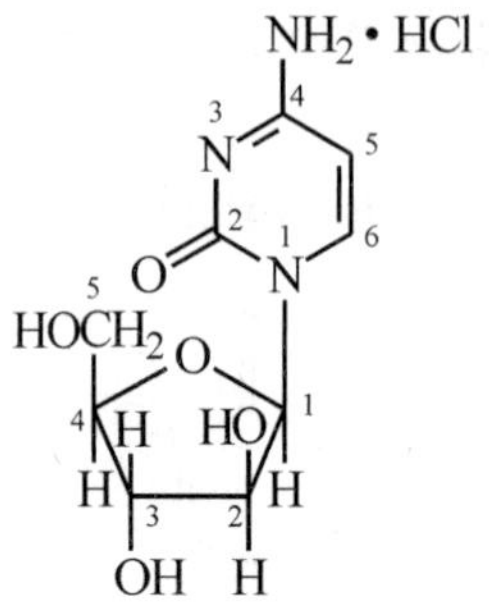

化学名为 1β – D – 阿拉伯呋喃糖基 – 4 – 氨基 – 2(1H) – 嘧啶酮盐酸盐。

本品为白色细小针状结晶或结晶性粉末，mp 为 190 ℃ ~ 195 ℃（分解）。本品极易溶于水，略溶于乙醇，不溶于氯仿。本品有旋光性，$[\alpha]_D^{25}$ 为 +127°（H_2O）。

本品为嘧啶类抗代谢物，临床主要用于治疗急性粒细胞白血病，对慢性粒细胞白血病的疗效较差。与其他抗肿瘤药合用，可提高疗效。此外，本品还用于治疗带状疱疹病毒所引起的角膜炎等。本品口服后吸收较差，通常通过静脉连续滴注给药。

<h3 style="text-align:center">巯嘌呤（Mercaptopurine，6 – MP）</h3>

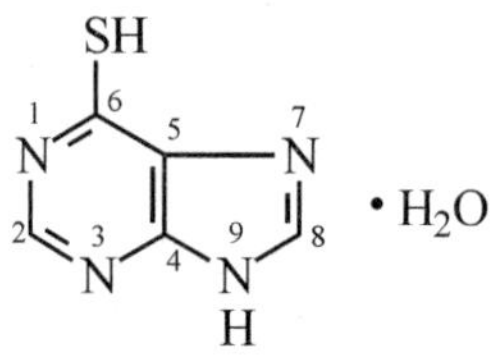

化学名为 6 – 巯基嘌呤一水合物。

本品为黄色结晶性粉末，无臭，味微甜。本品极微溶于水和乙醇，几乎不溶于乙醚。本品遇光后易变色。

本品的乙酸溶液与醋酸铅作用，生成黄色的巯嘌呤铅沉淀。

本品分子中具有巯基，可被硝酸氧化生成 6 – 嘌呤亚磺酸，进一步氧化生成黄色的 6 – 嘌呤磺酸，再与氢氧化钠作用，生成黄棕色的 6 – 嘌呤磺酸钠。

本品分子中的巯基可与氨反应，生成铵盐而溶解；遇硝酸银试液生成不溶于热硝酸的巯嘌呤银白色沉淀。

本品为嘌呤类抗代谢物，临床上对绒毛膜上皮癌和恶性葡萄胎有显著疗效，对急性和慢性粒细胞白血病也有效。缺点是本品易产生耐药性，不溶于水，显效慢。

甲氨蝶呤 （Methotrexate，MTX）

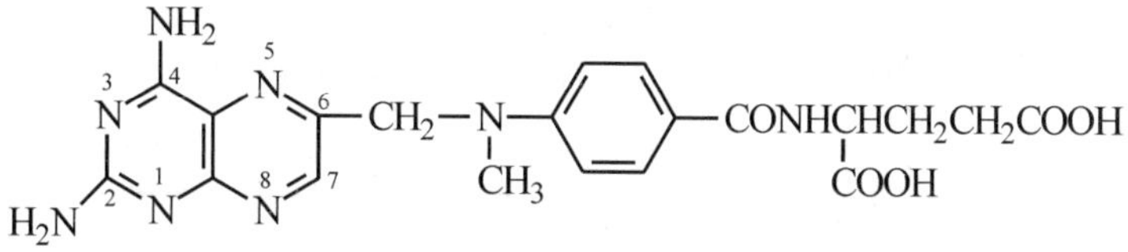

化学名为 L−（+）−N−［对−［［（2，4−二氨基−6−蝶啶基）甲基］甲氨基］苯甲酰基］谷氨酸。

本品为橙黄色结晶性粉末；几乎不溶于水、乙醇、氯仿或乙醚，易溶于稀碱溶液，溶于稀盐酸。

本品在强酸性溶液中不稳定，酰胺键发生水解，本品生成蝶呤酸和谷氨酸而失去活性。

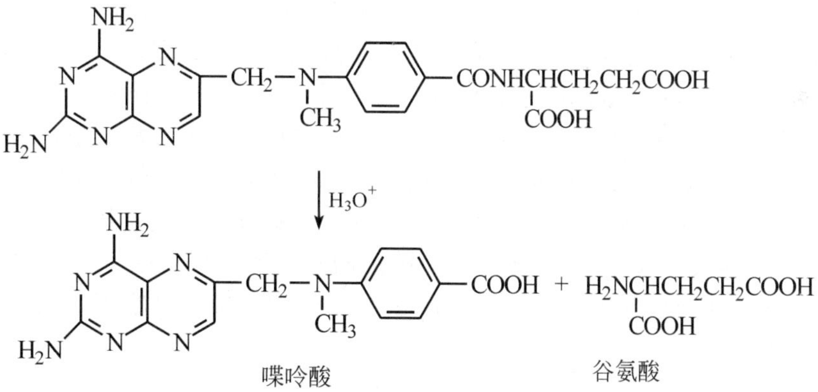

喋呤酸　　　　谷氨酸

本品为叶酸类抗代谢物，临床主要用于治疗急性白血病、绒毛膜上皮癌和恶性葡萄胎，对头颈部肿瘤、乳腺癌、宫颈癌、消化道癌和恶性淋巴癌也有一定的疗效。本品大剂量使用时会引起中毒，可用亚叶酸钙（Calcium Folinate）解救，亚叶酸钙可提供四氢叶酸，与甲氨蝶呤合用，可降低毒性而不降低抗肿瘤活性。

13.3　抗肿瘤天然药物

抗肿瘤天然药物主要包括抗肿瘤抗生素、抗肿瘤植物药有效成分及其半合成衍生物。

13.3.1　抗肿瘤抗生素

抗肿瘤抗生素是由微生物产生的具有抗肿瘤活性的化学物质，大多数直接作用于 DNA 或嵌入 DNA 中干扰其模板的功能。常用的抗肿瘤抗生素有多肽类和醌类两大类。

1. 多肽类抗生素

放线菌素 D （Dactinomycin D，更生霉素）是从微小链霉菌（*Streptomyces parvulus*）中分离得到的抗生素，是由 L−苏氨酸、D−缬氨酸、L−脯氨酸、N−甲基甘氨酸及 L−N−甲基缬氨酸组成的两个多肽内酯环与母核相连而成。

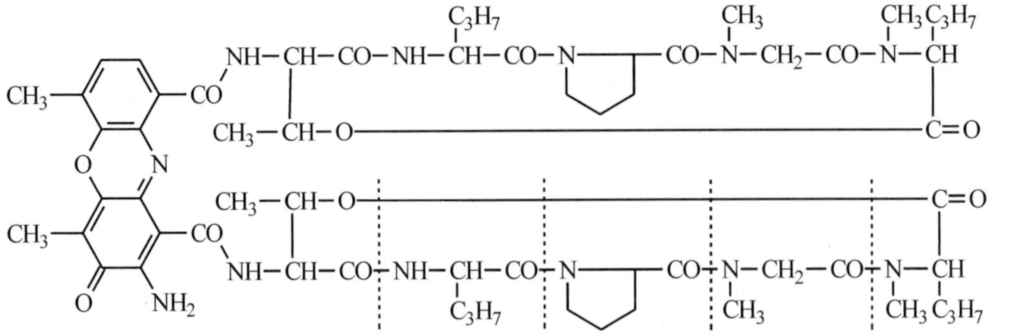

| L-苏氨酸 | D-缬氨酸 | L-脯氨酸 | N-甲基甘氨酸 | L-N-甲基缬氨酸 |

放线菌素 D

放线菌 D 与 DNA 的结合能力较强，但结合的方式是可逆的。其抑制以 DNA 为模板的 RNA 多聚酶，从而抑制 RNA 的合成。临床上其主要用于治疗肾母细胞瘤、恶性淋巴瘤、绒毛膜上皮癌、恶性葡萄胎等。其与其他抗肿瘤药合用，可提高疗效。

博来霉素（Bleomycin，争光霉素）是轮状链霉菌（*Streptomyces verticillus*）产生的一类水溶性的碱性糖肽类抗生素，临床上用的是以 A_2 为主要成分的混合物。国产的平阳霉素（Pingyangmycin）是纯 A_5 的博来霉素。两者可抑制胸腺嘧啶核苷酸掺入 DNA，从而干扰 DNA 的合成。临床上其主要用于鳞状上皮细胞癌、宫颈癌和脑癌的治疗，与放射治疗合并应用，可提高疗效。

2. 醌类抗生素

丝裂霉素 C（Mitomycin C）是从放线菌培养液中分离出的一种抗生素，我国发现的自力霉素经证明与其为同一化合物。

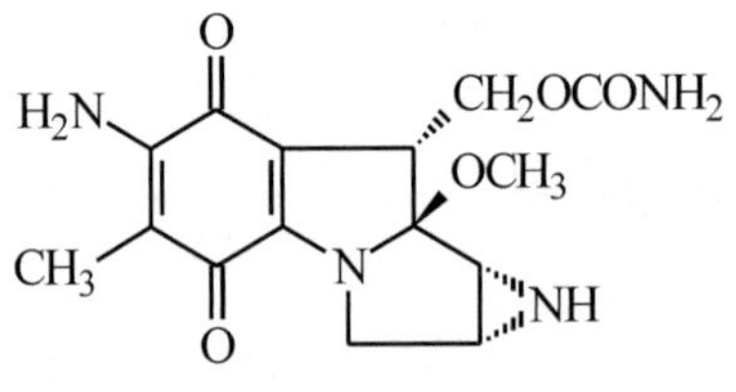

丝裂霉素 C

丝裂霉素 C 临床上用于治疗各种腺癌（如胃、胰腺、直肠、乳腺等），对某些头颈癌和骨髓性白血病也有效。由于其能引起骨髓抑制的毒性反应，较少单独应用，通常与其他抗癌药合用。

阿霉素（Doxorubicin，多柔比星）和柔红霉素（Daunorubicin）为蒽醌类抗肿瘤抗生素，也为苷类抗生素。

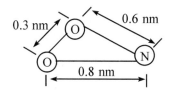

R=H　柔红霉素
R=OH　阿霉素

（柔红霉糖）

　　阿霉素的抗瘤谱较广，不仅可用于治疗急、慢性白血病和恶性淋巴瘤，还可以用于治疗乳腺癌、膀胱癌、甲状腺癌、肺癌、卵巢癌等实体瘤。柔红霉素主要用于治疗急性白血病。阿霉素和柔红霉素的主要毒副作用为骨髓抑制和心脏毒性。对这类抗生素的研究致力于寻找心脏毒性较低的药物，主要是对柔红霉糖的氨基和羟基的改造。

　　表柔比星（Epirubicin，表阿霉素）是阿霉素在柔红霉糖 4′位的—OH 差向异构化的化合物，其对白血病和其他实体瘤的疗效和阿霉素相似，但骨髓抑制和心脏毒性比阿霉素低 25%。

　　在研究某些天然和合成的抗肿瘤药物的构效关系时，有学者提出了 N—O—O 三角形环状结构（见图 13-1）为药效基团的设想，认为三角形环状结构可能与生物大分子的有关受体结合，导致其抑制某些酶的活性中心或改变某些生物膜的通透性，也可能其与酶共享一个共同的转运体系，使具有这一特定结构的化合物易于进入肿瘤细胞而产生抗肿瘤活性。

0.3 nm　　　0.6 nm

O

O　　　N

0.8 nm

图 13-1　N—O—O 三角形环状结构

　　新设计的化合物保留蒽醌母核，用其他有氨基（或烃氨基）的侧链代替氨基糖结构，有可能保持活性而减小心脏毒性，如米托蒽醌（Mitoxantrone）为全合成的药物，可形成如上的 N—O—O 活性三角形环状结构。其抗肿瘤作用是阿霉素的 5 倍，心脏毒性较小，临床上其用于治疗晚期乳腺癌、淋巴瘤和成人急性淋巴细胞白血病的复发。

OH　O　　NH(CH$_2$)$_2$NH(CH$_2$)$_2$OH

OH　O　　NH(CH$_2$)$_2$NH(CH$_2$)$_2$OH

米托蒽醌

13.3.2 抗肿瘤的植物药有效成分及其半合成衍生物

从植物中寻找抗肿瘤药物，在国内外已成为抗肿瘤药物研究的重要组成部分，对天然药物进行半合成结构修饰而得到一些半合成衍生物，从而寻找疗效更好的抗肿瘤药物，近年来发展较快。

1. 喜树生物碱类

喜树碱（Camptothecin）、羟基喜树碱（Hydoxycamptothecin，羟喜树碱）是从珙王同科植物喜树（*Camptotheca accuminata*）中分离得到的五个环系的内酯生物碱。喜树碱有较强的细胞毒性，对消化道肿瘤（如胃癌、结直肠癌）、肝癌、膀胱癌和白血病等恶性肿瘤有较好的疗效，但毒性较大，而且水溶性差，因此其临床应用受到限制。羟基喜树碱的毒性比喜树碱低，但同样不溶于水。

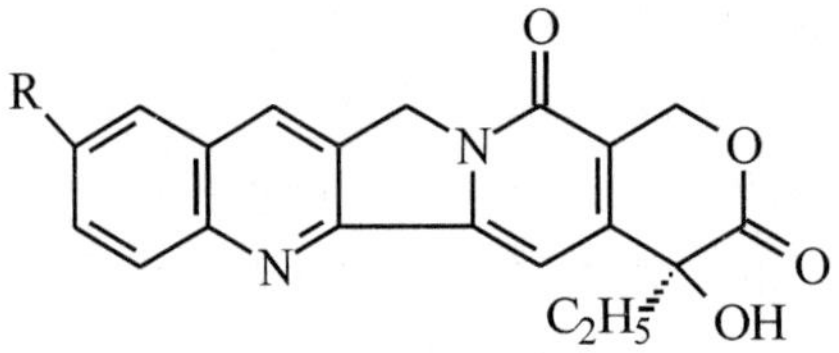

R＝H 喜树碱
R＝OH 羟基喜树碱

近年来人们设计并合成了一些水溶性较大、毒性较低的喜树碱衍生物，如伊立替康（Irinotecan，CPT－11）和拓扑替康（Topotecan）。

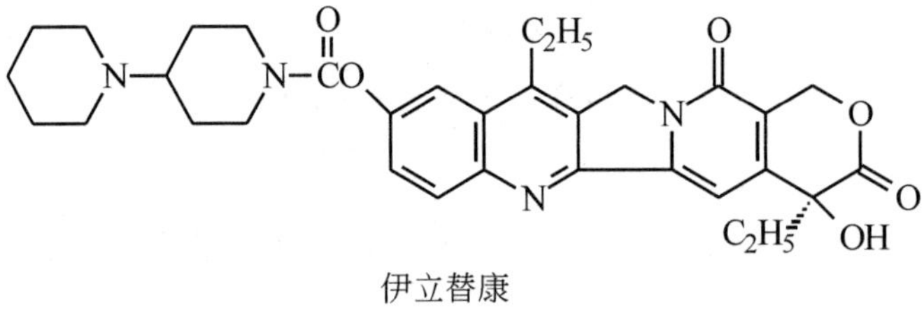

伊立替康

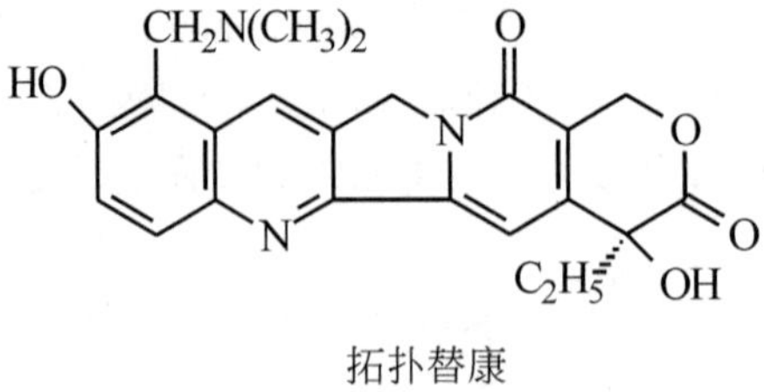

拓扑替康

伊立替康主要用于小细胞和非小细胞肺癌、结肠癌、卵巢癌、子宫癌、恶性淋巴瘤等的治疗。拓扑替康主要用于转移性卵巢癌的治疗，对小细胞肺癌、乳腺癌、结肠癌、直肠癌的疗效也很好。

2. 鬼臼生物碱类

鬼臼毒素（Potophyllotoxin）是从喜马拉雅鬼臼（*Podophyllum emodi*）和美洲鬼臼（*Podophyllum peltatum*）的根茎中提取得到的一种生物碱，为一种有效的抗肿瘤成分，但毒性反应严重，其不能用于临床。鬼臼毒素经结构改造，可得到半合成的衍生物，如依托泊苷（Etoposide，VP－16）和替尼泊苷（Teniposide，VM－26）。

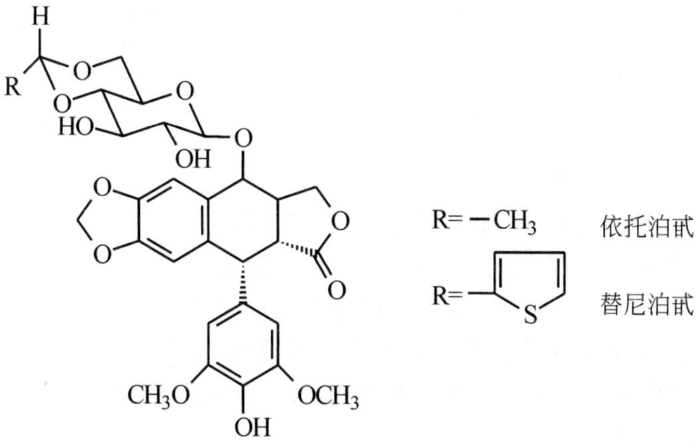

$$R=-CH_3 \quad 依托泊甙$$

$$R=\ \quad 替尼泊甙$$

依托泊苷对小细胞肺癌的疗效显著，为小细胞肺癌化疗的首选药物。替尼泊苷的脂溶性高，易通过血脑屏障，为脑瘤的首选药物。

3. 长春碱类

长春碱类抗肿瘤药是由夹竹桃科植物长春花（*Catharanthus* 或 *Vinca roseal*）分离得到的具有抗癌活性的生物碱，主要有长春碱（Vinblastine，VLB）和长春新碱（Vincristine，VCR），它们对淋巴细胞白血病有较好的疗效。

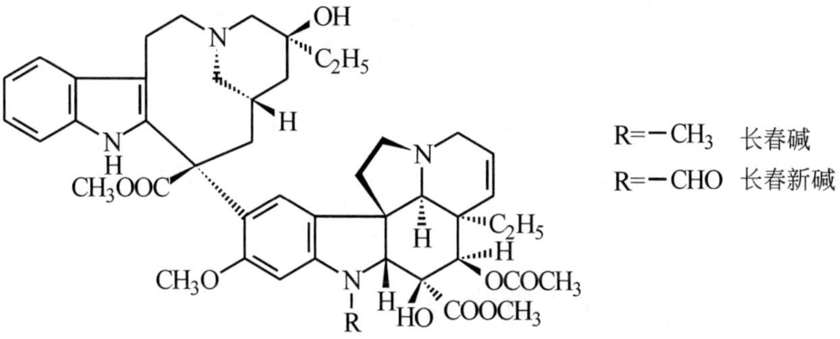

$$R=-CH_3 \quad 长春碱$$

$$R=-CHO \quad 长春新碱$$

长春瑞滨（Vinorelbine，NRB）是已开发上市的半合成的长春碱衍生物，对肺癌尤其是小细胞肺癌的疗效好，还可用于乳腺癌、卵巢癌、食道癌等的治疗，其对神经的毒性比长春碱和长春新碱低。

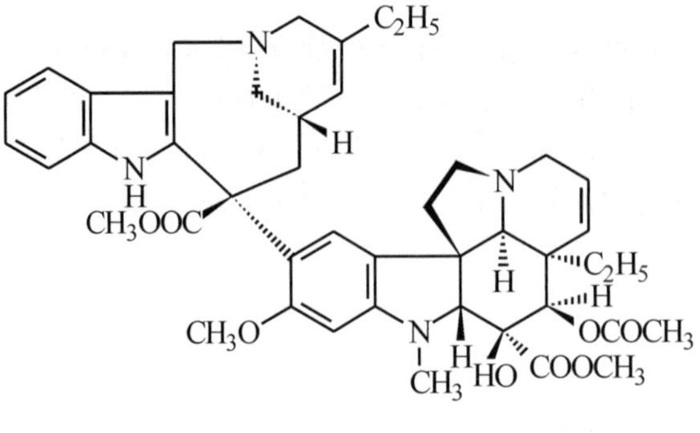

长春瑞滨

4. 紫杉烷类

紫杉醇（Taxol）是最先从美国西海岸的短叶红豆杉（*Taxus breviolia*）的树皮中提取得到的一种二萜类化合物，主要用于治疗卵巢癌、乳腺癌及非小细胞肺癌。

由于紫杉醇在数种红豆杉属植物中的含量很低（最高0.02%），加之紫杉生长缓慢，树皮剥去后不能再生，树木将死亡，因此紫杉醇的来源受到限制。后来在浆果紫杉（*Taxus baccata*）的新鲜叶子中人们提取得到紫杉醇前体10-去乙酰浆果赤霉素（含量约0.1%），以此进行半合成来制备紫杉醇。

多西他赛（Docetaxel，紫杉特尔）是用10-去乙酰浆果赤霉素进行半合成得到的另一种紫杉烷类抗肿瘤药物，其水溶性比紫杉醇好，抗瘤谱更广，对除肾癌、结直肠癌以外的其他实体瘤都有效，而且活性高于紫杉醇。

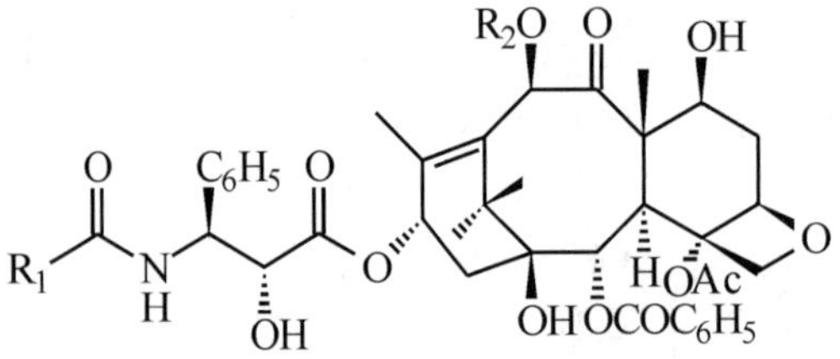

$R_1=-C_6H_5$ $R_2=-COCH_3$ 紫杉醇
$R_1=-OC(CH_3)_3$ $R_2=-H$ 多西他赛

13.4 金属配合物抗肿瘤药物

1969年顺铂（Cisplatin，顺氯氨铂）对动物肿瘤有强烈的抑制作用首次被报道，人们开始重视金属配合物抗肿瘤药的研究，合成了大量的金属配合物，其中尤以铂的配合物引起人们的极大重视。

顺铂对治疗膀胱癌、前列腺癌、肺癌、头颈部癌等都具有较好的疗效，但毒副反应大，有严重的肾毒性、胃肠道毒性、耳毒性及神经毒性，长期使用会产生耐药性。为了克服顺铂的缺点，人们用不同的胺类（乙二胺、环己二胺等）和各种酸根（无机酸、有机酸）与铂络合，合成了一系列铂的配合物，如卡铂（Carboplatin，碳铂）是 20 世纪 80 年代上市的第二代铂配合物，其抗瘤谱与顺铂类似，但肾毒性、消化道反应和耳毒性均较低，对小细胞肺癌、卵巢癌的效果比顺铂好，但对膀胱癌和头颈部癌的效果不如顺铂。异丙铂（Iproplatin）是八面体构型的铂配合物，水溶性比顺铂高，抗瘤谱较广，主要用于肺癌、乳腺癌、淋巴肉瘤、白血病等的治疗，其肾毒性很低。

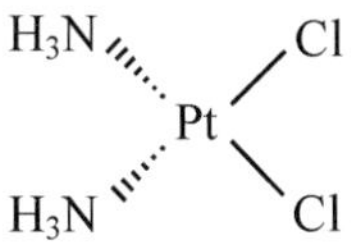

顺铂 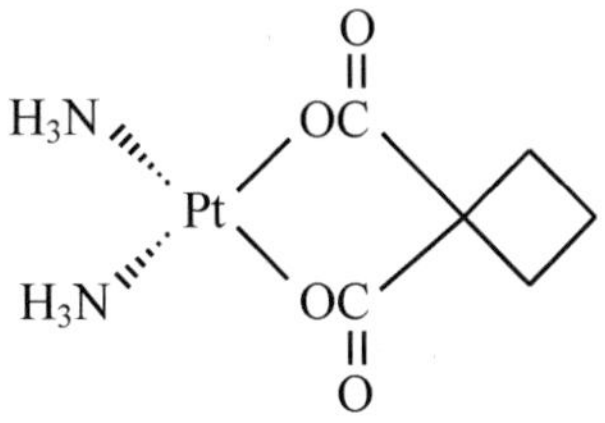　　　　　　　　　　卡铂 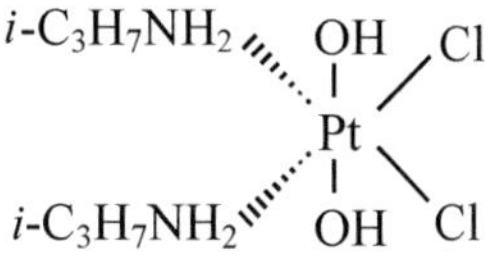　　　　　　　　　　异丙铂

顺铂　（Cisplatin）

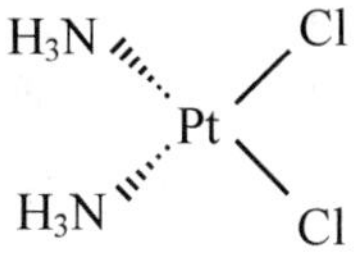

化学名为（Z）-二氨二氯合铂。

本品为亮黄色或橙黄色的结晶性粉末，无臭；易溶于二甲基亚砜，略溶于二甲基甲酰胺，微溶于水，不溶于乙醇。本品为顺式异构体，其反式异构体无效。

本品在室温条件下对光和空气稳定，可长期贮存。本品加热至 170 ℃，即转化为反式异构体，继续加热至 270 ℃，熔融同时分解成金属铂。

本品水溶液不稳定，能逐渐水解生成水合物 A 和水合物 B，进一步水解生成无抗肿瘤活性却有剧毒的低聚物 A 和低聚物 B。外加氯化物到顺铂水溶液中，可降低顺铂的分解速率，所以制剂中加入氯化钠，临床药用的顺铂是含有甘露醇和氯化钠的冷冻干燥粉。

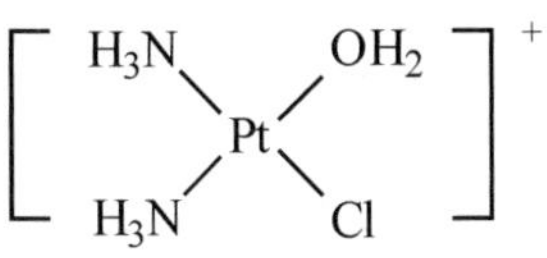

水合物 A 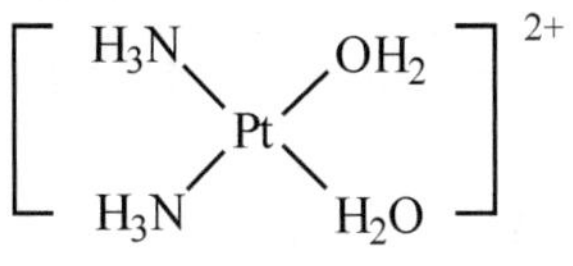　　　　　　　　　　　　　水合物 B

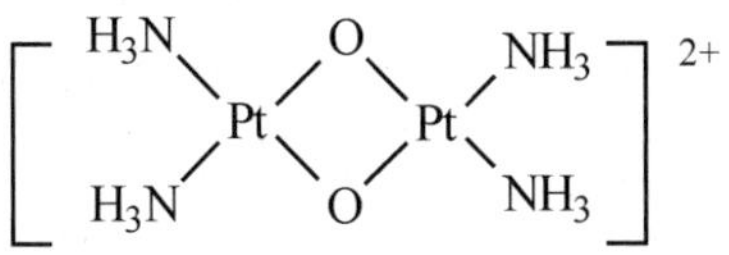

低聚物 A 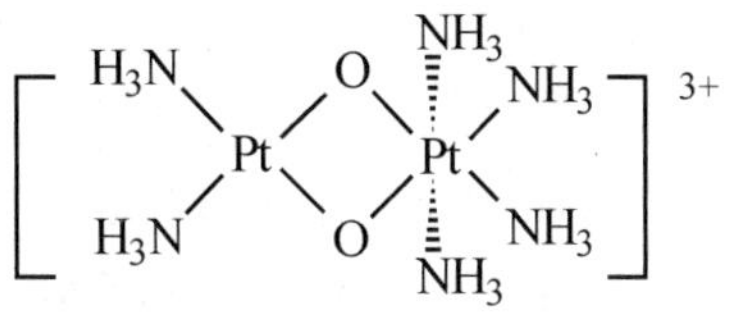　　　　　　　　　　　　　低聚物 B

本品的作用机理是使肿瘤细胞的 DNA 复制停止，阻碍细胞的分裂。临床上本品主要用于治疗膀胱癌、前列腺癌、肺癌、头颈部癌、乳腺癌、恶性淋巴癌和白血病等，与甲氨蝶呤、环磷酰胺等有协同作用。其缺点是毒副作用较大，长期使用会产生耐药性。

卡铂 （Carboplatin）

化学名为顺二氨络（1，1 – 环丁烷二羧酸）铂，又称碳铂。

本品为白色粉末或结晶性粉末，无臭；略溶于水，不溶于乙醇、丙酮、氯仿或乙醚。

本品的硫酸溶液加热至沸，加入碘化汞钾试液，溶液显黄色，瞬即变为红棕色，既而变为淡蓝色、紫色，并产生黑色沉淀。

本品为20世纪80年代设计开发的第二代铂配合物，其抗瘤谱和抗肿瘤活性与顺铂类似，但肾脏毒性及消化道反应较低，临床上治疗小细胞肺癌、卵巢癌的效果比顺铂好，对膀胱癌和头颈部癌的效果则不如顺铂。卡铂和顺铂之间没有交叉耐药性。

思考题13.7 试比较伊立替康和天然喜树碱的结构差异，并说明其理化性质和作用特点。

思考题13.8 试写出顺铂和卡铂的化学结构，说明两者的临床用途及毒副作用有何不同。

13.5 新型分子靶向抗肿瘤药物

传统的肿瘤化学治疗药物大多数是以 DNA 或微管作为靶点，或通过抑制肿瘤细胞的代谢途径来发挥作用。这样的化学治疗药物在发挥抗肿瘤活性的同时，对人体正常细胞也造成了一定的损伤，带来了明显的毒副作用。

随着分子生物学的研究进展，人们对基因、蛋白质、细胞的合成、功能和调控有了更多的认识，对肿瘤的发生机理和特征有了更深入的了解，这些都为抗肿瘤药物提供了新的作用靶点。

21世纪以来，抗肿瘤药物正从传统的肿瘤化学治疗药物向针对肿瘤发生机理和特征的新型分子靶向抗肿瘤药物发展。激酶能催化 ATP 的 γ – 磷酸基转移到底物上，使其磷酸化，在细胞信号通路的调节中发挥重要作用。目前已知人体内有 500 种以上激酶，它们参与调节细胞增殖、存活、凋亡、代谢和分化等广泛的细胞活动。激酶信号通路异常被认为与恶性肿瘤的一些典型特征密切相关。正因为如此，激酶成为近些年抗肿瘤药物研究的最热门靶点，研究者发现了一大批不同结构骨架和药效活性的小分子激酶抑制剂。目前已经有数十种分子靶向抗肿瘤药物上市，由于其具有相对较高的选择性和较低的毒副作用，在临床抗肿瘤治疗上起到了越来越大的作用。

2001 年首个靶向 Bcr–Abl 非受体型蛋白酪氨酸激酶的小分子抑制剂甲磺酸伊马替尼（Imatinib Mesylate）获准上市，用于慢性粒细胞白血病（CML）的治疗。

甲磺酸伊马替尼 （Imatinib Mesylate）

化学名为 4–[（4–甲基–1–哌嗪基）甲基]–N–[4–甲基–3–[[4–（吡啶–3–基）嘧啶–2–基]氨基]–苯基]苯甲酰胺甲磺酸盐。

本品为白色至微黄色的结晶性粉末。本品在 pH ≤ 5.5 的缓冲水溶液中可溶，在中性或碱性缓冲水溶液中微溶或不溶；在二甲亚砜、甲醇和丙酮等有机溶剂中溶解度逐渐减小，从易溶至不溶。

甲磺酸伊马替尼用于治疗费城染色体阳性的慢性粒细胞白血病和恶性胃肠道间质肿瘤。

很多慢性粒细胞白血病细胞内可观察到一种异常染色体——费城染色体（Philadelphia Chromosome），该染色体导致第 9 号染色体的末端（称为 Abl）和第 22 号染色体的首端（称为 Bcr）发生易位，生成了一个新的 Bcr–Abl 融合基因，表达一种定位于细胞质的 Bcr–Abl 融合蛋白。该蛋白属于非受体型蛋白酪氨酸激酶，并可持续活化，从而激活细胞内相关信号通路，加速细胞增殖，导致慢性粒细胞白血病发生。

本章小结

1. 根据药物的作用原理及来源，抗肿瘤药物可分为烷化剂、抗代谢药物、抗肿瘤天然药物、金属配合物抗肿瘤药物及其他抗肿瘤药物。

2. 烷化剂是最早用于临床的抗肿瘤药物，也是非常重要的一类药物，主要有氮芥类、乙撑亚胺类、甲磺酸酯及多元醇类、亚硝基脲类等，但该类药物的毒副作用较大。

3. 抗代谢药物是根据代谢拮抗原理设计的一类抗肿瘤药物，包括嘧啶拮抗物、嘌呤拮抗物及叶酸拮抗物，也是一类临床上常用的抗肿瘤药物。

4. 抗肿瘤天然药物包括抗肿瘤抗生素、抗肿瘤植物药有效成分及其衍生物，是抗肿瘤药物的研究方向之一，已有了一定的进展。

5. 金属配合物（尤其是铂配合物）是抗肿瘤药物研究中较为活跃的领域之一。

6. 新型分子靶向抗肿瘤药物是近三十多年来的新进展，通过抑制细胞信号通路中的激酶活性，发挥抗肿瘤的重要作用。

习　题

1. 抗肿瘤药物主要分为哪几大类？各举一例药物。
2. 什么是烷化剂？写出其主要结构类型，各举一例药物。
3. 氮芥类烷化剂的结构是由哪两部分组成的？这两部分的作用分别是什么？试举出 3 ~ 4 例药物。
4. 为什么环磷酰胺比其他氮芥类药物的毒性小？
5. 抗代谢抗肿瘤药物是如何设计出来的？试举一例药物说明。
6. 抗肿瘤天然药物主要有哪些？
7. 试写出环磷酰胺、卡莫司汀、氟尿嘧啶、巯嘌呤及阿糖胞苷的化学结构及主要临床用途。

第 14 章

甾 类 药 物

引言

　　甾类药物（Steroid Drugs）通常是指体内的甾体激素及其结构改造后得到的拮抗剂和激动剂。

学习目标

你学完本章之后应达到如下要求：

1. 掌握甾类药物的分类、命名、结构、性质、鉴别。

2. 了解雌激素类药物的发展，掌握代表药物雌二醇、炔雌醇、尼尔雌醇及己烯雌酚的结构、化学名、性质及应用。

3. 了解雄激素及同化激素类药物的发展，掌握代表药物甲睾酮、丙酸睾酮、苯丙酸诺龙、达那唑的结构、化学名、性质

及应用。

4. 了解孕激素类药物的分类及发展，了解甾类口服避孕药的发展，掌握黄体酮、甲羟孕酮、甲地孕酮、炔诺酮、左炔诺孕酮的结构、化学名、性质及应用，熟悉米非司酮的结构及应用。

5. 了解肾上腺皮质激素类药物的发展，掌握氢化泼尼松、地塞米松、曲安奈德、氟氢松的结构、化学名、性质及应用。

　　甾类药物结构的基本骨架（甾核）为环戊烷并多氢菲的四环结构，其中 A、B 和 C 环为六元环，D 环为五元环。基本骨架中有 6 个手性碳原子，理论上 A、B、C、D 四环应有 64（2^6）种稠合方式，由于大多数稠合方式能量高、不稳定，所以绝大部分甾核以热力学较稳定 AB、BC、CD 全反式，或 AB 为顺式、BC、CD 互为反式的方式存在，在前一种稠合方式中，因 AB 为反式，AB 环稠合边上 C_5、C_{10} 上的取代基互为反式，即 C_5 上取代基（—H）在平面的下方，常以虚线表示（α 取代），C_{10} 上取代基（CH_3—）在平面上方，用实线表示（β 取代），此类稠合方式被称为 5α 系列构型式；同理，在后一种稠合方式中，因 AB 互为顺式，稠合边上 C_5、C_{10} 上的取代基亦互为顺式，均在平面的上方，此类稠合方式被称为 5β 系列构型式。

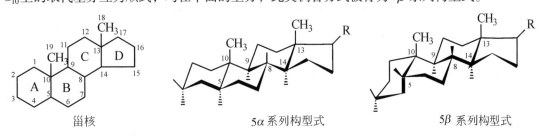

甾核　　　　　　　　　　　5α 系列构型式　　　　　　　　5β 系列构型式

在 α、β 系列构型中，通常将与环平面垂直的键称为 a 键，与环平面平行的键称为 e 键。当环的构象发生翻转时，α 和 β 的关系不变，即取代基互为顺、反的关系不变，而 a 和 e 的关系则发生互变。处在 a 键或 e 键上的取代基，因空间位阻不同而体现出不同的化学或生物学效应。

几乎所有的天然甾类化合物都是 5α 系列构型式，本章所讨论的甾类药物也均属此类。根据甾核中 C_{10}、C_{13}、C_{17} 位上有无取代基，可将甾类药物分为雄甾烷类药物、雌甾烷类药物及孕甾烷类药物，即 C_{10}、C_{13} 位均有甲基取代时称为雄甾烷，仅 C_{13} 位有甲基取代时称为雌甾烷，以 C_{10}、C_{13} 位有甲基取代，且 C_{17} 位上有至少两个碳原子的碳链取代时称为孕甾烷。

5α-雄甾烷　　　　5α-雌甾烷　　　　5α-孕甾烷

天然的甾体激素以极低的浓度（$0.1 \sim 1.0$ nmol/L）存在于体内，其中大部分与血浆蛋白可逆性结合，仅少量以游离态存在，并经扩散通过细胞膜进入靶细胞，与靶细胞内特异性受体结合，产生激素效应。

思考题 14.1　试比较雌甾烷、雄甾烷及孕甾烷的结构特点。

14.1　雌激素类药物

雌激素类药物包括天然的雌性激素及其衍生物和非甾类雌性激素。雌激素是最早被发现的甾体激素，天然的雌激素有雌酮（Estrone）、雌二醇（Estrodiol）及雌三醇（Estriol），它们主要由雌性动物卵巢分泌产生，肾上腺皮质及男性睾丸也有少量分泌。在体内，雌激素具有促进雌性动物第二性征发育及性器官成熟，与孕激素一起完成女性性周期、妊娠、授乳等方面的作用；此外，雌激素还具有降低胆固醇的作用。临床上其用于雌激素缺乏症、性周期障碍、绝经综合征、骨质疏松、乳腺癌和前列腺癌等的治疗，也是口服避孕药的主要成分之一。

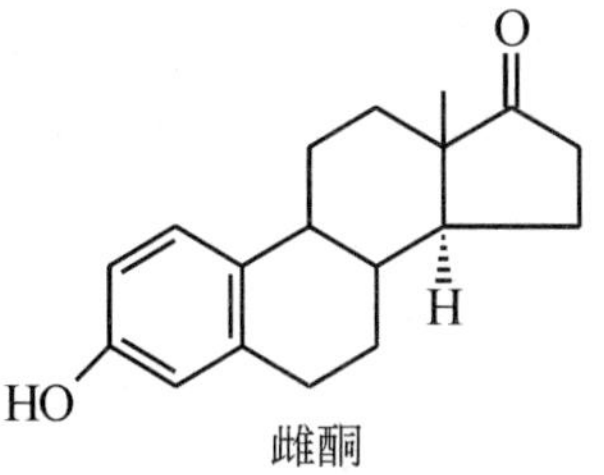

雌酮 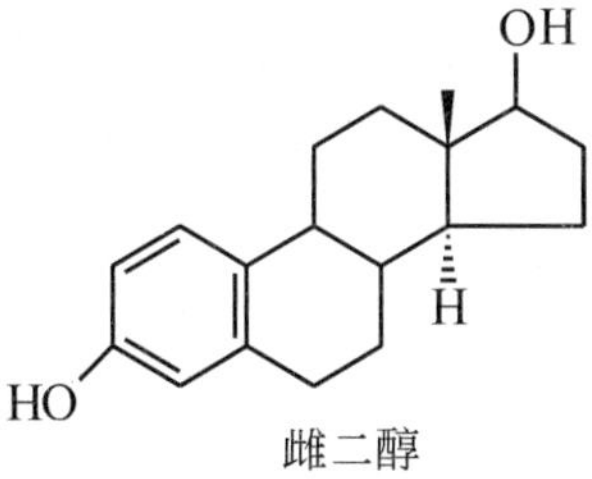   雌二醇 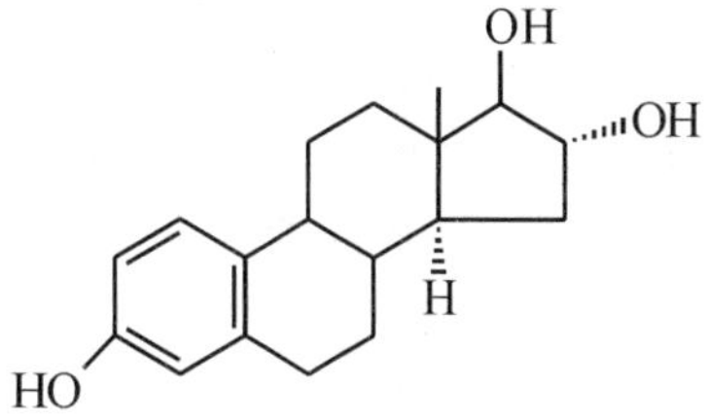   雌三醇

雌二醇为体内的原始激素，许多组织的相关酶能将雌二醇与雌酮互变，经代谢最后形成雌三醇。雌酮、雌三醇的生物活性分别为雌二醇的 1/10、1/30。天然雌激素口服后经胃肠道微生物降解及肝脏的代谢迅速失活，因而口服无效，其一般做成霜剂或透皮贴剂而通过皮肤吸收，也可制成栓剂用于阴道，经黏膜吸收。雌二醇在体内迅速代谢，作用时间较短，为了延长其半衰期，将雌二醇的 3 位或 17β 位的羟基酯化，如雌二醇 – 3 – 苯甲酸酯、雌二醇 – 3，17 – 二丙酸酯等，在体内水解缓慢释放出游离雌二醇而延长作用时间。这类酯的衍生物虽然长效，但仍不能口服，常做成注射剂，供肌注使用。另外，在雌二醇分子中 17α 位引入取代基，如乙炔基，增大了空间位阻，以减少在体内相关酶作用下氧化的可能性，使其成为口服有效的药物，如炔雌醇（Ethinylestradiol）、炔雌醚（Quinestrol）、尼尔雌醇（Nilestriol）。

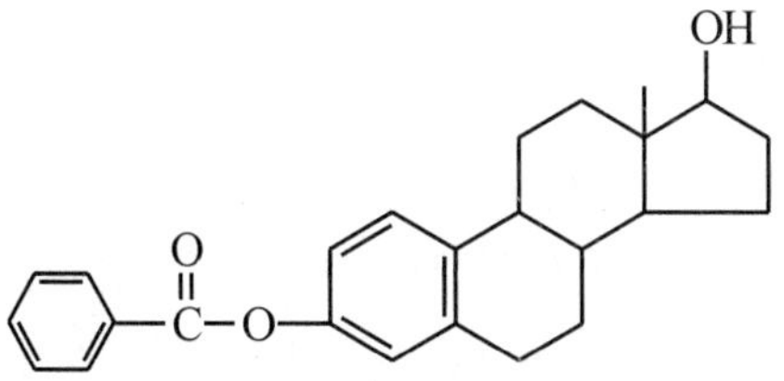

雌二醇-3-苯甲酸酯 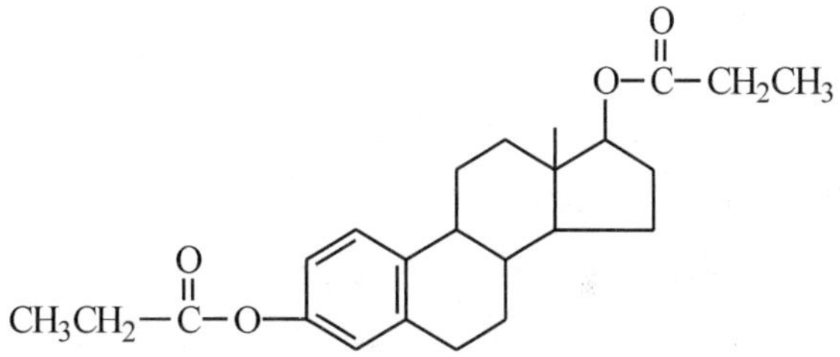   雌二醇-3,17-二丙酸酯

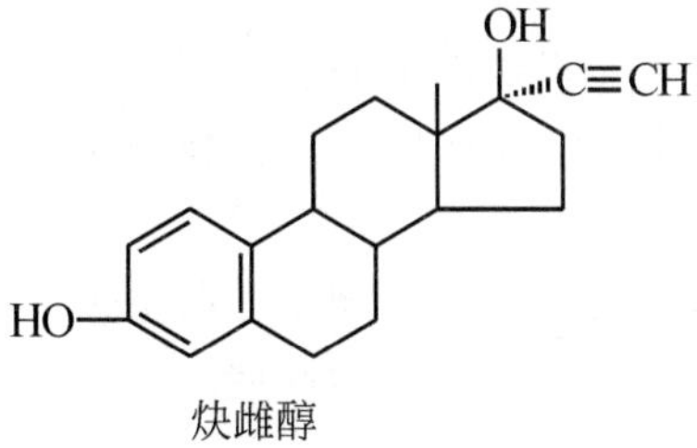

炔雌醇 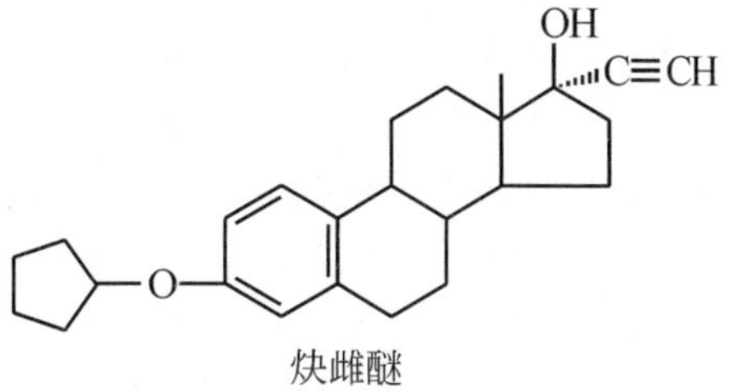   炔雌醚

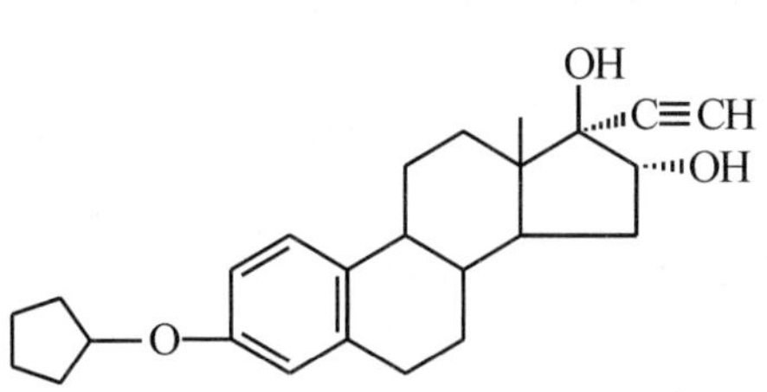

尼尔雌醇

与雄激素不同，一些非甾体结构化合物也具有雌激素活性。例如，反式的 1，2 – 二苯乙烯的衍生物，因其具有与天然雌激素相似的空间结构，而具有雌激素样的活性。再如，反式己烯雌酚与雌二醇的分子长度和宽度极为相似，且活性相近，临床上被作为雌二醇的替代品，已被广泛地使用。

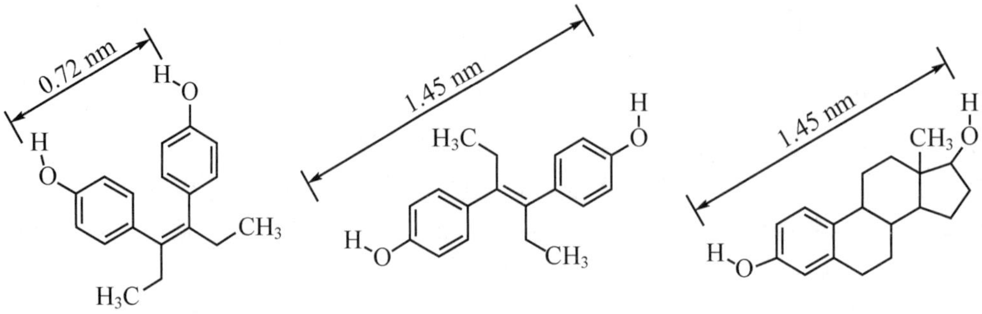

顺式己烯雌酚   反式己烯雌酚   雌二醇

雌二醇（Estradiol）

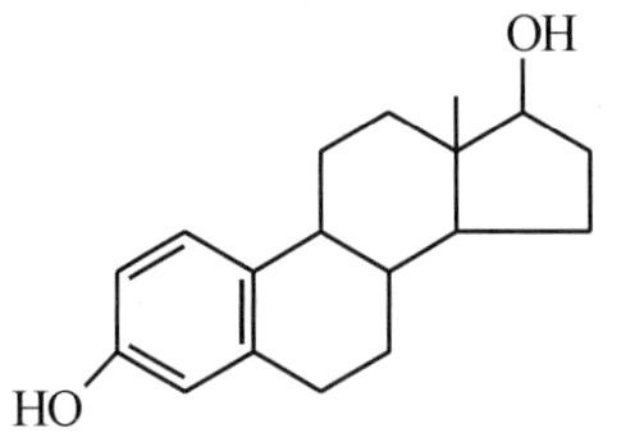

化学名为雌甾 –1，3，5（10）– 三烯 –3，17β – 二醇。

本品为白色或乳白色结晶粉末，有吸湿性，无臭无味，几乎不溶于水，略溶于乙醇，溶于丙酮、氯仿、乙醚和碱性水溶液，在植物油中亦可部分溶解。mp 为 175 ℃ ~ 180 ℃，$[\alpha]_D^{25}$ 为 +75° ~ +82°（$c = 1$，二氧六环）。

本品有极强的生物活性，其治疗剂量非常低；浓度为 10^{-8} ~ 10^{-10} mol/L 时，本品对靶器官即能表现出活性。本品口服后易被破坏，多采用肌注或外用给药，其血浆蛋白结合率约为 50%，在体内经肝和肠迅速代谢为活性较弱的雌酮和雌三醇，代谢物与葡萄糖醛酸或硫酸结合后，从尿中排出，仅有少部分的以原型排泄。

临床上常用的本品制剂有注射剂、凝胶剂、贴片及口服缓释片，其主要用于卵巢功能不全或雌激素不足引起的各种症状，如功能性子宫出血、原发性闭经、绝经期综合征等。

炔雌醇（Ethinglestradiol）

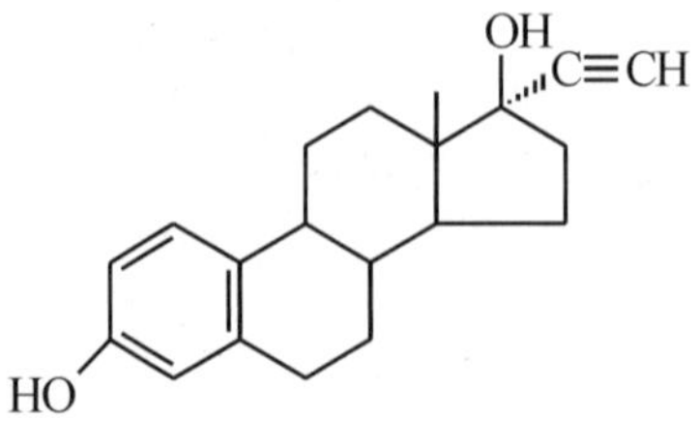

化学名为 19 - 去甲 - 17α - 孕甾 - 1，3，5（10）- 三烯 - 20 - 炔 - 3，17 - 二醇，又名为乙炔雌二醇。

本品为白色或类白色结晶性粉末，无臭，易溶于乙醇、丙酮、二氧六环和乙醚，溶于氯仿，不溶于水。mp 为 182 ℃ ~ 184 ℃，$[\alpha]_D^{24}$ 为 + 3.0° ~ + 4.0°（$c = 2$，二氧六环）。

本品分子中存在乙炔基，其乙醇溶液遇硝酸银试液产生白色的炔雌醇银沉淀。

本品为强效雌激素，其活性为雌二醇的 7 ~ 8 倍，己烯雌酚的 20 倍。口服后吸收好，生物利用度为 40% ~ 50%，消除半衰期为 6 ~ 14 h。临床上本品用于月经紊乱、功能性子宫出血、绝经综合征、子宫发育不全等病症的治疗；与孕激素合用，对抑制排卵有协同作用，增强避孕效果，为口服避孕药中最常用的雌激素，可与炔诺酮或甲地孕酮配伍制成口服避孕片。

尼尔雌醇 （Nilestriol）

化学名为 3 -（环戊氧基）- 19 - 去甲 - 17 - 孕甾 - 1，3，5（10）- 三烯 - 20 - 炔 - 16α，17α - 二醇，又名为戊炔雌三醇。

本品为白色或类白色结晶性粉末；易溶于氯仿，溶于丙酮，略溶于甲醇、乙醇，几乎不溶于水；mp 为 160 ℃ ~ 165 ℃。

本品为雌三醇衍生物，是一种口服强效、长效的雌激素药物，能选择性作用于阴道和子宫颈管，而对子宫实体、子宫内膜作用很小。本品口服后吸收优于雌三醇，在体内代谢为乙炔雌三醇和雌三醇，缓慢从尿中排出。临床上本品主要用于雌激素缺乏引起的绝经期或更年期综合征。另外，本品还具有防治辐射损伤、升高白细胞、改善照射后造血功能的作用，用于急性放射病的治疗。

己烯雌酚 （Diethylstilbestrol）

化学名为（E）- 4,4′ -（1，2 - 二乙基 - 1，2 - 亚乙烯基）双苯酚。

本品为白色结晶或结晶性粉末，无臭；在乙醇、乙醚或脂肪油中溶解，几乎不溶于水，溶于稀氢氧化钠溶液；mp 为 169 ℃ ~ 172 ℃。

本品为人工合成的非甾类雌激素，口服后吸收良好，其作用为雌二醇的 2～3 倍，临床用途与雌二醇相同。本品多数制成口服片剂，也有将其溶在植物油中制成针剂使用。

思考题 14.2 己烯雌酚和天然雌二醇的结构有何相似之处？

14.2 雄激素类药物

雄激素类药物包括天然雄性激素及其类似物。天然雄性激素具有雄性活性和蛋白同化活性。雄性活性主要是指维持雄性生殖器官的发育及促进第二性征形成的作用；而蛋白同化活性包括促进蛋白质的合成代谢，减少蛋白质的分解代谢，促使肌肉发达、体重增加，促使钙磷元素在骨组织中的沉积，促进骨细胞间质的形成，加速骨的钙化，促进组织的新生和肉芽的形成等生理作用。仅具有蛋白同化活性的激素类物质，称为同化激素。

天然的雄性激素为睾酮（Testosterone），又称睾丸素，主要由睾丸间质细胞分泌，肾上腺皮质、卵巢和胎盘也有少量的分泌。睾酮进入靶细胞后，经 5α – 还原酶作用还原为 5α –二氢睾酮（Dihydrotestosterone，5α – DHT），它是雄激素在细胞中的活性形式，与细胞核中的雄激素受体蛋白结合，产生激素效应。口服睾酮，其易在消化道被破坏，且在体内代谢快，作用时间短。将其 17 位羟基酯化，如丙酸睾酮（Testosterone Propinate），可增加脂溶性，减慢代谢速度，而延长疗效；在 17α 位引入取代基（如甲基、乙基），以增加空间位阻，使代谢比较困难，增加口服后吸收的稳定性，如甲睾酮（Methyltestosterone）。在睾酮分子的 9α 位引入卤素、去掉 10 位甲基，或 2 位引入取代基以及对 A 环进行改造，可使雄性活性降低，保留或增强其蛋白同化活性，而获得同化激素，如羟甲烯龙（Oxymetholone）、达那唑（Danazol）、苯丙酸诺龙（Nandrolone Phemylpropionate）。

睾酮

羟甲烯龙

甲睾酮（Methyltestosterone）

化学名为 17α - 甲基 -17β - 羟基 - 雄甾 -4 - 烯 -3 - 酮，又称为甲基睾丸素。

本品为白色或类白色结晶性粉末；无臭、无味，微有吸湿性，遇光后易变质。本品易溶于乙醇、丙酮和氯仿，溶于乙酸乙酯，略溶于乙醚，在植物油中溶解，不溶于水；mp 为 163 ℃ ~167 ℃，$[\alpha]_D^{25}$ 为 +79° ~ +85°（$c=1$，乙醇）。

本品作用与天然睾酮相同，但口服有效，能从胃肠道吸收，消除半衰期为 2.7 h；还可从口腔黏膜吸收。由于本品口服后经肝脏代谢失活，疗效降低，故以舌下含服为宜，且不减少剂量。临床上本品主要用于男性雄激素缺乏所引起的各种疾病，亦可用于女性功能性子宫出血、老年性骨质疏松等病症的治疗。女性大量服用本品易产生男性化的副作用。

丙酸睾酮（Testosterone Propinate）

化学名为 17β - 羟基 - 雄甾 -4 - 烯 -3 - 酮丙酸酯，又称为丙酸睾丸素。

本品为白色结晶或类白色结晶性粉末，无臭；极易溶于氯仿，易溶于乙醇、乙醚，溶于乙酸乙酯，微溶于植物油，不溶于水；mp 为 118 ℃ ~122 ℃，$[\alpha]_D^{25}$ 为 +83° ~ +90°（$c=10$，二氧六环）。

本品的作用与睾酮相同，为睾酮的长效衍生物；本品口服无效，常制成注射剂供肌注使用，且作用时间长久，一次注射给药可维持药效 2 ~3 天。

苯丙酸诺龙（Nandrolone Phenylpropionate）

化学名为 17β - 羟基 - 雌甾 -4 - 烯 -3 - 酮苯丙酸酯，又称为苯丙酸去甲睾酮。

本品为白色或类白色结晶性粉末，有特殊臭味；溶于乙醇，略溶于植物油，几乎不溶于水；mp 为 95 ℃ ~96℃，$[\alpha]_D^{25}$ 为 +58°（氯仿）。

本品为 C_{10} 去甲基的雄激素衍生物，由于 C_{10} 失甲基后其雄性活性降低，蛋白同化活性相对增强，为较早使用的同化激素药物。本品常制成注射剂供肌注使用，且维持作用时间长，可达 1 ~2 周。临床上本品用于慢性消耗性疾病、严重灼伤、手术前后、骨折不易愈合的骨质疏松症、早产儿、儿童发育不良等疾病的治疗。长期使用本品后有轻微男性化作用及肝脏毒性。

达那唑 （Danazol）

化学名为 17α - 孕甾 - 2，4 - 二烯 - 20 - 炔并 $[2，3 - d]$ 异噁唑 - 17β - 醇。

本品为白色或乳白色结晶性粉末，易溶于氯仿，溶于丙酮，略溶于乙醇，不溶于水；mp 为 224.4 ℃ ~226.8 ℃，$[\alpha]_D^{25}$ 为 +75°（乙醇）。

本品为弱雄性激素，兼有蛋白同化作用和抗孕激素作用，但无孕激素和雌激素活性。本品口服后易从胃肠道吸收，消除半衰期约为 4.5 h，其代谢物为 α - 羟甲基乙炔睾酮和乙炔睾酮，主要从尿中排泄。临床上本品主要用于治疗子宫内膜异位症，还用于纤维性乳腺炎、男性乳房发育、痛经、性早熟、血友病、自发性血小板减少性紫癜等疾病的治疗。

思考题 14.3 同化激素的临床用途是什么？其主要副作用有哪些？

14.3 孕激素类药物和甾体避孕药

孕激素为孕甾烷类化合物。天然的孕激素是黄体酮（Progesterone），它是由雌性动物卵泡排卵后形成的黄体所分泌的，妊娠后逐渐改由胎盘分泌。黄体酮具有维持妊娠和正常月经的功能，同时还具有妊娠期间抑制排卵的作用，是天然的避孕药。在睾酮的 17α 位引入乙炔基，所得的化合物并不呈现雄激素活性，而具有孕激素样活性，称为妊娠素（Ethisterone，乙炔睾酮）。

黄体酮在体内极易代谢失活，因而口服活性很低。在其分子中 17α 位引入乙酰氧基，所得化合物有一定的口服活性，在此基础上，在 C_6 上引入双键、卤素或甲基，不仅提高了分子的脂溶性，延长了作用时间，还明显增强了其孕激素活性，如甲孕酮（Medroxyprogesterone）、醋酸甲地孕酮（Megestrol Acetate）、醋酸氯地孕酮（Chloromadinone Acetate）均为典型的口服孕激素。

妊娠素口服有效，去掉妊娠素分子中 C_{10} 位的甲基，得到炔诺酮（Norethisterone），其孕激素活性是母体的 5 倍，在此基础上，在 C_{18} 再增加一个甲基，制成炔诺孕酮，其活性是炔诺酮的 5 ~ 10 倍，它是一种消旋体，其中右旋体无活性，左旋体才是活性成分，被称为左炔诺孕酮（Levonorgestrel）。

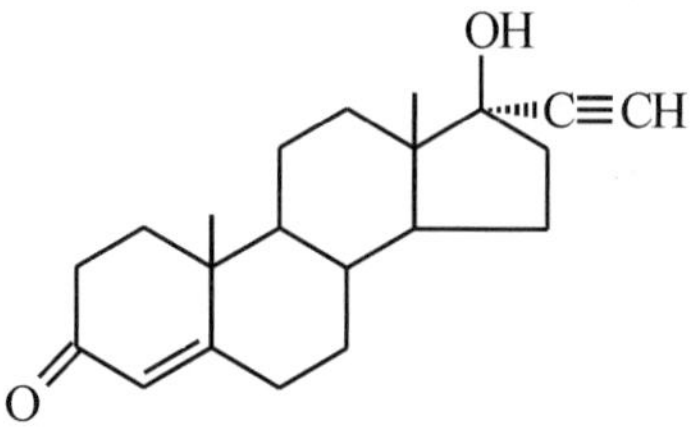

妊娠素 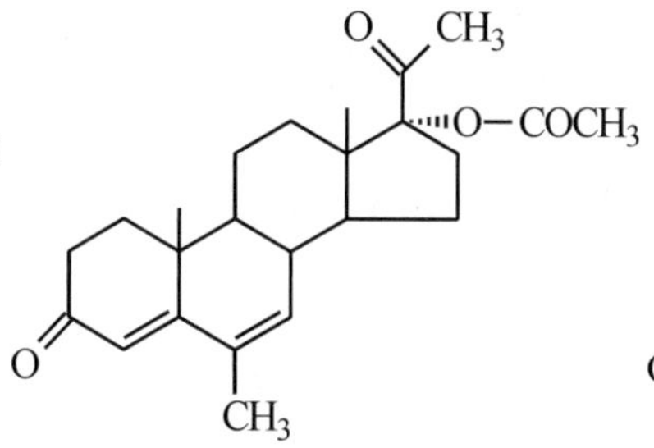　　　　　醋酸甲地孕酮 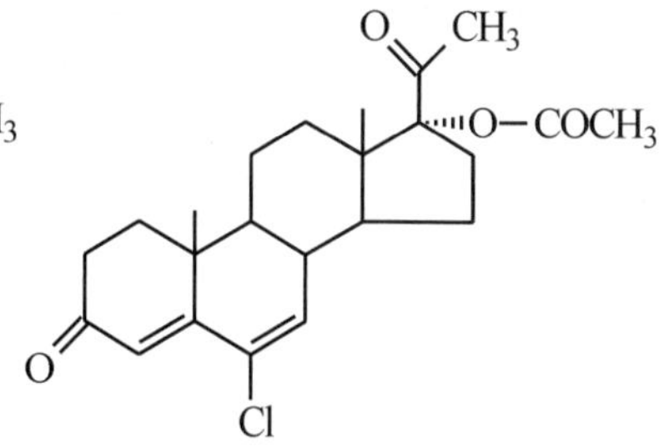　　　　　醋酸氯地孕酮

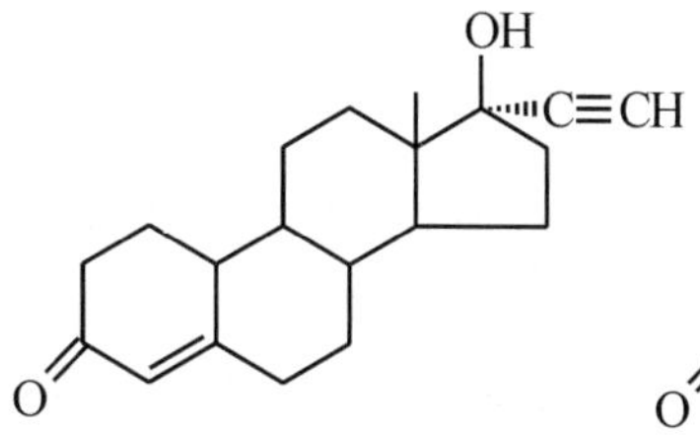

炔诺酮 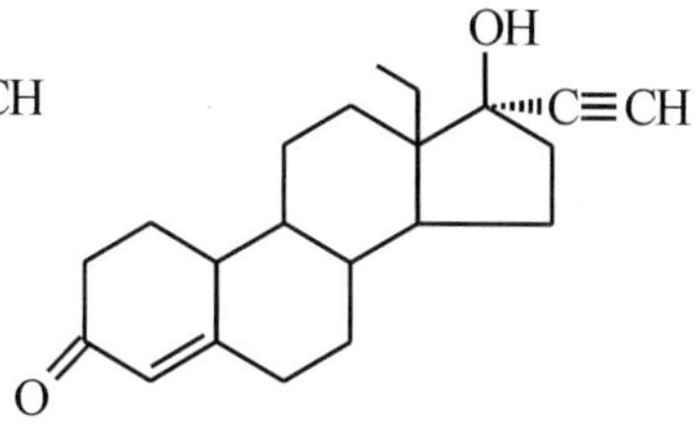　　　　　左炔诺孕酮 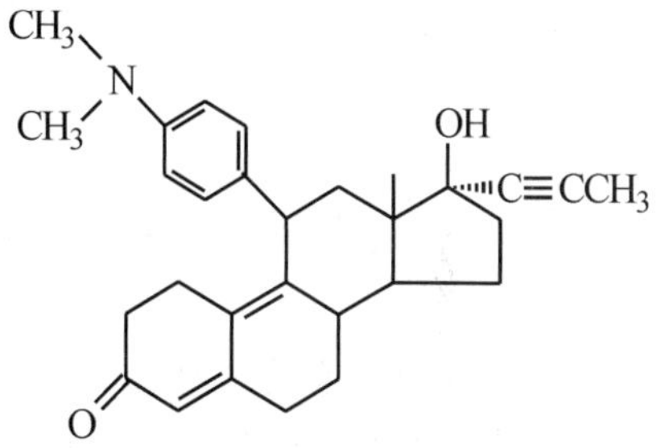　　　　　米非司酮

20 世纪 50 年代末，出现了口服甾类避孕药。根据作用机理的不同，甾类避孕药可分为抑制排卵、抗着床和抗早孕等类型。甾类避孕药的主要成分为雌激素、孕激素或两者的混合物。根据不同的需要，可将孕激素和雌激素制成多种给药途径（口服、外用、注射等）及时效长短不同的剂型。如由孕激素和短、长效雌激素组成的复方制剂，可分别作为短、长效避孕药，其作用主要是抑制排卵。而抗孕激素药物米非司酮（Mifepristone）是孕激素拮抗剂，在妊娠早期可诱发流产，从而达到避孕的目的。

黄体酮（Progesterone）

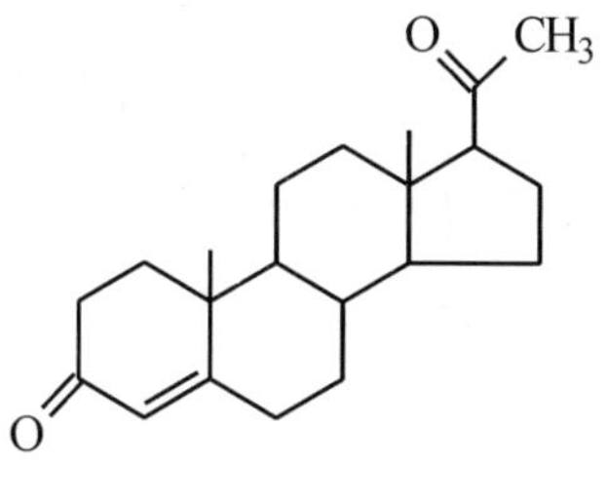

化学名为孕甾 - 4 - 烯 - 3，20 - 二酮，又名孕酮。

本品为白色或类白色结晶性粉末，无臭无味；极易溶于氯仿，溶于乙醇、丙酮、二氧六环，微溶于植物油，不溶于水。本品有两种晶型，从稀醇溶液中可得到棱柱状 α - 型晶体，mp 为 127 ℃ ~ 131 ℃，从石油醚中结晶可得到针状的 β - 型晶体，mp 为 121 ℃，两种晶型的生物活性无差别，且可互相转化。本品 $[\alpha]_D^{20}$ 为 +172° ~ +182°（$c=2$，二氧六环）。

本品口服后经体内迅速代谢而失活，一般采用注射给药，也可舌下含用或阴道、直肠给药。临床上本品主要用于黄体酮不足引起的先兆性流产和习惯性流产、月经不调等症的治疗。

醋酸甲羟孕酮（Medroxyprogesterone Acetate）

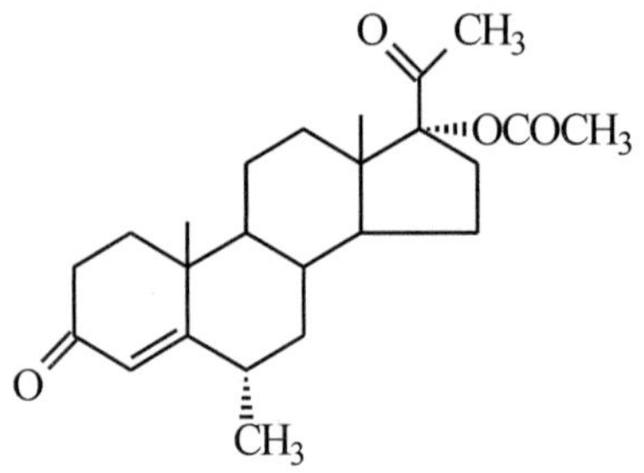

化学名为 6α - 甲基 - 17α - 羟基 - 孕甾 - 4 - 烯 - 3，20 - 二酮醋酸酯，又名醋酸甲羟孕酮。

本品为白色或类白色结晶性粉末，无臭；极易溶于氯仿，溶于丙酮，略溶于乙酸乙酯，微溶于无水乙醇，不溶于水；mp 为 207 ℃ ~ 209 ℃，$[\alpha]_D$ 为 +61°（氯仿）。

本品为黄体酮衍生物，为作用较强的孕激素，无雌激素活性，口服和注射均有效。皮下注射时其孕激素活性为黄体酮的 20 ~ 30 倍；口服时为妊娠素的 10 ~ 15 倍；肌注后本品能局部储存在组织中缓慢释放，产生长效作用，可维持 2 ~ 4 周以上。其主要作用为促进子宫内膜增殖分泌，完成受孕准备，保护胎儿安全成长；尚能增加宫颈黏液稠度和抑制排卵等。临床上本品用于痛经、功能性闭经、功能性子宫出血、先兆流产或习惯性流产、子宫内膜异位等的治疗，大剂量可用作长效避孕针。

醋酸甲地孕酮（Megestrol Acetate）

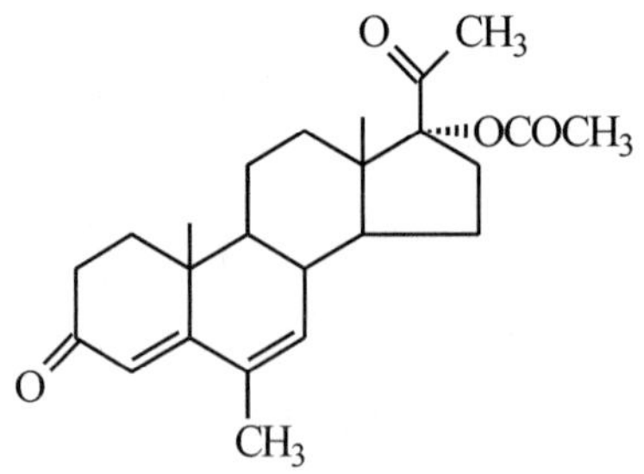

化学名为 6 - 甲基 - 17α - 羟基 - 孕甾 - 4，6 - 二烯 - 3，20 - 二酮醋酸酯。

本品为白色或类白色结晶或类白色结晶性粉末，无臭无味；易溶于氯仿，溶于丙酮，乙酸乙酯，略溶于乙醇，微溶于乙醚，不溶于水；mp 为 214 ℃ ~ 216 ℃，$[\alpha]_D^{24}$ 为 +5°（氯仿）。

本品为高效孕激素，口服时孕激素作用约为黄体酮的 75 倍，注射时激素作用约为后者的 50 倍，并无雌激素和雄激素活性。本品除与雌激素配伍用作口服避孕药外，也可单独使用作为速效避孕药。

炔诺酮 （Norethisterone）

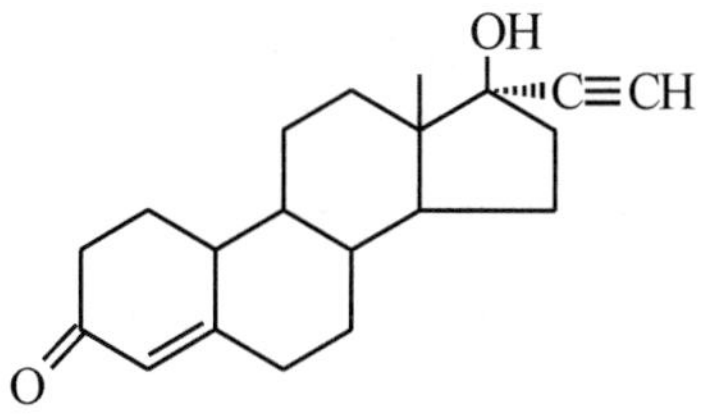

化学名为 17β – 羟基 – 19 – 去甲 – 17α – 孕甾 – 4 – 烯 – 20 – 炔 – 3 – 酮。

本品为白色或类白色结晶性粉末，不臭，味微苦；溶于氯仿，微溶于乙醇，略溶于丙酮，不溶于水；mp 为 203 ℃ ~204 ℃，$[\alpha]_D^{20}$ 为 –31.7°（氯仿）。

本品可被看作 19 去甲基雄甾烷、或 19 去甲基孕甾烷，也可被看成雌甾烷的衍生物。其口服有效，孕激素活性为妊娠素的 5 倍，并有轻度的雄激素和雌激素活性。本品主要与炔雌醇合用作为短效口服避孕药；单独使用较大剂量时，可作为速效探亲避孕药。另外，本品还可用于功能性子宫出血、不育症、痛经等症的治疗。

左炔诺孕酮 （Levonorgestrel）

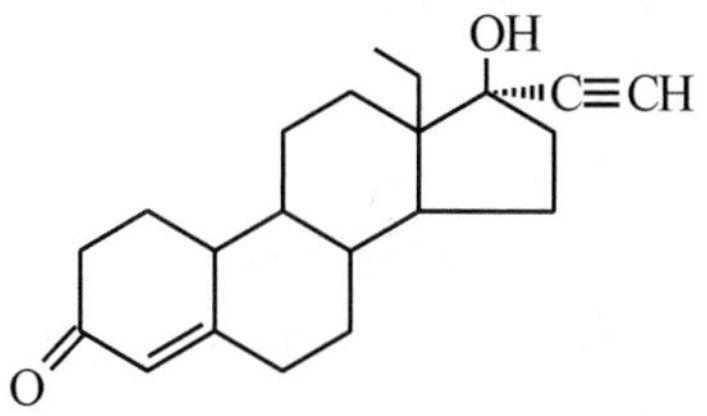

化学名为 D(–) –17α – 乙炔基 –17β – 羟基 –18 – 甲基雌甾 – 4 – 烯 – 3 – 酮。

本品为白色或类白色结晶性粉末，无臭、无味；溶于氯仿，微溶于甲醇，不溶于水；mp 为 235 ℃ ~237 ℃，$[\alpha]_D^{20}$ 为 –32.4°（c = 0.496，氯仿）。

本品为消旋炔诺孕酮的左旋体，其活性比炔诺孕酮强 1 倍，故使用剂量可减少一半，其是应用较为广泛的一种口服避孕药。本品与炔雌醇配伍成复方制剂可作为短效口服避孕药；通过剂型的改变，还可制成多种长效避孕药。

米非司酮 （Mifepristone）

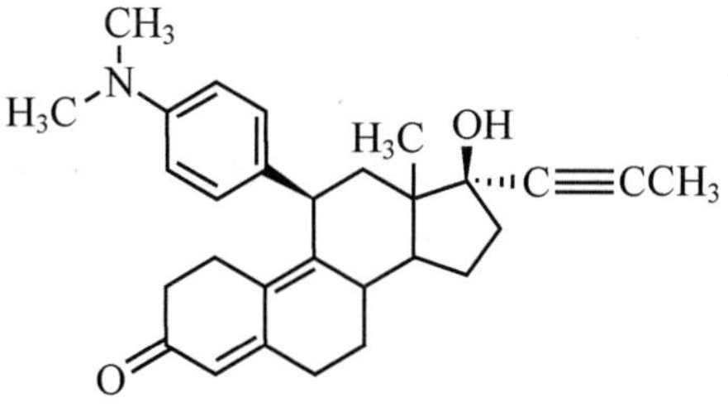

化学名为 11β -（4 - 二甲氨基苯基）- 17β - 羟基 - 17 -（α - 丙炔基）- 雌甾 - 4，9 - 二烯 - 3 - 酮。

本品为白色或类白色结晶；mp 为 150 ℃，$[\alpha]_D^{20}$ 为 + 138.5°（$c = 0.5$，氯仿）。

米非司酮是孕激素受体拮抗剂，本身无孕激素活性，与子宫内膜孕激素受体的亲和力比孕酮高出 5 倍左右，体内作用的部位在子宫，不影响垂体 - 下丘脑内分泌轴的分泌调节。在妊娠早期使用时，本品可诱发流产。口服本品 600 mg 或 200 mg 后，再口服 1 mg 米索前列醇（Misoprostol），早孕妇女的完全流产率可达 90% ~ 95%。

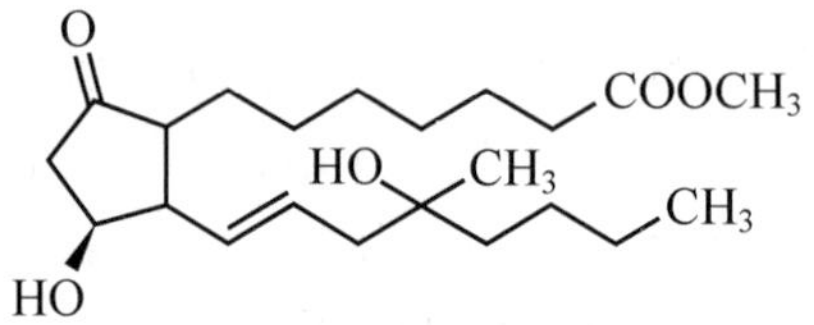

米索前列醇

思考题 14.4 半合成孕激素有哪几种结构类型？各自的先导化合物分别是什么？分别是通过如何结构改造得到的？

14.4 肾上腺皮质激素类药物

肾上腺皮质激素类药物包括天然肾上腺皮质激素及其衍生物。天然的肾上腺皮质激素是由肾上腺皮质所分泌的一类激素的总称。按其功能，肾上腺皮质激素可分为糖皮质激素和盐皮质激素。糖皮质激素主要与机体糖、脂肪、蛋白质代谢和生长发育等有密切关系，而对水盐代谢作用较弱，如可的松（Cortisone）、氢化可的松（Hydrocortisone）；盐皮质激素的生理功能主要是调节机体水、盐代谢和维持电解质的平衡，如皮质酮、11 - 脱氢皮质酮。肾上腺皮质激素均具有孕甾烷的基本母核，属孕甾烷类药物；另外还都含有 $\triangle^4$ - 3，20 - 二酮、21 - 羟基的功能团。如果分子 17 位含有 α 羟基，则称为可的松类化合物；如果无羟基，则称为皮质酮类化合物。

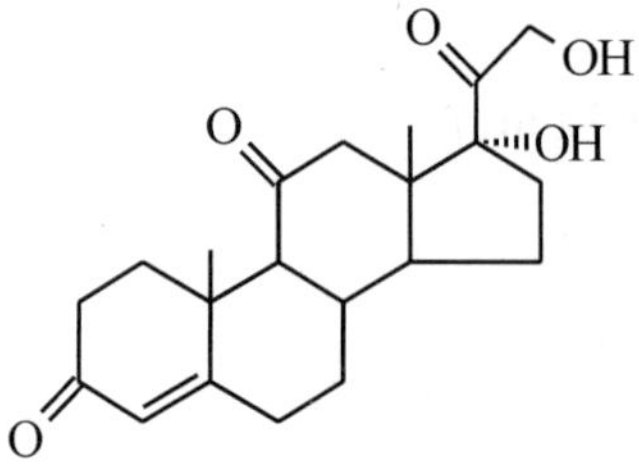

可的松 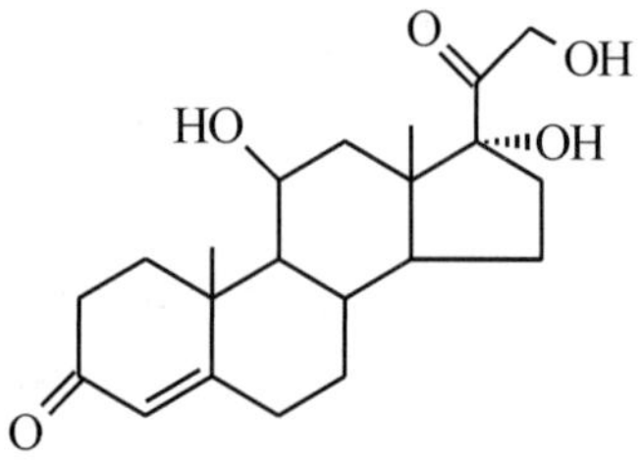   氢化可的松

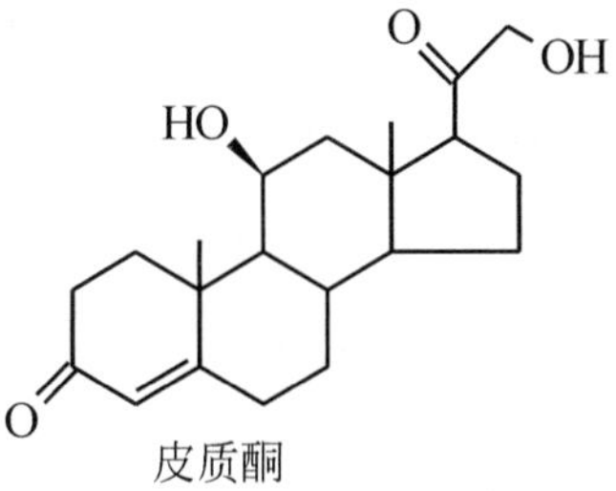

皮质酮

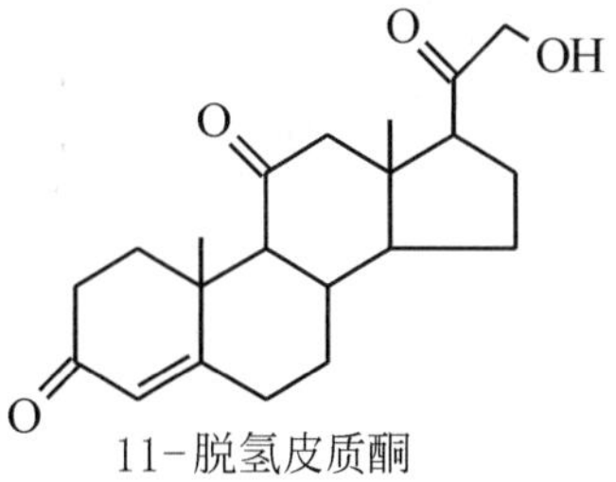

11-脱氢皮质酮

盐皮质激素无确切的临床使用价值，其代谢拮抗剂可作为利尿药。而糖皮质激素具有极为广泛的临床用途，如治疗肾上腺皮质功能紊乱、自身免疫性疾病、变态性疾病、感染性疾病、休克、器官移植排斥反应、白血病及其他造血器官肿瘤等。由于天然的糖皮质激素具有保钠排钾的副作用，因此对其化学结构的修饰，一方面可以延长作用时间，另一方面使其糖皮质活性增强，减少水钠潴留的副作用。

将氢化可的松的 21 位羟基酯化，可以增加其稳定性，或者改善分子的溶解性，便于临床用药，如醋酸氢化可的松（Hydrocortisone Acetate）、氢化可的松琥珀酸钠（Hydrocortisone Sodium Succinate）、氢化可的松磷酸钠（Hydrocortisone Sodium Phosphate）。在可的松、氢化可的松分子中 C_1 上引入双键，可得到泼尼松（Predisone）、氢化泼尼松（Prednisolone，泼尼松龙），虽然副作用未明显减少，但抗炎活性增加 4 倍；在 C_{12} 位引入甲基或卤素、$C_{9\alpha}$ 位引入卤素、$C_{16\alpha}$ 位引入羟基或甲基，其副作用均明显降低，糖皮质活性增强，如氟氢松（Fluocinonid）、地塞米松（Dexamethasone）、曲安西龙（Triamcinolone）、曲安奈德等均为临床常用的糖皮质激素类药物。

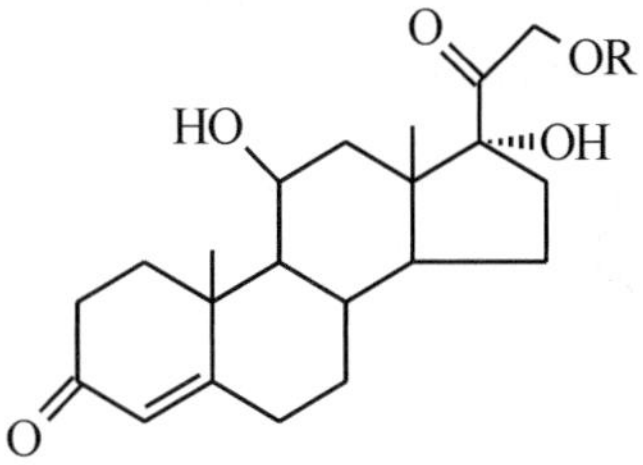

醋酸氢化可的松　　　　$R=CH_3CO—$
氢化可的松琥珀酸钠　$R=Na^+ {}^-OOCCH_2CH_2CO—$
氢化可的松磷酸钠　　$R=Na_2O_3P—$

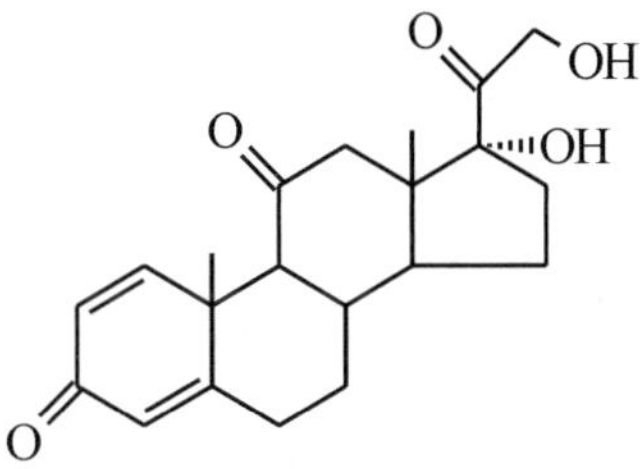

泼尼松

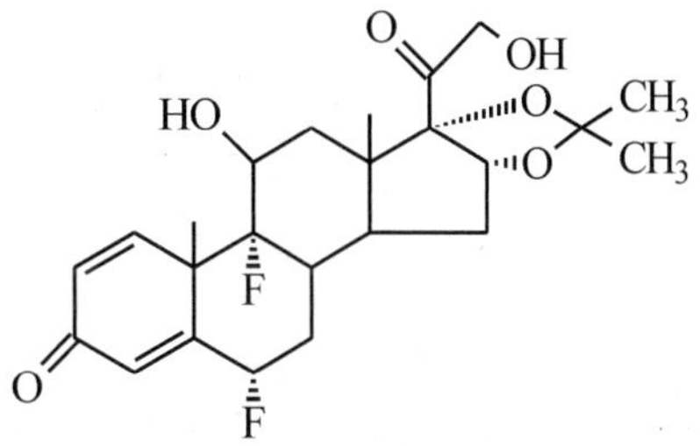

氟氢松

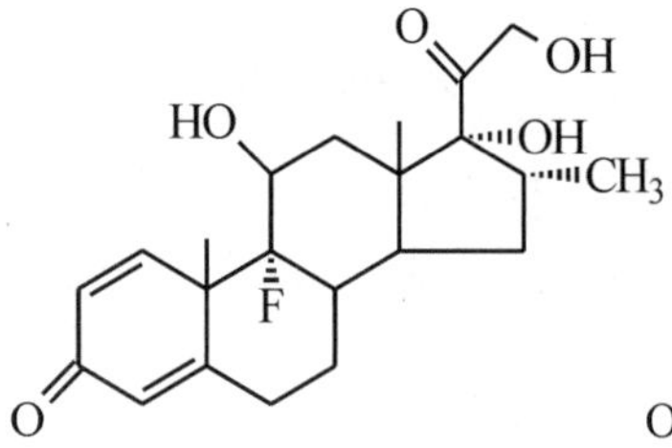

地塞米松 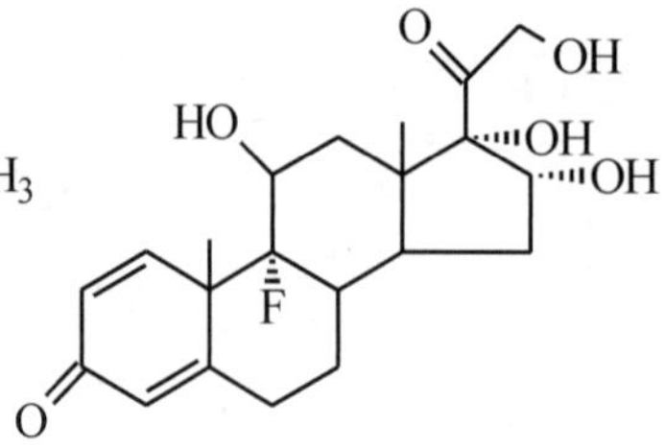   曲安西龙 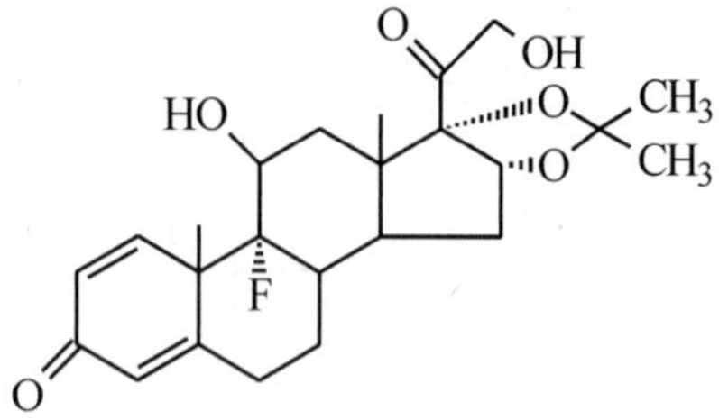   曲安奈德

氢化泼尼松（Prednisolone）

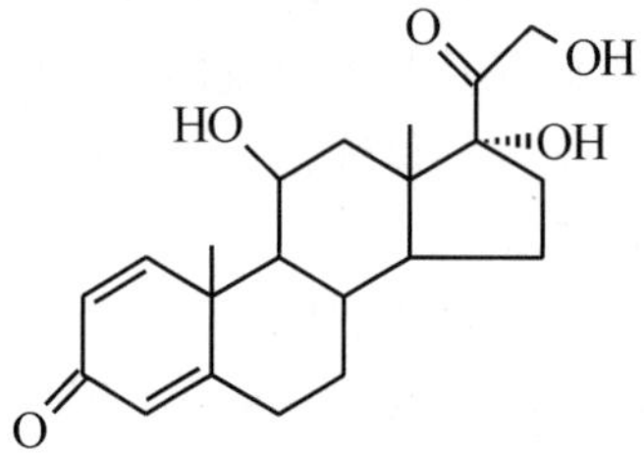

化学名为 11β，17，21 – 三羟基 – 孕甾 – 1，4 – 二烯 – 3，20 – 二酮，又名为泼尼松龙、强的松龙。

本品为白色或类白色结晶性粉末，无臭，味苦；溶于甲醇、二氧六环，略溶于丙酮，微溶于氯仿，几乎不溶于水；mp 为 240 ℃~241 ℃（分解），$[\alpha]_D^{25}$ 为 +102°（二氧六环）。

本品为氢化可的松的衍生物，其抗炎、抗过敏作用较强，水钠潴留和保钠排钾的副作用较小。本品通常转化成醋酸酯、磷酸酯钠盐，所用制剂有口服片剂、胶囊剂、眼膏及注射剂。

醋酸地塞米松（Dexamethasone Acetate）

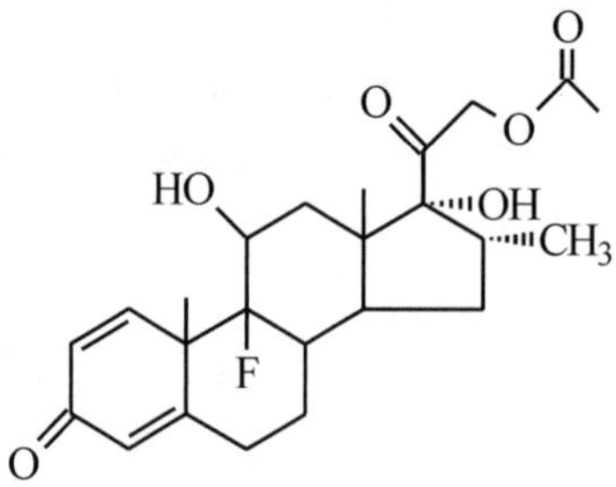

化学名为 9α – 氟 – 11β，17α，21 – 三羟基 – 16α – 甲基 – 孕甾 – 1，4 – 二烯 – 3，20 – 二酮 – 21 – 醋酸酯，又名为醋酸氟美松。

本品为白色或类白色结晶或结晶性粉末，无臭，味微苦；易溶于丙酮，溶于甲醇或无水乙醇，略溶于乙醇、氯仿，不溶于水。

本品具有 α – 羟基酮结构，其甲醇溶液与碱性酒石酸铜共热，生成氧化亚铜的橙红色沉淀。

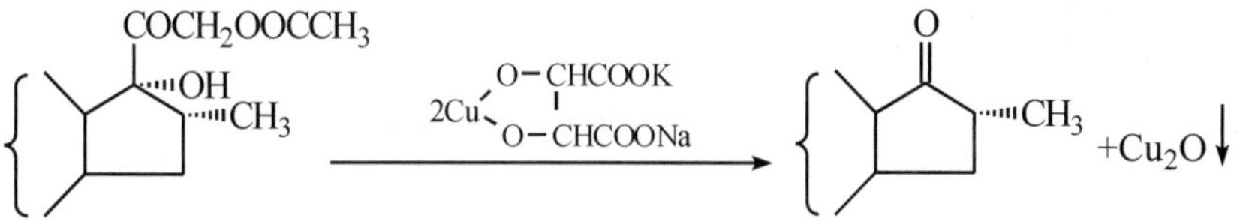

本品抗炎作用比可的松强 30 倍，糖代谢作用强 20 ~ 25 倍，基本不引起水钠潴留。常用的制剂有片剂、软膏及注射剂。

曲安西龙（Triamcinolone）

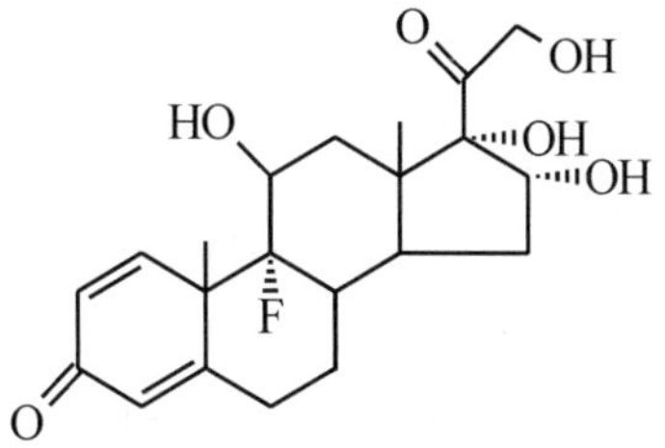

化学名为 9α - 氟 - 11β，16α，17α，21 - 四羟基 - 孕甾 - 1，4 - 二烯 - 3，20 - 二酮，又称为去炎松。

本品为白色或类白色结晶性粉末，无臭、味苦；略溶于水，微溶于乙醇、氯仿、乙醚等；mp 为 269 ℃ ~271 ℃，$[\alpha]_D^{25}$ 为 +7.5°（丙酮）。

本品抗炎作用较氢化可的松强，水钠潴留作用则较轻微。本品口服后易被吸收。本品适用于类风湿性关节炎、其他结缔组织疾病、支气管哮喘、过敏性皮炎、神经性皮炎、湿疹等疾病的治疗，尤适用于对皮质激素禁忌的伴有高血压或浮肿的关节炎患者。

曲安奈德（Triamcinolone Acetonide）

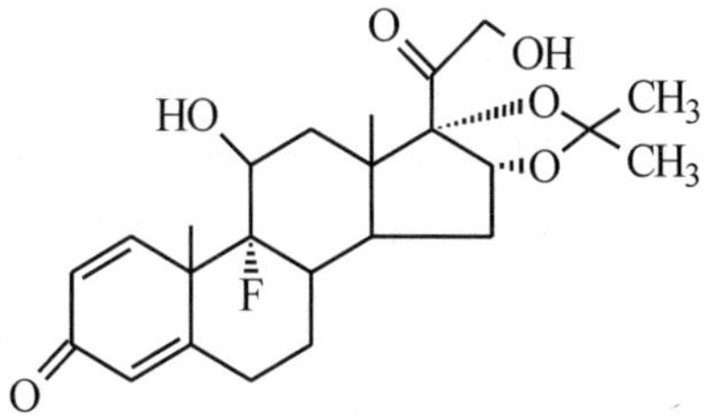

化学名为 9α - 氟 - 11β，21 - 二羟基 - 16α，17 - [（1 - 甲基亚乙基）双（氧）] - 孕甾 - 1，4 - 二烯 - 3，20 - 二酮。

本品为白色或类白色结晶性粉末，无臭；溶于氯仿，微溶于甲醇、丙酮、乙酸乙酯，不溶于水；mp 为 292 ℃ ~294 ℃，$[\alpha]_D^{23}$ 为 +109°（c =0.75，氯仿）。

本品为曲安西龙的缩醛衍生物，临床上常用其醋酸酯，是一种长效的糖皮质激素类药物。其作用机理与曲安西龙相似，但抗炎、抗过敏作用较强且持久、肌注后数小时内生效，经 1 ~2 天达到最大效应，作用可维持 2 ~3 周。本品适用于各种皮肤病、过敏性鼻炎、关节痛、支气管哮喘、肩周炎、腱鞘炎、滑膜炎、急性扭伤、慢性腰腿痛及眼科炎症等。临床上使用的制剂有注射剂、气雾剂、软膏、乳膏、滴眼液及洗剂。

氟轻松（Fluocinolone Acetonide）

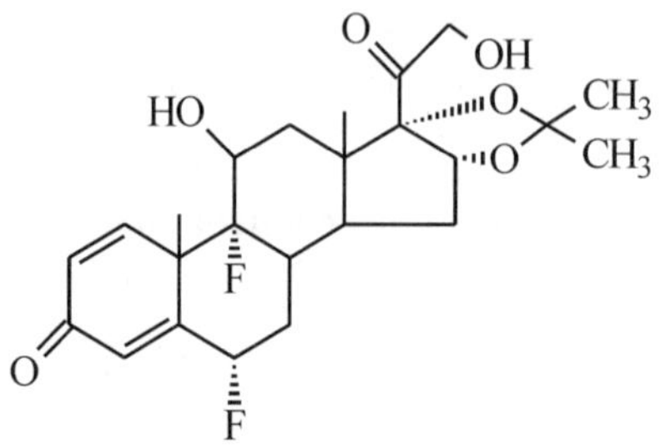

化学名为 6α，9α - 二氟 - 11β，21 - 二羟基 - 16α，17 - [（1 - 甲基亚乙基）- 双（氧）] - 孕甾 - 1，4 - 二烯 - 3，20 - 乙酮。

本品为白色或类白色结晶性粉末，无臭、无味；略溶于丙酮、二氧六环，微溶于乙醇，不溶于水；mp 为 265 ℃ ~ 266 ℃，$[\alpha]_D$ 为 +95°（氯仿）。

本品为曲安奈德的 6α - 氟代物，其抗炎活性与钠潴留活性均大幅度增加，且后者增幅更大，故本品仅作为外用制剂，治疗各种皮肤病，如神经性皮炎、湿疹、接触性皮炎、皮肤瘙痒病、牛皮癣、盘状红斑狼疮等，且使用浓度低，疗效快。

思考题 14.5 肾上腺皮质激素有哪些结构特征？

思考题 14.6 为什么大多数肾上腺皮质激素药物的 C_{21} 的羟基都制备成醋酸酯？

本章小结

1. 甾烷是甾体激素的基本母核，根据 C_{10}、C_{13} 及 C_{17} 上的取代基不同，甾烷可分为雌甾烷、雄甾烷及孕甾烷三类。

2. 人体内甾体激素根据生理作用的不同可分为雌激素、雄激素、孕激素及肾上腺皮质激素，对天然的甾体激素进行半合成结构改造，可以得到许多优良的半合成甾类药物。

习题

1. 举例说明雌激素、雄激素、同化激素、孕激素及糖皮质激素的结构特征。

2. 如何用化学方法鉴别雌激素、雄激素及糖皮质激素？

3. 孕激素最主要的用途是什么？常用的避孕药是由哪些成分组成的？

4. 通过哪些方法可改变糖皮质激素的作用时间或溶解度性质？

第15章

维 生 素

引言

维生素（Vitamins）是维持机体正常代谢功能所必需的微量有机物质。哺乳动物所需的维生素绝大多数是从食物中直接摄取的；某些有机物经体内代谢或在微生物作用下可变成维生素，这类有机物称为维生素原，如 β - 胡萝卜素（β - carotene）为维生素A原，7 - 脱氢胆固醇为维生素 D_3 原。

绝大多数维生素是酶的辅基或辅酶的组成成分。在体内，维生素通过以辅酶或辅基的形式参与各种酶促反应。机体对各种维生素的每日需要量甚微，如16~17岁青年每日需维生素 D 仅 2.5 μg，1~3 岁儿童也只需 10 μg，因此在一般正常情况下，机体内的维生素不会缺乏，只有在营养不良、患有某些疾病、服用某些药物及特殊生理需要如妊娠、哺乳等情况下维生素的需要量会增加，机体应该补充适量的维生素，否则会影响机体的生长发育和正常生理活动，甚至导致某些疾病的产生。例如：缺乏维生素 A，易患夜盲症；缺乏维生素 D，易患佝偻病等。但维生素不是营养品，机体每天的需求量有一定的范围，服用过量会导致不良反应，甚至会产生疾病，因此人们应合理使用维生素。

目前已发现的维生素有60余种，由于其化学结构各异、生理功能不同，维生素依据其溶解度分为脂溶性和水溶性维生素两类。常用的脂溶性维生素有维生素 A、维生素 D、维生素 E、维生素 K 等，常用的水溶性维生素有维生素 B_1、维生素 B_2、维生素 B_6、维生素 B_{12}、叶酸、烟酸及维生素 C 等。

学习目标

你学完本章之后应达到如下要求：

1. 掌握维生素 A、维生素 D、维生素 C、维生素 B_1、维生素 B_6 的性质及应用。

2. 理解维生素 B_2、维生素 E、维生素 K 的结构及应用。

15.1　脂溶性维生素

脂溶性维生素包括维生素 A、维生素 D、维生素 E、维生素 K 等。它们易溶于大多数有机溶剂，不溶于水；在食物中与脂类共存，并一同被吸收，当脂类吸收不良时其吸收亦减少；因脂溶性维生素排泄较慢，在体内易于积蓄，故其摄入过多，会引起中毒。

15.1.1 维生素A

维生素 A 主要包括维生素 A_1（又称视黄醇，Retinol）和维生素 A_2（又称 3 - 脱氢视黄醇，3 - dehydroretinol）；其中维生素 A_1 主要存在于哺乳动物和海水鱼中，如鱼油、脂肪、肝、蛋黄中；而维生素 A_2 则主要存在于淡水鱼中，其生物活性为维生素 A_1 的 30% ~ 40%。另外植物中的 β - 胡萝卜素和玉米黄素在体内相关酶的作用下能转化为维生素 A_1，它们称为维生素 A 原。

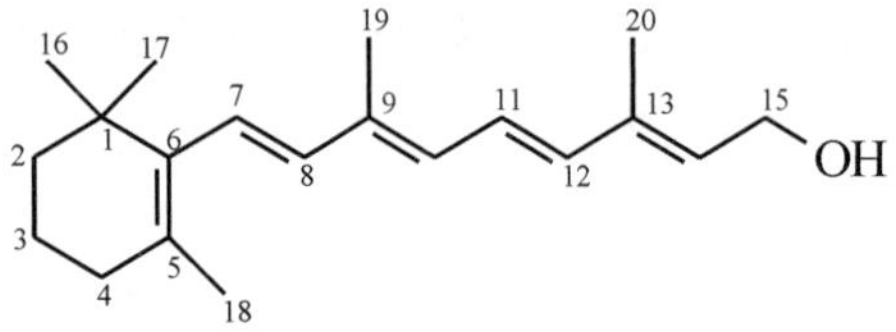

维生素 A_1 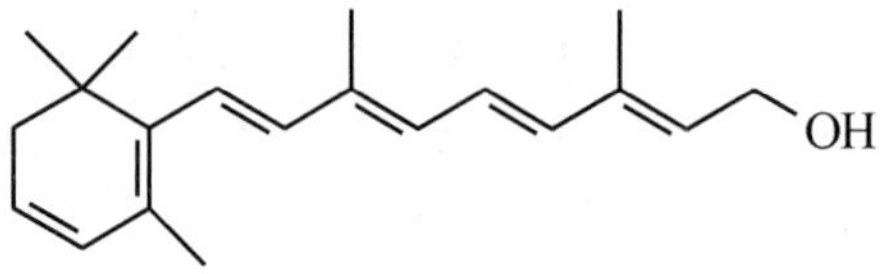　　　　　　　　　　　　　　　　维生素 A_2

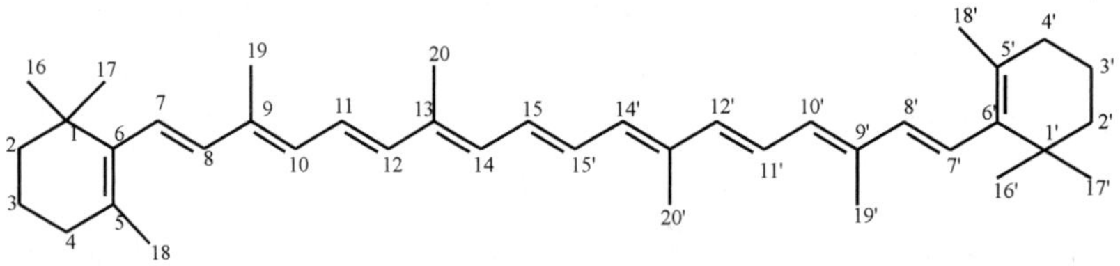

β-胡萝卜素

维生素 A_1 具有多烯结构，其侧链上有 4 个双键，理论上有 16 个顺反异构体，但由于空间位阻，已知的异构体数目要少得多。其顺式异构体中仅存在 9 - Z 型、13 - Z 型、9, 13 - 二 Z 型、11 - Z 型及 11, 13 - 二 Z 型五个异构体，其中在 9 - Z 型、13 - Z 型和 9, 13 - 二 Z 型 3 个异构体中，由于 $C_{13} = C_{14}$ 双键上位阻效应极小，因此此类型异构体最稳定；而对于 11 - Z 型和 11, 13 - 二 Z 型中，因双键上甲基与氢原子存在空间位阻影响，故此类型异构体稳定性稍差。天然维生素 A 主要为全反式结构，仅有少量的 13 - Z 型异构体，在各种异构体中，全反式结构的活性最高，其余异构体的活性为全反型的 1/5 ~ 1/2。

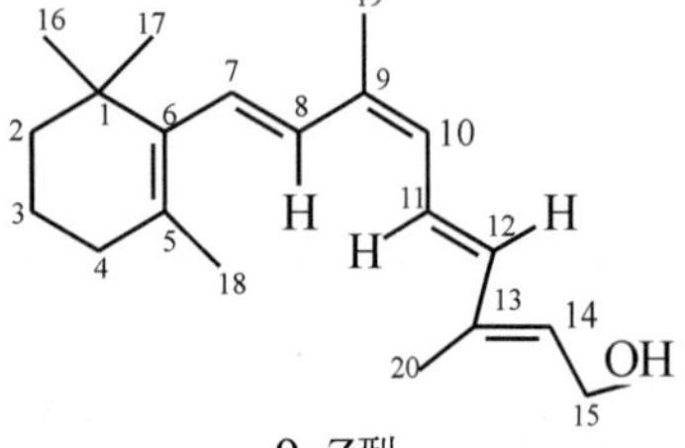

9-Z型 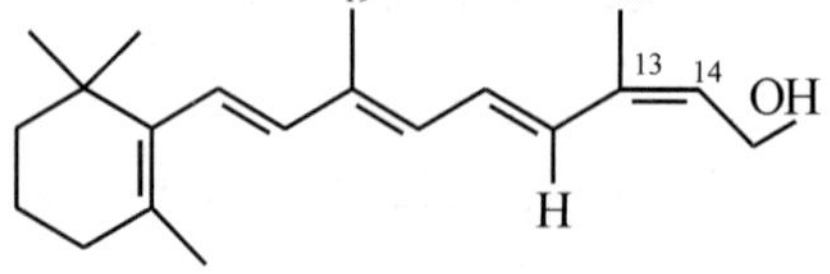　　　　　　　　　　　　　　　　　　13-Z型

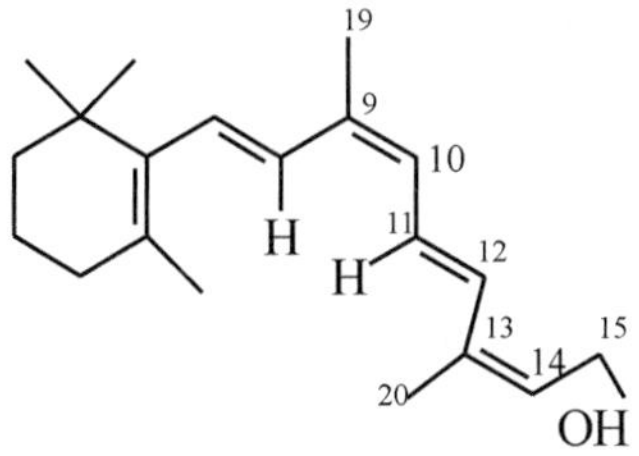

9，13-二Z型

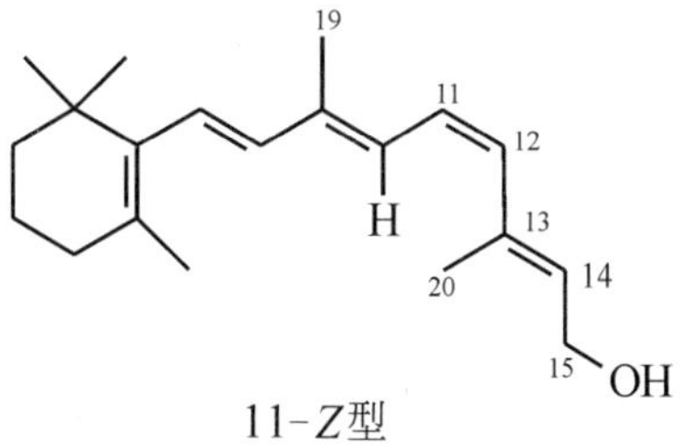

11-Z型

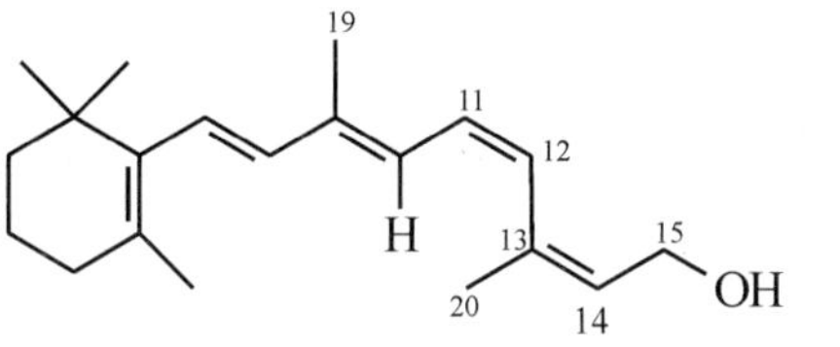

11，13-二Z型

维生素 A 的结构有高度特异性。增长或缩短脂肪侧链、增加环状结构中的双键，均使生物活性降低；侧链上的四个双键必须与环内双键共轭，否则活性消失；分子中双键被全部氢化或部分氢化，活性亦丧失；将伯醇基酯化或转化成醛基，活性不变，但转换成羧基（维生素 A 酸）时，其活性仅为维生素 A 的 1/10。

维生素 A 分子结构中不饱和双键的存在，使其对紫外线不稳定，且易被空气氧化，生成环氧化合物，加热、紫外线和重金属离子等可加速其氧化，所以维生素 A 纯品应贮存于铝制容器、充氮气并密封置阴凉干燥处保存；也可将维生素 A 溶于维生素 E 的油中，或加入脂溶性稳定剂，如对羟基叔丁基茴香醚（Butyl Hydroxyanisole，BHA）和二丁基羟基甲苯（Butylated Hydroxytoluene，BHT）等。

维生素 A 分子结构中的烯丙醇对酸不稳定，遇路易斯（Lewis）酸或无水氯化氢乙醇溶液，易发生脱水反应，生成脱水维生素 A，其活性仅为维生素 A 的 0.4%。

维生素 A 长期贮存，可部分发生异构化，生成 9-Z 型和 11-Z 型异构体，使其活性降低。

为了增加维生素 A 的稳定性，通常人们将其转化为酯类化合物。临床上常用的维生素 A 类药物有维生素 A 醋酸酯、维生素 A 棕榈酸酯。

维生素 A 具有促进生长、维持上皮组织如皮肤、结膜、角膜等正常机能的作用，并参与视紫质的合成。临床上维生素 A 主要用于因维生素 A 缺乏引起的夜盲症、角膜软化、皮肤干燥、粗糙及黏膜抗感染能力低下等症的治疗；还用于妊娠、哺乳期妇女和婴儿等的适量补充。

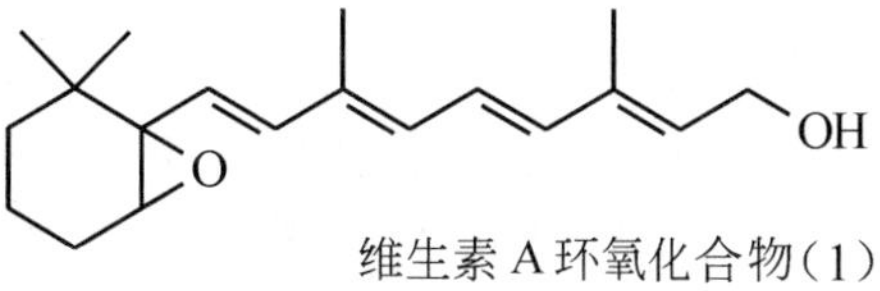

维生素 A 环氧化合物（1）

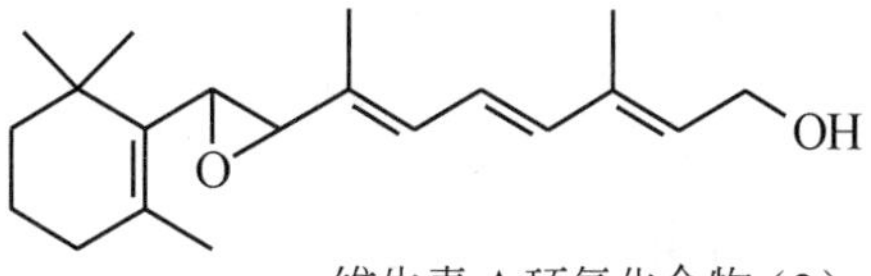

维生素 A 环氧化合物（2）

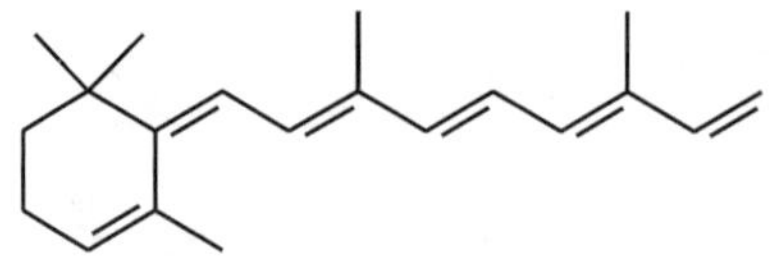

脱水维生素A

维生素 A 醋酸酯（Vitamin A acetate）

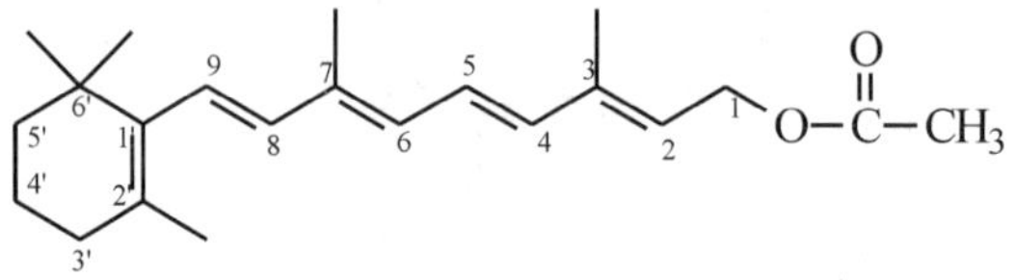

化学名为（全－E型）－3，7－二甲基－9－（2，6，6－三甲基－1－环己烯－1－基）－2，4，6，8－壬四烯－1－醇醋酸酯。

本品为黄色棱形结晶，mp 为 57 ℃~60 ℃；不溶于水，易溶于乙醇、氯仿和乙醚。本品在体内被酶催化水解生成维生素 A_1，进而氧化成视黄醛（Retinal）和视黄酸（Retinoic Acid，维生素 A 酸）。

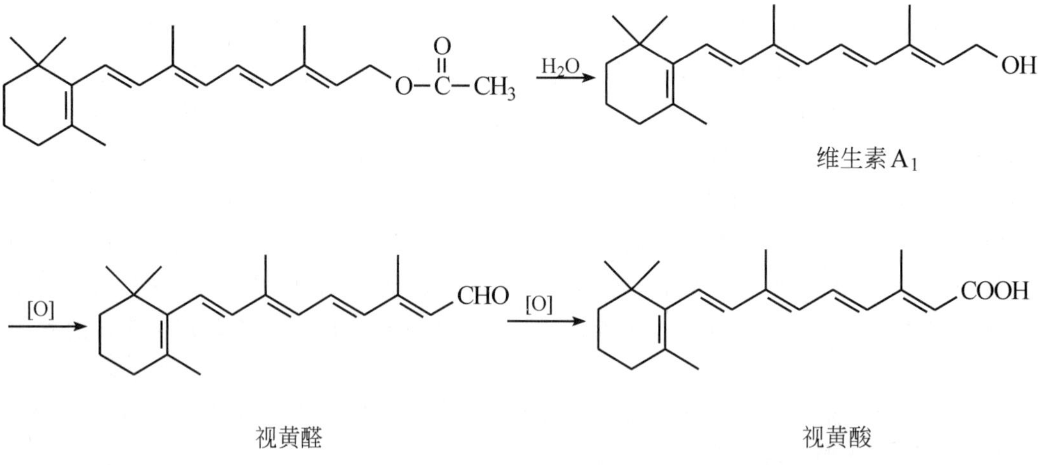

维生素A_1

视黄醛   视黄酸

临床上使用的制剂主要有胶丸剂或与维生素 D 组成的复方胶丸和滴剂。

15.1.2　维生素 D

维生素 D 均为甾醇的衍生物，最常见的维生素 D 为维生素 D_2（麦角骨化醇，Ergocalciferol）和维生素 D_3（胆骨化醇，Colecalciferol）。维生素 D 常与维生素 A 类共存于鱼肝油中，此外鱼类的肝脏、脂肪组织，以及蛋黄、乳汁、奶油、鱼子中也含有一定量的维生素 D。动物组织、人体皮肤内贮存的 7－脱氢胆固醇，在日光或紫外线的照射下，经裂解可转化为维生素

D_3；植物油和酵母中含有的麦角甾醇，在日光或紫外线的照射下，经裂解可转化为维生素 D_2。7 - 脱氢胆固醇、麦角甾醇被称为维生素 D 原，因此常晒太阳或进行户外活动可预防维生素 D 的缺乏。

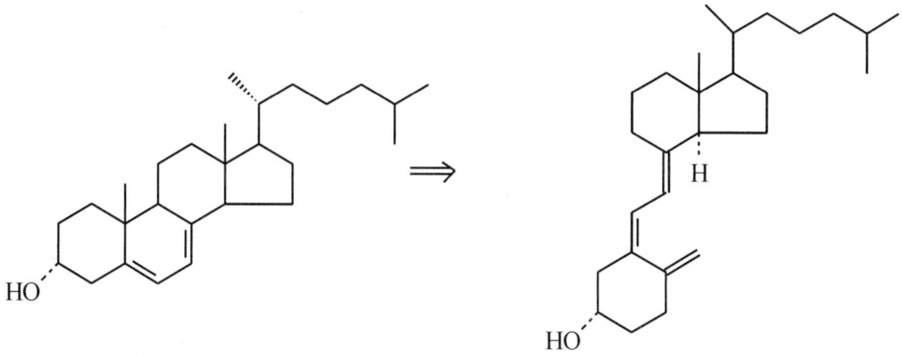

7-脱氢胆固醇　　　　　　　　　　　　　　　　维生素D_3

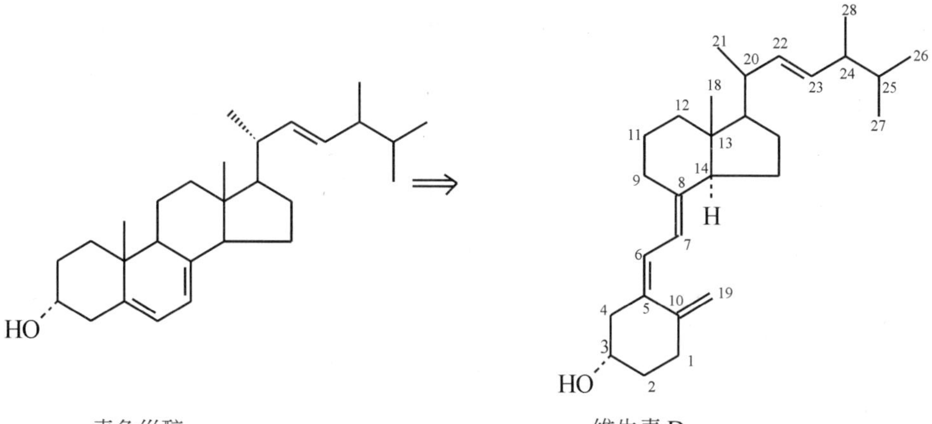

麦角甾醇　　　　　　　　　　　　　　　　维生素D_2

维生素 D 的主要生理功能是调节钙、磷代谢，并促进成骨作用。维生素 D_2、维生素 D_3 本身无生理活性，当其被吸收后经肝脏、肾脏相关酶的作用转化为 1α, 25 - 二羟基 - 维生素 D_3（D_2）时，发挥生理活性。例如：促进小肠对钙磷的吸收，控制肾脏对磷的排出或重吸收，从而维持血浆中钙、磷的正常水平；促进成骨细胞的形成和促进钙在骨质中的沉积，有助于骨骼和牙齿的形成。临床上维生素 D 主要用于维生素 D 缺乏引起的佝偻病或软骨病、婴儿手足搐搦症、老年性骨质疏松症等的治疗和预防。

1α, 25 - 二羟基 - 维生素 D_3（骨化三醇，Calcitriol），是真正起作用的 "活性维生素 D_3"。一般情况下，在儿童及成年人中，肝及肾中羟化酶的活性能够将维生素 D_3 转化为所需的骨化三醇。然而在老年及肾功能障碍患者中，由于 1α - 羟化酶活性低下或丧失，补充的维生素 D_3 不能转变为活性维生素 D_3。科学家们从维生素 D 的代谢中得到启示，研制开发了维生素 D 类药物骨化三醇（Calcitriol）、阿法骨化醇（Alfacalcidol），目前它们均已广泛应用于临床。

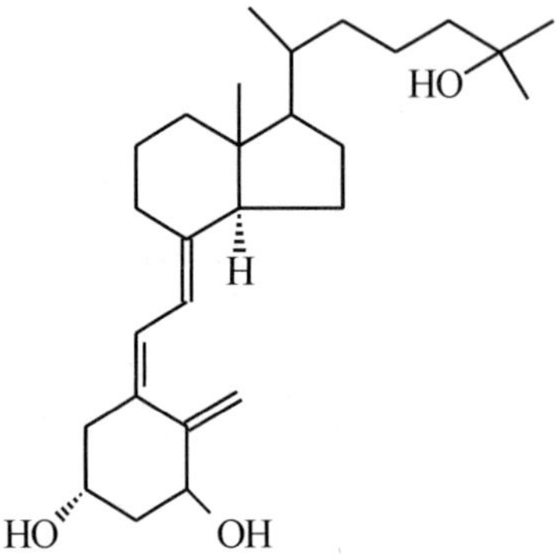

骨化三醇 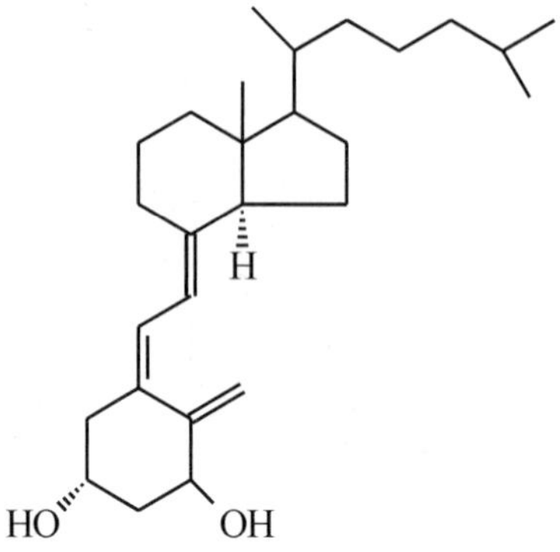　　　　　　　　　　　阿法骨化醇

临床常用的维生素 D 制剂有维生素 D_2 胶性钙注射液，维生素 D_2 胶丸、片，维生素 D_3 注射液，维生素 AD 胶丸，维生素 AD 滴剂，骨化三醇及阿法骨化醇胶囊。

维生素 D_2（Vitamin D_2）

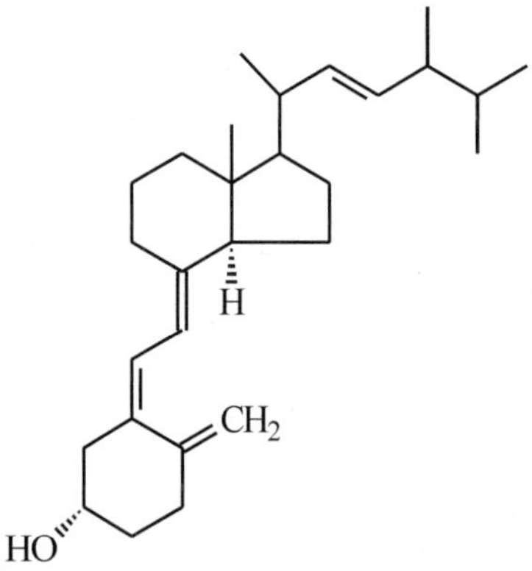

化学名为（5Z，7E，22E）-9，10-开环麦角甾-5，7，10（19），22-四烯-3β-醇，又名为骨化醇（Calciferol）、麦角骨化醇（Ergocalciferol）。

本品为无色针状结晶或白色结晶性粉末，无臭，无味，遇光或空气后均易变质；mp 为 115 ℃ ~118 ℃（分解），$[\alpha]_D^{25}$ 为 +102.5° ~ +107.5°。本品极易溶于氯仿，易溶于乙醇、乙醚和丙酮，略溶于植物油，不溶于水。

本品对光敏感，被日光照射时间过长，可生成无活性的超甾醇（Suprasterol）、速甾醇（Tachysterol）；遇酸不稳定，可生成异速甾醇（Isotachysterol）；与磷酸钙、滑石粉接触可发生异构化。

维生素 D₃（Vitamin D₃）

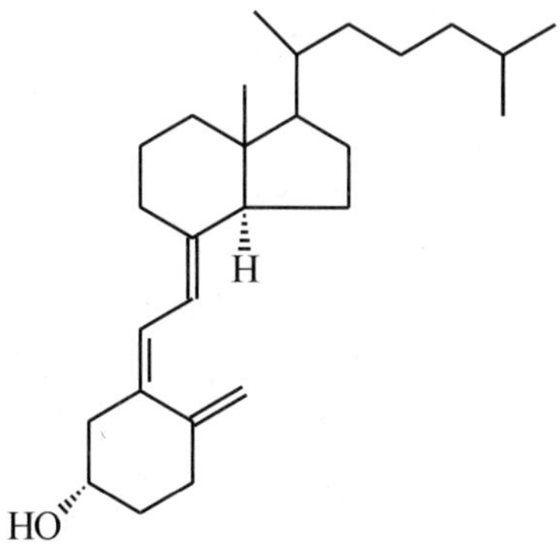

化学名为（5Z，7E）- 9，10 - 开环胆甾 - 5，7，10（19）- 三烯 - 3β - 醇，又名为胆骨化醇。

本品为无色针状结晶或结晶性粉末，无臭无味；mp 为 84 ℃ ~ 85 ℃，$[\alpha]_D^{20}$ 为 + 105° ~ + 112°；易溶于乙醇、丙酮、氯仿，微溶于植物油，不溶于水。

因本品侧链上无双键，故其稳定性强于维生素 D₂，但遇空气和光后仍可变质，故本品宜遮光、充氮保存。

维生素 D 的效价单位是以维生素 D₃ 为标准的。1IU 相当于 0.025 μg 维生素 D₃。

15.1.3　维生素 E

维生素 E 均为苯并二氢吡喃衍生物，因其分子中含有酚羟基，及其生理活性与生殖功能有关，故维生素 E 又称为生育酚。已知的维生素 E 主要有 α、β、γ、δ、ε、ζ₁、ζ₂ 和 η - 生育酚，它们之间因苯环上甲基的位置和数目不同及侧链中双链的数目不同而相互有区别。各种异构体显示出不同强度的生理活性，其中 α - 生育酚活性最强，δ - 生育酚活性最弱。天然的生育酚大多数是右旋体，而人工合成品则为消旋体。

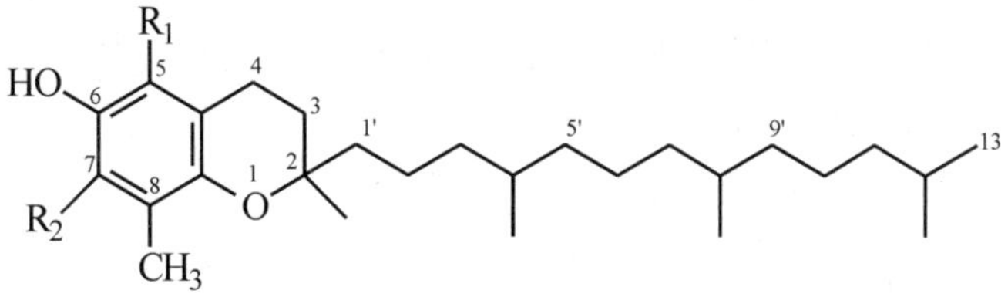

R_1	R_2	
CH₃	CH₃	α - 生育酚
CH₃	H	β - 生育酚
H	CH₃	γ - 生育酚
H	H	δ - 生育酚

后 4 种生育酚为前 4 种相应的 3′，7′，11′－三烯化合物。

由于维生素 E 结构中含有酚羟基，因此其遇光、空气后易被氧化成 α－生育醌及失去甲基的二聚体。为了增加其稳定性，人们常将其转化为酯的衍生物，如维生素 E 醋酸酯（Vitamin E Acetate）。

维生素 E 多存在于植物中，以麦胚油、花生油、玉米油中含量最为丰富。维生素 E 与人和动物的生殖功能有关，具有抗不育作用；另外维生素 E 的抗氧化作用，对生物膜的保护、稳定及调控作用，使其具有抗衰老作用。临床上维生素 E 常用于习惯性流产、不孕症及更年期障碍、进行性肌营养不良、间歇性跛行及动脉粥样硬化等的防治。其还可用于脂溶性药物的抗氧剂。

临床上常用的维生素 E 制剂有维生素 E 片、胶丸及注射液。

维生素 E 醋酸酯（Vitamin E Acetate）

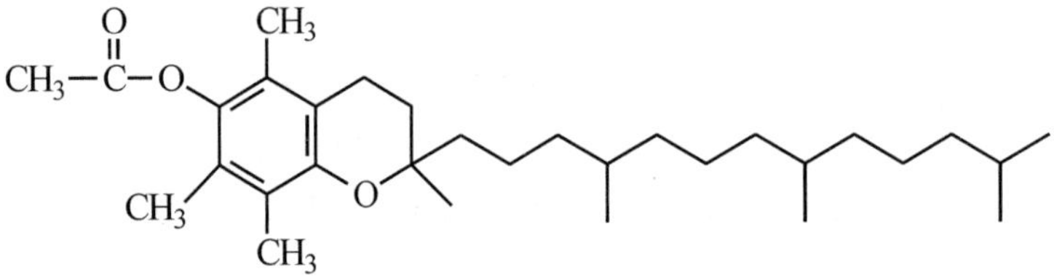

化学名为 （±）3，4－二氢－2，5，7，8－四甲基－（4，8，12－三甲基十三烷基）－2H－苯并吡喃－6－醇醋酸酯。

本品为微黄色或黄色透明的黏稠液体，几乎无臭，遇光颜色逐渐变深；不溶于水，易溶于无水乙醇、丙酮、氯仿、乙醚和石油醚；η_D^{20} 为 1.495 0～1.497 2。

本品在体内迅速转化为游离的 α－生育酚，再经相关酶的作用氧化成 α－生育醌和 α－生育酚二聚体，最后与葡萄糖结合经胆汁和肾排出。

15.1.4　维生素 K

维生素 K 为一类 2－甲基萘醌和萘胺的衍生物。常见的维生素 K 有维生素 K_1、维生素 K_2、维生素 K_3、维生素 K_4、维生素 K_5、维生素 K_6 和维生素 K_7，其中有医疗价值的仅为维生素 K_1、维生素 K_2、维生素 K_3 和维生素 K_4。

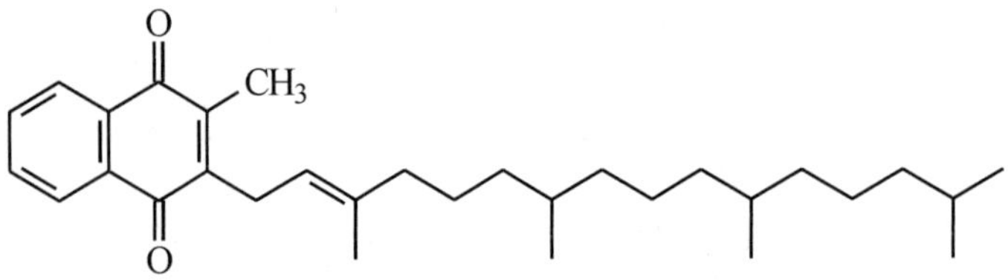

维生素 K_1 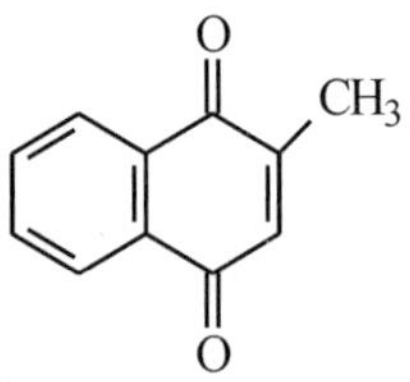　　　　　　　　　　　　　维生素 K_3

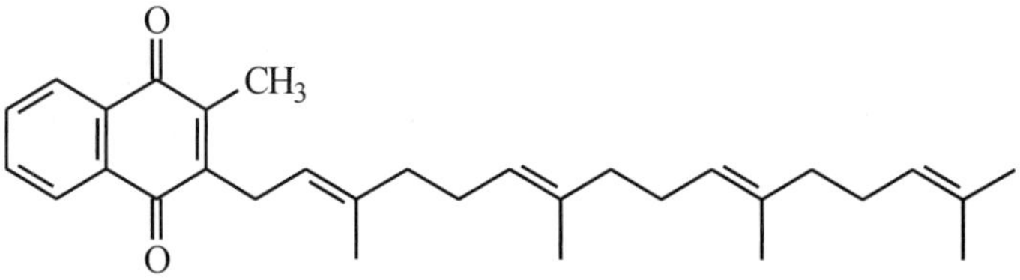

维生素 K₂

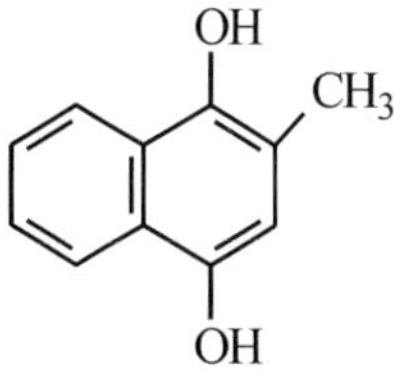

维生素 K₄

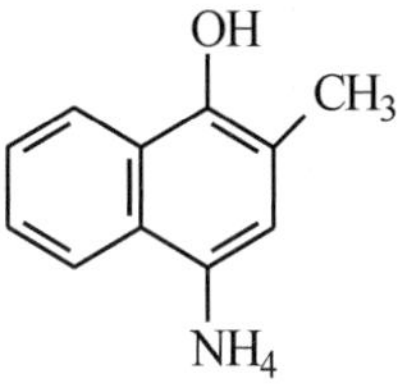

维生素 K₅

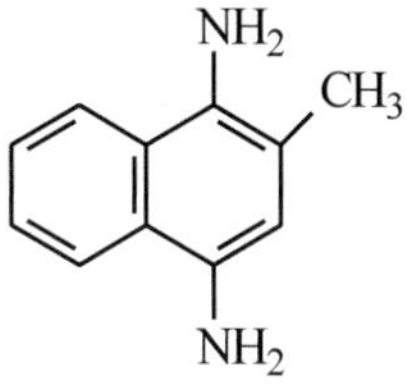

维生素 K₆

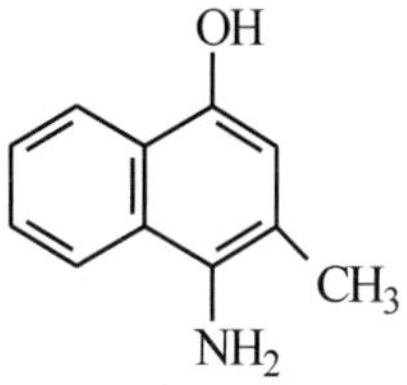

维生素 K₇

维生素 K 主要存在于绿色植物中，尤以苜蓿、菠菜中含量最为丰富；另外人体中的肠道细菌亦可产生维生素 K，并被机体吸收利用。当长期服用抗菌药物或食物中缺乏绿色蔬菜时，可能会发生维生素 K 缺乏症；新生儿因肠道中细菌不足或吸收不良，也可暂时出现维生素 K 缺乏症。

维生素 K 的生理功能主要是加速血液凝固，促进肝脏合成凝血酶原所必需的因子。其中维生素 K_3 的生物活性最强，而维生素 K_1 的作用快而持久。为了增加维生素 K_3 的溶解度，便于临床使用，常将其转化为磺酸钠盐。临床上常用的维生素 K 制剂有维生素 K_1、维生素 K_3 注射液，主要用于凝血酶原过低症、新生儿出血症等的防治。

维生素 K_3（Vitamin K_3）

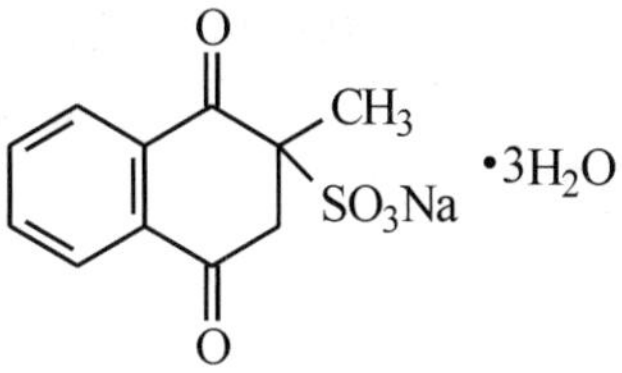

化学名为 2 - 甲基 - 1，4 - 二氧 - 1，2，3，4 - 四氢 - 萘 - 2 - 磺酸钠盐三水合物。

本品为白色结晶或结晶性粉末，几乎无臭；有引湿性，遇光后易变色；易溶于水，微溶于乙醇，不溶于乙醚和苯。

本品在水溶液中，与萘醌、亚硫酸氢钠间存在动态平衡，当与空气中的氧气、酸或碱作用时，亚硫酸氢钠分解，平衡被破坏，分解产生甲萘胺沉淀，光和热会加速上述变化。加入氯化钠或焦亚硫酸钠可增加其稳定性，故本品宜遮光、贮存在惰性气体中。

思考题 15.1　引起维生素 A 对光、热、酸不稳定的结构因素是什么？

思考题 15.2　为什么医生要求婴幼儿经常到户外晒太阳，以防止钙的缺失？

思考题 15.3　维生素 E 遇光和空气易被氧化，通常根据其性质作为抗氧剂使用，为什么？

思考题 15.4　维生素 K_3 的亚硫酸氢钠加成物为什么需要在避光的条件下，且充惰性气体保存？

15.2　水溶性维生素

水溶性维生素主要有维生素 B_1、维生素 B_2、维生素 B_6、维生素 B_{12}、烟酸、烟酰胺、生物素、泛酸和叶酸、维生素 C 等。水溶性维生素在体内代谢快、易被排泄，过量摄取时不易积蓄中毒；若营养不良，则极易引起缺乏，会产生多种疾病，故其应及时补充。维生素 B_{12} 富含于肝、鸡蛋、鱼粉、乳汁及黄豆中，在体内以辅酶形式参与代谢，促进叶酸、四氢叶酸等辅酶的合成与催化，临床上其主用于治疗恶性贫血。烟酸在体内转化为烟酰胺，而烟酰胺则为辅酶Ⅰ和辅酶Ⅱ的组成部分，在生物氧化中起传递氢的作用，临床上烟酸用于粗皮病的治疗。泛酸广泛存在于动植物组织细胞的原生质中，以酵母、肝脏、蛋黄、麦胚、米糠中最为丰富；泛酸是辅酶 A 的组成成分，与体内的氨基酸、脂肪、糖等代谢相关，人体缺乏泛酸时可出现头痛、运动失调、消化功能紊乱等症状，补充泛酸可使上述症状缓解或消失；另外泛酸是治疗白细胞减少症、原发性血小板减少、紫癜、动脉硬化、心肌梗死的重要辅助用药。叶酸广泛存在于绿叶、酵母、蘑菇以及动物的肝脏中，其以多种辅酶参与一碳单位的代谢，是红细胞生长发育的必需因子，用于治疗巨幼红细胞性贫血。本节主要讨论维生素 B_1、维生素 B_2、维生素 B_6 和维生素 C。

15.2.1　B 族维生素

维生素 B_1（Vitamin B_1）

化学名为 3－[（4－氨基－2－甲基－5－嘧啶基）－甲基]－5－（2－羟乙基）－4－甲基

氯化噻唑盐酸盐，又称为盐酸硫胺。

维生素 B₁ 为白色结晶性粉末，芳香、味苦，有较强的吸湿性；mp 为 245 ℃ ~250 ℃（分解）；易溶于水，微溶于乙醇，不溶于乙醚；1% ~1.5% 的水溶液的 pH 为 2.8 ~3.3。

维生素 B₁ 在固体状态时，性质稳定。其水溶液随 pH 升高，稳定性减小，在碱性溶液中很快分解，继而可部分氧化成具有荧光的硫色素，遇光或有铜、铁、锰等金属离子存在时，能加速氧化反应。另外本品水溶液与亚硫酸氢钠作用，发生分解。

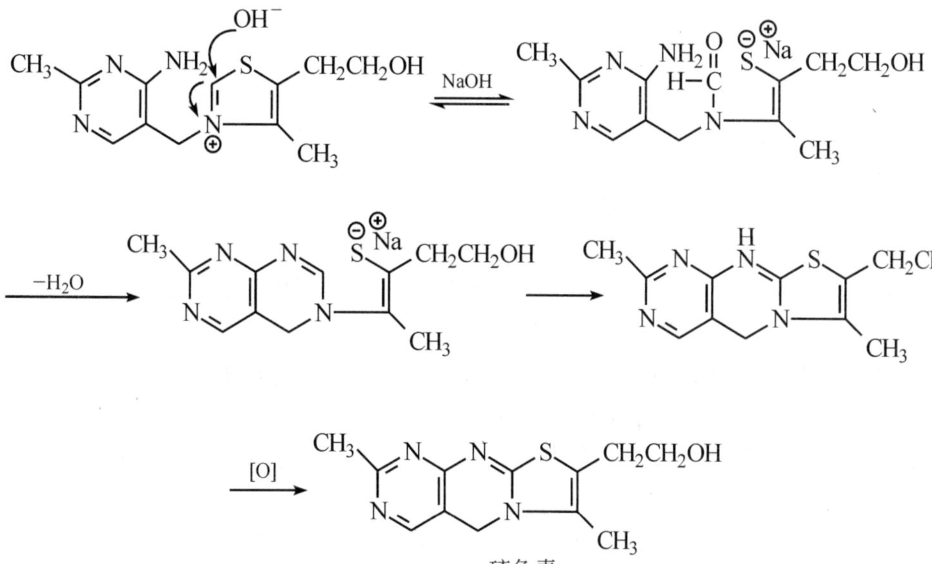

硫色素

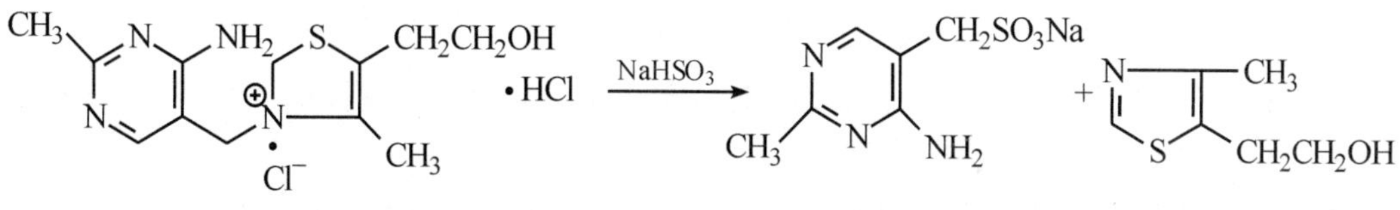

天然维生素 B₁ 存在于酵母、猪肉、米糠、麦麸、车前子、杨梅、花生等中，粗粮比精白米、面粉的维生素 B₁ 含量多。维生素 B₁ 现主要由人工合成。维生素 B₁ 被肌体吸收后转化为具生物活性的硫胺焦磷酸酯，其作为脱羧酶的辅酶参与糖的代谢。当缺乏时，糖代谢受阻，会出现多发性神经炎、肌肉萎缩、下肢浮肿等症状，临床上常称为脚气病；维生素 B₁ 还有维持正常的消化腺分泌和胃肠道蠕动的作用，从而促进消化功能。临床上常见的维生素 B₁ 制剂有维生素 B₁ 片剂及注射液，用于由维生素 B₁ 缺乏引起的脚气病及消化不良等疾病的治疗。

维生素 B₁ 在体内吸收慢，且易被硫胺酶破坏而失效，针对这些缺点，人们相继合成了一些结构衍生物，如丙舒硫胺（Prosultiamine）、呋喃硫胺（Fursultiamine）、奥扎硫胺（Octotiamine）等，现已应用于临床。

维生素 B₂ （Vitamin B₂）

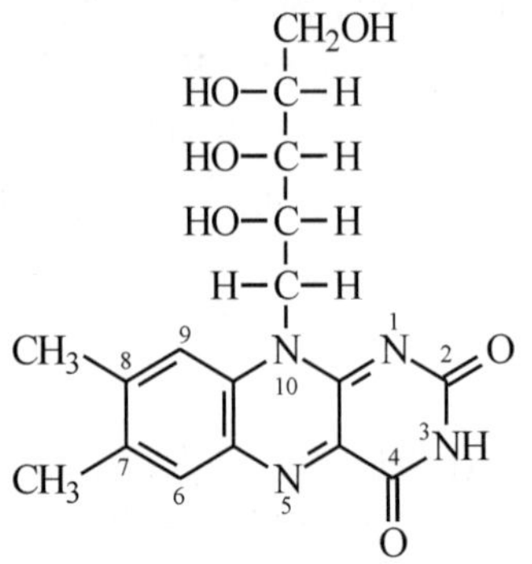

化学名为 7，8 - 二甲基 - 10 - （D - 核糖型 - 2，3，4，5 - 四羟基戊基）异咯嗪，又名为核黄素。

本品为橙黄色结晶性粉末，微臭，味微苦；mp 为 278 ℃ ~ 282 ℃ （分解）；微溶于水，不溶于乙醇和氯仿。由于硼砂和烟酰胺可增加本品在水中的溶解度，故它们可作为维生素 B₂ 制剂的助溶剂。

维生素 B₂ 为两性化合物，可溶于酸和碱，其饱和水溶液的 pH 为 6，其水溶液呈黄绿色荧光。由于分子中异咯嗪环的 1 位和 5 位间构成共轭双键体系，易发生氧化还原反应，故维生素 B₂ 有氧化型和还原型两种形式，在体内氧化还原过程中起传递氢的作用。

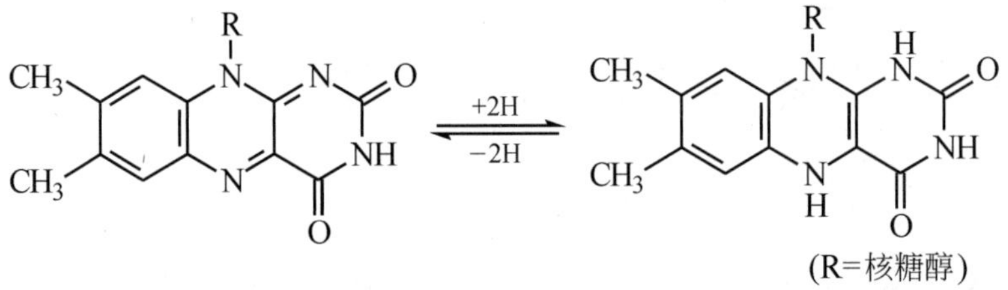

(R=核糖醇)

维生素 B₂ 对光线极不稳定，分解速度随温度升高而加速；在酸性或中性液中分解为光化色素，在碱性液中分解为感光黄素。

维生素 B₂ 在矿酸水溶液中较稳定，但在碱性液中极易变质分解。

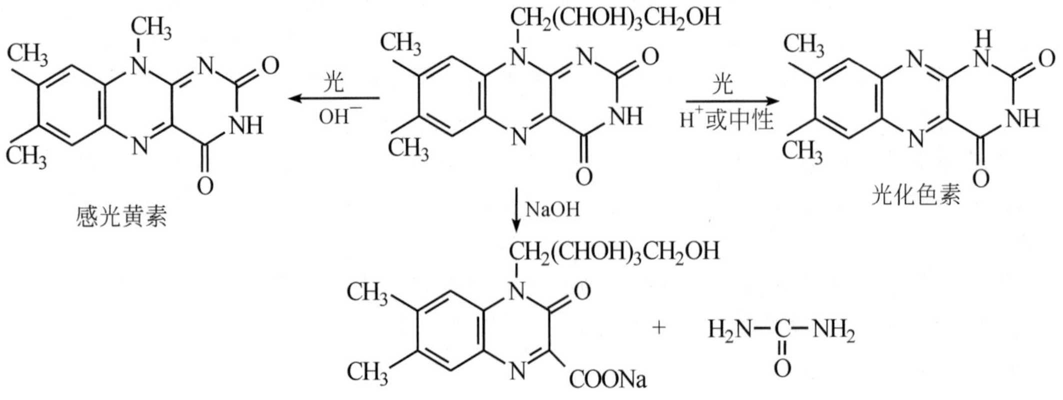

感光黄素

光化色素

维生素 B_2 广泛存在于动植物中，其中以米糠、酵母、肝、蛋黄中含量最为丰富，药用的多为人工合成品。研究表明，维生素 B_2 在体内经磷酸化后生成黄素单核苷酸和黄素腺嘌呤二核苷酸，以辅酶形式参与糖、脂肪、蛋白质的代谢而发挥作用。当机体缺乏维生素 B_2 时，正常的氧化还原过程受到影响，代谢受阻，从而机体发生病变，如口角炎、唇炎、舌炎、眼结膜炎和阴囊炎等。

临床上维生素 B_2 主要用于由微生物 B_2 缺乏引起的各种黏膜及皮肤炎症。常用的制剂有维生素 B_2 片剂及注射液。另外为了延长其作用时间，人们将其酯化，制成月桂酸酯，为长效核黄素（Riboflavin Laurate）。

维生素 B_6（Vitamin B_6）

维生素 B_6 包括吡多醇、吡多醛、吡多胺，它们均为四取代吡啶衍生物，且可互相转化。由于最初分离出来的是吡多醇，故一般以它作为维生素 B_6 的代表。

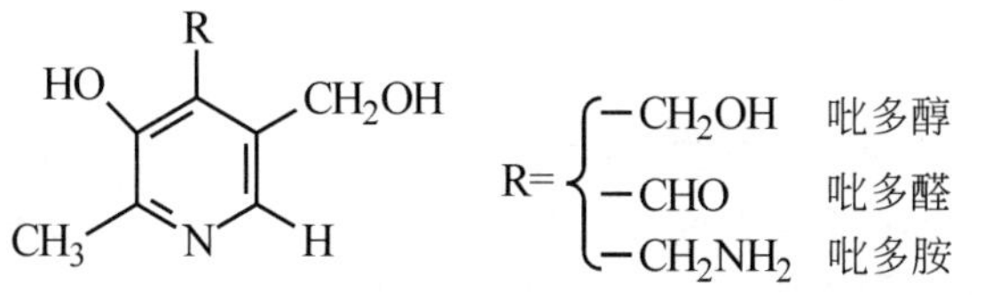

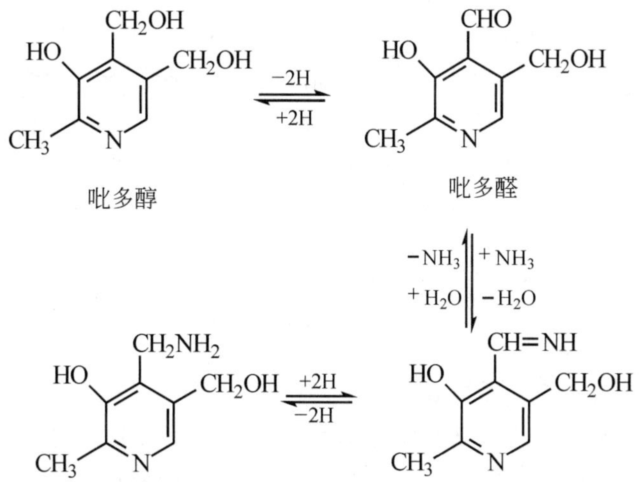

维生素 B_6 干燥品对空气和光稳定，水溶液可被空气氧化而变色，随 pH 升高氧化加速；在中性溶液中加热其发生聚合而失去活性。另外，维生素 B_6 与三氯化铁作用呈红色，与硼酸可形成络合物。

维生素 B_6 在体内经磷酸化代谢形成各自的 5－磷酸酯，以辅酶形式参与氨基酸的代谢。缺乏维生素 B_6 人体可产生呕吐、中枢神经兴奋等症状，临床上维生素 B_6 用于治疗因放射治疗引起的恶心、妊娠呕吐，异烟肼中毒，以及其他药物引起的周围神经炎、白细胞减少症、痤疮、脂溶性湿疹等。维生素 B_6 在动植物中分布很广，谷类外皮的含量尤为丰富。临床上常用的维生素 B_6 制剂有维生素 B_6 片剂、注射液、复方维生素 B 片及注射液。

15.2.2 维生素 C

维生素 C（Vitamin C）

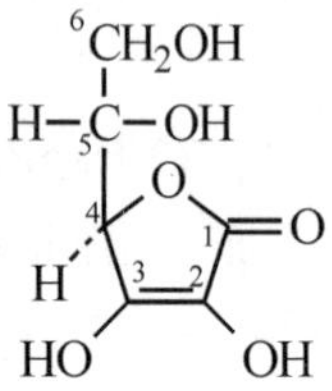

化学名为 L(+)-苏糖型-2，3，4，5，6-五羟基-2-己烯酸-4-内酯，又称为抗坏血酸。

本品为白色结晶或结晶性粉末，无臭，味酸，久置颜色逐渐变微黄。本品在水中易溶，在乙醇中略溶，在氯仿和乙醇中不溶；mp 为 190 ℃~192 ℃，$[\alpha]_D^{20}$ 为 +20.5°~21.5°。

维生素 C 分子中有两个手性碳原子，故其有 4 个光学异构体，其中以 L-(+)-抗坏血酸活性最高。本品干燥的固体较稳定，但遇光及湿气，颜色逐渐变黄，故其应避光、密闭保存。本品在水溶液中可发生互变异构，其中主要以烯醇式（Ⅰ）存在，酮式量很少；两种酮式异构体中，2-氧代物（Ⅲ）较 3-氧代物（Ⅱ）稳定，可以分离出来。

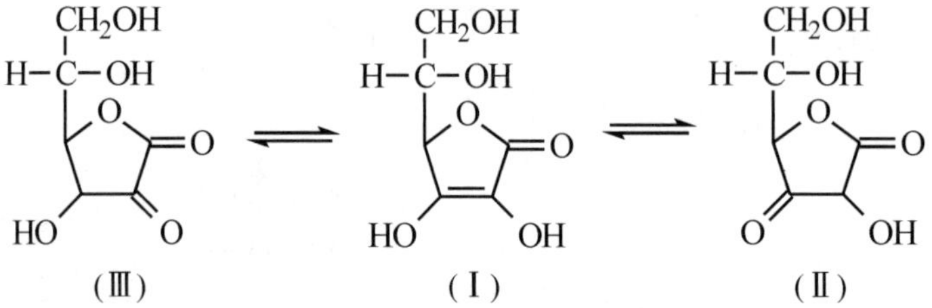

维生素 C 分子中含有连二烯的结构，由于连二烯的醇羟基极易游离，释放出 H^+，而显酸性；C_2 位上羟基与邻位的羰基易形成分子内氢键，故 C_2 羟基的酸性弱于 C_3 羟基的酸性。由此本品与碳酸氢钠或稀氢氧化钠溶液反应，生成 C_3-烯醇钠盐；与强碱反应，则内酯环被水解，生成酮酸钠盐。

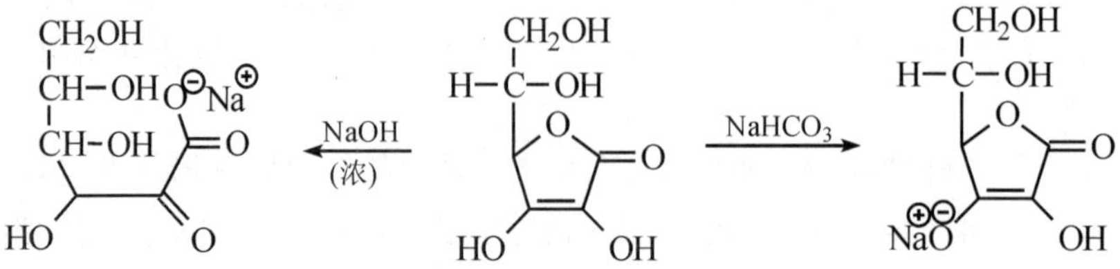

维生素 C 具很强的还原性，易被空气氧化，光、热、碱及重金属离子可加速其氧化反应。其水溶液可以被硝酸银、空气中的氧气、三氯化铁及碘等弱氧化剂氧化，生成去氢抗坏血酸，且二者可以互相转化。去氢抗坏血酸在无氧条件下易发生脱水和水解反应。在酸性条件下反应更快，进而脱羧生成呋喃甲醛，以至于氧化聚合而呈色，这也是维生素 C 在贮存过程中变色的主要原因。因此，本品应密闭避光贮存，溶液剂中应使用二氧化碳饱和用水，pH 应控制在 5.0 ~ 6.0，并加入乙二胺四乙酸（Ethylene Diamine Tetraacetic Acid，EDTA）和焦亚硫酸钠或半胱氨酸等作稳定剂。

维生素 C 广泛存在于水果、蔬菜中，尤其是在柑、橘、鲜枣、番茄等含量较为丰富。维生素 C 为胶原和细胞间质合成所必需的，若摄入不足，可致坏血病。在机体生物氧化和还原过程中，维生素 C 起重要作用，其参与氨基酸代谢、神经递质的合成、胶原蛋白和组织细胞间质的合成，并可降低毛细血管通透性、降低血脂、增强机体抗御疾病的能力等。临床上维生素 C 主要用于坏血病的预防与治疗，以及肝硬化、急性肝炎、砷、汞、铅、苯等慢性中毒时的肝脏损害，急慢性传染病等的辅助治疗。另外维生素 C 还用作食品添加剂、抗氧剂及化学工业中的黏合剂。临床上常用的维生素 C 制剂有其片剂及注射液。为了增加其稳定性、延长作用时间，科学家合成了一系列维生素 C 的衍生物，如维生素 C 钙、钠、镁盐，维生素 C 硬脂酸酯、棕榈酸酯等也已应用于临床或食品工业。

思考题 15.5 维生素 B_1 的水溶液为什么不能加亚硫酸氢钠作为抗氧剂？

思考题 15.6 维生素 B_2 在体内发生氧化还原作用与其结构中哪一部分有关？

思考题 15.7 维生素 B_6 如何在体内发生互相转化而成为吡多醛、吡多胺的？

思考题 15.8 维生素 C 为什么会有酸性？

思考题 15.9 维生素 C 在放置过程中易变色的主要原因是什么？

本章小结

1. 根据维生素的溶解特性，维生素可分为脂溶性维生素和水溶性维生素。

2. 维生素的化学结构与其稳定性和作用有关，维生素 A、维生素 E、维生素 B_1、维生素 B_2、维生素 C，对氧、光、热都不太稳定。

3. 维生素在临床上主要用于治疗因维生素缺乏而引起的疾病，对其化学结构的认识有助于对其作用的理解。

习　题

1. 试述维生素 A、维生素 C、维生素 B_1、维生素 B_2 的结构特征及稳定性。

2. 试述维生素 A、维生素 D、维生素 E、维生素 K、维生素 B_1、维生素 B_2、维生素 B_6 及维生素 C 的临床应用。

3. 如何合理使用维生素？试举例说明。

第 16 章

药物的化学结构与药效的关系

引言

大多数药物的作用依赖于药物分子的化学结构，因此，药物的药效与药物的理化性质有关，如疏水性、酸碱性、药物的解离度等；与药物结构的立体构型、电子云密度等有关；还与药物与生物分子的作用强弱有关。

学习目标

你学完本章之后应达到如下要求：

1. 掌握影响药物产生药效的主要因素。
2. 掌握药物的理化性质，电子云密度、

立体结构与药效的关系。

3. 了解药物与生物大分子的键合特性对药效的影响。

16.1 影响药物产生药效的主要因素

药物从给药到产生药效是一个非常复杂的过程，包括吸收、分布、代谢、组织结合以及在作用部位产生作用等。在这一过程中影响药物产生药效的主要因素有如下两个方面：

（1）药物到达作用部位的浓度。静脉注射给药时，由于药物直接进入血液，因此这种方式不存在药物被吸收的问题。而通过其他途径给药时，给药方式都有经给药部位吸收进入血液的问题。进入血液后的药物，随着血液流经各器官或组织，使药物分布于器官或组织之间，这需要药物穿透细胞膜等生物膜，最后到达作用部位。药物只有到达作用部位，才能产生药效。而在这一系列的过程中，药物的理化性质产生主要的影响。此外药物随血液流经肝脏时会产生代谢而改变药物的疗效，流经肾脏时产生排泄，减少了药物在体内的数量。这些又与药物结构中的取代基的化学反应性有一定的联系。

（2）药物与受体的作用。药物到达作用部位后，与受体形成复合物，产生生理和生化的变化，达到调节或治疗疾病的目的。药物与受体的作用一方面依赖于药物特定的化学结构，以及该结构与受体的空间互补性；另一方面还取决于药物和受体的结合方式，如以化学的方式，通过其价键结合形成不可逆复合物，或以物理的方式，通过离子键、氢键、离子偶极、范德华力和疏水性等结合形成可逆的复合物。

这两个方面的影响因素都与药物的化学结构有密切的关系，是药物结构－药效关系（构－效关系）研究的主要内容。

但从药物的作用方式来看，药物有两种不同类型。有些药物的药效作用主要受药物的理化性质影响而与药物的化学结构类型关系并不密切，如全身麻醉药，尽管化学结构类型有多种，但其麻醉作用与药物的脂水分配系数有关，这类药物称为结构非特异性药物；另一类药物的作用依赖于药物分子特异的化学结构，该化学结构与受体相互作用后才能产生影响，因此化学结构的变化会直接影响其药效，这类药物称为结构特异性药物。大多数药物属于结构特异性药物。

结构特异性药物中，能被受体所识别和结合的三维结构要素的组合，称为药效团。药效团中一类是具有相同药理作用的类似物，具有某种基本结构；另一类则可能是一组化学结构完全不同的分子，但可以与同一受体以相同的机理键合，产生同样的药理作用。

思考题 16.1 如何理解"药物从给药到产生药效是一个非常复杂的过程"？

思考题 16.2 药物与受体的结合有哪几种方式？

16.2 药物理化性质对药效的影响

在药物作用的过程中，药物的理化性质对药物的吸收、转运都产生重要的影响，而且对于结构非特异性药物，药物的理化性质直接影响药物的活性。药物的理化性质主要有药物的溶解度、脂水分配系数和解离度。

16.2.1 药物的溶解度和脂水分配系数对药效的影响

在人体中，大部分的环境是水相环境，体液、血液和细胞浆液都是水溶液，药物要转运扩散至血液或体液，需要溶解在水中，这要求药物有一定的水溶性（又称为亲水性）。而药物在通过各种生物膜（包括细胞膜）时，这些膜是由磷脂所组成的，又需要其具有一定的脂溶性（称为亲脂性）。由此，我们可以看出药物亲水性或亲脂性过高或过低都会对药物产生不利的影响。

在药学研究中，评价药物亲水性或亲脂性强弱的标准是药物的脂水分配系数 P，其定义为：药物在生物非水相中物质的量浓度与在水相中物质的量浓度之比。

$$P = \frac{C_{org}}{C_w}$$

由于生物非水相中药物的浓度难以测定，通常使用正辛醇中药物的浓度来代替。C_{org} 表示药物在生物非水相（脂质层）或正辛醇中的浓度；C_w 表示药物在水中的浓度。P 值越大，则药物的脂溶性越高，为了客观反映脂水分配系数的影响，常用其对数 $\lg P$ 来表示。

药物分子结构的改变对药物脂水分配系数的影响比较大，当分子中引入极性较大的羟基时，药物的水溶性加大，脂水分配系数下降 $1/150 \sim 1/5$，以羟基替换甲基时下降 $1/170 \sim 1/2$。而引入一个卤素原子，亲脂性会增高，脂水分配系数增加 $4 \sim 20$ 倍，引入硫原子、烃基或将羟基换成烷氧基，药物的脂溶性也会增大。

各类药物因作用不同，其对脂溶性有不同的要求。例如，作用于中枢神经系统的药物，需要通过血脑屏障，应具有较大的脂溶性。

16.2.2　药物的解离度对药效的影响

有机药物多数为弱酸或弱碱，在体液中只能部分解离，以解离形式（离子型）或非解离形式（分子型）同时存在于体液中。通常药物以非解离的形式被吸收，通过生物膜进入细胞后，在膜内的水介质中解离成解离形式而起作用。

体内不同部位 pH 的情况不同，这会影响药物的解离程度，使解离形式和非解离形式药物的比例发生变化，这种比例的变化与药物的解离常数（pK_a）和体液介质的 pH 有关，可通过下式进行计算：

酸性药物：
$$\lg \left[\frac{[HA]}{[A^-]}\right] = pK_a - pH$$

碱性药物：
$$\lg \frac{[B]}{[HB^+]} = pH - pK_a$$

通过这一公式可以确定药物在胃和肠道中的吸收情况。弱酸性药物如水杨酸在酸性的胃液中几乎不解离，呈分子型，易在胃中被吸收。弱碱性药物如奎宁和麻黄碱在胃中几乎全部呈解离形式，很难被吸收；而在肠道中，由于 pH 比较高，容易被吸收。碱性极弱的咖啡因和茶碱，在酸性介质中解离也很少，在胃中易被吸收，完全离子化的季铵盐类和磺酸类，脂溶性差，在消化道中吸收也差。

思考题 16.3　在肠道的 pH 为 8.0 的条件下盐酸麻黄碱和麻黄碱的比例如何？

思考题 16.4　为什么脂水分配系数 lgP 是评价药物药效的重要依据之一？

16.3　药物的电子云密度分布对药效的影响

受体和酶都是以蛋白质为主要成分的生物大分子，从组成上来讲，蛋白质分子是由各种氨基酸经肽键结合而成的，在整个蛋白质的链上存在各种极性基团，使电子云密度的分布不均匀，有些区域的电子云密度较高，该区域带有负电荷或部分负电荷；有的区域电子云密度比较低，即该区域带有正电荷或部分正电荷。如果药物分子中的电子云密度分布正好和受体或酶的特定受体相适应时，电荷产生的静电引力有利于药物分子与受体或酶结合，从而形成比较稳定的药物–受体或药物–酶的复合物，例如，苯甲酸酯类局部麻醉药，在其结构中，苯环上取代基可通过共轭诱导对酯羰基上电子云密度的分布产生影响。单纯的苯甲酸乙酯的结构中没有任何取代基，其羰基的极性仅仅来自 C－O 原子的电负性，加上该酯羰基和苯环产生共轭，羰基的极性比较小。当苯甲酸酯中苯环的对位引入供电子基团氨基时，如普鲁卡因，该对位氨基上的电子云通过共轭诱导效应，增加了酯羰基的极性，使药物与受体结合更牢固，作用时间延长。当在苯甲酸酯的苯环对位引入吸电子基团硝基时，如对硝基苯甲酸乙酯，硝基的吸电子效应导致羰基的电子云流向苯环，使极性降低，对硝基苯甲酸酯与受体的结合能力比母体化合物弱，麻醉作用降低。

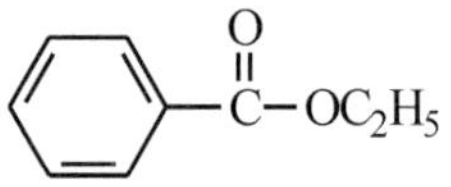

苯甲酸乙酯 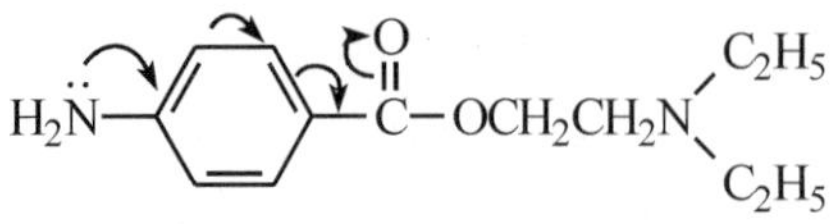　　　　　　　　　　普鲁卡因 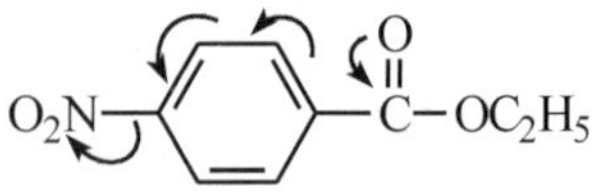　　　　　　　　对硝基苯甲酸乙酯

16.4　药物立体结构对药效的影响

药物所作用的受体、酶、离子通道等生物大分子，都是蛋白质，有一定的三维空间结构，在药物和受体相互作用时，两者之间原子或基团的空间互补程度会对药效产生重要的影响，药物立体结构对药效的影响主要有：药物结构中官能团间的距离，药物结构中取代基的空间排列，以及药物的手性中心。

16.4.1　药物分子的手性和手性药物

当药物分子结构中引入手性中心后，可得到一对互为实物与镜像的对映异构体。这些对映异构体的理化性质基本相似，仅仅是旋光性有所差别。但是值得注意的是，这些药物的对映异构体之间在生物活性上有时存在很大的差别，它们有时还会带来代谢途径的不同和代谢产物毒副作用的不同。近年来，人们将含有手性中心的药物称为手性药物，以手性药物的合成、分离药效、毒理及体内代谢内容为主的研究已成为药物研究的一个重要组成部分。

手性药物的对映体之间药物活性的差异主要如下：

（1）对映异构体具有等同的药理活性和强度，例如，抗组胺异丙嗪和局部麻醉药丙胺卡因。

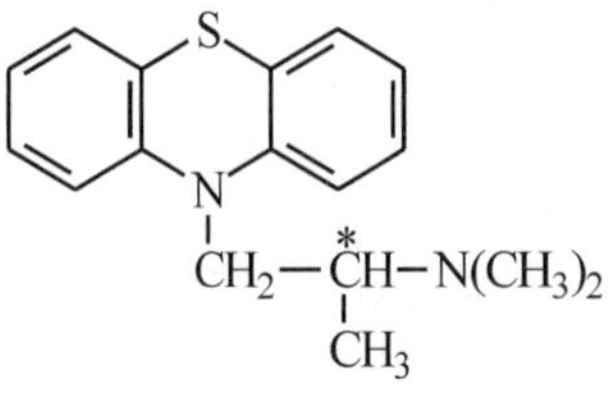

异丙嗪 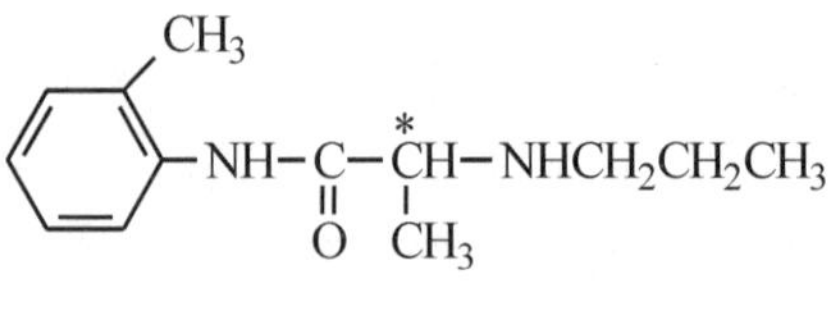　　　　　　　　　　　　　丙胺卡因

产生这种情况的原因是药物的手性中心不在与受体结合的部位，则手性中心对受体作用时的影响就很小。

（2）对映异构体产生相同的药理活性，但强弱不同。如组胺类抗过敏药氯苯那敏，其右旋体的活性高于左旋体，两者活性不同的原因是分子中的手性碳原子离芳环近，对药物受体相互作用产生空间选择性。

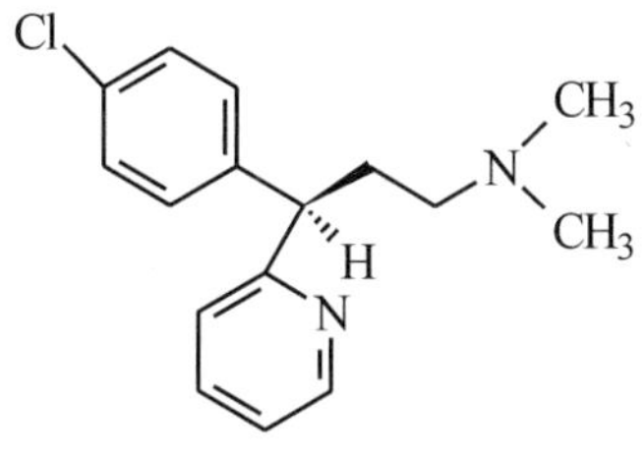

S-(+)-氯苯那敏

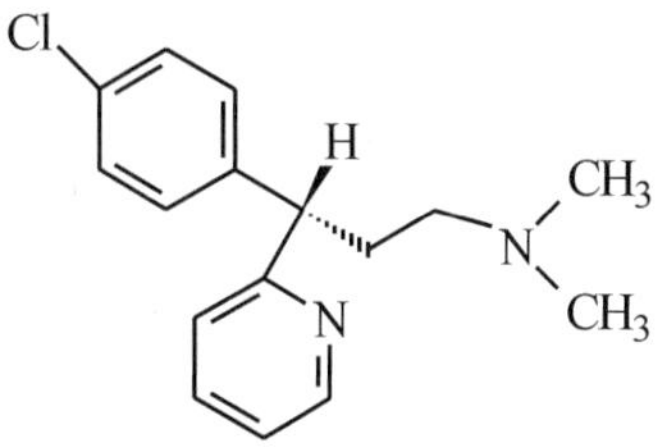

R-(-)-氯苯那敏

（3）对映异构体中一个有活性，一个没有活性。这种情况比较多，如抗生素氯霉素，仅 1R，2R-（-）-苏阿糖型化合物有抗菌活性。

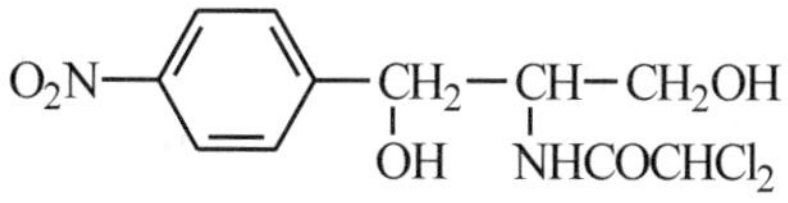

1R，2R-(-)-苏阿糖型氯霉素

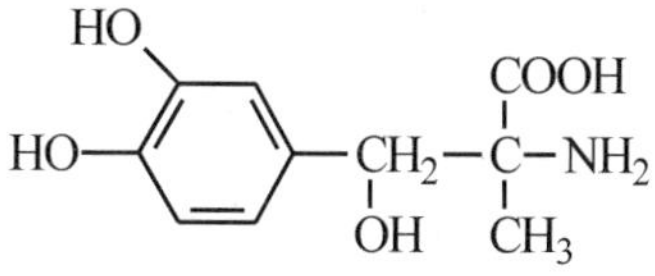

L-甲基多巴

而在早期生产过程中，得到其外消旋物合霉素，是由氯霉素与其无抗菌活性的对映异构体 1S，2S-（+）-苏阿糖型化合物组成的，其抗菌活性仅为氯霉素的一半。

产生这种严格的构型与活性差异，部分原因是受体对药物的空间结构要求比较严格，如抗高血压药物 L-甲基多巴，仅 L-构型的化合物有效。

（4）对映异构体产生相反的活性。如利尿药依托唑啉的左旋体具有利尿作用，而其右旋体则有抗利尿作用。这种例子比较少见，但必须注意，这类药物的对映异构体需要拆分，得到纯对映异构体，其才能使用，否则一个对映体将会抵消另一个对映体的部分药效。

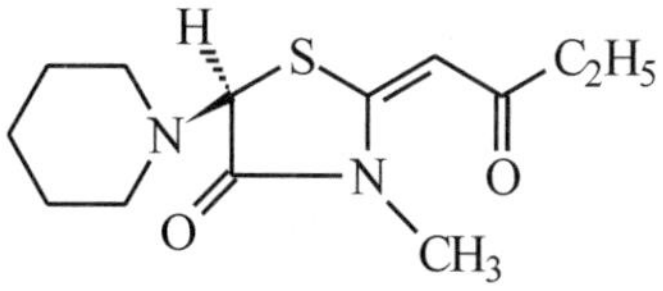

依托唑啉

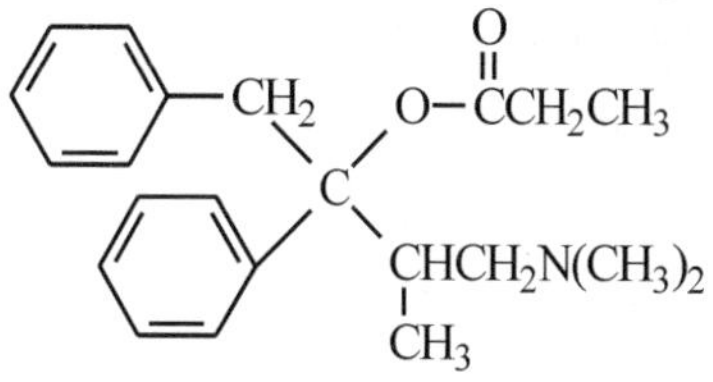

丙氧酚

（5）对映异构体产生不同类型的药理活性。最常见的例子是镇痛药，如丙氧酚，其右旋体产生镇痛活性，而左旋体则产生镇咳作用。这种例子在镇痛药和镇咳药中比较常见。

16.4.2 药物的几何异构与官能团空间距离

几何异构是由双键或环的刚性或半刚性系统导致分子内旋转受到限制而产生的。几何异构体的产生，导致药物结构中的某些官能团在空间排列上产生差异，这不仅影响药物的理化性质，而且会改变药物的生理活性。如己烯雌酚，其反式异构体中两个酚羟基排列的空间距离和雌二醇的两个羟基的距离近似，表现出与雌二醇相同的生理活性，而顺式异构体中两个羟基的排列距离比较短，而不具有雌激素活性。

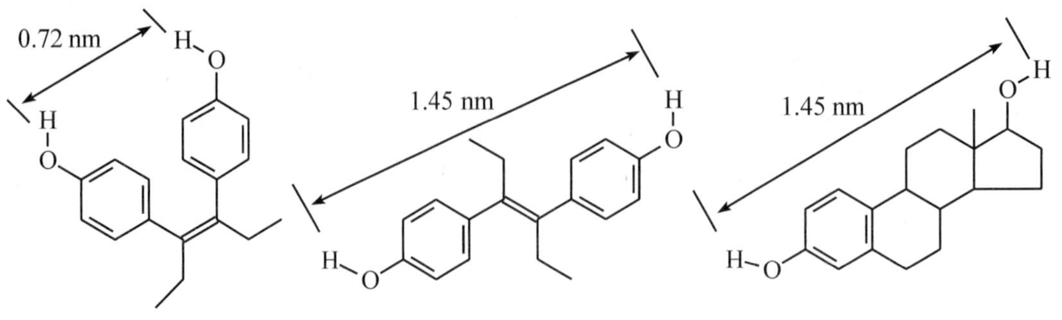

顺式己烯雌酚   反式己烯雌酚   雌二醇

16.4.3　药物的构象与生物活性

构象是由分子中单键的旋转而形成的分子内各原子不同的空间排列状态，这种构象异构体产生时并没有破坏化学键，而是分子形状发生变化。药物分子构象的变化与生物活性间有着极其重要的关系，这是由于药物与受体间相互作用时，要求其结构和构象产生互补性，这种互补的药物构象称为药效构象。药效构象不一定是药物的最低能量构象。

思考题 16.5　药物的手性会对药物的药理作用产生哪些影响？请举例说明。

思考题 16.6　什么是药效构象？药物的几何异构体对药物的药理作用会产生什么后果？

16.5　键合特性对药效的影响

药物与生物大分子作用时，一般是通过键合的形式进行结合，这种键合形式有共价键和非共价键两大类。

1. 共价键的键合类型

共价键的键合类型是一种不可逆的结合形式，与发生的有机合成反应相类似。共价键的键合类型多发生在化学治疗药物的作用机理上，例如，烷化剂类抗肿瘤药物，与 DNA 中鸟嘌呤基以共价结合键，产生细胞毒活性。

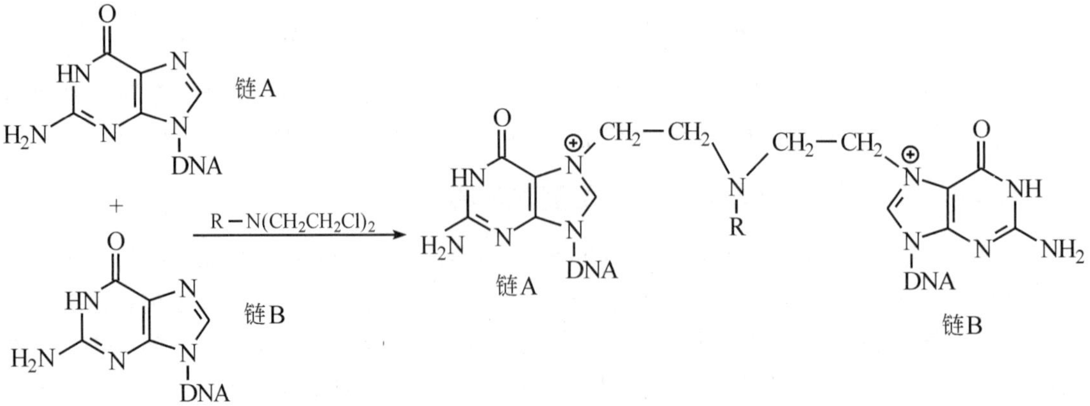

2. 非共价键的键合类型

非共价键的键合类型是可逆的结合形式，其键合的形式有：氢键、离子偶极和偶极－偶极相互作用、电荷转移复合物、疏水性相互作用、范德华力、静电引力等。

（1）氢键。氢键是有机化学中最常见的一种非共价作用形式，也是药物和生物大分子作用的最基本的化学键合形式。氢键的生成是由于药物分子中含有孤对电子的 O、N、S 等原子和与非碳的杂原子以共价键相连的氢原子之间形成的弱化学键。氢键的键能比较弱，约为共价键的 1/10。在生物大分子，如蛋白质、DNA 中，存在众多的羰基、羟基、巯基、氨基，甚至有些基团还带有电荷，有些是氢键的接受体，有些是氢键的供给体，而药物分子中多数常有羟基和羰基，相互之间形成氢键—X—H……Y—，降低了体系的总能量。

最常见的氢键是生物体 DNA 中的氢键，DNA 中的一条链上的碱基与另一条链上的碱基互补，且以氢键的形式形成稳定的双螺旋体结构。

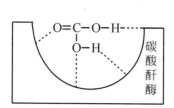

药物与生物大分子通过氢键相结合的例子在药物的作用中比比皆是，如磺酰胺类利尿药通过氢键和碳酸酐酶结合，其结合位点与碳酸和碳酸酐酶的结合位点相同，如图 16－1 所示。

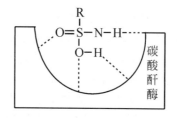

图 16－1　碳酸、磺酰胺类利尿药与碳酸酐酶的结合位点

另外药物自身还可以形成分子间氢键和分子内氢键，一方面可以对药物的理化性质产生影响，如影响溶解度、极性、酸碱性等。另一方面也会影响药物的生物活性，如水杨酸甲酯，由于其形成分子内氢键，用于肌肉疼痛的治疗，而对羟基苯甲酸甲酯则没有形成这种分子内氢键，游离的酚羟基对细菌生长具有抑制作用。

水杨酸甲酯   对羟基苯甲酸甲酯

（2）离子－偶极和偶极－偶极相互作用。在药物和受体分子中，当碳原子和其他电负性较大的原子，如 N、O、S、卤素等成键时，电负性较大的原子的诱导作用使得电荷分布不均匀，导致电子的不对称分布，产生电偶极。药物分子的偶极受到来自生物大分子的离子或其他电偶极基团的相互吸引，而产生相互作用，这种相互作用对稳定药物受体复合物起到重要作用，但是这种离子－偶极、偶极－偶极的作用比离子产生的静电作用要弱得多。离子－偶极、偶极－偶极相互作用的例子通常见于羰基类化合物，乙酰胆碱与受体作用的示意图如图 16－2 所示。

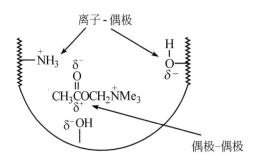

图 16－2　乙酰胆碱与受体作用的示意图

（3）电荷转移复合物。电荷转移复合物发生在缺电子的电子接受体和富电子的电子供给体之间，当这两种分子相结合时，电子将在电子供给体和电子接受体之间转移，从而形成电荷转移复合物。这种复合物的实质是分子间的偶极－偶极相互作用。

电子供给体通常是富 π 电子的吸电子取代基的烯烃、炔烃或芳环，或含有弱酸性质子的化合物。某些杂环化合物分子中由于电子云密度分布不均匀，有些原子附近的电子云密度较高，有些较低，这些分子既是电子给予体，又是电子接受体。

电荷转移复合物的形成降低了药物与生物大分子相互作用的能量，例如，抗疟药氯喹可以插入疟原虫的 DNA 碱基对之间，从而形成电荷转移复合物。

氯喹

（4）疏水性相互作用。当药物结构中非极性链部分和生物大分子中非极性键部分相互作用时，相互之间亲脂能力比较相近，结合比较紧密，两者周围围绕的能量较高的水分子层被破坏，形成无序状态的水分子结构，导致体系的能量降低。

（5）范德华引力。范德华引力来自分子间暂时偶极产生的相互吸引。这种暂时的偶极来自非极性分子中不同原子产生的暂时不对称的电荷分布，暂时偶极的产生使得分子和分子或药物分子和生物大分子相互作用时得到弱性的引力。范德华引力是非共价键键合方式中最弱的一种。范德华引力随着分子间的距离缩短而加强。

上述不同的键合方式是药物与生物大分子相互作用的主要形式，这些键合作用有时是弱性的非共价键合作用，降低了药物与生物大分子复合物的能量，增加了复合物的稳定性，发挥药物的药理活性作用。药物与生物大分子的相互作用有时不单纯是一种结合模式，如局部麻醉药普鲁卡因与受体的作用，如图 16-3 所示。

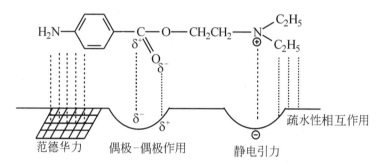

图 16-3　普鲁卡因与受体作用的示意图

思考题 16.7　为什么药物和生物大分子的结合大多数是以非共价键合形式进行的？若药物和生物大分子以共价键键合作用会产生什么样的结果？

思考题 16.8　在非共价键键合的形式中，哪些是通过电性吸引进行的？哪些不是通过电性吸引进行的？

本章小结

1. 药物通过吸收、转运等过程后必须在作用部位有一定的浓度，且能和受体产生作用，才能产生药效。

2. 药物的药效作用大小与化学结构有一定的关系，而化学结构又确定了药物的理化性质、溶解度、解离度、电子云密度分布等。不同溶度的药物脂水分配系数不同，解离度也不同，吸收的部位和形式也大不一样。

3. 药物的立体结构与药效学有非常密切的关系，主要表现为药物的手性构型、药物的几何异构和药物的构象异构。

4. 药物和生物大分子作用通过两种键合形式，即共价键键合和非共价键键合，其中非共价键键合是药物作用的主要形式。

习　题

1. 影响药物产生药效的主要因素有哪些？为什么？

2. 药物的解离度对药物的吸收和转运有很大的影响，如何根据药物的解离常数 pK_a 来设计不同的给药形式？

3. 药物的手性构型对药物的活性产生哪些影响？

4. 简述药物与生物大分子键合的形式和作用。

第 17 章

药物研究与开发的途径和方法

引言

　　新药的研究与开发是药物化学的主要任务之一，其首要的工作是发现和寻找具有生物活性的先导化合物，再按照药物化学的一些基本原理，如电子等排、前药、软药等对先导化合物进行结构修饰和优化，用定量构效关系的模型进行新药物结构的设计。

学习目标

你学完本章后应达到如下要求：

1. 理解先导化合物发现的主要途径。
2. 理解生物电子等排原理及在先导化合
物优化中的应用。
3. 理解应用前药原理进行结构修饰的目的。
4. 了解软药及定量构效关系的发展。

17.1　先导化合物的发现

　　研究与开发新药的化学过程有许多方式和途径，总的来说大体可分为两个阶段，即先导化合物的产生、先导化合物的修饰和优化，这是两个相继进行并互相联系的研究过程。

　　先导化合物又称原型物，是通过各种途径和方法得到的具有某种生物或药理活性的化合物，但它有许多缺点，如药效不太强、特异性不高、毒副作用较大、溶解度不理想以及药代动力学性质不合理等。这些先导化合物不能直接作为药物使用，但可作为新的结构类型和活性物质进一步进行结构修饰和改造，以使其生物学性质臻于完善，达到安全、有效和可控的药用目的。

17.1.1　从天然活性物质中筛选和发现先导化合物

　　在药物发展的早期阶段，天然活性物质是用来治疗疾病的唯一药源。因此从天然的动物、植物及微生物中寻找和发现先导化合物，在药物化学发展中占有重要地位，且它们仍然是先导化合物甚至是药物的主要来源。天然界的化合物结构多种多样，决定了所得到的先导化合物具有结构的多样性。

1. 从植物中发现和分离的有效成分

　　我国科学家屠呦呦从中药黄花蒿中分离出抗疟有效成分青蒿素，其为倍半萜类化合物，有强效的抗疟作用，对氯喹耐药的恶性疟原虫感染的小鼠有明显治疗作用，她获得诺贝尔生理学或医学奖。青蒿素分子中含有的过氧键被证明是必要的药效团。由于青蒿素的生物利用度较低，而且治疗的复发率较高，人们采用结构修饰方法合成了抗疟效果更好的二氢青蒿素及其甲基化产物蒿甲醚和琥珀酸单酯钠青蒿琥酯，使其生物利用度有所提高，临床上其用于治疗各种疟疾。

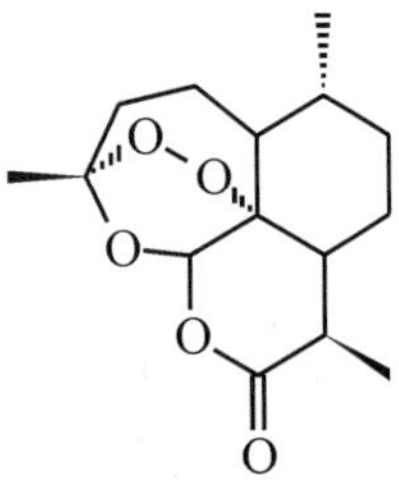

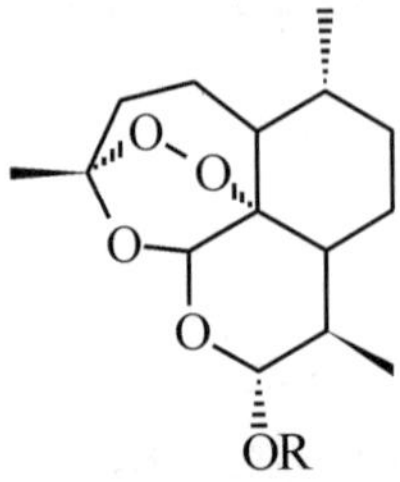

二氢青蒿素　　R=—H
蒿甲醚　　　　R=—CH₃
青蒿琥酯　　　R=—COCH₂CH₂—COONa

青蒿素

从植物中发现和分离出的有效成分作为先导化合物，再进行结构修饰和优化来发现新药的例子比较多，例如，从太平洋红豆杉属植物树皮中分离得到的治疗肿瘤药物紫杉醇，以及从喜树中分离得到的喜树碱，并以喜树碱为先导化合物进行结构修饰和优化得到的半合成抗肿瘤药物伊立替康、拓扑替康等。

2. 以微生物发酵得到的抗生素物质

从头孢菌属真菌产生的代谢产物中分离得到抗生素头孢菌素 C，该物质本身抗菌效力差，但毒性比较小，与青霉素很少有或无交叉过敏反应，并对酸和酶稳定。在头孢菌素 C 的基础上对其 7 位氨基的侧链进行修饰，可得到一批抗菌活性好，可口服的广谱半合成头孢菌素类药物。

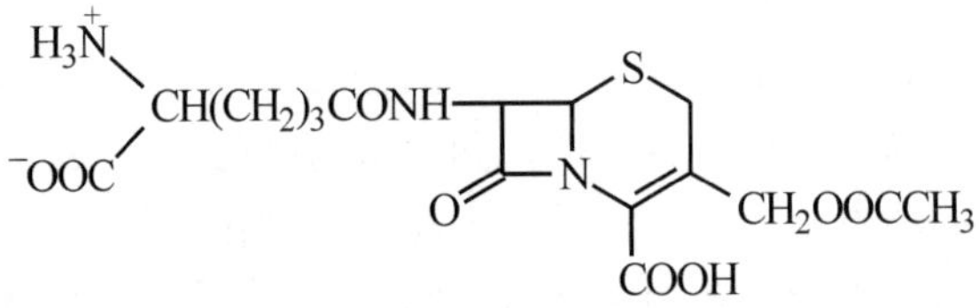

头孢菌素 C

3. 从内源性活性物质结构研究出发得到的化合物

黄体酮是内源性活性物质，当天然黄体酮口服使用时，其在胃肠道易被破坏而失效，只能肌肉注射。对黄体酮进行结构改造，制得黄体酮类药物，已用于临床，如甲地孕酮。

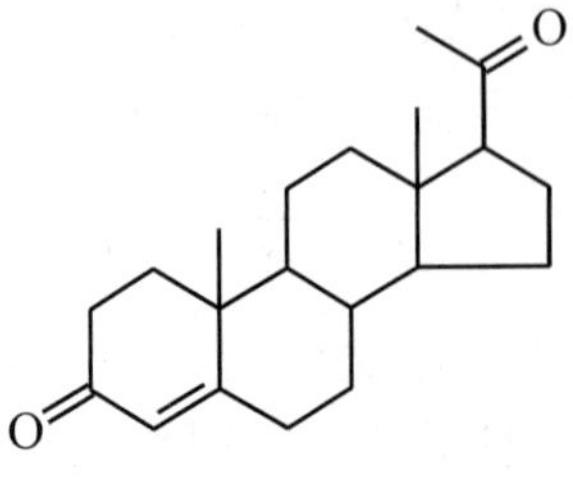

黄体酮

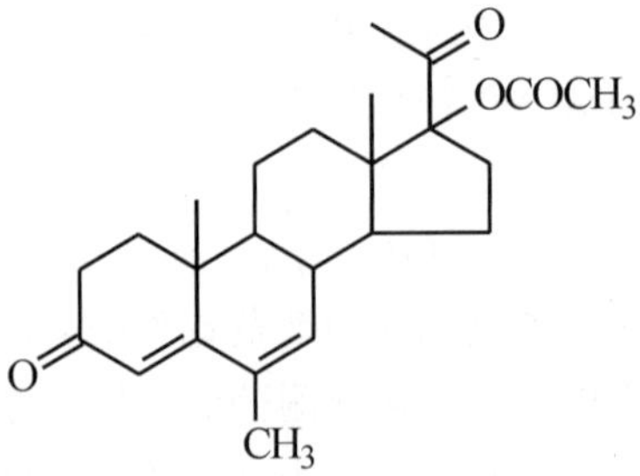

醋酸甲地孕酮

雌二醇是另一类内源性甾体雌性激素，其 A 环为芳香环，在研究中人们发现当将雌二醇结构变换成双异四氢萘酚或己烷雌酚时，活性将降低，可能是双芳环结构破坏了雌二醇原有的结构平面性；但在己烷雌酚的结构中引入双键后可得到己烯雌酚，不仅恢复了原有结构的平面性，而且己烯雌酚中两个羟基的空间距离与雌二醇中的两个羟基之间的距离也很接近。

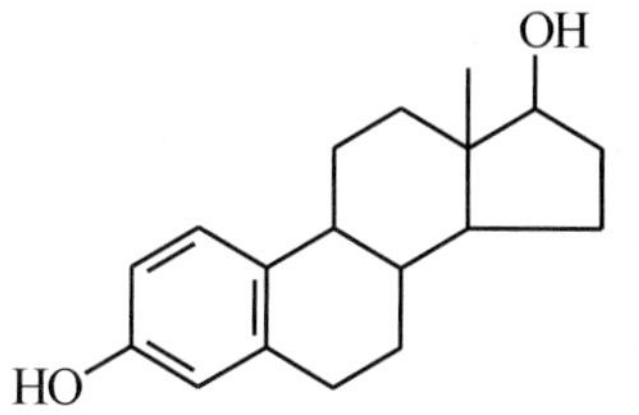

雌二醇 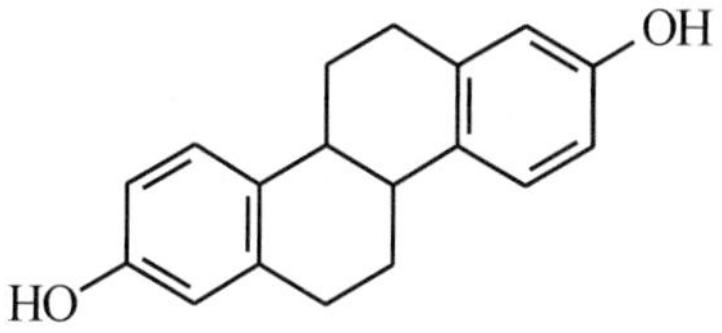　　　　　　　　　　　　　　　双异四氢萘酚

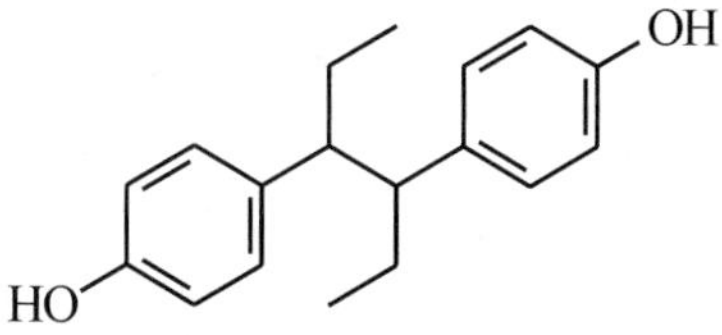

己烷雌酚 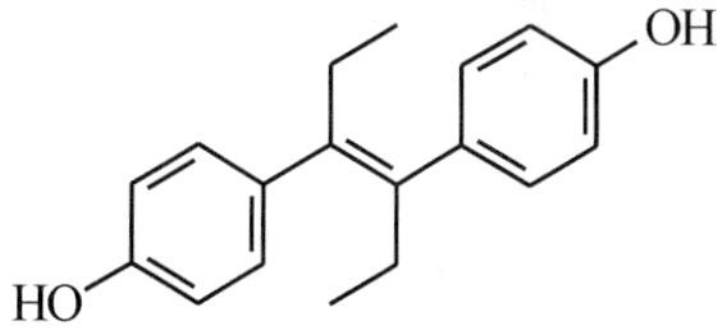　　　　　　　　　　　　　　己烯雌酚

17.1.2　以生物化学或药理学为基础发现先导化合物

生物化学、分子生物学和药理学的发展，为寻找具有生物活性的先导化合物开辟了广阔的领域，为药物分子设计提供了新的靶点和先导化合物。如酶、受体、离子通道的发现为新药的设计提供了基础。

例如，对于高血压病人，其体内肾素 - 血管紧张素 - 醛固酮系统比较活跃，其中血管紧张素转化酶（ACE）可将十肽结构的血管紧张素 I 转化为八肽结构的血管紧张素 II，该物质可使血管平滑肌收缩，同时促进醛固酮的生物合成，使血压升高。鉴于血管紧张素转化酶与羧肽酶 A 的结构和功能有相似之处，以羧肽酶 A 的抑制剂 D - 苄基琥珀酸为结构，设计了琥珀酰 - L - 脯氨酸，对 ACE 有较弱的抑制作用，以此为先导化合物，经结构改造，优化出 ACE 抑制剂类抗高血压药物卡托普利（巯甲丙脯酸）。

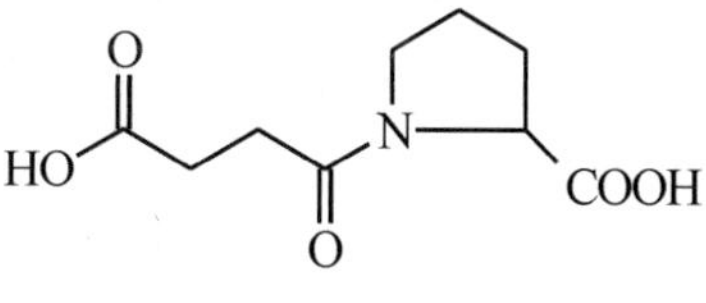

琥珀酰-L-脯氨酸 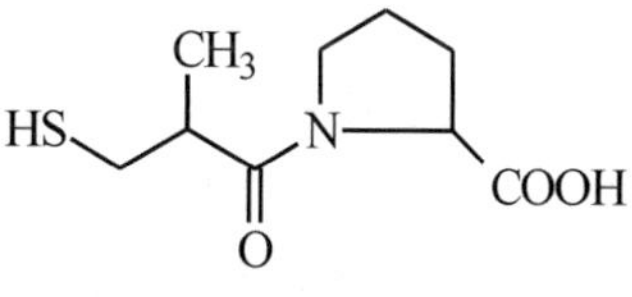　　　　　　　　　　卡托普利

17.1.3　从药物的代谢产物中发现先导化合物

对于机体来讲，进入体内的药物是一种外来异物，机体为自身保护和防御的需要，力图将进入体内的药物进行代谢，通过生物转化反应，生成水溶性较高的化合物，以利于排出体外。经过生物转化后，有些药物代谢产物降低或失去了活性，称为代谢失活；有些药物的代谢产物正好相反，可能使活性升高，称为代谢活化。代谢活化得到的药物代谢产物，可直接作为药物使用，也可作为先导化合物，进行进一步的结构修饰和优化。

例如，抗疟药氯胍在体内代谢后环合生成环氯胍，其活性比氯胍强，可作为二氢叶酸还原酶的抑制剂，在此基础上，以环氯胍为先导化合物人们研制出活性更强的二氢叶酸还原酶抑制剂乙胺嘧啶。

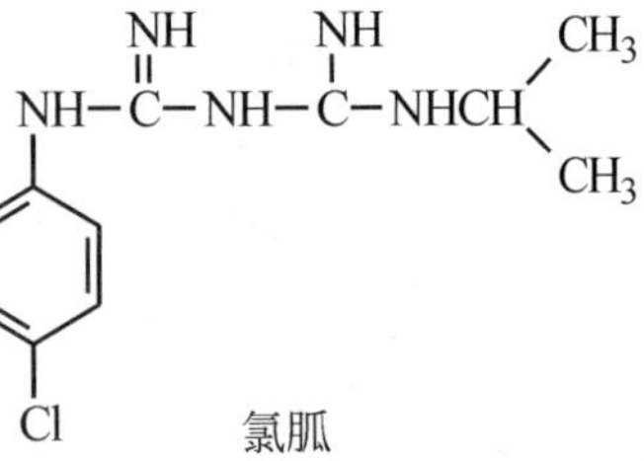

氯胍 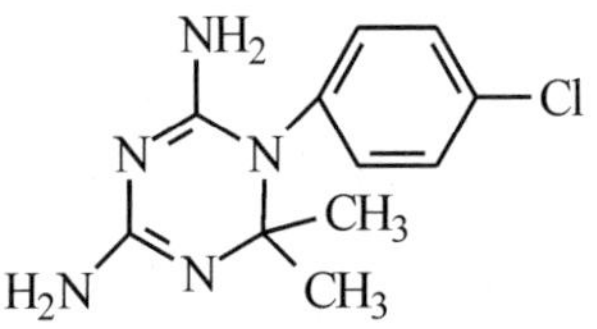　　　　　　　　　　　环氯胍 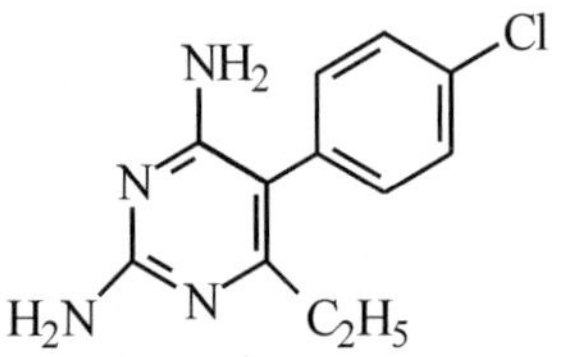　　　　　　　　　　　乙胺嘧啶

最典型的例子是磺胺类药物的发现。最初人们发现百浪多息可以用于治疗由葡萄球菌引起的败血症，但是该药物在体外无效，只有在进入生物体后，才显示出抗菌活性。后来在服用百浪多息的病人和动物的尿中人们找到了代谢产物磺胺，磺胺在体内体外试验时都有抗菌作用，随后磺胺不仅作为抗菌药物在临床上直接使用，而且人们还以其为先导化合物设计合成和发展了一类磺胺类抗菌药物。

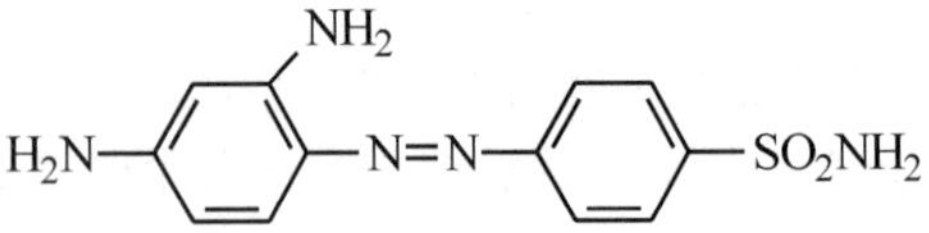

百浪多息 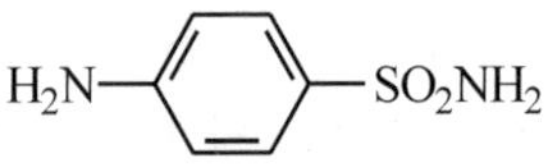　　　　　　　　　　　　　　　　　磺胺

17.1.4　从药物的临床副作用的观察中发现先导化合物

药物用于人体后，常常会产生多种生物活性，当其中一种作用是主要作用，而且作为治疗用途时，另外的次要作用则相对于治疗作用来讲是药物的副作用。在药物的研究中，有时人们将观察到的药物临床副作用发展成为另一种治疗作用。

例如，人们早期使用磺胺异丙噻二唑治疗伤寒病时，若加大使用的剂量，则会造成病人死亡，死因是药物刺激胰腺释放出胰岛素，导致急性和持久性的血糖降低。后来人们发现具有抗菌活性的氨磺丁脲具有更强的降血糖作用，然后其被用于临床，但副作用较大。

在以氨磺丁脲为先导化合物的研究中，人们发现当将结构中苯环上的氨基换为甲基后，药物的抗菌作用消失，成为活性较强的降血糖药物甲苯磺丁脲。

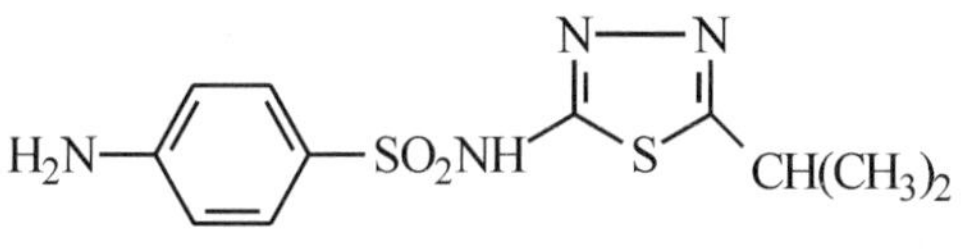

磺胺异丙噻二唑

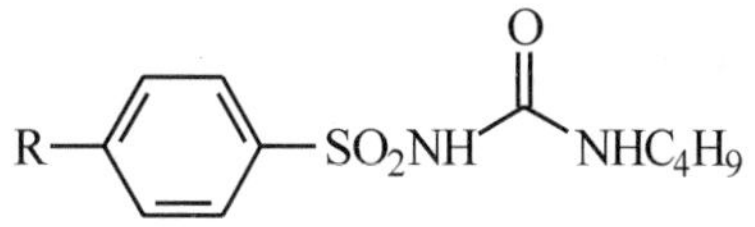

氨磺丁脲 R＝—NH$_2$
甲苯磺丁脲 R＝—CH$_3$

17.1.5　由药物合成的中间体作为先导化合物

药物或天然活性物质在合成的过程中，往往产生许多中间体，这些中间体的化学结构与目标合成药物或天然活性物质具有相似或相关性，因而有可能产生相似、相同或更优良的活性。

例如，在合成抗肿瘤药物阿糖胞苷过程中，可得到中间体环胞苷，在药物筛选的过程中人们发现了该化合物。其也具有抗肿瘤活性，且体内代谢比阿糖胞苷慢，抗肿瘤作用时间长，副作用较轻，最后人们将其开发成治疗白血病的药物。

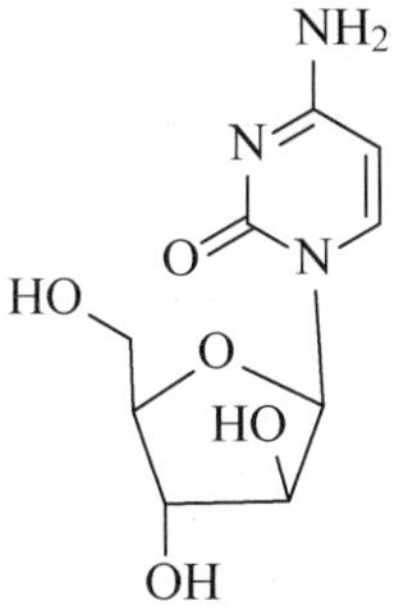

阿糖胞苷 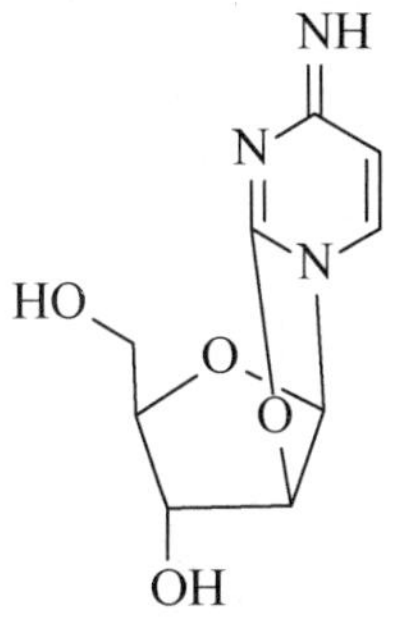　　　　　　　　　　　环胞苷

17.1.6　通过组合化学的方法得到先导化合物

组合化学合成是以多聚体为载体，以不同的化合物构件单元为组合，连接反应为特征，进行平行、系统、反复地合成，得到大量的化学实体，构成组合化合物库的合成技术。组合化学的方法可以快速合成数量巨大的化合物，组成化合物库，结合先进的筛选技术，如群集筛选，高通量筛选等，加快了先导化合物的发现速度。

17.1.7　用普筛方法发现先导化合物

用普遍泛筛的方法或用"一药多筛"的方法对各种来源的化学实体进行筛选，来发现新的先导化合物，仍是先导化合物发现的重要途径。普筛的化合物可以是有机化工产品及其中间体，也可以是特有或稀有植物，海洋生物、微生物代谢产物以及从低等动植物中分离得到的活性成分。这种普筛的方法虽然具有相当大的盲目性，但都可以得到新结构类型或新作用特点的先导化合物。

思考题 17.1 什么是先导化合物？先导化合物的发现有哪几种途径？

思考题 17.2 请简要说明先导化合物的发现与新药研究开发之间的关系。

思考题 17.3 如何利用我国中医药的宝贵财富去发现新的先导化合物？

17.2 先导化合物修饰的一般方法

先导化合物的修饰和优化是新药研究开发的第二阶段，也是新药发现的重要内容。前期研究发现的先导化合物由于存在各种各样的缺陷，如疗效不太理想或毒副作用比较高等，需要在研究的第二阶段进行修饰和优化。

17.2.1 生物电子等排原理

生物电子等排是指具有相似的物理及化学性质的基团或取代基，会产生大致相似或相关的或相反的生物活性，当这些基团或取代基的外电子层相似或电子密度有相似分布，而且分子的形状或大小相似时，都可以认为它们是生物电子等排体。

在进行生物电子等排取代时，基团的变换应考虑以下几个方面：基团的大小和形状、电性分布、脂溶性、pK_a、化学反应性和生物转化的相似性等。

生物电子等排可分为经典的生物电子等排和非经典的生物电子等排。

1. 经典的生物电子等排

经典的生物电子等排体可分为一价、二价、三价、四价原子或基团和环等价体，见表 17 - 1。

表 17 - 1 经典的生物电子等排体

一价原子或基团	二价原子或基团	三价原子或基团	四价原子或基团	环等价体
CH_3，NH_2，OH，F，Cl	$-CH_2-$，$-NH_2$，$-O-$，$-S-$	$-CH=$，$-N=$	$\overset{\vert}{\underset{\vert}{-C-}}$，$\overset{\vert}{\underset{\vert}{-Si-}}$	$-CH=CH-$，$-S-$
Cl，PH_2，SH Br，$i-Pr$ I，$t-Bu$	$-COCH_2R$，$-CONHR$，$-COOR$	$-P=$，$-As=$	$=C=$，$=\overset{+}{N}=$，$=\overset{+}{P}=$	$-CH=$，$-N=$ $-O-$，$-S-$，$-NH-$，$-CH_2$

经典的生物电子等排方法在药物的研究开发中应用最为广泛，有很多非常成功的经验，例如，将生物体内的代谢物尿嘧啶和鸟嘌呤上的 5 - H 和 4 - OH 分别用生物电子等排体 F 和 SH 取代得到抗肿瘤药物，5 - 氟尿嘧啶和巯鸟嘌呤。

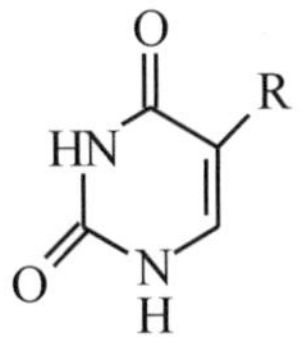

尿嘧啶 R＝H
5-氟尿嘧啶 R＝F

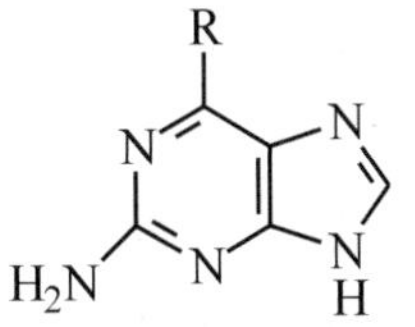

乌嘌呤 R＝OH
巯乌嘌呤 R＝SH

2. 非经典的生物电子等排

非经典的生物电子等排不需要有相同数目的原子，也不必遵循经典生物电子等排的立体和电子的规则，但是必须产生相似的生物活性。

（1）可交换基团。例如，下列两个化合物在苯环的间位都有不同取代基，但都能与受体以氢键相互作用，表现出几乎相同的活性。

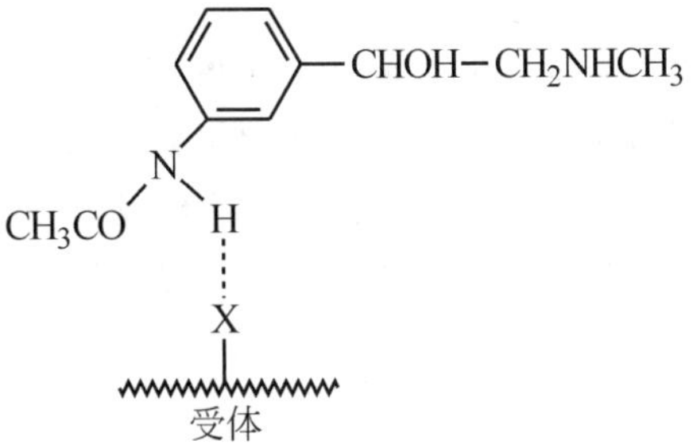

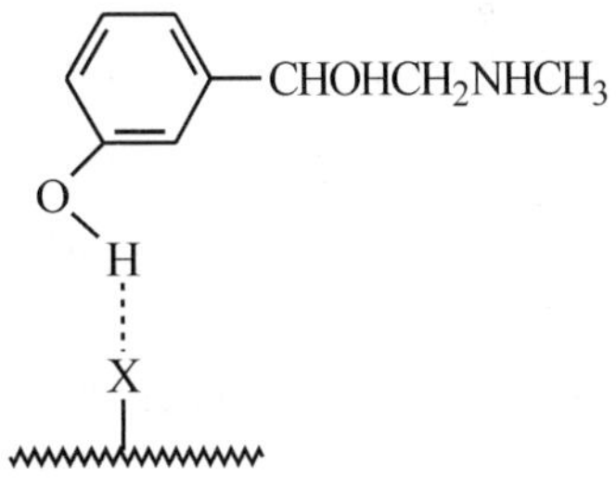

（2）环与非环的替代。如抗疟药物氨酚喹（阿莫地喹），其结构中存在一个非环的二乙氨基团，但氨酚喹与其环状取代基的类似物氨吡喹都用作抗疟药物。

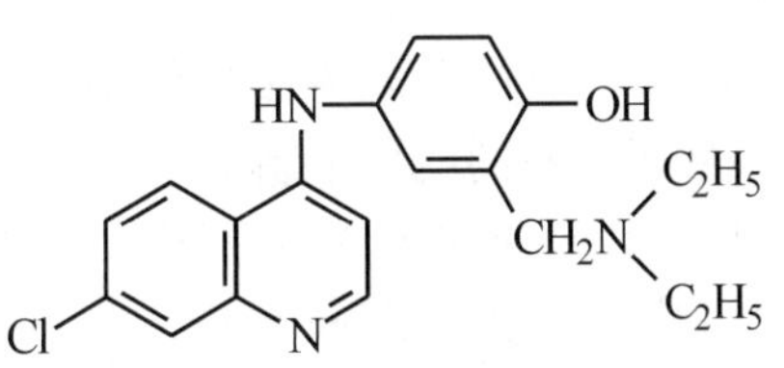

氨酚喹

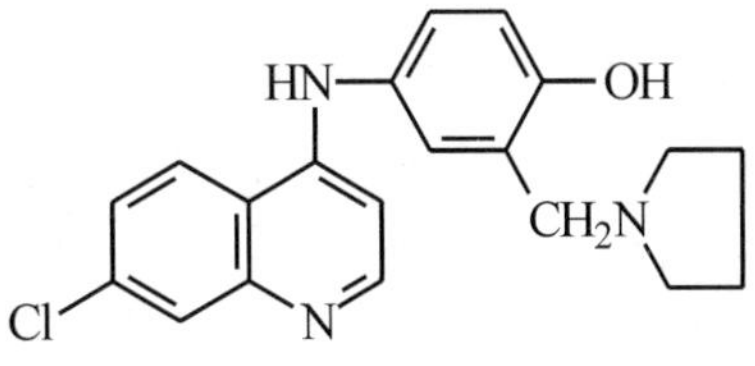

氨吡喹

思考题 17.4　什么是生物电子等排？为什么生物电子等排基团在互换后会引起相似活性、相关活性或者相反的活性？

思考题 17.5　如何理解经典生物电子等排体中原子或基团的特征？

思考题 17.6　从已学过的知识中举 1～2 例来说明生物电子等排体的应用。

17.2.2　前药原理

前药是指一些无药理活性的化合物，但是这些化合物在生物体内可经过代谢的生物转化或化学的途径，被转化为活性的药物。前药修饰通常是以有活性的药物作为修饰对象，通过结构改变而变为无活性化合物，再在体内转化为活性药物。前药修饰是一种药物潜伏化方法。

1. 前药修饰的方法

前药修饰通常是将药物（原药）与某种无毒性化合物（或称暂时转运基团）以共价键相连接，生成新的化合物，即前药，到达体内作用部位后，其中的暂时转运基团在生物体酶或化学因素的作用下，可逆地裂解释放出原药而发挥药理作用，如图 17－1 所示。

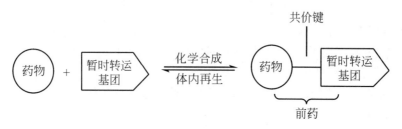

图 17－1　前药的设计原理

如何将暂时转运基团连接到药物分子结构中去？通常利用原药分子中存在的官能团，如羟基、羧基、氨基、羰基等，与暂时转运基团形成酯、酰胺、亚胺等易裂解的共价键。

（1）形成酯基的前药修饰。对于含有醇羟基、酚羟基或羧酸基团的药物，可将这些官能团与暂时转运基团，通过形成酯基而合成前药。形成的酯进入体内以后遇到体内多种酯酶的作用，前药的酯键水解释放出原药。

$$
\text{药物—OH} \implies \text{药物—O-}\overset{\displaystyle O}{\overset{\|}{C}}\text{-R}
$$

$$
\text{药物—COOH} \implies \text{药物—}\overset{\displaystyle O}{\overset{\|}{C}}\text{-O-R}
$$

（2）形成酰胺的前药修饰。对于胺类药物，通常可通过形成酰胺的修饰来制备前药。但需注意的是，酰胺修饰时，通常不使用普通的羧酸进行胺的酰化来制备酰胺，因为简单的酰胺在体内酶转化时，速度比较慢，而是选择一些活性的羧酸来制备酰胺，如制成苯甲酰胺，或新戊酰胺，也可以将胺与氨基酸形成肽键，利用体内的肽酶进行水解。

$$
\text{药物—NH}_2 \implies \text{药物—NH-}\overset{\displaystyle O}{\overset{\|}{C}}\text{-R}
$$

$$
\text{药物—NH}_2 \implies \text{药物—NH-}\overset{\displaystyle O}{\overset{\|}{C}}\text{-CH-R} \atop \text{NH}_2
$$

（3）形成亚胺或其他活性基团的活性。对于结构中含有氨基或羰基的药物，可以通过形成亚胺的修饰来制备前药，由于亚胺在酸性条件容易解离，这种前药进入体内后很容易裂解成原药而发挥作用。

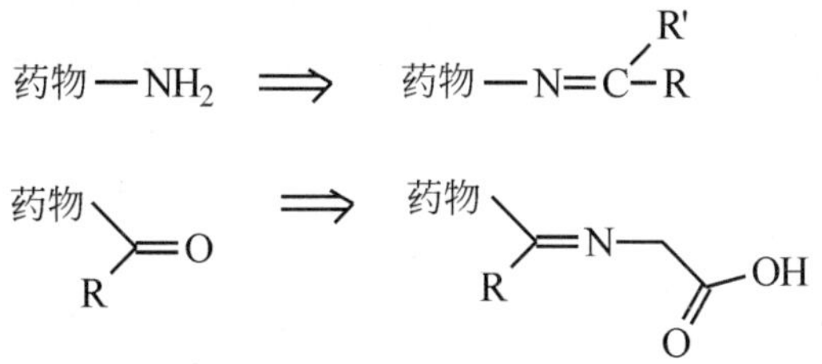

含羰基的药物还可以利用自身化学反应性较高的特点与二醇等双官能团化合物反应生成缩合产物。这些缩合产物很易被酸催化裂解。

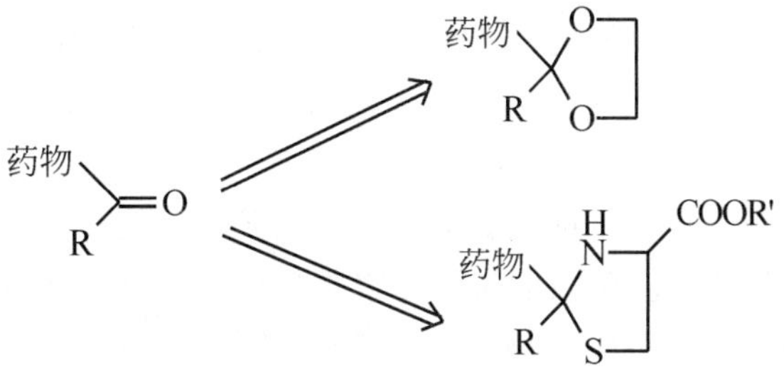

前药修饰是一种药物潜效化方法，其修饰的目的和意义往往是克服先导化合物或药物中某些不良的特点或性质等，如改善药物的动力学性质、改变药物的理化特性、提高药物的溶解度等。

2. 前药修饰在药物研究开发中的主要用途

（1）提高药物的溶解度。前面已提及药物发挥药效的重要前提是，首先药物要到达作用部位，并形成一定的浓度。而对于一些水不溶性药物，其在水溶液中溶解度低，这不仅影响到其在体内的转运过程和作用部位的有效浓度，而且影响剂型的制备和使用。

例如，二氢青蒿素的抗疟活性强于青蒿素，但水溶性低不利于注射应用，将其制成青蒿琥酯，利用琥珀酸具有双羧酸官能团，一个羧基与二氢青蒿素形成单酯，另一个游离羧基可形成钠盐来增加水溶性。青蒿琥酯不仅可以制成注射剂，而且提高了青蒿素的生物利用度，临床上用于治疗各种疟疾。

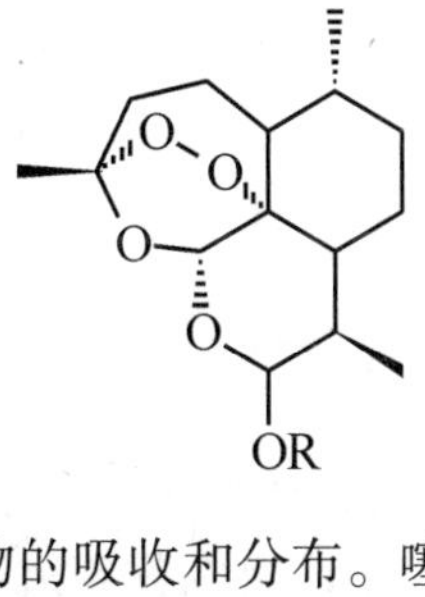

二氢青蒿素 R = −H
青蒿琥酯　R = − COCH$_2$CH$_2$COONa

（2）改善药物的吸收和分布。噻他洛尔是 β − 肾上腺素受体阻断剂，用于治疗青光眼和降低眼压。由于其极性较强（pK_a = 9.2）和脂溶性差（lg$P$ = − 0.04），难以透过角膜。将其结构中的羟基与丁酸反应形成酯，得到丁酰噻洛尔，其脂溶性增高（$\lg P = 2.08$），制成的滴眼剂透过角膜的能力增强了 $4 \sim 6$ 倍，进入眼球后经酶水解再生成噻他洛尔而起效。

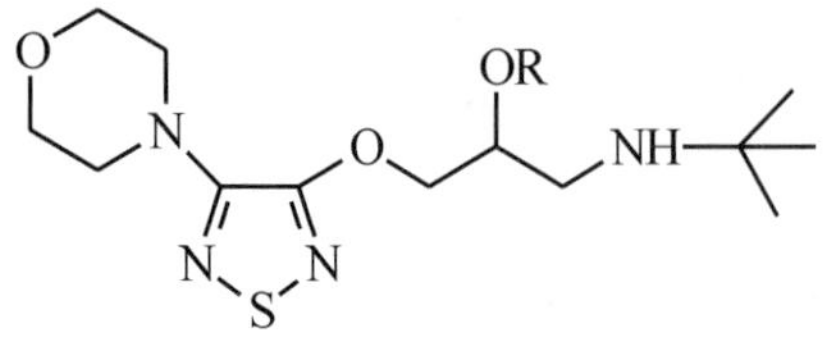

噻他洛尔 R＝—H
丁酰噻洛尔 R＝—COC_3H_7

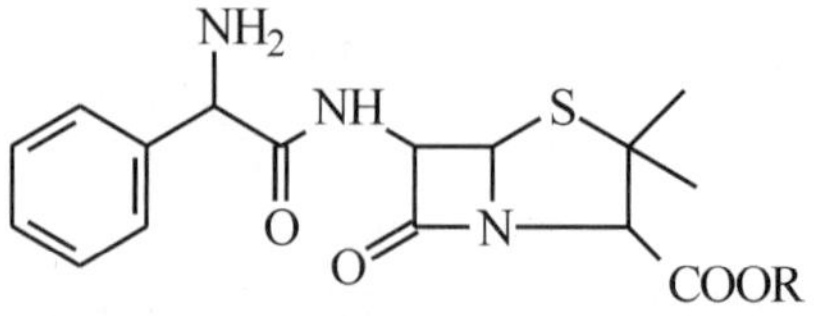

氨苄西林 R＝—H
匹氨西林 R＝—$CH_2OCOC(CH_3)_3$

氨苄西林含有游离的氨基和羧基，极性较强，口服生物利用度较低，将其羧基制成新戊酰氧甲基酯，即匹氨西林，由于羧基极性基团的酰化，脂溶性增加，其在体内可被定量吸收，酯键在酶催化下水解，产生原药氨苄西林。

（3）增加药物的化学稳定性。前列腺素 E_2 化学性质不稳定，因为其分子结构中含有 β - 羟基环戊酮和游离的羧基结构，在酸催化下易失水生成不饱和环酮前列腺 A_2 而失效，若将前列腺素 E_2 的酮基制成乙二醇缩酮的前药，则得到稳定的固体产物，提高了化学稳定性。

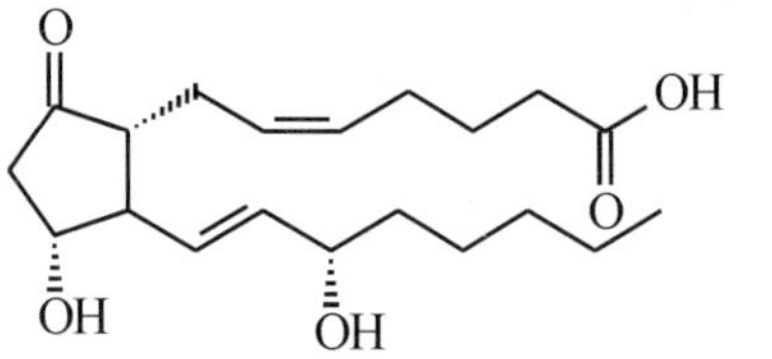

前列腺素 E_2

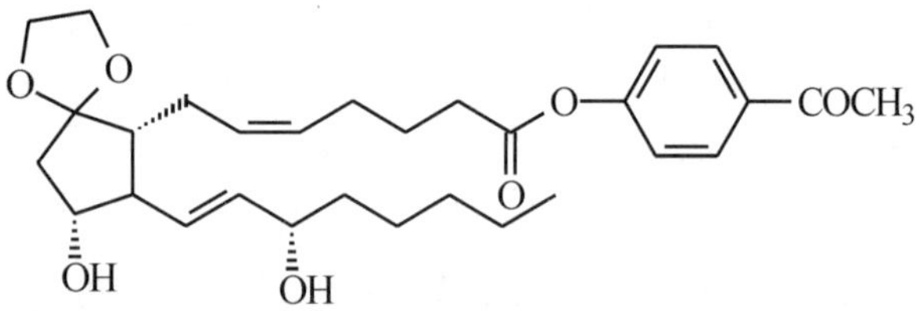

前列腺素E_2的缩酮前药

（4）降低毒性或不良反应。羧酸和酚类变成酯后其毒副作用往往会降低，在体内又可以水解产生原药。如阿司匹林，由于其具有较强的酸性，使用时对胃肠道具有刺激作用，严重者会引起溃疡和消化道出血。将阿司匹林与另一个解热镇痛药对乙酰氨基酚利用拼合的方法形成酯，可得到贝诺酯，其在体内水解得到两种药物，它们同时发挥作用，降低了阿司匹林对胃肠道的刺激作用。

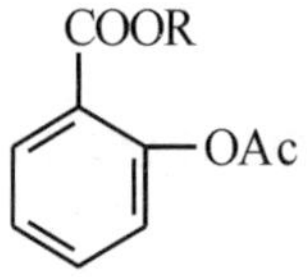

阿司匹林 R＝—H
贝诺酯 R＝—⬡—NHCOCH₃

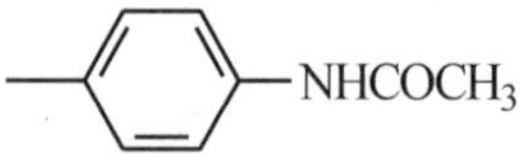

（5）延长药物的作用时间。将药物制成前药后，前药在体内需要转化成原药，发挥作用，这个转化过程是缓慢的，而且是渐进性的，从而延长了药物的作用时间。例如，为了延长雌激素在体内的存留时间，将雌二醇中的酚羟基酯化制成雌二醇苯甲酸酯，在体内慢慢水解释放出雌二醇，可持续较长的作用时间。

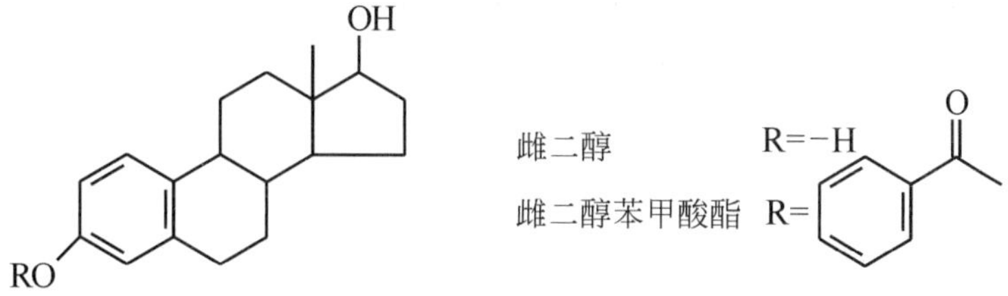

雌二醇　　　　　　R＝—H
雌二醇苯甲酸酯　　R＝

（6）消除药物不适宜的性质，使病人容易接受。药物的苦味和不良气味常常影响患者，特别是儿童用药。例如，克林霉素（氯洁霉素）在注射使用时会引起疼痛，而在口服给药时，味道比较苦，将克林霉素形成磷酸酯，可以解决注射疼痛问题，若将克林霉素制备成棕榈酸酯，则可解决口服时味苦的问题。克林霉素的这两种酯进入体内后会经过水解生成克林霉素而发挥作用。

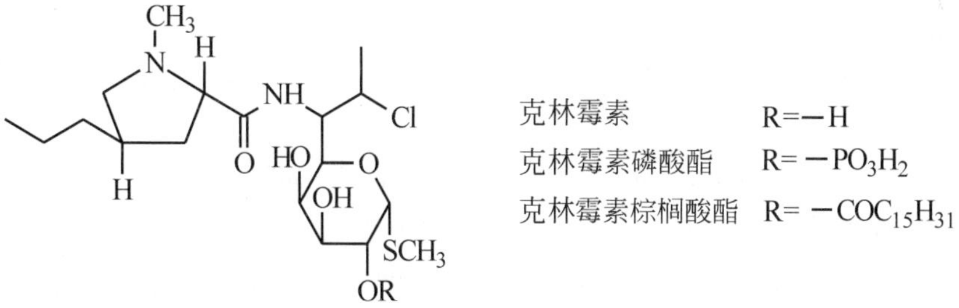

克林霉素　　　　　　R＝—H
克林霉素磷酸酯　　　R＝—PO_3H_2
克林霉素棕榈酸酯　　R＝—COC_{15}H_{31}

思考题 17.7　如何理解前药和前药修饰？

思考题 17.8　前药修饰常利用原药中哪些结构或官能团？

思考题 17.9　前药原理在先导化合物的结构改造和现有药物的结构修饰中有非常重要的作用，请从已学过的知识中举 1～2 例。

17.2.3　硬药和软药

硬药和软药是两个不同的概念。硬药是指具有发挥药物作用所必需的结构特征的化合物，但该化合物不发生代谢或化学转化，可避免产生不必要的毒性代谢产物，可以增加药物的活性。由于硬药不能发生代谢失活，因此其很难从生物体内消除。

软药是本身具有治疗作用的药物，在体内作用后，经预料的和可控制的代谢作用，转变成无活性和无毒性的化合物。软药的设计可以减少药物的毒性代谢产物，提高治疗指数；可以避免体内产生活性的代谢产物；减少药物的相互作用；可以使药代动力学问题得到简化。

例如，氯化十六烷基吡啶鎓是一个具有抗真菌作用的硬药，在体内作用后难以代谢，产生副作用。将其化学结构中的碳链改成以电子等排体酯基取代后，可得到软药。该软药和氯化十六烷基吡啶鎓相比，均具有相同的疏水性碳链，抗菌作用亦相同，但由于该软药在体内容易发生水解失活，因而其毒性比氯化十六烷基吡啶鎓低 40 倍，具有较高的治疗指数。

$$CH_3(CH_2)_{12}\underset{\text{[}\overline{CH_2-CH_2}\text{]}}{}CH_2-\overset{+}{N}\diagup\diagup \quad Cl^-$$

氯化十六烷基吡啶鎓

$$CH_3(CH_2)_{12}\underset{\text{[}\overline{C-O}\text{]}}{\overset{O}{\underset{\|}{}}}-CH_2-\overset{+}{N}\diagup\diagup \xrightarrow{\text{酯酶}} CH_3(CH_2)_{12}COOH + HCHO + N\diagup\diagup$$

但值得注意的是，软药本身是药物，在发挥药物作用后经体内的生物转化转变成没有活性的化合物，而前药的概念正好不同，前药是没有活性的化合物，在体内经生物或化学转化成活性的化合物。软药是代谢失活过程，而前药是代谢活化过程。

思考题 17.10 软药、硬药、前药有哪些区别？它们各有什么用途？

思考题 17.11 软药的修饰对新药设计有哪些优点？

17.3 定量构效关系简介

定量构效关系（Quantitative Structure – activity Relationship，QSAR）是一种新药设计研究方法，是用一定的数学模型对分子的化学结构与其生物效应间的关系进行定量解析，从而寻找出结构与活性间的量变规律。这样较为精确地研究药物的化学结构与生物活性的关系，可进一步对药物的化学结构进行优化，再合成新化合物并进行药理活性评价。定量构效关系对新药物分子的设计起到指导作用。

定量构效关系的研究发展始于 20 世纪 60 年代，Hansch 和滕田在研究中注意到有机化学中 Hammett 和 Ingold 有关取代基的电性或立体效应对反应中心的影响可以定量地进行评价，并且可以延伸应用，于是他们将这一原理用来处理药物分子与生物系统相互作用，以及与化学结构之间的关系，提出了定量地研究构效关系的科学构思和方法。

17.3.1 定量构效关系所使用的参数

定量构效关系试图在化合物的化学结构和生物活性之间建立定量的函数关系，达到这一目标，通常需要两方面的参数，即生物活性参数和结构参数。

1. 生物活性参数

生物活性参数由表示的生物效应及相应的剂量两者来表示，在定量构效关系中，定量生物活性参数是指在测定的时间间隔里的生物反应和产生该反应所需要的剂量。这种生物活性指标有两种，一种是标准的生物活性反应，如化合物的半数有效量（ED_{50}）、化合物的半数致死量（LD_{50}）或化合物的半数抑制浓度（LC_{50}）等。这类数据是指产生固定生物学效应所需的化合物浓度。另一种表示用固定的化合物的量达到的不同生物学反应，这种方法使用固定剂量，所得到的生物活性可能十分大或十分小，甚至有时无法测得，误差大，准确性小。而用标准生物活性的方法，误差较小，重现性好。在定量构效关系研究中，常采用标准的生物活性反应的剂量数据，如 ED_{50}、LD_{50}、LC_{50} 等。为了使不同分子量大小的化合物有比较性，剂量单位通常采用摩尔浓度。

2. 结构参数

根据药物和受体作用的方式及影响因素，化合物的结构参数可分为三种类型，即电性参数、疏水性参数和立体参数。

（1）电性参数。

Hammett 常数（σ）：表示芳香族化合物上取代基的诱导效应和共轭效应对生物活性的影响。

Taft 常数（σ^*）：表示脂肪族化合物上取代基的诱导效应和共轭效应对生物活性的影响。

解离常数（pK_a）：表示整个分子的电性效应。

（2）疏水性参数。

脂水分配系数（P）：表示化合物向作用部位的转运和与受体的疏水结合情况。

疏水性常数（π）：表示取代基的相对疏水性，可用加和计算同源化合物的疏水性。

（3）立体参数。

Taft 立体参数（E_s）：表示取代基的立体因素对分子内或分子间的反应性影响。

分子折射率（MR）：作为分子的近似立体参数。

Verloop 多维立体参数：表示基团体积的大小。

17.3.2　Hansch 方程及其意义

药物作用大小的两个决定因素：① 到达受体表面药物的浓度；② 药物与受体的亲和力及药物的内在活性。Hansch 等人认为，到达受体表面药物的浓度由脂水分配系数 $\lg P$ 决定，提出了线性自由能相关分析方法，即著名的 Hansch 方程（其中的 k 为系数）：

$$\lg 1/c = -k_1 (\lg P)^2 + k_2 \lg P + k_3 \sigma + k_4 E_s + k_5$$

对于系列化合物，若只改变基本结构上的取代基，该方程可写为（其中的 a、b、c、d 等为系数）

$$\lg 1/c = -a\pi^2 + b\pi + c\sigma + dE_s + K$$

从 Hansch 方程中可以看出，药物的活性与其脂水分配系数有关，药物存在一个最适的亲脂－亲水性，在该范围内药物的活性最高，低于或高于这一个最适值时，药物的活性均降低。

Hansch 分析方法应用以后，不断得到改进和发展。但是这种分析方法在进行定量研究时，只考虑到药物与生物大分子的作用位点，没有考虑构象的变化和动态过程，只选用了化合物的理化参数，无法完全解释产生生物活性的本质。所处理的结构是分子的二维结构，通常称为 2D－QSAR。

随着计算机科学及分子图像学的发展，人们能够用计算机来模拟药物和受体在三维空间上的作用。定量构效关系的研究也延伸到将药物分子与受体结合的图形与定量构效关系研究相结合，形成了三维定量构效关系（3D - QSAR），在此基础上计算机辅助药物设计发展起来了，使新药设计进入一个全新的阶段。

思考题 17.12 什么是定量构效关系（QSAR）？QSAR 对新药的研究有哪些作用？

思考题 17.13 定量构效关系所用的结构参数有哪些？各有什么物理意义？

本章小结

1. 新药研究和开发最首要的任务是寻找具有生物活性的先导化合物。先导化合物的发现有多种不同的途径。

2. 得到先导化合物以后要对其结构进行优化，降低其毒性，提高其药效。先导化合物的优化有多种不同的方法，最主要的方法有生物电子等排原理、前药原理，硬药和软药等方法。

3. 定量构效关系研究是对药物分子的化学结构参数与生物活性参数之间进行定量的解析，是新药设计的研究方法之一。

习 题

1. 从药物代谢产物寻找和发现新的先导化合物是新药发现的途径之一，请从已学过的知识中举例说明。

2. 天然药物是宝贵的化合物库，在从天然药物中得到先导化合物后，如何进行结构优化？试以可卡因（古柯碱）经结构优化得到盐酸普鲁卡为例加以说明。

3. 用前药原理对药物结构进行优化，有哪些用途？

4. 定量构效关系研究中，为什么常用 IC_{50}，ED_{50}，LD_{50} 作为药物的生物活性参数？

5. 在 QSAR 的结构参数中 σ，σ^*，E_s，π 各代表什么意义？

实　　验

一、实验室基本知识

（一）实验室注意事项

1. 实验室安全

药物化学和有机化学一样是一门实践性很强的学科，因此，在进入实验室工作之前，参加实验者必须对实验课程的内容要有充分的准备，而且要通晓实验室的一些基本规则，遵守实验室安全操作须知，这样才能避免可能发生的一些危险情况。

（1）眼睛安全防护。在实验室中，应注意保护自己的眼睛，防止由操作不当或反应过于激烈导致飞溅出的腐蚀性化学药品和化学试剂进入眼睛，引起灼伤和烧伤，以及溅出的碎玻璃片或某些固体颗粒使眼睛受到伤害；意外发生的爆炸事故，也容易使眼睛受到损伤。

因此在实验室中，最好要佩戴合适的防护目镜。防护目镜一般是有机玻璃的并有护框，可以遮挡住整个眼睛。为了安全起见，在进入实验室后要养成戴防护目镜的习惯。

倘若有化学药品或酸、碱液溅入眼睛，应赶快到水龙头下用大量的水冲洗眼睛和脸部，并赶快到最近的医院进行治疗。若有固体颗粒或碎玻璃粒进入眼睛内，请切记不要揉眼睛，立即去有关医院进行诊治。

（2）预防火灾。有机药物合成实验室中，由于经常使用挥发性、易燃性的各种有机试剂或溶剂，如果操作不当，则易发生火灾。因此在实验中应严格遵守实验室的各项规章制度，预防火灾的发生。

在实验室或实验大楼内禁止吸烟。实验室中使用明火时应考虑周围的环境，当周围有人使用易燃易爆溶剂时，应禁用明火。

一旦发生火灾后，不要惊慌，须迅速切断电源、熄灭火源，并移开易燃物品，就近寻找灭火的器材扑灭着火。对容器中少量溶剂起火，可用石棉网、湿抹布或玻璃盖住容器口，扑灭着火；其他着火可采用灭火机进行扑灭，并立即报告有关部门或打119火警电话报警。

在实验中，万一衣服着火了，切勿奔跑，否则火借风势会越烧越烈，可就近找到灭火喷淋器或自来水龙头，用水冲淋使火熄灭。

（3）割伤、烫伤和试剂灼伤的处理。

① 割伤：遇到割伤时，如果无特定的要求，应用水充分清洗伤口，并取出伤口中的碎玻璃或残留固体，用无菌的绷带或创可贴进行包扎、保护。对大伤口应注意压紧伤口或主血管进行止血，并急送医疗部门进行处理。

② 烫伤：由火焰或由触及灼热物体所致的小范围的轻度烫伤、烧伤，可通过立即将受伤部位浸入冷水或冰水中约 5 min 以减轻疼痛。对重度的大范围的烫伤或烧伤，应立即去医疗部门进行救治。

③ 化学试剂灼伤：对于不同的化学试剂灼伤，处理方法不一样。若损伤范围较小，可进行简单的处理；若损伤范围较大，则简单处理后，再去医院治疗。

酸：立即用大量水冲洗，再用 3% ~5% 碳酸氢钠溶液淋洗，最后用水洗 10 ~ 15 min。严重者将灼伤部位拭干包扎好，再到医院治疗。

碱：立即用大量水冲洗，再用 2% 醋酸溶液、25% 醋酸溶液或 1% 硼酸溶液淋洗，以中和碱，最后用水洗 10 ~ 15 min。

溴：立即用大量水冲洗，再用 10% 硫代硫酸钠溶液淋洗或用湿的硫代硫酸钠纱布覆盖灼伤处，至少 3 h。

有机物：用酒精擦洗可以除去大部分有机物，然后用肥皂和温水洗涤即可。如果皮肤被酸等有机物灼伤，将灼伤处浸在水中至少 3 h，然后请医生处置。

（4）中毒预防。倘若不小心有化学物质溅入口中，尚未咽下者应立即吐出，用大量的水冲洗口腔；如果已吞下，应根据毒物性质进行解毒，并立即去有关医疗单位救治。

对刺激性及神经性毒物中毒，先用牛奶或鸡蛋白使之冲淡或缓和，再设法催吐，使误入口中的毒物吐出，并去医院救治。

对吸入气体中毒者，应将中毒者移至室外通风处，解开衣领或纽扣，使其呼吸新鲜空气，必要时实施人工呼吸。

2. 化学药品和试剂的贮存及使用

（1）化学药品和试剂的贮存。一般实验室中不应贮存过多的化学药品和试剂，一般按照实际需要多少领用多少的原则。在大多数情况下，实验室所用的化学药品都贮存在带磨口塞（最好是标准磨口）的玻璃瓶内，高黏度的液体存放在广口瓶中，一般的液体存放在细颈瓶内，氢氧化钠和氢氧化钾的溶液保存在带橡皮塞或塑料塞的瓶内。对于能够与玻璃发生反应的化合物（如氢氟酸），则应使用塑料或金属容器保存，碱金属存放在煤油中，黄磷则须以水覆盖。

对光敏感的物质（包括醚在内），都有形成过氧化物的倾向，在光线的作用下更是如此，因此应将它们贮藏在棕色玻璃瓶中。

对产生毒性或腐蚀性蒸气的物质（如溴、发烟硫酸、盐酸、氢氟酸等）建议放在通风橱内专门的地方。

少量的对潮湿气和空气敏感的物质常密封贮存于玻璃安瓿中。

某些毒品（如氰化物、砷及其化合物等）应按有关部门的规定进行贮存。

（2）化学药品和试剂使用中应注意的事项。有机溶剂具有易燃和有毒等特点。易燃的有机溶剂（特别是低沸点易燃溶剂）在室温时有较大的蒸气压，当空气中混杂易燃有机溶剂的蒸气达到某一极限时，遇到明火即发生燃烧爆炸。由于有机溶剂蒸气都较空气的密度大，会沿着桌面或地面飘移至较远处，或沉积在低洼处，因此，在实验室中用剩的火柴梗切勿乱丢，以免引起火灾。此外，不要将易燃溶剂倒入废物缸中，更不能用开口容器盛放易燃溶剂。

有机溶剂以较为隐蔽的方式产生对人的毒害，在使用中应注意最大限度地减少与有机溶剂的直接接触，不要掉以轻心。实验室中应妥善通风。在正规、小心的操作下，有机溶剂不致造成任何健康问题。使用有毒试剂和物质时，必须戴上橡皮手套或一次性塑料手套，操作后立即洗手，注意切勿让有毒物质触及五官或伤口。

（3）废品的销毁。碎玻璃和其他有锐角的废物要丢入废纸篓或类似的盛器中，应该用一只专门的废物箱。

不要把任何用剩的试剂倒回到试剂瓶中，因为其一会对试剂造成污染，影响其他人的实验；其二会由操作疏忽导致错误而引入异物，有时会发生剧烈的化学反应甚至会引起爆炸。

危险的废品如放出毒气或能够自燃的那些废品（如活性镍、磷、碱金属），绝不能丢弃在废物箱或水槽中。不稳定的化学品和不溶于水或与水不混溶的溶液也禁止倒入下水道，应将它们分类集中后处理；对于能与水混溶，或能被水分解或腐蚀性液体，应将其倒入下水道，然后必须用大量的水冲洗。对用剩和回收的化学试剂或溶剂及实验室产生的废液，切勿随便倒入下水道，以免污染环境。对产生的有机废液试剂或溶剂，应分别按卤代烃和非卤代烃倒入废液回收容器中，然后集中统一处理；对非有机的废液，则倒入非有机废液回收容器中统一处理。

金属钾或钠的残渣应分批小量地加入大量的醇中予以分解（必须戴防护目镜）。

（二）常用仪器及装置

1. 玻璃仪器

"药物化学"常用的仪器和装置与有机化学基本相同。

常用的玻璃仪器如实图1所示。使用玻璃仪器皆应轻拿轻放，并应握在适当部位，避免折断，例如，在使用蒸馏瓶和克氏蒸馏瓶时应拿在瓶身或瓶颈处，不要握住支管，把瓶子提起；三颈瓶也应拿在瓶身或瓶中间的瓶颈处。特别是当瓶中盛有液体时，如果拿取不当，则很易折断。

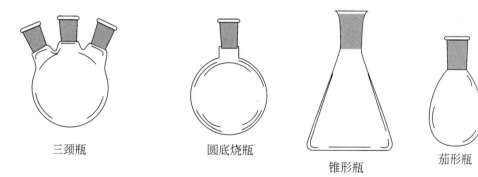

三颈瓶　　　圆底烧瓶　　　锥形瓶　　　茄形瓶

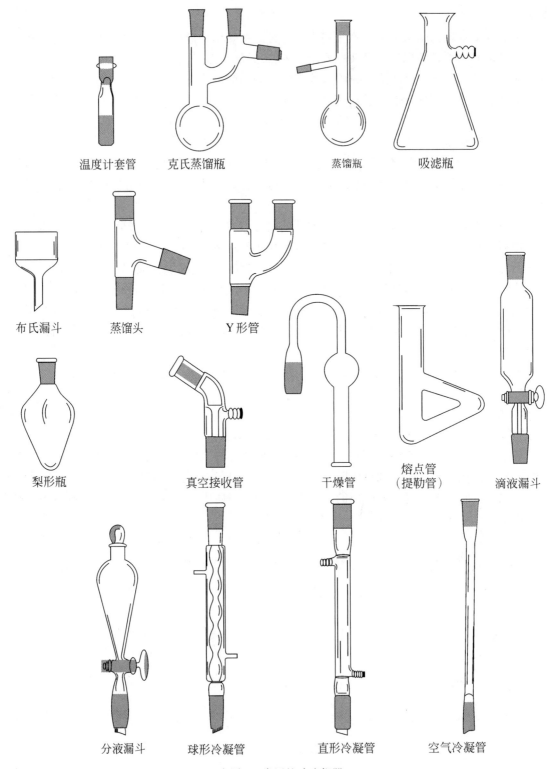

温度计套管　　克氏蒸馏瓶　　　蒸馏瓶　　　吸滤瓶

布氏漏斗　　蒸馏头　　Y 形管

梨形瓶　　　真空接收管　　干燥管　　熔点管
（提勒管）　　滴液漏斗

分液漏斗　　球形冷凝管　　直形冷凝管　　空气冷凝管

实图 1　常用的玻璃仪器

除试管外，其他的玻璃器皿都不能直接用火加热，以防炸裂。厚壁的玻璃器皿如吸滤瓶等不耐热，故不能加热。

广口容器（如烧杯等）不能用以贮放有机溶剂，以防溶剂挥发而造成火灾。

温度计不能当作搅拌棒使用，不能用来测量超过其刻度范围的温度。温度计用后要缓慢冷却，不可直接用水冲洗，以防炸裂。在使用浓硫酸作浴液测有机化合物的熔点和沸点后，应待其自然冷却后用废纸把温度计上的浓硫酸擦拭净，再用水洗，否则沾有浓硫酸的温度计遇水发热会使温度计炸裂。

带活塞的玻璃仪器在使用时应在活塞上涂薄薄一层凡士林，以免漏液（也不可涂得太多，以免玷污反应物或产物）。使用后应洗净，并在活塞与磨口间垫上纸片，以免久塞后活塞粘住。不要把活塞塞好后放入烘箱内烘干，这样取出后活塞常会粘住。若活塞已粘住，可在活塞四周涂上润滑剂后用电吹风吹热，或置于水浴中加热煮沸一段时间，再设法打开。

现在标准口玻璃仪器的使用已十分普遍，为适应不同容量的玻璃仪器，有不同型号的标准磨口。通常应用的标准磨口有 10、14、19、24、29 等多种型号。这里的数字是指磨口最大端直径的毫米数。相同数字的内外磨口可以紧密相接。若两玻璃仪器因磨口型号不同无法直接相连，可借助于不同型号的磨口接头连接。一般学生实验中所用的标准口玻璃仪器为 14 号或 19 号。

使用标准口玻璃仪器可免去选塞打孔等麻烦，也可避免因木塞、橡皮塞不洁或碎屑带来的污染，使用方便。但须注意下列事项：

（1）磨口处必须洁净，若粘有固体杂物，会使磨口对接不密，导致漏气。若杂物很硬，当用力旋转磨口时，磨口很易损坏。

（2）一般使用时无须在磨口处涂润滑剂，以免玷污反应物或产物。若反应中使用强碱，为避免磨口连接处因碱腐蚀粘住而难以拆开，须涂以润滑剂。减压蒸馏时，若所需真空度较高，磨口处应涂真空油脂。在涂润滑剂或真空油脂时，应细心地在磨口大的一端涂上薄薄一圈，切勿涂得太多，以免玷污产物。

（3）安装标准口玻璃仪器应注意整齐、正确，使磨口连接处不受歪斜的应力，否则常易将仪器折断。

（4）用后应立即将仪器拆卸洗净，若长期放置，则磨口连接处会粘牢，若已粘牢而难以拆开，可参见上面处理带活塞玻璃仪器的方法。

2. 常用的实验装置

（1）熔点测定装置。熔点测定装置的设计主要考虑受热均匀，这里介绍几种实验室常用的测熔点装置，如实图 2 所示。

实图 2（3）是提勒（Thiele）管式。管中加入热载体，室温下液面在上叉口的上限处。管口装有开口软木塞，温度计插入其中，刻度面向木塞开口处，其水银球位于管上下两叉口之间。将装好样品的熔点管用少许加热液黏附于温度计下端，使样品部分置于水银球侧面中间［见实图 2（1）］。在实图 2（3）中所示的部位加热，热载体受热后做沿管的上升运动，从而促使整个管内的液体呈对流循环，温度较为均匀。

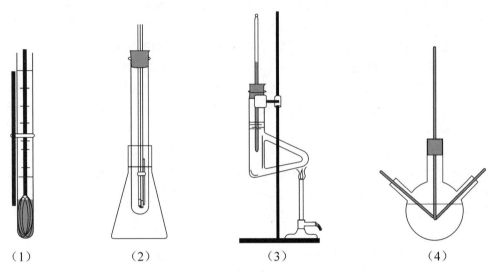

（1）	（2）	（3）	（4）

实图 2 　几种实验室常用的测熔点装置

实图 2（2）是双浴式。将试管经开口软木塞插入 250 mL 平底烧瓶内，离瓶底约 1 cm 处，试管口也配一个开口软木塞，插入温度计，其水银球下端距试管底约 0.5 cm，平底烧瓶内装入约占烧瓶 2/3 体积的热载体，试管中也放入热载体，在插入温度计后，其液面高度与瓶内相同，熔点管黏附于温度计上与上法相同。同时用两根毛细管测熔点的装置见实图 2（4）。其他操作均同上法。

热载体多用液体石蜡（分解点是 220 ℃）或浓硫酸。前者使用较安全，但易变黄，一般在 170 ℃ 以下使用。后者价格便宜，但腐蚀性强，使用时要小心，温度可达 230 ℃。如果熔点在 250 ℃ 以上者可用硫酸和硫酸钾混合物作为热载体，硫酸∶硫酸钾 = 7∶3（质量比）时，可加热到 250 ℃；若质量比为 3∶2 时，则可加热到 365 ℃。当有机物或其他杂质触及硫酸，会使硫酸变黑，有碍观察，可加入少量硝酸钾晶体，加热后即可脱色。此外，也有用磷酸作为热载体的，可加热到 300 ℃，硅油（有机硅聚合物）温度可达 350 ℃，但价格贵，实验室较少使用。

（2）回流装置。在有机化学实验中，有些反应和重结晶样品的溶解往往需要煮沸一段时间。为了不使反应物或溶剂的蒸气逸出，常在烧瓶口垂直装上冷凝管，冷却水自下而上流动，这就是一般回流装置，如实图 3 所示。实图 3（1）是可以防潮的回流装置，若不需防潮，就去掉冷凝管顶端的干燥管。实图 3（2）是回流的同时滴加液体的装置。回流加热前不要忘记加沸石。根据烧瓶内液体的特性和沸点，选择水浴、油浴、石棉网等适宜的加热方式。回流时，蒸气上升的高度应控制在不超过第二个球为宜。实图 3（3）是产生有害气体且须经吸收的回流装置。

（3）气体吸收装置。实图 4 为气体吸收装置。这些装置都采用水吸收的方法，因此，被吸收的有刺激性的气体必须具有水溶性（如氯化氢、二氧化硫等）。对于酸性气体，有的需用稀碱液吸收。实图 4（1）和（2）只能用来吸收少量气体，实图 4（1）中的三角漏斗

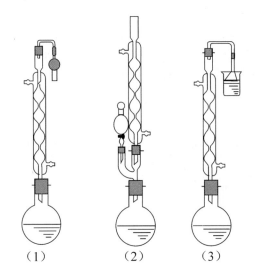

实图 3　回流装置

中要留点在外面。留大了，气体逸出；不留则体系闭合，一旦反应瓶冷却，水就会倒吸。如果气体排出量较大或速度快时，可用实图 4（3）的装置。

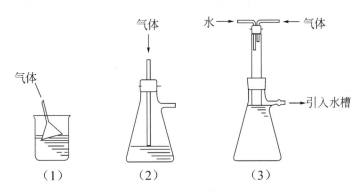

实图 4　气体吸收装置

　　（4）搅拌装置。有些反应是在均相溶液中进行，一般不需搅拌。但是，很多反应是在非均相溶液中进行，或反应物之一是逐渐滴加的，这种情况需要搅拌。通过搅拌，可使反应物各部分受热均匀，增加反应物之间的接触机会，从而使反应顺利地进行，达到缩短反应时间、提高产率的目的。实图 5 是常用的搅拌装置，其中实图 5（1）可以同时进行搅拌、回流和滴加液体的装置，实图 5（2）是加了一个测量反应温度的装置。实图 6 中的搅拌器采用简易密闭装置。

　　制作简易密封装置的方法如下：可在三颈瓶的中间口配置塞子，在塞子中央垂直打孔，插入一根长度是塞子的 2 倍、内径比搅拌棒略粗的玻璃管。取一段弹性较好、长约 2 cm、内径与搅拌棒接触紧密的橡皮管套在玻璃管上端，然后插入制好的搅拌棒，在搅拌棒和橡皮管之间滴入少量甘油，其起润滑和密封作用。搅拌棒上端与搅拌器相接，下端接近瓶底，但离瓶底要有一定的距离（尽可能低，以不碰瓶底为好）。装好后，先从不同方向观察搅拌棒和搅拌器轴是否在一条垂直线上，边观察边调整，然后低速开动搅拌器继续调整，直到转动时搅拌棒一不碰瓶底、二不碰塞中的玻璃管为好。这种简易密封装置（见实图 6）在一般减压到 0~12 mmHg（1 mmHg = 133 Pa）时也可以使用。

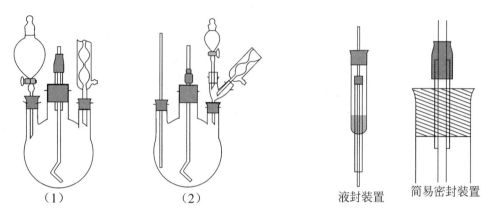

实图 5　常用的搅拌装置　　　　　实图 6　液封装置和简易密封装置

实图 7 是几种常见的搅拌棒，一般都是由玻璃制成。实图 7（1）和（2）比较容易制作，实图 7（3）和（4）是可以伸入狭颈的瓶中，而且搅拌效果较好，但比较难做。

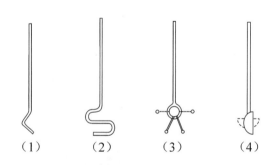

实图 7　搅拌棒

（5）蒸馏装置。蒸馏装置主要由汽化、冷凝（冷却水自下而上）和接收三部分组成。主要仪器有：蒸馏烧瓶、温度计、直形冷凝管或空气冷凝管、接收瓶等。温度计插入瓶颈的中央，水银球上限应与蒸馏烧瓶支管的下限在同一水平线上，如实图 8（1）和（3）所示。

实图 8 中有三种蒸馏装置，可根据不同要求予以选用。实图 8（1）是最常用的蒸馏装置，但不能用于易挥发、低沸点液体的蒸馏；实图 8（2）是防潮的蒸馏装置；实图 8（3）是用于蒸馏沸点在 140 ℃以上的液体。

（三）实验产率的计算

在有机合成中，理论产量是指根据反应方程式原料全部转化成产物的数量。实际产量是指实验中实际分离得到的纯净产物的数量。由于反应不完全、发生副反应及操作上的损失

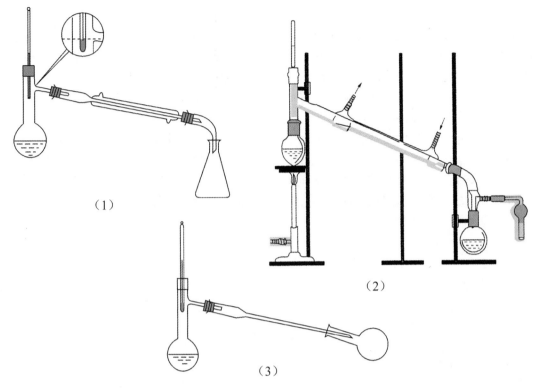

（1）

（2）

（3）

实图8　蒸馏装置

等，实际产量低于理论产量。产率是用实际产量和理论产量比值的百分数来表示的。

$$产率（\%）= \frac{实际产量}{理论产量} \times 100\%$$

为了提高产率，往往增加其中某一反应物的用量。究竟使哪一种反应物过量，要根据这些反应物的价格、反应完成后是否容易除去或回收等情况来决定。计算理论产量时应以用量少的反应物为基准。

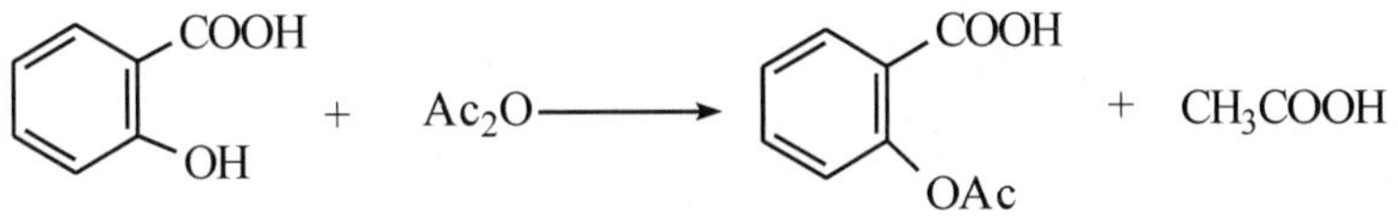

| | COOH ⟍OH | + | Ac₂O | → | COOH ⟍OAc | + | CH₃COOH |

分子量	138	86		180	
投料量	10.0 g	21.5 g	得量	10.5 g
物质的量	0.072 mol	0.25 mol		

$$理论产量 = 0.072 \times 180 = 13.0（g）$$

$$产率 = \frac{10.5\ g}{13.0\ g} \times 100\% = 80.8\%$$

（四）实验记录和报告

做好实验记录和实验报告是每一个科研人员必备的基本素质。实验记录应记在专门的实验记录本上，实验记录本应有连续页码。所有观察到的现象、实验时间、原始数据、操作和后处理方法、步骤均应及时、准确，将它们详细地记录在实验记录本上，并签上名，以保证实验记录的完整性、连续性和原始性。任何将实验情况记录在便条纸、餐巾纸、纸巾等容易失落或损失的地方的做法都是错误的。

在实验前，对所做的实验应该充分做好预习工作。预习工作包括熟悉反应的原理，可能发生的反应机理、副反应、实验操作的原理和方法，产物提纯的原理和方法，注意事项及实验中可能出现的危险及处置办法，并应给出详细的报告。同时还要了解反应中化学试剂的化学计量学用量，对化学试剂和溶剂的理化常数等要记录在案，以便查询。

常见实验记录格式如下：

实验题目：

实验人：　　　　　实验日期：　　　　　天气：　　　　　室温：

一、实验目的

二、反应原理

三、可能发生的副反应

四、化学试剂规格及用量

五、实验操作

六、小结

（五）合成药物质量控制的基本方法

合成药物是通过有机合成方法得到的化学品，反应进行的程度和反应条件的控制直接影响药物的纯度和质量。在药物生产过程中，常常需要利用一些方法来进行质量控制。

1. 熔点

熔点是在 1 个标准大气压下，固态物质由固体变为液体时的温度。当固态有机化合物比较纯净时，每种化合物都有固定的熔点，同时熔距（开始熔化至完全熔化的温度间距）也很短，只有 0.5 ℃ ~1 ℃。若有少量杂质存在，则化合物的熔距会增大，同时熔点也会降低。因此通过熔点的测定可以进行化合物质量的控制。

《药典》在附录中规定了熔点测定的方法，我们在"有机化学"课程中也已学过熔点测定的基本操作方法。《药典》规定，在测定熔点时，调节升温速率为每分钟上升 1.0 ℃ ~1.5 ℃，加热时须不断搅拌，使传温液温度保持均匀，记录供试品从初熔至全熔时的温度，重复测定 3 次，取其平均值。

《药典》中还对"初熔"和"全熔"做了规定。"初熔"是指供试品在毛细管内开始局部液化出现明显液滴时的温度，"全熔"是指供试品全部液化时的温度。

2. 薄层色谱方法

薄层色谱（Thin－layer Chromatography，TLC）方法是一种色谱分离方法，因其简单实用，且使用中不需特殊设备，在实验室中应用非常广泛。

其基本原理是以玻璃板、塑料或铝基为基质，在上面涂布一薄层的固定相（吸附剂），常用的吸附剂有硅胶或氧化铝。将待检测的有机物用适当的溶剂溶解后，用毛细管在薄层板的一端点样，然后将薄层板放入展开剂中，当展开剂向上展开时，样品中的不同组分由于与吸附剂的亲和力不同而得到分离。若样品纯度比较高时，展开后薄层板上只出现一个斑点，若样品中含有杂质时，展开后在薄层板上将出现不止一个斑点，通过和原料对照的方法，可以确定合成反应进行的程度以及药物的纯度。实图 9 就是分离完成的展开的薄层板。在薄层色谱分离样品时，样品的分离度用比移值 R_f（Retardation Factor）表示，指样品 A 从点样点移动的距离 a 与溶剂前沿 b 的比值，$R_f = a/b$，图 9 中样品 A 的 a 为 60 mm，溶剂前沿 b 为 70 mm，$R_f = 60/70 = 0.86$。

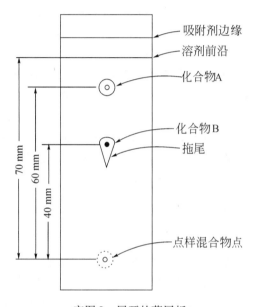

实图 9　展开的薄层板

一般薄层色谱的固定相是硅胶或氧化铝，用于吸附层析。在层析过程中，吸附剂对样品中各组分的吸附力不同，当展开剂流过时，各组分被展开剂从吸附剂上解析下来的难易程度不同，从而造成各组分移动时的速度的差别，达到分离的目的。

薄层色谱可以用来分离混合物、鉴定精制的化合物、测量混合物中各组分的含量、测定样品纯度。其展开时间短，几十分钟就能达到分离目的，分离效率高，还可用制备的薄层板分离几毫克到百毫克的样品。在药物合成实验中，薄层色谱方法还常用来跟踪反应进程和确定反应的终点。薄层色谱方法特别适用于挥发性小的化合物以及在高温下化学性质不稳定的化合物的分析。

1）吸附剂

吸附剂要有合适的吸附力，并且必须与展开剂和被吸附物质均不起化学反应。可用作吸附剂的物质很多，常用的有硅胶和氧化铝，由于其吸附性好，适用于各类化合物的分离，应用最广。选择吸附剂时主要根据样品的溶解度、酸碱性及极性。氧化铝一般是微碱性吸附剂，适用于碱性物质及中性物质的分离；而硅胶是微酸性的吸附剂，适用于酸性物质及中性物质的分离。

常用的吸附剂有以下几种：

（1）硅胶。

① 硅胶 G（Type60）：黏合剂为石膏（字母 G 为石膏 Gypsum 的缩写，Type60 指硅胶的孔径为 60 Å）。

② 硅胶 H：不含石膏及其他有机黏合剂，但制成薄层后亦有黏合力，即使使用含水的展开剂亦不松开，与硅胶 G 相比，其适用于分离对石膏有作用的化合物。

③ 硅胶 HF_{254}：同硅胶 H 一样不含黏合剂，它有一种无机荧光剂，在波长 254 nm 的紫外光下呈强烈荧光背景，适用于不易显色或用显色剂能引起化学变化的化合物。

④ 硅胶 GF_{254}：同硅胶 G 一样用石膏作黏合剂，另含在波长 254 nm 的紫外光下呈荧光的无机荧光剂。

⑤ 硅胶 $HF_{254+366}$（Type60）：除含无机荧光剂外，另含有一种在波长 366 nm 呈荧光的有机荧光剂，该荧光剂能被一些溶剂部分溶解（增加吸附剂活性）。

（2）氧化铝。

① 氧化铝 G（Type60/E）：含石膏黏合剂，Type60 指氧化铝的颗粒孔径为 60 Å。

② 碱性氧化铝 H（Type60/E）：不含黏合剂，E 表示制备氧化铝时的方法不同，有 E 和 T 两种型号，E 适用于一般分离。

③ 碱性氧化铝 HF_{254}（Type60/E）：同硅 HF_{254}（含无机荧光物质增加吸附剂活性）一样。

无论是硅胶还是氧化铝，其颗粒大小一般为 260 目以上。颗粒太大，展开时溶剂移动速度太快，分离效果不好；反之颗粒太小，溶剂移动太慢，斑点不集中，效果亦不理想。

硅胶、氧化铝的活性与其水含量有关，含水量大，则吸附力减弱，当游离水含量大于 17% 时，吸附力极低。一般硅胶用前经 120 ℃烘 24 h 活化即可，不必做硅胶、氧化铝的吸附活性测定。

氧化铝、硅胶活性与含水量的关系见实表 1。

实表 1　氧化铝和硅胶活性与含水量的关系

氧化铝加入水量	活　　性	硅胶加入水量
0	Ⅰ	0
3%	Ⅱ	5%
6%	Ⅲ	15%
10%	Ⅳ	25%
15%	Ⅴ	38%

一般简单的带恒温装置的高温电炉都可供氧化铝活化用，氧化铝于 400 ℃左右加热 6 h 即得Ⅰ～Ⅱ级氧化铝。在Ⅰ级氧化铝中加入不同量的水即可制得其他级别的氧化铝。

2）展开剂

在样品组分、吸附剂、展开剂三个因素中，对于一个确定组分，样品的结构和性质可看作一个不变因素，吸附剂和展开剂是可变因素。而吸附剂的种类有限，因此选择合适的展开剂就成为解决问题的关键。展开剂的选择有以下要求：

（1）对待测分组有很好的溶解度。

（2）能使待测组分与杂质分开，与基线分离。

（3）使展开后的组分斑点圆而集中，不应有拖尾现象。

（4）使待测组分的 R_f 值最好为 0.4～0.5，如样品中待测组分较多，R_f 值则可为 0.25～0.75，组分间 R_f 最好相差 0.1 左右。由于薄层色谱方法用途非常广泛，国内外均有现成的铺有吸附剂的薄层板出售。一般实验室中自己制备也可，具体方法见下文的 3）。

（5）不与组分发生化学反应，或在某些吸附剂存在下发生聚合。

（6）具有适中的沸点和较低的黏滞度。

常用的溶剂极性次序如下：

石油醚＜环己烷＜苯＜乙醚＜氯仿＜乙酸丁酯＜正丁醇＜丙酮＜乙醇＜甲醇。

如果一种溶剂不能充分展开，可选用二元或多元溶剂系统。常用的溶剂系统极性次序如下：

苯－乙酸乙酯（50∶50）＜氯仿－乙醚（60∶40）＜环己烷－乙酸乙酯（20∶80）＜乙酸丁酯＜氯仿－甲醇（95∶5）＜氯仿－丙酮（70∶30）＜苯－乙酸乙酯（30∶70）＜乙酸丁酯－甲醇（99∶1）＜苯－乙醚（10∶90）＜乙醚＜乙醚－甲醇（99∶1）＜乙醚－二甲基甲酰胺（99∶1）＜乙酸乙酯＜乙酸乙酯－甲醇（99∶1）＜苯－丙酮（50∶50）＜氯仿－甲醇（90∶10）＜二氧六环＜丙酮＜甲醇＜二氧六环－水（90∶10）

3）薄层色谱操作方法

（1）薄层板的制备。薄层板的制备是将吸附剂均匀地铺在玻璃板或其他材料上。所使用的板必须表面光滑、清洁。使用前后用肥皂煮沸、洗净，再用洗涤液浸泡，最后用水洗涤烘干，否则在铺层时有油污的部位会发生吸附剂涂不上去或薄层剥落的现象。玻璃板的大小可有 4 cm×20 cm 的长方形到 20 cm×20 cm 或 10 cm×10 cm 的正方形，各种规格都有，可根据实验要求选用。对于一般定性实验来说，用显微镜载玻片（7.5 cm×2.5 cm）制成的硬板完全可以获得满意的结果。

在不少有关薄层色谱专著中介绍有各种各样的涂布器，鉴于一般定性实验中玻璃板的规格较多，常用手工方法铺层。

① 硅胶硬板：称取市售硅胶 G 或 GF$_{254}$ 30 g，加蒸馏水 75～90 mL，在研钵中调成均匀的糊状，如有气泡，可加 1～2 滴乙醇，均匀涂布于玻璃片上。室温干燥后，置 105 ℃ 烘箱中加热 30 min，置干燥器中保存，活化温度不要超过 128 ℃，以免引起石膏脱水而失去黏着能力。在做分配层析时，硅胶含的水分起固定相作用，其不需加热活化，放在室温中 12～14 h 后即可使用。如果认为这样的薄层板不够牢固时，可用 0.8% 的 CMC－Na（Carboxymethylcellulose Sodium，羧甲基纤维素钠）溶液代替水，调匀后铺层。

② 氧化铝硬板：取氧化铝 G 25 g，加蒸馏水 50 mL（或用 0.8% 的 CMC－Na 溶液），在

研钵中调成糊状铺层，晾干后置 200~220 ℃烘箱中加热 4 h，得活性Ⅱ级的薄层板，150~160 ℃加热 4 h，可得Ⅲ、Ⅳ级的薄层板。

（2）点样。将被检的样品用合适的溶剂（最好采用与展开剂极性相近或挥发性高的溶剂）溶解，一般先配成 5% 的溶液，使用时再稀释到 1%~0.01% 的浓度。用管口平整的毛细管（按药典规定）吸取样品液，轻轻接触到距离薄层下端 1~1.5 cm 处，如一次加样量不够，可在溶剂挥发后重复滴加，斑点扩展后直径不超过 2~3 mm（见实图 10）。样品的量与显色剂的灵敏度、吸附剂的种类、薄层的厚度有关，样品量少，不易被检出，量大易造成拖尾或斑点互相交叉。如果一块薄层上需点几个样品时，样品的间隔为 0.5~1 cm，而且需点在同一水平线上。

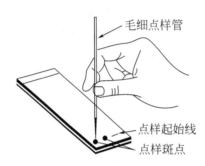

毛细点样管

点样起始线
点样斑点

实图 10　薄层板点样示意图

（3）展开。展开须在密闭容器中进行，根据薄层板的大小选用不同的器皿。层析缸的式样很多，大多用玻璃制成，为避免溶剂的挥发和形成一个合适的层析环境，层析槽多呈密闭状态。一般对于摸索选择展开剂，或 TLC 跟踪反应进程时宜选用市售的小层析缸（9 cm×2.8 cm×5 cm），其他尚有圆形标本瓶、长方形缸等。TCL 的展开方式可以有上行、下行、近水平、单向、双向或多层次展开等。根据展开剂、吸附剂的性质不同，展开时间为数分钟到几小时不等，一般展开到 3/4 高度时即可取出薄层板，空气中自然干燥或电吹风吹干。

当使用混合展开剂时，有时会出现边缘效应。即展开后同一样品斑点不在同一水平线上，样品在薄层两边的上行高度较中间为高。这是因为当混合剂在薄层上爬行时，沸点较低的和与吸附剂亲和力较弱的溶剂，在薄层两个边缘处易挥发，因此它们在薄层两个边缘处的浓度比在中部的浓度小，也就是说薄层板的两个边缘比中部含有更多极性较强的溶剂。对于大板来说，更易发生边缘效应。为避免此现象的发生，可预先将层析缸用展开剂蒸气饱和 30 min 以上，或在层析缸壁上贴几张浸满展开剂的滤纸来克服，如实图 11 所示。

（4）定位与显色。展开以后，要确定化合物在薄层上的位置，一般有下列几种方法：

① 紫外灯照射法：主要用于含不饱和键的化合物。如果该物质有荧光，可直接在可以发出 254 nm 或 366 nm 波长紫外灯下观察。注意紫外灯光的强度，太弱影响检出。如果化合物本身没有荧光，但在 254 nm 或 366 nm 波长处有吸收，则在荧光板的底板上可观察到无荧

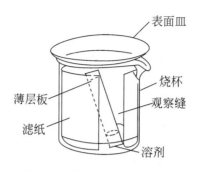

实图 11　薄层色谱展开示意图

光斑点。

②碘蒸气法：可用于所有有机化合物。薄层上的展开剂完全挥发后，将薄层板放入碘蒸气饱和的密闭容器中显色，许多物质能与碘生成棕色的斑点。

③碳化法：可以将碳化试剂如 50% H_2SO_4、50% H_3PO_4、浓 HNO_3、25% 或 70% 高氯酸等在薄层上喷雾，加热，会得到有机物的黑色碳化斑点。使用该法时注意黏合剂等应是无机化合物。

④专属显色剂显色法：许多显色剂可以专门与某些功能基团反应，显出颜色或荧光，从而揭示出化合物的性质。

3. 旋光度的测定

平面偏振光通过含有某些光学活性的化合物液体或溶液时，能引起旋光现象，使偏振光的平面向左或向右旋转，旋转的度数称为旋光度。偏振光透过长 1 dm 且每 1 mL 中含有旋光性物质 1 g 的溶液，在一定波长与温度下测得的旋光度称为比旋度。测定比旋度（或旋光度）可以区别或检查某些药品的纯杂程度，亦可用以测定含量。

《药典》是用钠光谱的 D 线（589. 3 nm）测定旋光度的，除另有规定外，测定管长度为 1 dm（如使用其他管长，应进行换算），测定温度为 20 ℃。

测定旋光度时，用读数至 0.01° 并经过检定的旋光计。将测定管用供试液体或溶液（取固体供试品，按各药品项下的方法制成溶液）冲洗数次，缓缓注入供试液体或溶液适量（注意勿使其发生气泡），置于旋光计内检测读数，即得供试液的旋光度。使偏振光向右旋转者（顺时针方向）为右旋，以"＋"符号表示；使偏振光向左旋转者（反时针方向）为左旋，以"－"符号表示。用同法读取旋光度 3 次，取 3 次的平均值，按照下列公式计算，即得供试品的比旋度。

对液体样品 $$[\alpha]_D^t = \frac{\alpha}{ld}$$

对固体样品 $$[\alpha]_D^t = \frac{100\alpha}{lc}$$

式中：$[\alpha]$——比旋度；

　　　D——钠光谱的 D 线；

α——测得的旋光度；

t——测定时的温度；

l——测定管长度，dm；

d——液体的相对密度；

c——每100 mL溶液中含有被测物的质量（按干燥品或无水物计算），g。

4. 红外吸收光谱法

分子按各自固有的频率振动着。当波长连续变化的红外线依次照射分子时，与分子固有振动频率相同的红外光被吸收，从而产生相应分子的红外吸收光谱（Infrared Absorption Spectroscopy，IR）。利用红外光谱确定分子结构的方法称为红外吸收光谱法。

与紫外吸收光谱不同，除光学异构体外，每种化合物都有自己的红外吸收光谱，且光谱所含吸收峰多，特征性强，因此，红外吸收光谱法被广泛地用于药物鉴别、化学结构确定、化学反应产物的检查、异构体的区分、纯度检查等。对于复杂分子结构的最终确定，红外光谱法尚存在一定的困难，结合使用紫外－可见分光光度法、核磁共振光谱法、质谱法等可弥补这一不足。

1）红外吸收谱与结构

红外吸收是由于键的伸缩振动（Stretching Vibration，以 υ 表示）与弯曲振动（Deformation Vibration，以 δ 表示）产生的。

（1）伸缩振动。化学键的振动可设想成两个球体中间由弹簧连接在一起的振动。球体越小，弹簧越紧，振动就越快。C—H键在 3 000 cm^{-1}、C—C键在 1 000 cm^{-1}，C—X（卤素）键在 600 cm^{-1}附近有吸收。键数增加，相当于弹簧变紧，所以—C＝C—吸收在 1 650 cm^{-1}，—C≡C 吸收在 2 200 cm^{-1}。N 和 O 基本上是与 C 具有同样大小的原子，因而具有类似的性质，键的吸收峰位也很接近。一些重要化学键的吸收峰位置如实图12 所示。

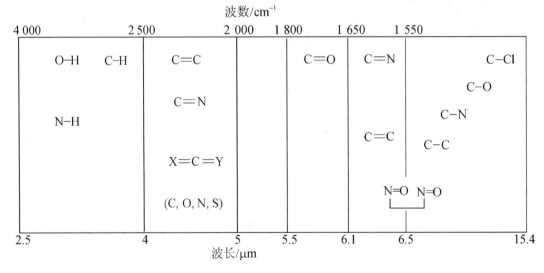

实图12　一些重要化学键的吸收峰位置

　　同一原子上或同一基团上的两个相同键，伸缩振动有对称性（Symmtric）与不对称性（Asymmetric）两种吸收，记为 V_s 与 V_{as}。通常 V_{as} 出现在较高波数，吸收强度亦大于 V_s。

　　（2）弯曲振动。振动过程中，化学键的键角发生了变化，有面内弯曲（In-plane Bending）与面外弯曲（Out-of-plane Bending）两种类型。

　　弯曲振动在 1 600 cm^{-1} 以下的低波数区域内出现吸收，在一这波数范围内，C、N、O 等原子间的键的伸缩振动形成平滑的吸收峰。亦有弱吸收，包括倍频（Overtone）、组频（Combination Absorption）。这些吸收重合在一起，一般难以判断各自的归属。

　　（3）红外活性振动。振动过程中发生偶极矩变化的振动称红外活性振动。偶极矩变化程度越大，活性越大，吸收峰的强度也越强。因 C＝O 在振动中偶极矩变化很大，其吸收带很强，常为整个光谱中最强峰。振动中无偶极矩变化的振动，称为红外非活性振动。红外非活性振动无吸收峰。

　　2）官能团区、指纹区、基团特征频率与相关峰

　　（1）官能团区。红外光谱中 4 000～1 300 cm^{-1} 区域称为官能团区。该区域的吸收峰仅与产生峰的基团或化学键有关，而受分子中其他部分的影响较小，峰位恒定。此外，因区域内峰相对稀疏，吸收峰也易于被辨认、归属。

　　（2）指纹区。光谱中位于 1 300～400 cm^{-1} 的区域称为指纹区。该区域谱峰密集，相互影响很大。但对于特定的化合物而言，它具有特征性，如同人的指纹，因而它在化合物鉴定方面很有意义。

　　（3）基团特征频率。与一定结构单元相联系的振动频率或波数称为基团特征频率。因此，有相同化学键或官能团的化合物有近似的吸收峰。

　　（4）相关峰。一个基团常有数种振动形式，每种红外活性振动通常相应的有一个吸收峰。这些吸收峰因某种特定基团的存在而存在，相互依存又相互佐证，因而称为相关峰。例如，COOH 的相关峰有 3 400～2 400 cm^{-1} 区间的强、宽吸收峰（OH 伸缩振动产生，记为 v_{OH}），1 710 cm^{-1} 附近的强吸收峰（$v_{C=O}$）及 1 260 cm^{-1} 附近的中强吸收峰（v_{C-O}）。进行基团鉴别时，必须找到该基团的一组相关峰。有时，由于其他峰的重叠或峰强度太弱，并非每个相关峰都能被观测到，但必须找到其主要相关峰才能确认某官能团的存在。

　　3）红外吸收光谱在药物定性分析中的应用

　　用红外吸收光谱法鉴定化合物，具有简便、迅速、可靠的特点，同时样品用量少，且可回收，其对样品也无特殊要求，在气、液、固态下均可检测。

　　（1）分子结构异构体的鉴别。化合物的红外光谱如同熔点、沸点、折射率和比旋度等物理性质一样，是化合物一种重要的物理特征。有机化合物的红外吸收峰可多达 20 个以上，指纹区又各不相同，用于鉴别化合物的同分异构体，较其他物理手段更为可靠。

　　如果两个样品在相同的条件下，测定的红外光谱完全一致，则在排除同系物或光学异构物存在的可能情况下，我们可以认为它们是同一化合物。同系物仅是由构成键的单元数不同造成结构上的差异，因而它们的液、固相红外光谱差异均较小，可以通过比较某些峰相对强度的不同加以识别。例如，正构醋酸酯同系物可在相同浓度下测定亚甲基（2 930 cm^{-1}）与甲基（2 960 cm^{-1}）两个峰相对强度的比加以识别。

在比较红外光谱一致性时，若测定在液相中进行，应考虑溶剂及测定浓度对结果的影响。除选用同一种溶剂外，样品浓度也应一致，以防因溶剂效应程度不同造成差异。此外，对比红外光谱异同时，不仅要注意吸收峰位的一致性，也应考虑各个峰彼此之间的相对强度是否符合。

目前各国药典中将红外光谱作为鉴别指标之一的药物数量越来越多。国家药典委员会于1990年出版了《药品红外光谱集》，用作药品鉴别的标准之一，以后每5年出版一卷，与《药典》同步出版。

（2）分子几何异构体的鉴别。含双键的对称或不对称分子，其反式异构体的对称性比顺式异构体好，因而前者双键的伸缩振动吸收峰弱（甚至消失），后者的则较强。如二氯丙烯的顺式、反式两种异构体的双键峰位很接近，无法区分，但吸收强度顺式异构体远比反式异构体强，因此测定两者在相同浓度下 IR 谱，可以加以区分。

5. 紫外 – 可见吸收光谱法（UV）

物质吸收波长范围为 200～760 nm 的电磁波所产生的吸收光谱称为该物质分子的紫外 – 可见吸收光谱。利用这种光谱进行物质结构分析的方法，相应称为紫外 – 可见吸收光谱法（Ultraviolet – Visible Absorption Spectroscopy）。

紫外 – 可见吸收光谱可直接提供分子中有无芳香结构和共轭体系存在的信息，这些信息常常很强（$\varepsilon \geqslant 10^4$），因而紫外 – 可见吸收光谱法可用于微量和痕量组分的分析，测定灵敏度达 10^{-4}～10^{-7} g/mL 或更低范围。

1）样品溶液的配制

（1）溶剂选择。溶剂应能充分溶解样品，与样品分子无相互作用，挥发性小且在测定波长范围内无吸收或吸收很弱。实表2列出了一些常见溶剂可使用的最短波长（又称波长极限），低于此波长，溶剂将有吸收。

实表2　溶剂的紫外吸收波长极限

溶剂	λ/nm	溶剂	λ/nm
乙醚	210	2, 2, 4 – 三甲戊烷	220
环己烷	210	甘油	230
正丁醇	210	1, 2 – 二氯乙烷	233
水	210	二氯甲烷	235
异丙醇	210	氯仿	245
甲醇	210	乙酸乙酯	260
甲基环己烷	210	甲酸甲酯	260
96% 硫酸	210	甲苯	285
乙腈	210	吡啶	305
乙酸	215	丙酮	330
1,4 – 二氧六环	220	二硫化碳	380
环己烷	220		

（2）浓度选择。溶液的吸收度为 0.3 ~ 0.7 时，仪器的测量精度较好，因此应根据物质的吸收系数，将样品配制在最适宜浓度。

2）紫外－可见吸收光谱与分子结构

物质吸收紫外－可见光能，发生价电子由基态向激发态的跃迁，紫外－可见吸收光谱因而又称为电子光谱。电子跃迁所需能量（E）与光的波长（λ）存在如下关系：

$$E_{激} - E_{基} = \Delta E \propto \frac{1}{\lambda}$$

ΔE 越大，分子吸收光的波长越短。不同电子的跃迁对应的吸收光区域不同，产生的吸收带位置及吸收强度亦不同，据此可进行物质分子的定性分析。实表 3 列出了各种电子跃迁类型、产生的吸收带及相应的结构基元之间的关系，便于对特定结构分子产生的紫外吸收情况有一个大致了解。

实表 3　电子跃迁与吸收带

跃迁类型	吸收带	特点	相应的结构基元
$\sigma \rightarrow \sigma^*$	$\lambda_{max} < 200$ nm	普通的紫外－可见分光光度计测不出	含 σ 键
$n \rightarrow \sigma^*$	λ_{max} 常在 200 nm 附近（含 S、I 等原子时除外）	弱 ~ 中等吸收	含有杂原子 $\ddot{Y}$
$\pi \rightarrow \pi^*$	E 带 $\lambda_{max} < 210$ nm	弱 ~ 中等吸收，与不饱和基团共轭时，与 K 带合并	含苯环
	B 带 λ_{max} 为 230 ~ 270 nm	中等强度吸收（ε_{max} 为 200 ~ 1 000）	含苯环
	K 带 $\lambda_{max} > 210$ nm	强吸收（$\varepsilon_{max} \geqslant 10^4$）	含共轭烯、烯酮及共轭芳环
$n \rightarrow \pi^*$	R 带 $\pi \rightarrow \pi^*$，λ_{max} 为 250 ~ 500 nm	弱吸收（$\varepsilon_{max} < 100$）	含 X = $\ddot{Y}$

物质分子中存在的可在紫外－可见光区产生吸收的结构基团称为生色团，如共轭基团、芳环等。含未用电子对、本身无吸收但与生色团相连后可使吸收向长波方向位移的基团（如—OH，—NH$_2$ 等）称为助色团。助色团的引入或溶剂效应等使 λ_{max} 向长波方向移动的现象称为深色移动（或红移）；共轭效应消失或溶剂效应使 λ_{max} 向短波方向位移的现象称为浅色移动（或蓝移）。

由实表 3 可见，紫外－可见吸收光谱可反映共轭体系、芳环等生色团存在的信息，当无共轭体系的强吸收干扰时，物质分子的 $n \rightarrow \pi^*$ 跃迁吸收带也可被观测到。含杂原子的溶剂在 200 nm 附近常有强吸收，且仪器在短波末端测定不太稳定，致使在该区域产生吸收的物质分子的 n→σ* 跃迁、孤立双键的 π→π* 跃迁特征性不强。

3）紫外－可见分光光度法在药物定性分析中的应用

（1）官能团及大致结构的探求。

① 一个化合物如果在 215～760 nm 波长区域没有吸收带，它就不可能含共轭链烯、α、β－不饱和羰基、苯环等生色基团，很可能是脂肪族或环状烃、胺类、醇类等化合物。

② 在 210～250 nm 波长区有强吸收（ε_{max} 为 10^4 左右），很可能有含两个双键的共轭体系存在，如共轭二烯类和 α、β－不饱和羰基化合物。

③ 如果在 260 nm、300 nm 或 330 nm 附近有强吸收带，则相当于化合物有三个、四个、五个共轭双键。一般有色化合物共轭双键应在五个以上。

④ 如果在 230～270 nm 波长区有中等强度吸收带（ε_{max} 为 200～1 000），则可能有苯环。苯环若被取代，当取代基与其形成共轭体系时，吸收峰将红移，吸收强度可显著增加（$\varepsilon_{max} > 10^4$）。

⑤ 200～500 nm 波长区无主要吸收，但在 275～340 nm 波长范围有低强度吸收带（ε_{max} 为 10～100），通常这表明吸收带是 n→π* 跃迁产生的吸收，可能基团为孤立的 C＝O、C＝N、N＝N等。

（2）药物鉴别。

① 同一物质在相同的条件下，测得的紫外－可见吸收光谱应具有完全相同的特征性，据此可进行药物的鉴别。常用的方法如下：

比较吸收光谱的一致性。在相同的介质及测试条件下，测定对照品及样品的紫外－可见吸收谱，比较谱图的一致性。如果相异，则这两物质结构不同；如果一致，则它们可能为同一化合物。现行美国药典中的部分药物鉴别即采用这一方式作为一项，如愈创甘油醚（愈创木酚甘油醚）下的鉴别项 B。

如没有对照品，可以利用标准谱图（如 Sadlter 标准图谱）进行对照，但须注意样品的测定介质、仪器条件应与之一致。由于紫外吸收光谱吸收带不多且主要与生色团有关，因此，不同化合物可以有相似吸收，应予以注意。

② 对比吸收光谱特征数据。其常用于鉴别的光谱特征有吸收峰的波长 λ_{max} 和峰值处吸收系数 ε_{max} 或 $E_{1\ cm}^{1\%}$。具有不止一个吸收峰的化合物，也可同时用几个峰值作为鉴别依据。肩峰或吸收谷处的吸收测定受波长变动影响较小，有时其与峰值同用。例如，《药典》（1995 年版）中乙胺嘧啶的鉴别，要求供试品在 0.1 mol/L 的盐酸介质中的紫外吸收在 272 nm 处为峰，216 nm 处为谷。丁溴东莨菪碱鉴别采用供试品 1 mg/mL（0.01 mol/L 的盐酸介质）溶液，要求 λ_{max} 为 252 nm、257 nm、264 nm。贝诺酯鉴别则以无水乙醇中 λ_{max} 为 240 nm，$E_{1\ cm}^{1\%}$ 为 730～760（按干燥品计）为依据。

具有不同生色团的化合物，可能具有相同的 λ_{max}，但 ε_{max} 常常不同，因此 ε_{max} 可用于鉴别、鉴定。我国现行新药报批资料中，原料药鉴别依据之一要求附有相应物质在各个最大波长处的 ε_{max}。

分子中生色团体系相同时，物质的 λ_{max} 及 ε_{max} 将可能十分相似，但因分子量不同，它们

的 $E_{1\,cm}^{1\%}$ 会有一定差异，据此可区分。例如，甲睾酮与丙酸睾酮在无水乙醇中的 λ_{max} 均为 240 nm，但 $E_{1\,cm}^{1\%}$ 分别为 540、490，故二者可区分开来。

③ 比较吸收度比值的一致性。物质的吸收峰较多时，可规定在几个吸收峰处的吸收度比值作为鉴别标准。如布洛芬在 264 nm 与 272 nm 波长处有最大吸收，在 258 nm 处有一个肩峰。《英国药典》（1993 年版）在鉴别项 B 中规定：264 nm 及 272 nm 处吸收与 258 nm 处吸收之比就为 1.20～1.30 及 1.00～1.10。

（3）杂质检查。化合物与其杂质的吸收光谱有差别，且杂质吸收较强时，可以利用紫外－可见分光光度法作为杂质限量检查的手段。

例如，肾上腺素与其中间体肾上腺酮在盐酸酸性溶液中的紫外－可见光谱显著不同，前者在 310 nm 无吸收，而后者吸收很强，因引测定肾上腺素 0.05 mol/L 的盐酸溶液在 310 nm 处的吸收度（A）值，即可控制杂质肾上腺酮的含量。若规定 A 值不得超过 0.05，则以肾上腺酮 $E_{1\,cm}^{1\%}$ 435 计算，含酮体不超过 0.06%。

4）紫外－可见分光光度法在药物定量分析中的应用

朗伯比尔（Lambert－Beer）定律表明：一定波长及液层厚度条件下，物质的吸收度与浓度呈线性关系。因此，选择适宜的波长，测定相应物质溶液的吸光度，即可进行待测物质的定量分析。紫外－可见分光光度法用于物质的定量分析，具有简便、快速、灵敏度高、重现性好和可测范围广等特点，已成为仪器分析中广泛应用的方法之一。

（1）测定波长的选择。常选择吸收带的 λ_{max} 为测定波长，以提高测定方法的灵敏度，减少测定误差。当被测物有几个吸收带时，应选择不易受其他物质干扰的较高吸收峰作测定波长，一般不选用光谱中位于短波长末端的吸收波长。例如，维生素 B_{12} 水溶液 3 个吸收峰的 λ_{max}（$E_{1\,cm}^{1\%}$）分别为 278 nm（119），361 nm（207），550 nm（63）。定量测定时，选用 361 nm 显然最为合适。维生素 B_2 醋酸－醋酸钠溶液也有 3 个吸收峰 267 nm，444 nm，375 nm，它们的百分吸收系数 $E_{1\,cm}^{1\%}$ 大小顺序为 $E_{267} > E_{444} > E_{375}$，测定时选用 444 nm 而非 267 nm，原因是前者吸收峰较高，而后者较宽，因而用 444 nm 测定时，对仪器的单色光纯度要求不高，尽管测定的灵敏度较 267 nm 处小，但测定结果的准确度有了更大的保障。

（2）常用的定量分析方法。不同的定量分析方法，对仪器要求有所不同。

① 吸收系数法。选用适当的介质配制待测物溶液，在规定波长处测定液层厚度（L）的吸收度（A），再以下式计算样品浓度（C），这种方法称吸收系数法。

$$C = \frac{A}{L \cdot E_{1\,cm}^{1\%}}$$

用 $E_{1\,cm}^{1\%}$ 进行样品浓度分析时，测定仪器须进行严格校正，以保证测定波长及吸收度的准确性。

② 对照品比较法。分别配制样品及对照品溶液，对照品溶液中所含被测成分的量应为供试品溶液中被测成分量的 100±10%，所用溶剂也应完全相同。在规定波长处分别测定吸收度后，按下式计算样品中被测物浓度。

$$C_{样} = (A_{样}/A_{对})\,C_{对}$$

只要测定成分符合 $A = KCL$，且 K 为一个常数，上述计算公式即成立。这使对测定仪器的要求大为降低，操作也更简便。即使单色光不纯，只要固定一台仪器测定，用对照品比较法也可测出样品的含量。

③ 标准曲线法。借鉴对照品比较法的思路，在特定仪器及操作条件下，当 L 为一定值时，$A \propto KC$。因此，测定系列浓度的标准溶液在相同的条件下的 A 值，即可得到 A—C 直线，称为标准曲线。如果将曲线用方程表示，则该方程即为标准曲线方程。

实际工作中应用标准曲线方程可对大批量样品的浓度进行分析。由标准曲线的吸收度值，可以很快得知对应样品中待测成分含量，因而给样品的批量和重复分析带来了方便。

多组分混合物的紫外－可见分光光度分析是基于单组分物质性质而进行的。当吸收光谱不完全重叠时，可选择各自特征吸收峰进行测定、计算。若吸收有相互干扰，则由吸光度加和性可知，混合物在任意一个波长处的吸收等于产生吸收的各组分吸收度之和。

$$A_{\lambda i} = A_{1\lambda i} + A_{2\lambda i} = \cdots + A_{n\lambda i}$$

选择 n 或大于 n 个点的波长作为测定波长，可构成相应于波长点数的吸收度值 A 的方程组，解联立方程，原则上可求出混合物中 n 个有紫外－可见吸收组分的浓度。

二、药物的制备实验

实验 1　阿司匹林的制备

（一）目的要求

1. 通过本实验，掌握阿司匹林的性状、特点和化学性质。
2. 熟悉和掌握酯化反应的原理和实验操作。
3. 进一步巩固和熟悉重结晶的原理和实验方法。
4. 了解阿司匹林中杂质的来源和鉴别。

（二）反应原理

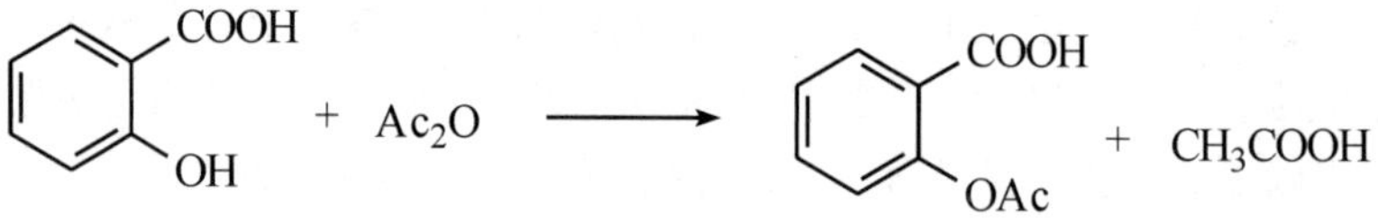

在反应过程中，阿司匹林会自身缩合，形成一种聚合物。利用阿司匹林和碱反应生成水溶性钠盐的性质，从而其与聚合物分离。

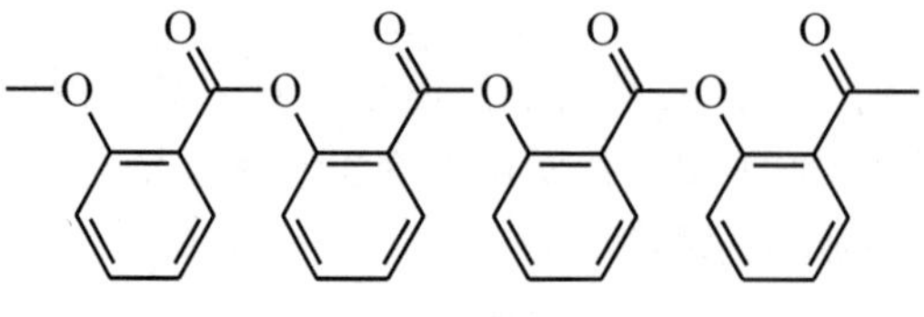

聚合物

在阿司匹林产品中的另一个主要的副产物是水杨酸，其来源可能是酰化反应不完全的原料，也可能是阿司匹林的水解产物。水杨酸可以在最后的重结晶中加以分离。

（三）实验方法

1. 原料规格及配比

原料规格及配比见实表4。

实表4　原料规格及配比（1）

原料名称	规格	用量	物质的量/mol	摩尔比
水杨酸	药用	10.0 g	0.075	1
醋酐	CP	25.0 mL	0.25	3.3
蒸馏水		适量		
乙酸乙酯	CP	10~15 mL		
浓硫酸	CP	25滴（约1.5 mL）		

2. 操作

在500 mL的锥形瓶中，放入水杨酸10.0 g，醋酐25.0 mL，然后用滴管加入浓硫酸，缓缓地旋摇锥形瓶，使水杨酸溶解。将锥形瓶放在蒸汽浴上［附注（1）］慢慢加热至85 ℃ ~ 95 ℃，维持温度10 min。然后将锥形瓶从热源上取下，使其慢慢冷却至室温。在冷却过程中，阿司匹林渐渐从溶液中析出［附注（2）］。在冷至室温时结晶形成，加入水250 mL［附注（3）］；并将该溶液放入冰浴中冷却。待充分冷却后，大量固体析出，抽滤可得到固体，用冰水洗涤，并尽量压紧抽干，可得到阿司匹林粗品。

将阿司匹林粗品放在150 mL烧杯中，加入饱和的碳酸氢钠水溶液125 mL［附注（4）］。搅拌至没有二氧化碳放出为止（无气泡放出，嘶嘶声停止）。溶液中有不溶的固体存在。真空抽滤，除去不溶物并用少量水洗涤。另取一只150 mL烧杯，放入浓盐酸175 mL和水50 mL，将得到的滤液慢慢地分多次倒入烧杯中，过倒边搅拌。阿司匹林从溶液中析出［附注（5）］。将烧杯放入冰浴中冷却，抽滤固体，并用冷水洗涤，抽紧压干固体，得阿司匹林粗品，熔点为135 ℃ ~136 ℃。

将所得的阿司匹林放入25 mL锥形瓶中，加入少量热的醋酸乙酯（不超过15 mL），在蒸汽浴上缓缓地不断加热直至固体溶解，冷却至室温，或用冰浴冷却［附注（6）］，阿司匹林渐渐析出，抽滤，可得到阿司匹林精品［附注（7）］。

3. 附注

（1）加热的热源可以是蒸汽浴、电加热套、电热板，也可以是烧杯加水的水浴。若加热的介质为水时，注意，不要让水蒸气进入锥形瓶中，以防止酸酐和生成的阿司匹林水解。

（2）倘若在冷却过程中阿司匹林没有从反应液中析出，可用玻璃棒或不锈钢刮勺，轻轻摩擦锥形瓶的内壁，也可同时将锥形瓶放入冰浴中冷却，促使结晶生成。

（3）加水时注意，一定要等结晶充分形成后才能加入。要慢慢加入水，溶液中有放热现象，甚至会使溶液沸腾。溶液中产生醋酸蒸气，须小心，最好在通风橱中进行。

（4）当碳酸氢钠水溶液加到阿司匹林中时，会产生大量的气泡，注意分批少量的加入，一边加一边搅拌，以防气泡产生过多而引起溶液外溢。

（5）如果将滤液加入盐酸后，仍没有固体析出，测一测溶液的 pH 是否呈酸性，如果不是，再补加盐酸至溶液 pH 为 2 左右，溶液中会有固体析出。

（6）此时应有阿司匹林从醋酸乙酯中析出。若没有固体析出，可加热将醋酸乙酯，让其挥发掉一些，再冷却，重复操作。

（7）阿司匹林纯度可用下列方法检查：取两支干净试管，分别放入少量的水杨酸和阿司匹林精品。加入乙醇各 1 mL，使固体溶解。然后分别在每支试管中加入几滴 10% 的 $FeCl_3$ 溶液，盛水杨酸的试管中有红色或紫色颜色出现，盛水杨酸精品的试管中应是无色的。

（四）思考题

1. 在阿司匹林的合成过程中，要加入少量的浓硫酸，其作用是什么？除硫酸外，是否可以用其他酸代替？

2. 产生聚合物是合成中的主要副产物，生成的原理是什么？除聚合物外溶液中是否还会有其他可能的副产物？

3.《药典》中规定，成品阿司匹林需要检测水杨酸的量，为什么？本实验中采用什么方法来测定水杨酸？试简述其基本原理。

实验2　磺胺醋酰钠的制备

（一）目的要求

1. 通过本实验，掌握磺胺类药物的一般理化性质，并掌握如何利用其理化性质的特点来达到分离提纯产品之目的。

2. 通过本实验操作，掌握乙酰化反应的原理。

（二）反应原理

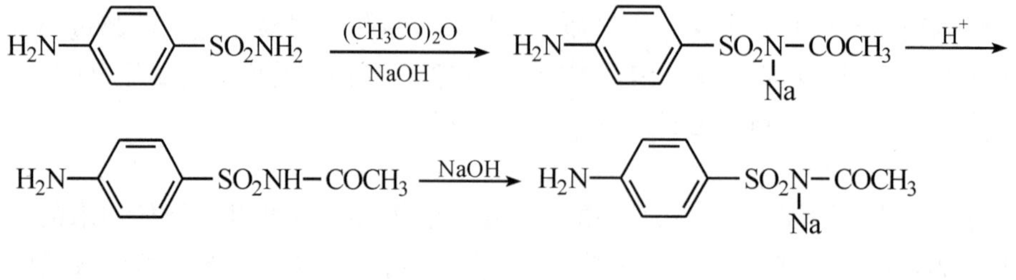

（三）实验操作

1. 磺胺醋酰（SA）的制备

1）原料规格及配比

原料规格及配比见实表5。

实表5　原料规格及配比（2）

名称	规格	用量	物质的量/mol	摩尔比
磺胺	CP	17.2g	0.1	1
醋酐	CP	13.6 mL	0.142	1.42
氢氧化钠	22.5%	22 mL	0.112 5	1.13
氢氧化钠	77%	12.5 mL	0.192 5	1.9

2）操作

在装有搅拌、温度计和回流冷凝管的60 mL的三颈瓶中投入磺胺17.2 g及22.5%氢氧化钠溶液22 mL，开始搅拌，于水浴上加热至50 ℃左右，待物料溶解后，滴加醋酐3.6 mL，5 min后滴加77%的氢氧化钠液2.5 mL［附注（1）］，并保持反应液的pH为12～13，随后每隔5 min交替滴加醋酐和氢氧化钠液，每次2 mL［附注（2）］，加料期间反应温度维持在50 ℃～55 ℃及pH为12～13［附注（3）］。加料完毕，继续保温搅拌30 min。将反应液转入100 mL烧杯中，加水20 mL稀释。用浓盐酸调pH至7，于冰浴中放置1～2 h，冷却后析出固体。抽滤固体，用适量冰水洗涤［附注（4）］。洗液与滤液合并后用浓盐酸调pH为4～5，滤取沉淀并压干［附注（5）］。沉淀用3倍量的10%盐酸溶解，放置30 min，抽滤除去不溶物，滤液加少量活性炭室温脱色后，用40%氢氧化钠溶液调pH至5，可析出磺胺醋酰，抽滤，于红外灯下干燥得10 g固体，mp为179℃～184 ℃［附注（6）］。如熔点不合格，可用热水（1∶15）精制。

3）附注

（1）本实验中使用氢氧化钠溶液有多种不同的浓度，在实验中切勿用错，否则会导致实验失败。

（2）滴加醋酐和氢氧化钠溶液是交替进行的，每滴完一种溶液后，让其反应5 min，再滴入另一种溶液。滴加是用玻璃吸管加入的，滴加速度以液滴一滴一滴地滴下为宜。

（3）反应中保持反应液的pH为12～13很重要，否则收率将会降低。

（4）在pH为7时析出的固体不是产物，应弃去。产物在滤液中，切勿搞错。

（5）在pH为4～5时析出的固体是产物。

（6）在本实验中，溶液pH的调节是反应能否成功的关键，应注意，否则实验会失败或收率降低。

2. 磺胺醋酰钠的制备

1）原料规格及配比

原料规格及配比见实表6。

实表6　原料规格及配比（3）

名称	规格	用量
磺胺醋酰	自制	上一步的量
氢氧化钠溶液	40%	适量

2）操作

将上一步所得的磺胺醋酰投入50 mL烧杯中，滴加少量水润湿［<0.5 mL，附注（1）］。于水浴上加热至90 ℃，滴加40%的氢氧化钠溶液至恰好溶解，溶液的pH为7～8，趁热抽滤，滤液转至小烧杯中放冷析出结晶［附注（2）］，抽滤，干燥，可得磺胺醋酰钠9 g。

3）附注

（1）加入水的量以使磺胺醋酰略湿即可。0.5 mL较难掌握，可适当多加入一些（1 mL左右），在析晶时再蒸发去一些水分。

（2）此步须趁热过滤，漏斗应先预热。若滤液放置后较难析出结晶，可置电炉上略加热，使其挥发去一些水分，再放冷析晶。

（四）思考题

1. 磺胺类药物有哪些理化性质？在本实验中，如何利用这些性质进行产品纯化的？

2. 处理反应液时，pH为7时析出的固体是什么？pH为5时析出的固体是什么？在10%的盐酸中不溶物是什么？为什么？

3. 反应过程中，调节pH为12～13是非常重要的。若碱性过强，结果是磺胺较多、磺胺醋酰次之，磺胺双醋酰较少；若碱性过弱，结果是磺胺双醋酰较多，磺胺醋酰次之，磺胺较少，为什么？

实验3　尼群地平的制备

（一）目的要求

1. 通过本实验，熟悉缩合反应和迈克尔加成的反应原理和实验操作。

2. 了解尼群地平中杂质的主要来源。

3. 了解氮气保护在合成反应中的作用。

（二）反应原理

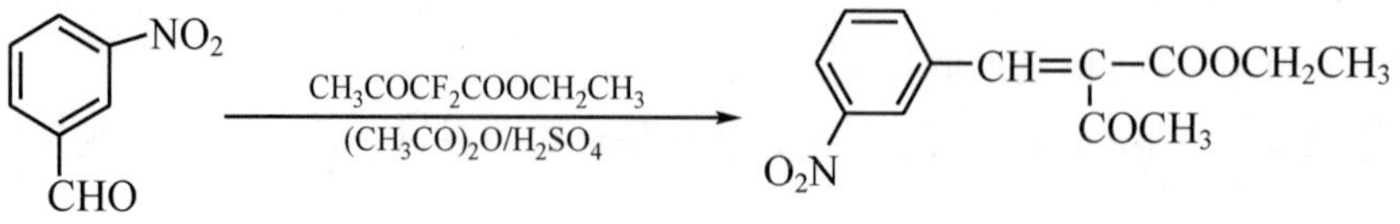

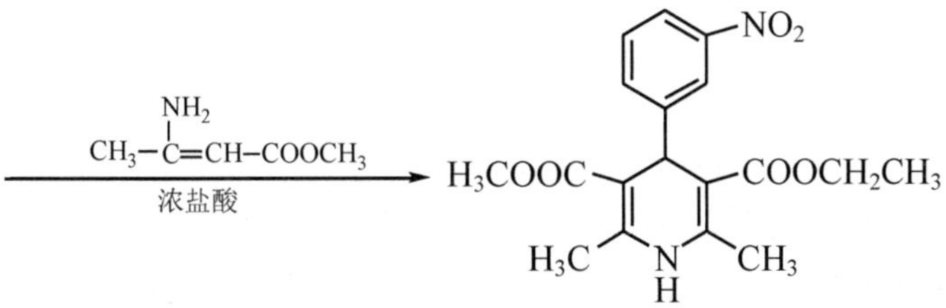

二氢吡啶类化合物中的二氢吡啶环对光和热比较敏感，在环合过程中易氧化为吡啶化合物，因此反应时应尽量避光，且最好在氮气流保护下反应。另外，当3，5位的酯基不同时，还会发生不同程度的酯交换反应，生成少量双甲酯和双乙酯副产物。

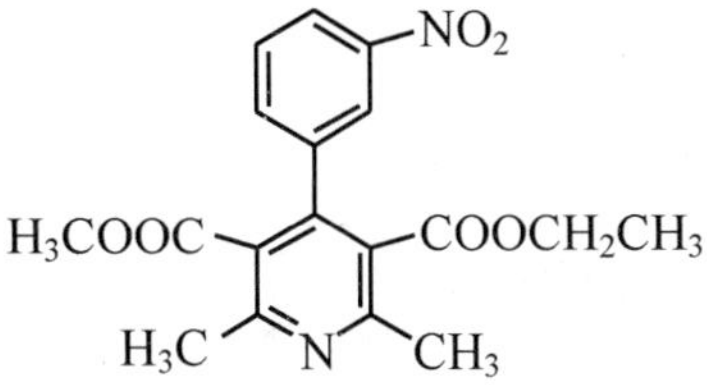

吡啶类副产物 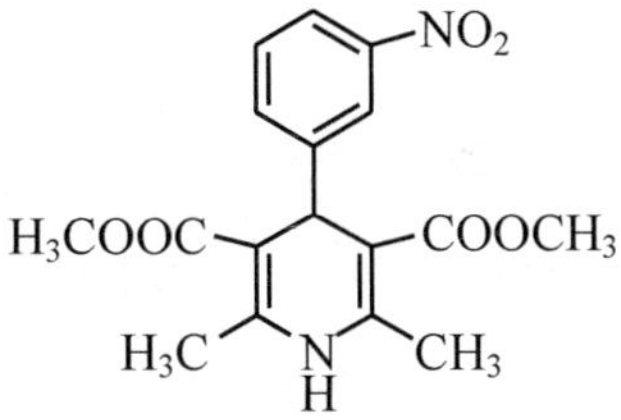　　　　　　　　　双甲酯副产物 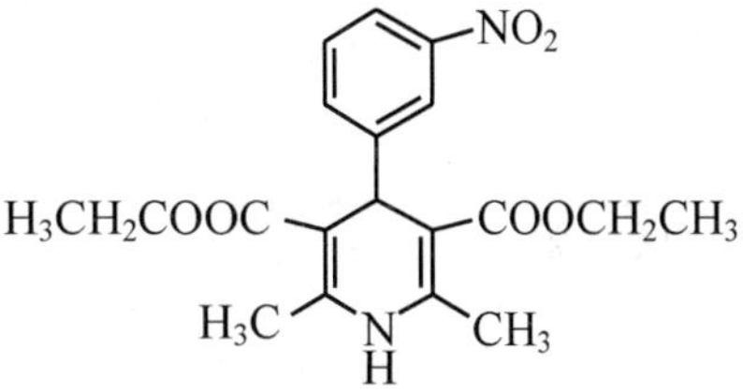　　　　　　　　　双乙酯副产物

（三）实验操作

1. 3－硝基亚苄基乙酰乙酸乙酯的制备

1）原料规格及配比

原料规格及配比见实表7。

实表7　原料规格及配比（4）

名称	规格	用量	物质的量/mol	摩尔比
3－硝基苯甲醛	CP	7.6 g	0.05	1
乙酰乙酸乙酯	CP	9.8 g	0.075	1.5
乙酸酐	CP	5.1 g	0.05	1
浓硫酸	CP	1.2 g	0.012	0.24
95%的乙醇溶液	CP	10 mL		

2）操作

在装有搅拌器、温度计和恒压滴液漏斗的50 mL三颈瓶［附注（1）］中，依次加入乙酰乙酸乙酯9.8 g和乙酸酐5.1 g，用冰浴冷却至0 ℃［附注（2）］，在搅拌下缓慢滴加浓硫酸1.2 g，10 min后，分5～10次加入3－硝基苯甲醛7.6 g［附注（3）］，其间保持温度不超过5 ℃，加毕，自然升温至室温，反应液透明并逐渐变得黏稠，保温搅拌1 h，加入95%的乙醇溶液10 mL，搅拌下于10 min内冷却至0 ℃～5 ℃，保温0.5 h，抽滤，所得固体用

冷95%的乙醇溶液洗涤2次［附注（4）］，再用冷水洗涤至 pH 为6，自然晾干，可得类白色固体，mp 为 107 ℃~109 ℃，称重，计算收率。

3）附注

（1）水会影响反应的进行，所有仪器应干燥。

（2）如果用冰盐浴，冷却效果会更好。

（3）只要反应温度能控制在5 ℃以下，加入3-硝基苯甲醛的速度可以适当加快。

（4）每次洗涤时，冷95%的乙醇溶液用量大约为 3 mL，若乙醇溶液太多，会溶解部分产品，影响收率；但也不能太少，若太少，则会影响产品的色泽。

2. 尼群地平的制备

1）原料规格及配比

原料规格及配比见实表8。

实表8　原料规格及配比（5）

名称	规格	用量	物质的量/mol	摩尔比
3-硝基亚苄基乙酰乙酸乙酯	自制	5.3 g	0.02	1
β-氨基巴豆酸甲酯	CP	2.8 g	0.024	1.2
无水乙醇	CP	18 mL		
浓盐酸	CP	0.4 g		
自来水		10 mL		

2）操作

在装有回流冷凝管和温度计的 50 mL 三颈瓶［附注（1）］中，依次加入3-硝基亚苄基乙酰乙酸乙酯 5.3 g、β-氨基巴豆酸甲酯 2.8 g［附注（2）］和无水乙醇 18 mL，加入少量人工沸石，加热回流［附注（3）］1 h，加入浓盐酸 0.4 mL，继续回流反应 0.5 h，稍冷，滴加自来水 10 mL，慢慢冷却［附注（4）］，析晶，于 0 ℃~5 ℃放置 2 h［附注（5）］，抽滤，晶体用冰冷的50%乙醇溶液洗涤 3~5 次［附注（6）］，真空干燥，得淡黄色晶体，mp 为 157 ℃~159 ℃，称重，计算收率。

3）附注

（1）水会影响反应的进行，所有仪器应干燥。

（2）β-氨基巴豆酸甲酯的制备：将乙酰乙酸甲酯 100 mL（0.93 mol）、无水乙醇 20 mL 加入 250 mL 四颈瓶中，用冰盐浴冷却，通干燥氨气至饱和，约 4 h 通毕，冷冻过夜，抽滤，晶体用无水甲醇重结晶，可得白色结晶 85~89 g，mp 为 82 ℃~83 ℃。

（3）通氮气保护，产品质量更好。

（4）冷却速度越慢，析出的产品质量越好。

（5）如果产品在冰箱中放置过夜，收率会有所提高。

（6）50% 的乙醇溶液最好预先冷却至 −15 ℃左右，否则会溶解部分产品，影响收率。

（四）思考题

1. 乙酸酐在本反应所起的主要作用是什么？能否用其他试剂代替？

2. 浓硫酸在 3−硝基亚苄基乙酰乙酸乙酯的制备中起什么作用？能否用其他酸代替？

3. 迈克尔加成的反应原理是什么？

4. 在尼群地平制备时，如果用无水甲醇代替无水乙醇作为反应溶剂，对反应结果是否有影响？

参 考 文 献

［1］尤启冬. 药物化学. 3 版. 北京：化学工业出版社，2015.

［2］李淑敏，刘文娟. 药物化学. 北京：中国科学技术出版社，2018.

［3］尤启冬. 药物化学实验与指导. 北京：中国医药科技出版社，2008.

［4］GILBERT J C, MARTIN S F. Experimental organic chemistry：a miniscale and microscale approach. 5th ed. Boston：Cengage Learning，2011.